D1701916

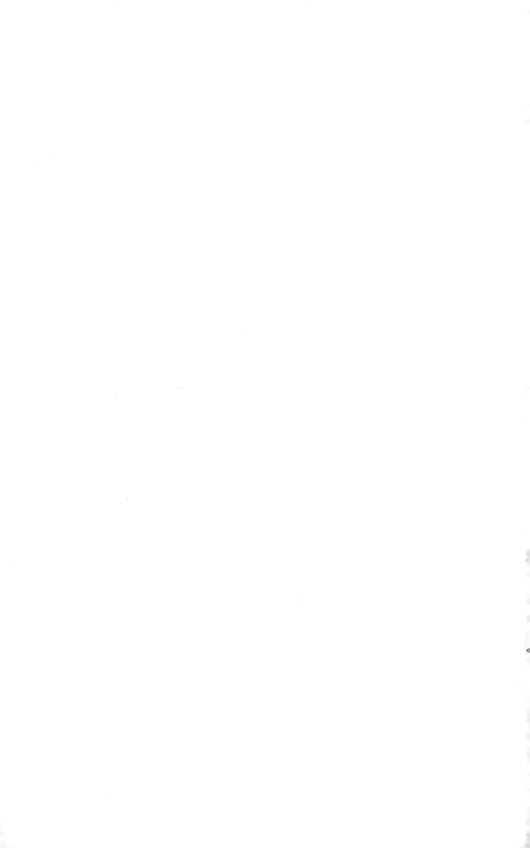

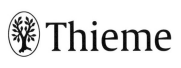

Checklisten der Zahnmedizin

Kieferorthopädie

Winfried Harzer

715 Abbildungen
43 Tabellen

Georg Thieme Verlag
Stuttgart · New York

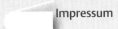
Winfried Harzer, Prof. Dr. med.
Universitätsklinikum der TU Dresden
Zentrum für Zahn-, Mund- und Kieferheilkunde
Poliklinik für Kieferorthopädie
Fetscherstraße 74
01307 Dresden

*Bibliografische Information
der Deutschen Nationalbibliothek*

Die Deutsche Nationalbibliothek verzeichnet
diese Publikation in der Deutschen National-
bibliografie; detaillierte bibliografische
Daten sind im Internet über
http://dnb.d-nb.de abrufbar.

© 2011 Georg Thieme Verlag KG
Rüdigerstraße 14
70469 Stuttgart
Deutschland
Telefon: +49/(0)711/8931-0
Unsere Homepage: www.thieme.de

Printed in Germany

Zeichnungen: Roland Geyer, Weilerswist
Umschlaggestaltung: Thieme Verlagsgruppe
Umschlaggrafik: Martina Berge, Erbach,
    Motiv aus Mulligan ThE. Orthodontische Mechanik
    und gesunder Menschenverstand. East Kaler drive
    Phoenix: American Orthodontics; 1982
Satz: Druckhaus Götz GmbH, Ludwigsburg
    gesetzt in 3B2, Version 9.1, Unicode
Druck: Stürtz, Würzburg

Wichtiger Hinweis: Wie jede Wissenschaft ist die Medizin ständigen Entwicklungen unterworfen. Forschung und klinische Erfahrung erweitern unsere Erkenntnisse, insbesondere was Behandlung und medikamentöse Therapie anbelangt. Soweit in diesem Werk eine Dosierung oder eine Applikation erwähnt wird, darf der Leser zwar darauf vertrauen, dass Autoren, Herausgeber und Verlag große Sorgfalt darauf verwandt haben, dass diese Angabe **dem Wissensstand bei Fertigstellung des Werkes** entspricht.

Für Angaben über Dosierungsanweisungen und Applikationsformen kann vom Verlag jedoch keine Gewähr übernommen werden. **Jeder Benutzer ist angehalten**, durch sorgfältige Prüfung der Beipackzettel der verwendeten Präparate und gegebenenfalls nach Konsultation eines Spezialisten festzustellen, ob die dort gegebene Empfehlung für Dosierungen oder die Beachtung von Kontraindikationen gegenüber der Angabe in diesem Buch abweicht. Eine solche Prüfung ist besonders wichtig bei selten verwendeten Präparaten oder solchen, die neu auf den Markt gebracht worden sind. **Jede Dosierung oder Applikation erfolgt auf eigene Gefahr des Benutzers.** Autoren und Verlag appellieren an jeden Benutzer, ihm etwa auffallende Ungenauigkeiten dem Verlag mitzuteilen.

ISBN 978-3-13-146921-2   1   2   3   4   5   6
Auch erhältlich als E-Book:
eISBN (PDF) 978-3-13-166921-6

Der sprunghafte Wissenszuwachs in den Teilgebieten der Medizin und Zahnmedizin hat dazu geführt, dass Text- und Lehrbücher dem Leser nur noch in komprimierter Form Informationen und Kenntnisse vermitteln können. Die Checklisten der Kieferorthopädie sind kein Nachschlagewerk mit aneinandergereihten Fakten, die abgehakt und abgearbeitet werden sollen. Kieferorthopädische Diagnostik und therapeutische Wege sind viel zu vielschichtig und werden vom Einzelpatienten individuell geprägt, sodass es für die spezifischen Zahnstellungs- oder Kieferanomalien kein pauschales Behandlungsrezept geben kann. Vielmehr soll mithilfe klinischer Beispiele der Algorithmus und das stufenweise, rationelle Vorgehen in nachvollziehbarer Form dargestellt werden. Dies geschieht vor allem mit der Absicht, dem Studenten, dem Weiterbildungsassistenten, dem Kieferorthopäden und dem kieferorthopädisch interessierten Zahnarzt einen durchgängigen Leitfaden für das Fachgebiet in die Hand zu geben, der durch eine klare Gliederung, systematischen Aufbau, Zusammenfassung wichtiger Merksätze am Ende jeden Kapitels und reiche Illustration die Aneignung des umfangreichen Wissensstoffs erleichtern helfen soll.

Der Darstellung prophylaktischer und therapeutischer Maßnahmen sind essenzielle Kapitel zur Ätiologie, zur Diagnostik und zu den biologischen Grundlagen vorangestellt, um einen befundadäquaten Behandlungsweg einschlagen zu können. Dabei fanden besonders neue Erkenntnisse zur Genetik, zur funktionellen Diagnostik und bildgebende Verfahren Berücksichtigung. Erstmalig wurde in einer kieferorthopädischen Monografie die manuelle und instrumentelle Funktionsanalyse zum Ausschluss einer kraniomandibulären Dysfunktion aufgenommen, da die zunehmende orthodontische Behandlung Erwachsener dies erforderlich macht.

Checklisten zur funktionskieferorthopädischen und orthodontischen Therapie sollen ebenso wie die Kombination von Diagnosekriterien mit den Behandlungsschritten für die spezifischen Zahnstellungsanomaliegruppen zum Verständnis und zum Einschlagen des optimalen Therapiewegs beitragen. Diesem Ziel dienen auch die Falldemonstrationen und 400 Abbildungen. Der Konzeption der Checklistenreihe folgend, kann der Band zur Kieferorthopädie nicht die Breite einer Lehrbuchdarstellung erfüllen, soll jedoch dem Leser das Grundverständnis und Fähigkeiten zum Handel vermitteln. Dabei ist häufig der einzuschlagende Weg wichtigstes Kriterium für eine optimale Therapie und deren Stabilität. Besonderer Wert wurde auf die Berücksichtigung neuer skelettaler Verankerungsformen gelegt, die das Therapiespektrum der Kieferorthopädie maßgeblich erweitert haben.

Für weiterführende Anregungen, Kritiken und Anmerkungen zum Aufbau und Inhalt des Buches bin ich sehr dankbar.

Dresden, Mai 2011   *Winfried Harzer*

API	Approximalraum-Plaque-Index	**KIG**	kieferorthopädische Indikationsgruppen
i.D.	im Durchbruch		
PAR	Parodontalbehandlung	**KPF**	Kieferprofilfeld
A	A-Punkt	**LBI**	Längen-Breiten-Index
AHI	Apnoe-Hypopnoe-Index (= RDI)	**LKGSS**	Lippen-Kiefer-Gaumen-Segel-Spalte
ANB	Winkel zwischen den Strecken A-N und N-B		
		LL	Unterlippenpunkt
Ar	Artikulare	**Lo**	obere Zahnbogenlänge
B	B-Punkt	**Lu**	untere Zahnbogenlänge
Ba	Basion	**MB**	Multiband
BOP	Bleeding on Probing(-Index)	**MGI**	morphologischer Gesichtsindex
BZ	bleibender Zahn	**M-CSF**	koloniestimulierender Faktor des Monozyten-Makrophagen-Systems
cAMP	Cyclo-Adenosinmonophosphat		
cap	Epiphyse überkappt Diaphyse	**MFA**	manuelle Funktionsanalyse
CBT	Cone Beam Technique	**ML-NL**	Winkel zwischen Nasalebene und Mandibularebene
CMD	kraniomandibuläre Dysfunktion		
CR	Centre of Resistance, Widerstandszentrum	**ML-NSL**	Winkel zwischen Mandibularebene und Nasion-Sella-Ebene
		MP	mediale Fingerphalangen
DHC	Dental Health Component	**MVP**	Mund-Vorhof-Platte
DMF	decayed, missing, filled	**MZ**	Milchzahn
DP	distale Fingerphalangen	**N**	Nasion
DVT	digitales Volumentomogramm	**nCPAP**	nasal continuous positive Airway Pressure
ECTS	European-Credit-Transfer-System		
EL	Ästhetiklinie	**NL-NSL**	Winkel zwischen Nasalebene und Nasion-Sella-Ebene
EOA	elastisch-offener Aktivator		
FR	Funktionsregler	**NSBa**	Schädelbasisknickungswinkel
FR III	Funktionsregler Typ III	**OC**	Osteoklast
FRS	Fernröntgenseitenaufnahme	**OHI**	Orale-Hygiene-Index
Gn	Gnathion	**OHI/S**	Oral-Hygiene-Index, simplified
GNE	Gaumennahtsprengung nach Derichsweiler	**OK**	Oberkiefer
		OPG	Osteoprotegerin
GTR	guided Tissue Regeneration	**OPT, OPG**	Orthopantomogramm, Panoramaschichtaufnahme
H	Os hamatum		
HZB	hintere Zahnbogenbreite	**OSA**	obstruktives Schlafapnoesyndrom
IDK	interdisziplinärer Kurs	**PAS**	posterior Airway Space
ii	Incisivus inferior	**PB**	Prämolarenbreite
iia	Incisivus inferior apicale	**PBI**	Papillen-Blutungs-Index
IKP	Interkuspidation	**PDL**	Parodontalligament, Desmodont
IOTN	Index of Orthodontic Treatment Need	**Pg**	Pogonion
		PG	Weichteilpogonion
is	Incisivus superior	**PHV**	Peak high Velocity
isa	Incisivus superior apicale	**Pisi**	Os pisiforme
JBB	Jochbogen-Breite		

Pm	Pterygomaxillare
POL	problemorientiertes Lernen
PP	proximale Fingerphalangen
PSI	parodontaler Screening-Index
PTH	Parathormon
PTHRec	Parathormon-Rezeptor
PTHrp	Parathormone-related Proteine
PTV	Pterygoid-Vertikale
QHI	Quigley-Hein-Plaque-Index
R	Radius
RANK	Receptor Activator of nuclear Factor κB
RANKL	Receptor Activator of nuclear Factor κB Ligand
RC	Centre of Rotation, Rotationszentrum
RDI	Respiratory Disturbance Index
RKP	Retrale-Kontakt-Position
RME	Raphe-Median-Ebene
RPT	Raphe-Papillen-Transversale
S	Sella
S	Sesamoid, Os sesamoideum
SBI	Sulkus-Blutungs-Index
SCAN	standardised Continuum of aesthetic Need
SI	Breitensumme der bleibenden Inzisiven im Oberkiefer
si	Breitensumme der bleibenden Inzisiven im Unterkiefer

SLA	sand-blasted, large grit, acid-etched (grob sandgestrahlt, säuregeätzt)
SNA	Winkel zwischen den Strecken S-N und N-A
SNB	Winkel zwischen den Strecken S-N und N-B
Sp	Spina-Punkt
Sp'	Sp'-Punkt
SWA	straight Wire Appliance
T$_1$	Tangentenpunkt 1
T$_2$	Tangentenpunkt 2
TAD	temporary Anchorage Device
tgo	Tangentengonion
TMA	Titanium Molybdenium Alloy (Legierung)
TNF	Tumor-Nekrose-Faktor
TPA	Transpalatinalbogen
Tub. carab.	Tuberculum anomale dentis = Carabelli-Höcker
u	unit, Epi- und Diaphyse sind verschmolzen
UK	Unterkiefer
UL	Oberlippenpunkt
VZB	vordere Zahnbogenbreite
WG	Wechselgebiss(-Phase)
ZBB	Zahnbogen-Breite

Historischer Überblick

Die Anfänge der Kieferorthopädie reichen zwar bis vor die Zeitenwende zurück, die Entwicklung als medizinische Fachdisziplin mit fundierten wissenschaftlichen Grundlagen und einer breiten diagnostischen und therapeutischen Anwendung setzte jedoch erst am Ende des vergangenen Jahrhunderts ein. In Tab. 1.1 sind die wesentlichen Namen und Entwicklungsetappen zusammengefasst.

Tab. 1.1 Zeittabelle: Entwicklung der Kieferorthopädie.

	Namen und Entwicklungen
400 v. Chr.	*Hippokrates* beschreibt unregelmäßig stehende Zähne.
25 v. Chr. – 50 n. Chr.	*Celsus* empfiehlt die Entfernung persistierender Milchzähne.
129 – 199 n. Chr.	*Galen* schlägt vor, einen Zahnengstand durch *Befeilen* der Zähne zu verringern.
1619	*Fabricius* beschreibt die *Extraktion* von Zähnen zur Behebung des Platzmangels.
1728	*Fauchard* verfasst die 1. umfassendere Schrift mit dem Titel „Le Chirurgien dentiste ou Traité des dents". Darin beschreibt er einen Außenbogen aus Elfenbein zur orthodontischen Behandlung.
1879	*Kingsley* stellt eine *Vorbissplatte* mit schiefer Ebene zur Korrektur der Unterkieferrücklage vor und gibt damit den ersten Anstoß zur funktionskieferorthopädischen Behandlung.
1899 – 1910	*Angle* veröffentlicht in seinem Buch „Okklusionsanomalien der Zähne" eine bis heute angewandte *Klassifikation der Anomalien* (Neutral-, Distal- und Mesialokklusion, bezogen auf die ersten Molaren). Er mahnt eine kephalometrische Diagnostik an und entwickelt die festsitzenden Geräte *Expansions- und Gleitbogen*.
1928	*Nord* empfiehlt abnehmbare *Plattenapparaturen* zur Korrektur von Zahnstellungsanomalien. A. M. Schwarz (1935) erweitert das Indikationsgebiet.
1928 – 1932	*Andresen* und *Häupl* entwickeln die Grundlagen für die Funktionskieferorthopädie und wenden den nach ihnen benannten *Aktivator* an.
1931	*Hofrath* in Deutschland und *Broadbent* in den USA führen unabhängig voneinander das *Fernröntgenverfahren* in die kieferorthopädische Diagnostik ein.
1938	*A. M. Schwarz* teilt die orthodontischen Kräfte in 4 biologische Wirkungsgrade ein und warnt vor der Anwendung zu hoher Kräfte, nachdem aus den USA Parodontschäden und Wurzelresorptionen nach Anwendung festsitzender Band-Bogen-Apparate bekannt geworden waren.
1955	*Hotz* fördert die breite Wirksamkeit kieferorthopädischer Therapie durch die präventive Steuerung der Gebissentwicklung mithilfe sogenannter kleiner orthodontischer Maßnahmen und der Extraktionstherapie bei schwerem Zahnengstand.
1960	*Fränkel* führt das Konzept der funktionellen Orthopädie in die Kieferorthopädie ein und entwickelt dafür spezielle Geräte, die *Funktionsregler*.
1970 –	Fortentwicklung der Materialien für festsitzende Band-Bogen-Apparate zur Reduzierung applizierter Kräfte (Nickel-Titan- und Molybdänlegierungen) und Einführung skelettaler Verankerung mittels Minischrauben und Gaumenimplantaten.

Nomenklatur, Begriffe und Definitionen

Für das Fachgebiet werden die Begriffe *Kieferorthopädie* (orthos = gerade, richtig; paedein = erziehen) und *Orthodontie* (gerader Zahn) verwendet. Entsprechend der regional unterschiedlichen therapeutischen Ausrichtung wurden in den USA, aber zu Beginn des Jahrhunderts auch in Deutschland, die Behandlungsmöglichkeiten allein in der Zahnstellungsänderung – beschränkt auf den Alveolarfortsatz – gesehen und deshalb das Fachgebiet als Orthodontie bezeichnet. Erst mit der Entwicklung der Funktionskieferorthopädie um 1930 und der Erweiterung der Headgear-Anwendung auf den gesamten Oberkieferkomplex ist auch der umfassendere Begriff Kieferorthopädie (engl. dentofacial orthopedics), der eine wachstumsmodifizierende Lageveränderung der Kiefer zueinander und in Relation zur Schädelbasis einschließt, berechtigt.

Diese erweiterte Definition ist auch in den pathogenetischen Begriffen der *Eugnathie* und *Dysgnathie* wiederzufinden. Während unter Ersterem die morphologisch und funktionell harmonische Beziehung der Kiefer und eine physiologische Okklusion zu verstehen sind, werden mit „dysgnath" alle Abweichungen von dieser regelrechten Form und Funktion im orofazialen System umschrieben.

Ziel und Aufgaben der Kieferorthopädie

Ziel kieferorthopädischer Diagnostik und Therapie ist die Erkennung und Behandlung von Dysgnathien. Eine Prophylaxe von Gebissanomalien ist nur im Sinne der Frühbehandlung und damit der Verhütung der vollen morphologischen und funktionellen Ausprägung möglich. Eine primäre Verhütung ist im Gegensatz zur Prophylaxe bei Karies und Parodontopathien nicht möglich, da Dysgnathien vorwiegend auf Erbfaktoren und nicht allein auf exogene Ursachen zurückzuführen sind. Unabhängig davon gehört das Abstellen von Habits, Parafunktionen und weiterer ungünstiger äußerer Einflüsse zur kieferorthopädischen Betreuungsaufgabe, da diese Faktoren das Ausmaß und die Schwere der Gebissanomalie beeinflussen und eine mögliche Selbstausheilung verhindern können. Dysgnathien sind keine Krankheiten im engeren Sinne. Die Behandlungsindikation ergibt sich aus der erweiterten WHO-Definition für Gesundheit: „Gesundheit ist nicht allein das Freisein von Krankheit, sondern beinhaltet auch das psychosoziale Wohlbefinden“.

Ziel kieferorthopädischer Therapie ist im Einzelnen die *Verbesserung der Ästhetik und der Funktion* sowie die *Verhütung von Karies und Parodontalerkrankungen.* Letzteres wird durch die Beseitigung von Plaqueretentionsnischen und Gingivatraumata erreicht. Weiteres Ziel kieferorthopädischer Therapie ist die Verhütung von Zahntraumata sowie die Erkennung, Verhütung und Behandlung von Dysfunktionen des Kiefergelenks.

Kieferorthopädie und Mundgesundheit

Obwohl für die meisten gesundheitlichen Vorteile durch kieferorthopädische Therapie noch keine evidenzbasierten Ergebnisse vorliegen, kann bei Behandlung der folgenden Symptome von einer Verbesserung für die Zahn- und Mundgesundheit ausgegangen werden:

- vergrößerte sagittale Stufe und Rücklage des Unterkiefers →
- verbesserter Mundschluss und Umstellung von Mund- auf Nasenatmung
- Förderung der Schmelzremineralisation durch Speichelfilm
- Reduktion der Infekthäufigkeit
- Senkung des Risikos für Schnarchen und obstruktive Schlafapnoe
- geringeres Risiko für Zahntraumata, da Prominenz einzelner Schneidezähne reduziert wird
- Zahnengstand und Dystopie einzelner Zähne →
- verbesserte Plaqueentfernung, Karies- und Parodontitisprophylaxe durch natürliche Speichelumspülung und Bürstenreinigungsmöglichkeit
- offener Biss und Anomalien mit geringer Anzahl okklusaler Kontakte →
- verbesserte Kaufunktion mit erhöhter Boluszerkleinerung → geringere Plaqueanlagerung
- verbesserte S-Lautbildung.

Kieferorthopädie als Lehrfach im Zahnmedizinstudium

(Modularisierung und Lernzielkatalog;
TU Dresden, Harzer 2007)

Aufgaben und Einordnung der Kieferorthopädie im zahnmedizinischen Curriculum

- Module Kieferorthopädie 1 – 3:
- Modul 1: normale und gestörte Schädel- und Gebissentwicklung, Prophylaxe, Systematik
- Modul 2: Diagnostik
- Modul 3: Biomechanik und Gewebeumbau, therapeutische Ansätze und Notfallbehandlung
  Der Student wird im klinischen Zahnmedizinstudium
- zur selbstständigen Durchführung kieferorthopädischer Prophylaxe,
- zur umfassenden Diagnostik und Aufklärung von Patienten und Eltern,
- zur kieferorthopädischen Notfallbehandlung
- und für die Durchführung einfacher kieferorthopädischer Maßnahmen mit abnehmbaren Apparaturen befähigt.
  Die einzelnen Module sind interdisziplinär, praxisnah und auf den Erwerb psychomotorischer Fertigkeiten ausgerichtet. Mit der Graduierung zum Zahnarzt erhält dieser die Befähigung zur Aufnahme einer 3-jährigen Weiterbildung zum Fachzahnarzt für Kieferorthopädie.
  Vorbemerkung: Im 3., 4. und 5. Studienjahr sind entsprechend Approbationsordnung für Zahnärzte und Beispielstundenplan im Fachgebiet Kieferorthopädie insgesamt 90 h Vorlesung und 360 h Praktika und Seminare zu erbringen. Bei einer Modularisierung entsprechend der Vorgaben in der Bologna-Deklaration (Bologna 1988) und Umrechnung in das European-Credit-Transfer-System (ECTS; 30 h Lehre incl. Selbststudium = 1 ECTS) ist zu berücksichtigen, dass 33 % Selbststudium hinzuzurechnen sind und interdisziplinäre Inhalte aus einem gemeinsamen Pool zu berechnen sind. *Kieferorthopädische Lehre* wäre mit 450 h zzgl. 225 h Selbststudium auf insgesamt 22,5 ECTS anzusetzen. Ein Studienjahr entspricht 60 ECTS und das gesamte Studium 300 ECTS.

Aufbau des Lernzielkatalogs und der Module

Lernzielkatalog und Module sind studenten- und patientenzentriert aufgebaut und enthalten die folgenden Items:
- Lernziele mit Angabe der Kompetenzebene und Kategorie (s. u.)
- Studienzeit (Kontaktstunden und Selbststudienzeit)
- Lernmethoden und -material (Lehrbücher, problemorientiertes Lernen [POL], elektronische Medien)
- Prüfungsmethoden
  Quantitativ werden die *Lernziele* in Anlehnung an den Berner Lernzielkatalog durch die folgenden *Kategorien* definiert (kognitive, psychomotorische und feinmotorische Fähigkeiten und Fertigkeiten):
1. *kognitive Kompetenz* = Fachwissen, Wissenschaft, Management
2. *affektive Kompetenz* = Kommunikation, professionelle Haltung, Kooperation, Teamfähigkeit, Management, Ethik, Lehrfunktion
3. *psychomotorische Kompetenz* = praktische Fähigkeiten, technisch manuelles Geschick
4. *feinmotorische Kompetenz* (speziell in der Zahnmedizin) = praktische Fertigkeit, selbstständig
   Qualitativ werden die Lernziele durch verschiedene *Ebenen der Beherrschung* und *Anwendungsbereitschaft* definiert:
- zu 1. „kognitive Kompetenz" → Ebenen „Wissen" (W):
- W 1 = Der Student hat von dem Krankheitsbild gehört, kann es im klinischen Kontext einordnen und weitere adäquate Informationen finden, muss nicht zur Behandlung befähigt sein.
- W 2 = Der Student muss bezüglich Diagnose, Prophylaxe und Therapie profundes Wissen haben und dieses zur Differenzialdiagnose und Behandlung einsetzen können.
- zu 2.– 4. „affektive, psychomotorische und feinmotorische Kompetenz" (APF) → Ebenen „Fähigkeiten und Fertigkeiten":
- APF 1 = *nur Theorie:* der Student muss den theoretischen Hintergrund dieser Fertigkeit kennen (Prinzip, Indikation, Kontraindikation, Belastung, Durchführung (engl. performance), Komplikationen.

Kieferorthopädie als Lehrfach im Zahnmedizinstudium

– APF 2 = *gesehen oder gezeigt bekommen haben:* Der Student hat theoretische Kenntnisse zur Fertigkeit und die Durchführung ist demonstriert worden (Patienten, Simulator, Video).

– APF 3 = *selbst anwenden und durchführen:* Der Student hat zumindest theoretische Kenntnis der Fertigkeit und besitzt die Fähigkeit zur mehrmaligen Anwendung unter Aufsicht (am Patienten oder am Simulator).

– APF 4 = *Routine/feinmotorische Kompetenz (ZM):* Der Student hat theoretische Kenntnis der Fertigkeit und hat Erfahrung in der Anwendung und Durchführung der Fertigkeit, sodass die Präzision zunimmt und der Zeitaufwand abnimmt.

MERKE

Im Gegensatz zum Medizinstudenten – für den zur Erlangung der Routine und des fachspezifischen Wissens und Könnens die Facharztweiterbildung obligatorisch ist – muss der Student der *Zahnmedizin* mit der Approbation eine Berufsfähigkeit erhalten, die vor allem in einer gewissen Routine für *feinmotorische Fertigkeiten*, z. B. zur Kavitäten- und Kronenpräparation, sowie – speziell im Fachgebiet der Kieferorthopädie – in *Biegefertigkeiten* von elastischen Stahldrähten liegt. Aus diesem Grund wurde der *Zusatz zur Kategorie APF 4* gemacht. Diese Zwischenkategorie hebt sich von der Kategorie APF 3 durch die selbstständige Handlungsweise ab.

Lehrveranstaltungen im 3.– 5. Studienjahr Kieferorthopädie – Module 1 – 3

s. S. 6 – 13.

Modul 1

Tab. 1.2 Normale und gestörte Schädel- und Gebissentwicklung, Prophylaxe, Systematik.

	W 1	W 2	APF 1	APF 2	APF 3	APF 4	Vh/Sh/Ph/ECTS*
Wachstum von Ober- und Unterkiefer, Bestimmung des Wachstumgipfels mit der Hand-Röntgenaufnahme (APF 2). Ätiologie von Dysgnathien, multifaktorieller Ursachenkomplex	X			X			4/1/0/0,1
Dysmorphiesyndrome mit Kieferorthopädie-Bezug (monogen: mandibulofaziale, kraniofaziale, cleidokraniale D., Robin-Syndrom, ektodermale Dysplasie; polygen: Lippen-Kiefer-Gaumen-Spalte (LKGS)		X	X				3/1/0/0,1
normale Dentition: Bildung, Mineralisation, Eruption, Okklusion		X					3/0/0/0,1
gestörte Dentition: Diagnose, Prophylaxe, einfache therapeutische Maßnahmen (1. Zuwachszahnung, 1. Wechselgebiss-Phase (WG), 2. WG, 2. Zuwachszahnung		X		X			$4/2/2^1/0,3$
Durchbruch des 3. Molaren, Dentitio, differenzielle Ätiologie des tertiären Engstands im Unterkiefer (UK); Indikation zur Entfernung, rechtliche Aspekte		X	X				$2/0/1^2/0,1$
orofaziale Funktionsabläufe, Einfluss von Habits, Dyskinesien und unphysiologischer Atmung auf die Schädel- und Gebissentwicklung		X					3/0/0/0,1

Kieferorthopädie als Lehrfach im Zahnmedizinstudium

Tab. 1.2 *Fortsetzung*

	W 1	W 2	APF 1	APF 2	APF 3	APF 4	Vh/Sh/Ph/ECTS*
kieferorthopädische Prophylaxe, Steuerung der Gebissentwicklung, Abstellen des Lutschhabits, Indikation von Beruhigungssauger und Mund-Vorhof-Platte (MVP), Myotherapie, prophylaktisches Beschleifen von Milchzähnen und Erhalt der Stützzone		X		X^3		(X^3)	4/2/4/0,3
Systematik: Terminologie und Nomenklatur. Klassifikationen (Angle, entwicklungsbezügliche Klassifikation nach Korkhaus und Kantorowicz, Leitsymptome),Häufigkeit von Anomalien		X					4/0/0,1
Gesamtstundenzahl und ECTS							27/6/7/ = 40 Selbststudium = 20 **ECTS 2,0**

* **Vh:** Anzahl Stunden Vorlesung; **Sh:** Anzahl Stunden Seminar; **Ph:** Anzahl Stunden Praxis/Übungen; **ECTS:** Umrechnung in das European-Credit-Transfer-System (30 h = 1 ECTS)

[1] Dentitionsbestimmung bei Patienten im klinischen Kurs Kinderzahnheilkunde (10. Semester), Studenten des 6. Semesters hospitieren, Interdisziplinarität KFO – Kinderzahnheilkunde

[2] Demonstration der operativen Entfernung 3. Molaren, Interdisziplinarität Kieferorthopädie (KFO) – Mund-, Kiefer-, und Gesichtschirurgie (MKG)

[3] zunächst hospitierende Teilnahme im Behandlungskurs 1 im 8. Semester, Erwerb von APF 4 dann als Student im 8. Semester Lehrmaterial Modul 1: Vorlesung im Intranet-Portal, Checklisten der Kieferorthopädie (Harzer), Curriculum Kieferorthopädie (Schopf), Einzelvorlagen zur Dentitionsbestimmung, Auswertung von Handröntgenaufnahmen

Lehrform: Vorlesung (27 h), Seminar (6), Übungen am Patienten (7), Selbststudium (20)

Prüfung Modul 1: offene Fragen, verbale Antworten; das Bestehen dieses Moduls ist Voraussetzung für die Zulassung zum praktischen Teil im Modul 2

Modul 2

Tab. 1.3 Diagnostik und Behandlungskurs 1.

	W 1	W 2	APF 1	APF 2	APF 3	APF 4	Vh/Sh/Ph/ECTS*
kieferorthopädische Betreuung durch den Hauszahnarzt und Überweisungskalender		X					2/0/0/0,1
Psychologie und Kieferorthopädie: Ästhetik und psychische Gesundheit, Motivation, Compliance, Psychosomatik		X	X¹				2/2¹/0/0,2
Anamnese, 1. Vorstellung, Familien- und Eigenanamnese, Allergien, Trauma, Medikation, Aufklärung über Behandlungsablauf, -erfolg und -risiken		X					3/0/0/0,1
klinischer Befund: Allgemeinbefund, Stütz- und Bindegewebe, Körperhaltung, Haut, Symmetrie, Körperhöhe und -gewicht, Wachstumsverlauf (Hand-Röntgen)		X		X			2/2/6²/0,5
spezielle klinische Untersuchung: extraoral (Proportionen von Schädel und Gesicht, Profil, Lippenkonfiguration), Einschätzung und Vermessung		X			X		2/0/10²/0,5
intraoraler Befund: Vestibulum oris, Frenula, befestigte Gingiva (Gingivitis, juvenile Parodontitis, Rezessionen), Zunge (Ankyloglosson,Schlucktyp, visceral/somatisch), Tonsillen, Mundhygiene, Plaquebefall (Oral-Hygiene-Index [OHI], Sulkus-Blutungs-Index [SBI], Quigley-Hein-Plaque-Index [QHI]), Kariesaktivität, Demineralisation, Kongremente		X			X		2/1/4²/0,3
funktionelle Proben: Einfluss von Habits, Dyskinesien und unphysiologischer Atmung auf die Schädel- und Gebissentwicklung, maximale Mundöffnung, Mittellinienverhalten bei Öffnung (Kreuzbiss), Sprechprobe (Distalbiss), Schneidekantenbiss (Zwangsprogenie), Unterkieferruhelage (Tief- und Deckbiss), Prüfung der Kongruenz von Schneidezahn- und Gelenkführung		X			X		2/0/4²/0,3
klinische Gebissuntersuchung: Zahnzahl (Unter- und Überzahl), Struktur- und Formanomalien, Zahntraumata (Beweglichkeit/Ankylose, Sensibilität), Kariesstatus/Füllungsgrad/Zahnverlust, Zahnstatus präsens (Milchzähne [MZ], bleibende Zähne [BZ], Zahnungsalter), Anlage der 3. Molaren		X			X		2/0/8²/0,5

Kieferorthopädie als Lehrfach im Zahnmedizinstudium

Tab. 1.3 Fortsetzung

	W 1	W 2	APF 1	APF 2	APF 3	APF 4	Vh/Sh/Ph/ECTS*
Modul 2: Diagnostik (Fortsetzung)							
Algorithmus der Befunderhebung von Zahnstellungs- und Bisslageanomalien (klinisch und am Modell): ● Zahnbefund: Drehung/Kippung, Infra-/Supraposition, Mesial-/Distalstand, Bukkal-/Palatinalstand ● Einzelkiefer: schmal/breit, lang/kurz, Spee-Kurve, Gaumengewölbe, Symmetrie der Quadranten, Kiefermitte und Zahnbogenmitte ● Kiefer in Okklusion: – sagittal: am 1. Molaren n. Angle, Milcheckzähne im Wechselgebiss, sagittale Stufe – transversal: Kreuzbiss, Kopfbiss, Non-Okklusion – vertikal: Überbiss, Tiefbiss/offener Biss		X				X	$2/2/12^2/0,7$
Funktionsanalyse des Kiefergelenkes: anamnestische Angaben zu Symptomen, manueller Funktionsbefund am Gelenk und an der Muskulatur (Befundbogen Anlage), Okklusionsbefund (Abrasion/Schliffffacetten), Druckdolenzen, instrumentelle Befundeanalyse, MRT-Befund		X	X				$2/2/2^3/0,3$
Röntgenbefund und bildgebende Verfahren: Orthopantomogramm (OPG; Befunde zur Zahnzahl und Durchbruchsfolge), Einzelaufnahme und Aufbiss bei Dystopie u. Ä., Hand-Röntgenaufnahme mit Bestimmung der Stadien, Fernröntgenaufnahme mit Analyse Bergen/Modus Dresden, Wachstumsprognose, Übungen zu Röntgenbefunden		X			X		$4/1/8^2/0,6$

Fortsetzung ▶

9

Tab. 1.3 *Fortsetzung*

	W 1	W 2	APF 1	APF 2	APF 3	APF 4	Vh/Sh/Ph/ECTS*
Modellanalyse: Abdrucknahme und Modellgewinnung, Modellanalyse und -vermessung (Modellebenen und -abweichungen, sagittal/transversal/vertikal, Zahn-, Kiefer- und Okklusionsabweichungen, Kaukurve und Gaumengewölbe, Symmetrievergleich nach Pont, Verknüpfung von Modell- und Fernröntgenanalyse, Okklusion und Frontzahnbeziehung (Tonn- und Boltenrelation), Platzbilanz nach Moyers und Lundström)		X			X		$5/1/6^2/0,5$
POL-Kurs KFO-Prothetik zur interdisziplinären Anwendung diagnostischer Kenntnisse und Fertigkeiten (Extraktion, Frontzahnlücke)		X		X			$2/12/6^4/$
Behandlungskurs 1: Systematik zur Diagnostik von Gebissanomalien entsprechend der Leitsymptome ● Platzmangel, ● vergrößerte Schneidekantenstufe, ● laterale Okklusionsstörung, ● unterer Frontzahnvorbiss, ● offener Biss, ● steil oder invertiert stehende Schneidezähne, ● Zahnzahlanomalien, ● interdisziplinäre Kieferorthopädie.		X			X		$30^5/9/40/4,0$

Kieferorthopädie als Lehrfach im Zahnmedizinstudium

Tab. 1.3 Fortsetzung

	W 1	W 2	APF 1	APF 2	APF 3	APF 4	Vh/Sh/Ph/ECTS*
Assistenz bei der kieferorthopädischen Behandlung durch Tutoren: selbstständige Durchführung kleiner Maßnahmen wie Aufklärung, Mundhygieneanleitung, Beschleifmaßnahmen, Abdrucknahme, festsitzende Bögen aus- und einbinden							
Gesamtstundenzahl und **ECTS**							62/32/126/ = 220 Selbststudium = 110 **ECTS 11,0**

* **Vh:** Anzahl Stunden Vorlesung; **Sh:** Anzahl Stunden Seminar; **Ph:** Anzahl Stunden Praxis/Übungen; **ECTS:** Umrechnung in das European-Credit-Transfer-System (30 h = 1 ECTS)

1 interdisziplinäre Ringvorlesung Zahn-, Mund- und Kieferheilkunde (ZMK) mit Zahnärztlicher Prothetik, MKG-Chirurgie, Psychosomatik und Kieferorthopädie zum Thema „Psychosomatik und Zahnheilkunde/körperlicher und seelischer Schmerz"

2 Teil des Behandlungskurses 1

3 interdisziplinäre Ringvorlesung ZMK mit MKG-Chirurgie, Zahnärztlicher Prothetik und Kieferorthopädie zum Thema „Dysfunktion des Kiefergelenks – Befund und Therapie"

4 Demonstration des Bracketklebens und Bändersetzens, Implantatinsertion am Phantom im Rahmen des 2-wöchigen POL-Kurses Kieferorthopädie/Prothetik

5 Jedem Kurs zur Leitsymptomatik ist thematisch eine Vorlesung vorgeschaltet.
Lehrmaterial Modul 2: Vorlesung im Intranet-Portal, Checklisten der Kieferorthopädie (Harzer), Curriculum Kieferorthopädie (Schopf), Einzelvorlagen zur Dentitionsbestimmung, Auswertung von Hand-Röntgenaufnahmen
Lehrform: Vorlesung (62 h), Seminar (32), Übungen am Modell und Patienten (126), Selbststudium (110)
Prüfung Modul 2: mündlich in jeder Kursveranstaltung zum jeweiligen Leitsymptom auf der Grundlage der Vorlesung in der Vorwoche, schriftlich, offene Fragen, verbale Antworten; das Bestehen dieses Moduls ist Voraussetzung für die Zulassung zum praktischen Teil im Modul 3

Kieferorthopädie als Lehrfach im Zahnmedizinstudium

Modul 3

Tab. 1.4 Biomechanik und Gewebeumbau, therapeutische Ansätze und Notfallbehandlung (Propädeutikkurs und Behandlungskurs 2).

	W 1	W 2	APF 1	APF 2	APF 3	APF 4	Vh/Sh/Ph/ECTS*
Ziele und Grenzen kieferorthopädischer Therapie, Biologie und Mechanik (Einführung)		X					2/0/0/0,1
Parodontium und orthodontische Belastung, Risiken und potenzielle Schäden an Hart- und Weichgeweben bei Überbelastung und Parodontitis		X	X				2/6[1]/0/0,2
Konzepte zur Gewebereaktion auf die Zahnbewegung	X						2/0/0/0,1
Biomechanik der Zahnbewegung, Widerstandszentrum/Verankerung, Kräfte, Kraftapplikation, Kaumuskulatur	X						2/0/0/0,1
kieferorthopädische Werkstoffe, Apparaturen und Behandlungsmethoden		X					4/0/0/0,1
Kurs kieferorthopädische Propädeutik: Funktionsweise und Bestandteile abnehmbarer Geräte, Indikation und Anwendung, Herstellung folgender Teilelemente und Apparaturen: ● Biegeübungen Loops und Halte- Elemente ● Protrusionsplatte ● Y-Platte ● schiefe Ebene (Brückl) ● starr offener Aktivator		X				X	4/2/56[2]/3,0

Kieferorthopädie als Lehrfach im Zahnmedizinstudium

Tab. 1.4 Fortsetzung

	W 1	W 2	APF 1	APF 2	APF 3	APF 4	Vh/Sh/Ph/ECTS*
Behandlungskurs 2 Praktische Übungen: • Übernahme eines eigenen Patienten/Student • Befunderhebung und Diagnose • Mundhygieneinstruktion • Epikrise mit Verteidigung in der Kursgruppe • Therapieplan • Anfertigung einer abnehmbaren Apparatur für den Patienten • Einsetzen der Apparatur • Kontrolle und Aktivierung 2- bis 3-mal • nach jedem Schritt Testat		X			X		0/8/112³/6,0
Gesamtstundenzahl und ECTS							16/16/168/ = 200 Selbststudium = 100 **ECTS 10**

****Vh:** Anzahl Stunden Vorlesung; **Sh:** Anzahl Stunden Seminar; **Ph:** Anzahl Stunden Praxis/Übungen; **ECTS:** Umrechnung in das European-Credit-Transfer-System (30 h = 1 ECTS)

[1] POL-Tutorium „Kieferorthopädische Behandlung erwachsener Patienten" im Rahmen des interdisziplinären POL-Kurses (IDK-POL-Kurs) im 10. Semester.

[2] Propädeutischer Kurs als Kompaktveranstaltung mit zwischengeschalteten Seminaren

[3] Behandlungskurs 2 mit einem eigenen PatientenLehrmaterial Modul 3: Vorlesungen im Intranet-Portal, Checklisten der Kieferorthopädie (Harzer), Curriculum Kieferorthopädie (Schopf), Einzelvorlagen zur Dentitionsbestimmung, Auswertung von Hand-Röntgenaufnahmen Lehrform: Vorlesung (16 h), Seminar (16), Übungen am Modell und Patienten (168), Selbststudium (100)

Prüfung Modul 3:
• *Propädeutikkurs: Gesamttestat für praktische Arbeit*
• *Behandlungskurs 2: Einzeltestate für Arbeitsschritte*
Gesamtprüfung für alle 3 Module im Rahmen der Zahnärztlichen Prüfung, Teil Kieferorthopädie nach dem 10. Semester mit folgenden Teilen (insgesamt 4 Tage):
• *Behandlungsfall (schriftlich, 6 h)*
• *Anfertigung einer einfachen Regulierungsapparatur (3 Tage)*
• *mündliche Prüfung (30 min)*

13

Postgraduale Weiterbildung zum Fachzahnarzt für Kieferorthopädie

Aufgrund des hohen Spezialisierungsgrades kieferorthopädischer Diagnostik und Therapie gegenüber der allgemeinen Zahnheilkunde ist eine 3-jährige postgraduale Weiterbildung erforderlich. Die Inhalte sind im *ERASMUS-Weiterbildungsprogramm*, welches für den EU-Raum empfohlen wurde, zusammengefasst.

Stundenplan

Von wesentlicher Bedeutung ist die genaue Zeiteinteilung des kieferorthopädischen Studienplans. Das akademische Programm beruht auf einer Mindestzahl von 40 Wochen jährlich und 40 h wöchentlich, insgesamt also 4800 h in 3 Jahren. Von den geplanten 4800 h sind 25 % für Wahlfächer vorgesehen (150 + 1050 = 1200 h).

Allgemeine biologische und medizinische Grundlagenfächer

1. Wachstum und Entwicklung des menschlichen Körpers (25 h):
- das somatische Wachstum und seine Abarten
- pubertaler Wachstumsschub und seine Zusammenhänge mit dem Gesichts-/Schädelwachstum
- genetische und erworbene Faktoren, durch die das somatische Wachstum beeinflusst wird
- Konzept des biologischen Alters und der Bestimmung des Skelettalters, des Dentitionsalters und der sexuellen Reife
2. Anatomie des Kopfes (35 h):
- Entwicklung skelettaler Missbildungen
- dentofaziale Orthopädie
- kieferchirurgische Korrektur von Dysgnathien, kraniofaziale Missbildungen und Okklusionsanomalien
3. Genetik (25 h):
- Ontogenese des Kopfes
- kraniofaziale Missbildungen und genetische Grundlagen
4. Embryologie des Kopfes (25 h): Einblick in zytologische und histochemische Aspekte, die wesentlich sind
- zum Verständnis der Embryologie der kraniofazialen Struktur,

- um Kenntnis vom normalen Wachstum und
- von der Entwicklung des Gesichts, der Kiefer und der Zähne sowie
- von der Teratogenie und Entwicklung von Spalten und sonstigen angeborenen Deformitäten zu erhalten.
5. Zellbiologie (30 h): Einblick in zytologische und histochemische Aspekte, die wesentlich sind zum Verständnis
- des Zellenstoffwechsels unter normalen und anormalen Bedingungen,
- der Gewebsbildung und –proliferation,
- der Knochen-, Knorpel-, Zahn- und Muskelentwicklung,
- des Gesichtswachstums,
- des Kiefergelenks,
- der Zahnbewegungen und der Reaktionen in den Zahnstützstrukturen,
- der dentofazialen Orthopädie,
- der mit der Kieferorthopädie zusammenhängenden Weichgewebsveränderungen sowie
- der Mechanismen der Wurzelresorption.
6. Physiologie des Atmens, Sprechens, Schluckens und Kauens (20 h):
- oronasale Aspekte verschiedener Schluckmuster
- normale und anormale Sprechgewohnheiten
- verschiedene Schluckmuster
- der Kauzyklus
7. Syndrome in Verbindung mit dem Kopf (20 h): Grundlagen der Klassifizierung von Syndromen hinsichtlich der Ätiologie, der Prognose und der Reaktion auf eine kieferorthopädische und kieferchirurgische Behandlung
8. Psychologie des Kindes, des Jugendlichen und des Erwachsenen (35 h):
- Konzepte und Grundlagen der Entwicklungspsychologie
- Möglichkeiten und Begrenzungen der Verhaltensänderung
- Aspekte der Patientenmotivation und die Aussichten auf Zusammenarbeit und Mitarbeit
- psychologische Aspekte der Pubertät und der Adoleszenz
- Auswirkung des eigenen Aussehens und der Selbsteinschätzung

Postgraduale Weiterbildung zum Fachzahnarzt für Kieferorthopädie

- psychologische Aspekte kieferchirurgischer Maßnahmen

9. Biostatistik:
- statistische Methodik
- allgemein benutzte statistische Methoden
- Verfahren der Datenverarbeitung
- Bewertung statistischer Aspekte in der derzeitigen Literatur
- Beurteilung der statistischen Methoden und die Interpretation der im klinischen und wissenschaftlichen Fachschrifttum veröffentlichten und mit der Kieferorthopädie und den zugehörigen Fächern zusammenhängenden Veröffentlichungen

10. Epidemiologie:
- Grundlagen epidemiologischer Studien
- Forschungsansätze und Methodik
- Zusammensetzung von Versuchsgruppen und Voraussetzungen für Kontrollgruppen
- Datenanalyse und kritische Befundanalyse

11. Forschungsmethodik:
- Wissenschaftsphilosophie
- ethische Aspekte von Tier- und Menschenversuchen
- verschiedene Methoden der Forschungsplanung
- Abfassung eines analytischen Berichts über Veröffentlichungen auf dem Gebiet der biomedizinischen und klinischen Forschung
- Abfassung eines Protokolls eines Forschungsprojektes
- Interpretation eigener Forschungsergebnisse
- Beurteilung von Schlussfolgerungen in wissenschaftlichen Veröffentlichungen
- Erläuterung von Forschungsergebnissen in schriftlicher und mündlicher Form

Kieferorthopädische Grundfächer

1. Entwicklung der Dentition (normal und anormal) (60 h):
- Entwicklung der Okklusion von der Geburt bis zum Erwachsenenalter
- Variationen dieser Entwicklung
- Anomalien bezüglich der Zahl, der Größe, der Form und der Stellung von Zähnen
- genetische und erworbene Faktoren im Zusammenhang mit der Entwicklung der Dentition

- entwicklungsbedingte unterschiedliche Okklusionsanomalien, auch hinsichtlich ihres Schweregrades
- Auswirkung der Nichtanlage von Zähnen und der überzähligen Zähne sowie des vorzeitigen Zahnverlusts oder der Extraktion von Milch- und bleibenden Zähnen auf die Entwicklung der Dentition
- Dentition im Speziellen: Normalzustand oder Anomalie, erreichtes Entwicklungsstadium, zukünftige Entwicklung, Möglichkeiten interzeptiver Maßnahmen zur Verbesserung der abschließenden Situation

2. Gesichtswachstum:
- Knorpel-, Knochen- und Muskelwachstum
- Wachstumszentren im Schädel-Gesichts-Skelett
- postnatale Wachstumsveränderungen im kraniofazialen Bereich, einschließlich Weichgewebe
- funktionelle Variationen von Anteilen im kraniofazialen Bereich, die für das Gesichtswachstum von Bedeutung sind
- individuelle Verschiedenheiten in der Gesichtskonfiguration
- Beeinflussung des Gesichtswachstums durch Umweltfaktoren

3. Physiologie und Pathophysiologie des stomatognathen Systems (35 h):
- die normal und anormal funktionierende Okklusion
- normale und anormale Verhaltensmuster der Weichgewebsstrukturen
- normale und anormale Kiefergelenksfunktionen
- diagnostische Verfahren im Zusammenhang mit dem Kiefergelenk
- Behandlungsmöglichkeiten bei Kiefergelenksdysfunktion

4. Aspekte der Zahnbewegung und dentofazialen Orthopädie (35 h):
- Prozess des Zahndurchbruchs und der spontanen Zahnbewegung
- Auswirkung der verschiedenen Kräfte auf Zellen und Gewebe
- Einfluss von Kraftsystemen und Kraftgrößen, posttherapeutische Veränderungen
- zelluläre Aspekte des endochondralen Wachstums in der Nasenscheidewand, der

Postgraduale Weiterbildung zum Fachzahnarzt für Kieferorthopädie

Kondylen und Epiphysen sowie das Knochenwachstum an den Suturen und Knochenoberflächen
– Auswirkungen orthopädischer Maßnahmen auf das Gewebesystem im dentofazialen Bereich
– Relation zwischen der Gewebeanpassung und den Ergebnissen orthopädischer Maßnahmen im dentofazialen Bereich
5. Röntgenaufnahmen und andere bildgebende Verfahren (30 h):
– Anomalien und pathologische Verhältnisse, die auf Röntgenbildern diagnostizierbar sind
– Methoden und Risiken der Röntgenaufnahmen für kieferorthopädische Zwecke
– digitale Radiografie und andere bildgebende Verfahren
6. Kephalometrie (einschließl. Durchzeichnung) (45 h):
– Identifizierung anatomischer Strukturen auf den Röntgenbildern
– Beschreibung der Morphologie des Kopfes anhand der Kephalometrie
– Anfertigung von Durchzeichnungen auf Röntgenbildern in Norma lateralis und frontalis, in denen die wesentlichen Strukturen abgebildet sind
– Grenzen der Kephalometrie und ihrer verschiedenen Analysen
7. kieferorthopädische Werkstoffkunde (25 h):
– Eigenschaften und Zusammensetzung kieferorthopädischer Werkstoffe und Materialien
– Maßstäbe für die richtige Auswahl der für die verschiedenen kieferorthopädischen Techniken benötigten Werkstoffe und Materialien
– Handhabung und Anwendung kieferorthopädischer Werkstoffe und Materialien
8. kieferorthopädische Biomechanik (35 h):
– Umgang mit den Grundlagen der Statik und Biomechanik der Materialien
– Herstellung einer Verbindung zur Biomechanik mit klinischen und wissenschaftlichen Problemen
– Lösung von Problemen in Bezug auf resultierende Kräfte und Kraftäquivalenten
– Abschätzung der durch die verschiedenen kieferorthopädischen Apparaturen verursachten Kräfte

– Abschätzung der durch orthopädische Geräte im dentofazialen Bereich verursachten Kräfte

Allgemeine kieferorthopädische Fächer

1. Ätiologie:
– genetische und erworbene Faktoren, durch die die postnatale Gebissentwicklung und das Gesichtswachstum beeinflusst werden
– nachteilige Einflüsse umweltbedingter Faktoren und geeignete interzeptive Maßnahmen
2. Diagnoseverfahren:
– Erstellung einer relevanten Krankengeschichte
– Ausführung einer klinischen Untersuchung
– Bestimmung der habituellen Okklusion und der verschiedenen Kieferrelationen sowie eine Beurteilung der funktionelle Okklusion
– Beurteilung des Einflusses funktioneller Weichgewebskomponenten auf die dentofaziale Morphologie
– exakte Abdrucknahme mit maximaler Abformung des Alveolarfortsatzes
– Gesichtsbogen-Übertragung und die Montage von Modellen im Artikulator
– Aufnahme extra- und intraoraler Fotos und die Aufnahme von Röntgenbildern für kieferorthopädische Zwecke
3. kieferorthopädische Diagnose, Behandlungsziele und Behandlungsplanung (60 h):
– Erstellung einer vorläufigen Diagnose und die Klassifizierung der Okklusion auf der Grundlage einer überschlägigen Untersuchung des Patienten
– Beratung des Patienten nach einer oberflächlichen Untersuchung über die Möglichkeit einer Behandlung, die Notwendigkeit genauer Analyse und einer Behandlungsplanung oder die Konsultation anderer Spezialisten zur weiteren Beurteilung und Behandlungsplanung
– Erstellung einer Diagnose, beruhend auf: anamnestischen Daten, Untersuchungen des Patienten, Zahnmodellen, Fotos, Röntgenbildern, Kephalogrammen und sonstigen Daten
– Vorhersage der möglichen Wachstums-, Gesichts- und Dentitionsentwicklung, wenn keine Behandlung eingeleitet wird

Postgraduale Weiterbildung zum Fachzahnarzt für Kieferorthopädie

– Beschreibung des Behandlungsplans für die verschiedenen Arten orthodontischer und dentofazialer Anomalien einschließlich der Behandlungs- und Retentionsplanung, der therapeutischen Maßnahmen und deren zeitlicher Ablauf, der Ergebnisprognosen und der Dauer der voraussichtlichen Behandlungs- und Retentionszeit

4. Wachstums- und Behandlungsanalyse (35 h):
– Möglichkeiten und Grenzen kephalometrischer Langzeitauswertungen
– Sinn und Zweck sowie Grenzen einer Wachstumsvorhersage (einschließlich der Computervorhersage)
– Durchführung von Wachstumsanalysen
– Feststellung therapeutischer Veränderungen anhand kephalometrischer Durchzeichnungen, die in kritischen Behandlungsphasen erstellt wurden

5. Langzeiteffekt der kieferorthopädischen Behandlung (30 h):
– Rezidivfragen im Zusammenhang mit den verschiedenen Anomalien und Behandlungsverfahren
– Veränderungen, die im Verlauf der Retentionsperiode eintreten können
– Veränderungen, die nach beendeter Retention eintreten können
– Vorhersage des möglichen Langzeiteffekts der kieferorthopädischen Behandlung bei einzelnen Patienten

6. iatrogene Auswirkungen der kieferorthopädischen Behandlung (30 h):
– Risiko verschiedener Behandlungs- und Retentionsverfahren
– Einfluss verschiedener Umstände und des Alters auf iatrogene Effekte
– Einfluss der kieferorthopädischen Behandlung auf die Kiefergelenke
– langfristige Auswirkungen verschiedener Behandlungstechniken auf die Parodontalgewebe
– Faktoren, die bei der Wurzelresorption eine Rolle spielen
– möglicher Einfluss einer Behandlung auf den Gesichtsausdruck
– möglicher Einfluss einer Behandlung auf das dentofaziale Erscheinungsbild und die Gesichtsästhetik

7. Epidemiologie in der kieferorthopädischen Forschung (35 h):
– Grundlagen der Epidemiologie
– Verbreitung und die Häufigkeit orthodontischer Anomalien
– Brauchbarkeit von Indizes zur Abschätzung des Behandlungsbedarfs
– Modelle zur Bestimmung des Behandlungsbedarfs
– gesellschaftliche Einflüsse auf den Behandlungsbedarf
– Aspekte des subjektiven Behandlungsbedarfs
– Rolle des Kieferorthopäden hinsichtlich des Behandlungsbedarfs
– Faktoren, die für die Abschätzung eines objektiven Behandlungsbedarfs eine Rolle spielen

8. kieferorthopädische Literatur (120 h):
– nationale und internationale kieferorthopädische Fachzeitschriften
– Erfassen des Wesentlichen in der derzeitigen Literatur (wird in speziellen Kursen zur Literaturauswertung gelehrt)
– Abfassung prägnanter, analytischer Literaturüberblicke

Kieferorthopädische Techniken

1. herausnehmbare Geräte (30 h):
– Indikation, Konstruktion und Anwendung
– Möglichkeiten und Grenzen
– Herstellung und Reparatur

2. funktionskieferorthopädische Apparaturen (40 h):
– Indikation, Ausführung und Anwendung
– Möglichkeiten und Grenzen
– verschiedene Ausführungen und Konstruktionen
– Konstruktion und Reparatur

3. extraorale Geräte:
– Indikation, Ausführung und Anwendung verschiedener Typen von Headgears, Gesichtsmasken, Kinnkappen und kombinierten extraoralen/funktionskieferorthopädischen Apparaturen
– Möglichkeiten und Grenzen dieser Geräte

4. partiell festsitzende Apparaturen:
– Indikation und Anwendung (z. B. Lingual-, Palatinal- und Vestibularbogen,

Postgraduale Weiterbildung zum Fachzahnarzt für Kieferorthopädie

Gaumennahterweiterungsapparaturen und teilbebänderte bzw. teilbeklebte Zahnbogen)

– Möglichkeiten und Grenzen der verschiedenen Behandlungsmethoden mit teilweise festsitzenden Apparaturen

5. festsitzende Apparaturen (60 h):
– Indikation und Anwendung festsitzender Multiband-Apparaturen
– verschiedene Konzepte und Behandlungsmethoden, Konstruktion und biomechanische Grundlagen der Therapie mit festsitzenden Geräten
– Möglichkeiten und Grenzen der verschiedenen Multiband-Systeme
– dentale und skelettale Verankerung (Anm. des Autors: ursprünglich nicht im Programm, muss jetzt aber enthalten sein)

6. Retentionsgeräte (15 h):
– Indikation und Kontraindikation, Konstruktion und Anwendung
– Möglichkeiten und Grenzen
– geeignete Dauer der Retention

Fachübergreifende interdisziplinäre Verfahren

1. Behandlung von Lippen-Kiefer-Gaumen-Spalten (20 h):
– Methodik zur Behandlung von LKGS
– Indikation, die zeitliche Abstimmung und die Ausführung der kombinierten Spaltenbehandlung
– spezielle Aspekte der kieferorthopädischen Behandlung von Spaltenpatienten

2. kieferorthopädisch-chirurgische Behandlung (20 h):
– Indikation und Anwendung kombiniert kieferorthopädisch-chirurgischer Maßnahmen
– spezielle Aspekte der kieferorthopädischen Behandlung von Patienten, für die kieferchirurgische Maßnahmen erforderlich sind

3. parodontale kieferorthopädische Behandlung (20 h):
– Indikation und Kontraindikation der kieferorthopädischen Behandlung parodontal geschädigter Dentitionen
– spezielle Aspekte der kieferorthopädischen Behandlung im parodontal geschädigten Gebiss

– Beitrag der kieferorthopädischen Behandlung zur parodontalen Gesundheit

4. kieferorthopädisch-restaurative Behandlung (10 h):
– Indikation und Anwendung kombiniert kieferorthopädisch-restaurativer Maßnahmen
– spezielle Aspekte der kieferorthopädischen Behandlung bei der kombinierten kieferorthopädisch-restaurativen Versorgung der Patienten

Besondere Behandlungstechniken

1. Überwachung der okklusalen Entwicklung (10 h): Indikation und Kontraindikation interzeptiver Maßnahmen

2. kieferorthopädische Erwachsenenbehandlung (15 h):
– Indikation und spezielle Aspekte der kieferorthopädischen Behandlung Erwachsener
– Behandlung erwachsener Patienten in Zusammenarbeit mit dem Allgemeinzahnarzt

3. kraniomandibuläre Dysfunktion (40 h):
– Ätiologie kraniomandibulärer Dysfunktionen
– allgemeine Maßnahmen zur Verbesserung der kraniomandibulären Funktion
– verschiedene therapeutische Verfahren
– Indikation und Kontraindikation kieferorthopädischer Maßnahmen bei Patienten mit kraniomandibulären Dysfunktionen
– mögliche Auswirkungen kieferorthopädischer Behandlung bei Patienten mit kraniomandibulären Störungen
– geeignete kieferorthopädische Möglichkeiten und Techniken als Beitrag zur Behandlung von Patienten mit kraniomandibulären Störungen durch interdisziplinäre Zusammenarbeit

Gesundheitswesen und Hygiene

1. Mundgesundheit (15 h):
– Möglichkeiten der Ermittlung und Abschätzung des Kariesrisikos
– Möglichkeiten zur Ermittlung und Abschätzung des Parodontalrisikos
– Unterweisung der Patienten über die Wichtigkeit der Mundhygiene als Präventivmaßnahme gegen Erkrankungen der Gingiva und der Zähne

Postgraduale Weiterbildung zum
Fachzahnarzt für Kieferorthopädie

2. Gesundheits- und Hygienevorkehrungen in einer kieferorthopädischen Praxis (5 h):
– Verhütung von Infektionen, Desinfektions- und Sterilisationsmöglichkeiten für Instrumente
– Betreuung von Patienten
– Kontrolle und Überwachung gesundheitsgefährdender Substanzen

Praxismanagement, Verwaltung und Berufsethik

1. Praxismanagement (15 h):
– Design einer kieferorthopädischen Praxis
– für eine kieferorthopädische Praxis benötigte Einrichtung und Instrumente
– Ausbildung und Befähigungsnachweis für das Hilfspersonal
– Finanzierung und Verwaltung einer kieferorthopädischen Praxis
– Öffentlichkeitsarbeit
2. Benutzung von Computern (10 h): Benutzung von Computern in der klinischen Kieferorthopädie und der Patientenversorgung
3. Arbeitsweise (Ergonomie) (5 h):
– optimale Position des Patienten, des Behandlers und des Assistenten sowie die Platzierung der Instrumente zur Ausführung der spezifischen klinischen Aufgaben
– Ausführung einer effizienten Arbeitsabfolge (Ergonomie)
4. Rechtsfragen (10 h):
– Vorschriften und Gesetze, die Relevanz für die kieferorthopädische Praxis haben
– Haftpflicht und Fragen im Zusammenhang mit Schadenersatzprozessen
– benötigte Risikodeckung durch Versicherungen
– das Verhalten im Falle eines Rechtsstreits
5. Berufsethik (5 h):
– das von einem Kieferorthopäden als Angehöriger des Gesundheitswesens geforderte persönliche Verhalten
– ethische Standards im Umgang mit dem Personal, den Patienten und den Kollegen.

Biologische Grundlagen der Schädelentwicklung

Kenntnisse zur knöchernen und funktionellen Entwicklung des orofazialen Systems sind für den Lernenden im Fachgebiet der Kieferorthopädie essenziell, da kieferorthopädische Diagnostik und Therapie am wachsenden Individuum erfolgen und die Befunderhebung nur eine Momentaufnahme im Entwicklungsablauf des Schädels darstellt. Das bereits abgelaufene und noch ausstehende Kiefer- und Gesichtswachstum müssen eingeschätzt werden, um Ausmaß und Richtung der Entwicklungspotenzen therapeutisch nutzen zu können oder störende Faktoren auszuschalten. Im trivialen Vergleich heißt dies: Der Behandler springt auf ein fahrendes Automobil – dem wachsenden Individuum vergleichbar – auf und muss, um es wirksam in die gewünschte Richtung von der Dysgnathie zur Eugnathie lenken zu können, nicht nur das Fahrtziel, sondern auch die Antriebs- und Steuermechanismen des Motors kennen.

Kenntnisse zur Schädel- und Gesichtsentwicklung dienen folgenden diagnostischen und therapeutischen Zielstellungen:
- Ätiologie und Pathogenese von schweren Dysmorphiesyndromen und Spaltbildungen im Kiefer-Gesichts-Bereich erkennen bzw. verfolgen,
- Festlegung des optimalen Behandlungsbeginns,
- Bestimmung lokaler Angriffsmöglichkeiten für kieferorthopädische Kräfte,
- Hemmung von Wachstumstendenzen, die die Harmonie von Ober- und Unterkiefer stören,
- Ausschluss therapeutischer Möglichkeiten wegen generell oder lokal sistierenden Wachstums.

Phylogenetische und ontogenetische Aspekte der Schädelentwicklung

Eine entscheidende Umbildung des Schädels der Vertebraten setzte mit dem aufrechten Gang ein. Dabei wurde die Lagerung des Gesichtsschädels vor dem Hirnschädel aufgehoben und die Kieferkomplexe verlagerten sich mehr unter die vordere Schädelbasis. Gleichzeitig verkleinerte sich der Gesichtsschädelanteil zugunsten eines vergrößerten Hirnschädels. Mit der räumlichen Trennung von Kehlkopf und Nase wurde eine sprachliche Artikulation auch physikalisch durch eine Verlängerung der zur differenzierten Lautbildung erforderlichen Luftsäulenschwingung möglich.

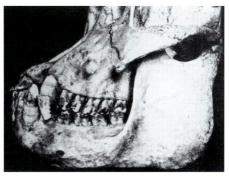

Abb. 2.1 **Schädel eines Primaten.** Dominanter Gesichtsschädel.

Nase, Mund und Augen kamen in eine Ebene. Die Verkleinerung der Kiefer wurde bei primitiven Menschentypen (Pithecantropus) noch durch einen alveolären Prognathismus kompensiert, d. h. Alveolarfortsatz und Schneidezähne waren nach labial geneigt und vergrößern damit den Zahnbogen (Abb. 2.1, Abb. 2.2). Während der weiteren Entwicklung wird das Gesichtsskelett zunehmend graziler, die Schneidezähne richten sich auf, das Kinn verliert seine fliehende Form und wird prominenter. Diese Kinnumbildung ist auch als Folge der Zungenraumverkleinerung anzusehen, da durch die sagittale Kieferreduzierung die Zunge vertikal ausweichen musste und so zu einer Ausbuchtung am Unterkieferrand beitrug. Dies wiederum führte zu einer Aufrichtung der Symphyse mit Ausbildung der Kinnprominenz.

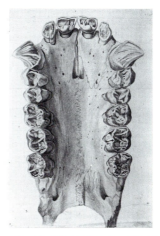

Abb. 2.2 **Oberkiefer eines Primaten.** Lang gestreckter Kiefer mit prominenten Eckzähnen und Primatenlücken zwischen den Eck- und Schneidezähnen.

Der übermäßig in der Population auftretende Zahnengstand aufgrund einer Disproportion von Zahn- und Kiefergröße ist auf eine evolutionäre Entkoppelung beider Größen zurückzuführen. Das Gebiss, d. h. die Zahnzahl, Höcker- und Wurzelzahl hat von Spezies zu Spezies geringere Änderungen erfahren als die kraniofaziale Morphologie. Mit der sagittalen Verkürzung der Alveolarfortsätze ist eine Verzögerung der Dentition für den Eckzahn und die 2. und 3. Molaren verbunden, da sich die Keime dieser Zähne nicht neben, sondern zunächst über den Nachbarzähnen befinden und damit einen längeren Durchbruchsweg zu bewältigen haben. Dies kann sich auch als Platzmangel- und Engstandssymptom niederschlagen und letztlich zur erschwerten Zahnung (Dentitio difficilis) oder zur Retention dieser Zahngattungen führen (Abb. 2.3). Die Körperhöhenzunahme im Rahmen der Akzeleration findet ihren Niederschlag am Schädel hauptsächlich in der Länge, nicht in der Breite, und kommt damit nicht dem Platzbedarf der Zähne im Kiefer zugute.

Aus ontogenetischer Sicht führen die sehr unterschiedlichen Zeiten für die Morphogenese und die Einflussmöglichkeiten exogener

Phylogenetische und ontogenetische Aspekte der Schädelentwicklung

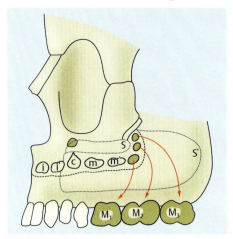

Abb. 2.3 Menschlicher Gesichtsschädel. Die Keime der Molaren sind wegen des fehlenden Platzes im Alveolarfortsatz übereinander angeordnet.

Faktoren auf Zahn- und Knochenstrukturen zu einer weiteren Entkopplung hinsichtlich einer abgestimmten Entwicklung (Tab. 2.1). Die Kieferlagebeziehungen ändern sich prä-natal vor allem in sagittaler Richtung. A.M. Schwarz unterscheidet 3 Stadien der Lagebeziehung von Unterkiefer zu Oberkiefer:

- 1. Stadium: bis zur 7. Woche noch gemeinsame Mund- und Nasenhöhle → *Urrückbiss*
- 2. Stadium: 8.–11. Woche Aufrichtung der Gaumenfortsätze, Zunge weicht nach vorn und unten aus → *Urvorbiss*
- 3. Stadium: zur Geburt → *2. embryonaler Rückbiss*, da erneuter Wachstumsvorsprung des Oberkiefers. Dieser ist der naturgemäße „Regelbiss" des Neugeborenen.

Ein wichtiger Faktor für die Wachstumssti-mulation des Unterkiefers ist der Stillvor-gang, bei dem der Unterkiefer zum Ausstrei-chen der Brustwarze permanent nach vorn gebracht werden muss. Dies ist bei der Fla-schenernährung nicht der Fall, weshalb bei Weiterbestehen des Rückbisses eine Mund-vorhofplatte indiziert ist (s. S. 142, Prophyla-xe).

MERK

Während der Phylogenese haben die knö-chernen Anteile des Gesichtsschädels eine größere Veränderung erfahren als die Ge-bissanteile. Neben der funktionellen Unter-beanspruchung der Zähne kann dies als die Hauptursache für den Zahnengstand auf-grund einer Disproportion zwischen Zahn- und Kiefergröße betrachtet werden. Weitere Ursachen für die Disproportion sind die Her-kunft aus Ekto- und Mesoderm, die kurze Bildungsperiode für die Zähne gegenüber der langen Morphogenese der knöchernen Strukturen und dem damit verbundenen sehr unterschiedlichen Wirksamwerden von Umwelteinflüssen, wie Habits und Mundat-mung.

Tab. 2.1 Phylo- und ontogenetische Unterschiede zwischen Zahn- und Kieferentwicklung.

	Zähne (Struktur, Form, Größe, Zahl)	Kiefer- und Gesichtsskelett
Phylogenese	geringe Form-, Zahl- und Größen-reduktion → 3. Molar, Tuberculum carabelli	starke Reduktion der Alveolarfortsätze → Elimination des Prognathismus
Ontogenese	vorwiegend Ekto- und Mesoderm; kurze Entwicklungsperiode (3–5 J.)	Mesoderm und Neuralrohr lange Entwicklungsperiode (ca. 15 J.)
Funktion	geringer funktioneller Einfluss auf Entwicklung	hoher funktioneller Einfluss auf Entwicklung

Wachstum von Ober- und Unterkiefer

Wie eingangs erwähnt, ist für die erfolgreiche Behandlung eine Prognose für das weitere Gesichtsschädelwachstum zu stellen. Das kraniofaziale Wachstum ist kein linearer und symmetrischer Prozess, der von einem Ursprungspunkt ausgeht, sondern ist auf unterschiedliche Wachstumsarten, die zu unterschiedlichen Zeiten mit unterschiedlicher Intensität und mit unterschiedlicher Richtung wirksam werden, zurückzuführen. Obwohl Knochengewebe eine relative Formbeständigkeit und Festigkeit aufgrund seiner Stützfunktion haben muss, zeichnet es sich im Kindes- und Jugendalter durch eine hohe Anpassungsfähigkeit und Formveränderlichkeit aus. Knochenwachstum, d. h. Gewebevermehrung, erfolgt nur an Oberflächen und Nahtstellen. Ein interstitielles Knochenwachstum gibt es nicht. Die Vergrößerung und Ausdehnung des Hirn- und Gesichtsschädels ist jedoch nicht allein auf Gewebezuwachs, sondern zum großen Teil auf *abgestimmte Appositions- und Resorptionsvorgänge* sowie *Verlagerung* knöcherner Anteile zurückzuführen.

Zum besseren Verständnis der nebeneinander und gleichzeitig ablaufenden, aber immer aufeinander abgestimmten Entwicklungs-

und Regelmechanismen soll von folgender Systematik ausgegangen werden:

- Ablauf des postnatalen Schädelwachstums
- Knochenbildungsarten
- Entwicklungs- und Wachstumsmechanismen
- Wachstum von Oberkieferkomplex und Unterkiefer mit Beispielen
- Stimulation durch kieferorthopädische Apparaturen
- Wachstumstheorien und Steuerprozesse

Ablauf des postnatalen Schädelwachstums

Neurokranium und Viszerokranium haben zur Geburt einen unterschiedlichen Entwicklungsgrad erreicht. Im 5. Lebensjahr hat das Neurokranium 85 % seiner Endausdehnung erreicht, während beim Viszerokranium noch 55 % des Wachstums ausstehen. Das Größenverhältnis von Neurokranium zu Viszerokranium beträgt im 5. Lebensjahr 8 : 1 und wird bis zum 20. Lebensjahr auf 2,5 : 1 angeglichen (Abb. 2.4, Abb. 2.5).

Der Anpassungsprozess erfolgt nicht kontinuierlich, sondern ist von Verlangsamung und Beschleunigung gekennzeichnet. Der Verlauf entspricht dem des allgemeinen Körperwachstums (Abb. 2.6). Für die kieferorthopädische Behandlung ist vor allem das Zeitintervall der Wachstumsbeschleunigung während der Pubertät von Bedeutung, da

Abb. 2.4 Proportion von Gesichts- zu Hirnschädel beim Neugeborenen und Erwachsenen. Beim Neugeborenen (rechts) überwiegt der Hirnschädel.

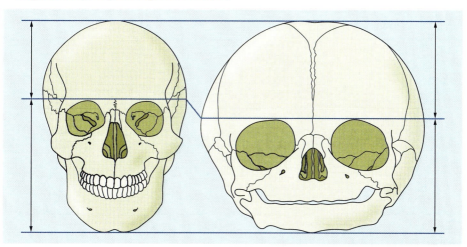

Wachstum von Ober- und Unterkiefer

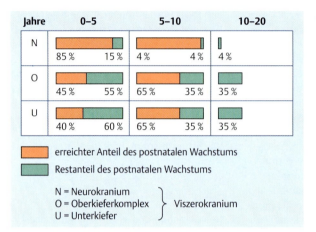

Jahre	0–5		5–10		10–20
N	85 %	15 %	4 %	4 %	4 %
O	45 %	55 %	65 %	35 %	35 %
U	40 %	60 %	65 %	35 %	35 %

■ erreichter Anteil des postnatalen Wachstums

■ Restanteil des postnatalen Wachstums

N = Neurokranium
O = Oberkieferkomplex ⎫ Viszerokranium
U = Unterkiefer ⎭

Abb. 2.**5** **Zeitlicher Ablauf des Gesichts- und Hirnschädelwachstums.** Im Alter von 10 Jahren ist das Wachstum des Hirnschädels weitgehend abgeschlossen, während beim Gesichtsschädel noch 35 % ausstehen.

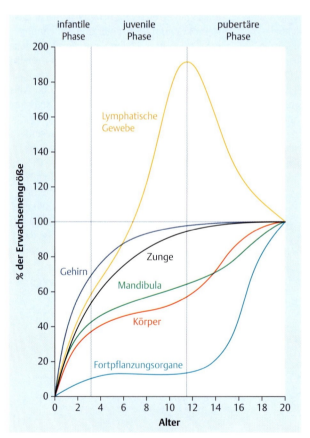

Abb. 2.6 **Verlauf des Körperwachstums und das verschiedener Organe.** Unterkiefer- und Körperwachstum verlaufen weitgehend parallel.

besonders unmittelbar vor oder während dieses Wachstumsschubs die Harmonisierung der Lagebeziehung von Ober- und Unterkiefer durch Stimulation des in der Entwicklung zurückgebliebenen Kiefers mit funktionskieferorthopädischen Apparaturen möglich ist (Abb. 2.**7**).

Wachstum von Ober- und Unterkiefer

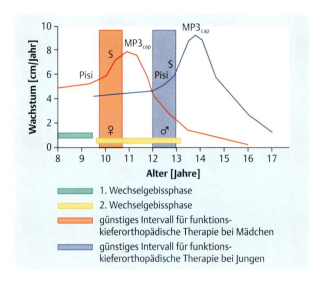

Abb. 2.**7 Körperlängenwachs-
tumsintensität [in cm/Jahr].** Bei
Jungen und Mädchen, zur Identifizierung der optimalen Periode für
die Funktionskieferorthopädie

1. Wechselgebissphase

2. Wechselgebissphase

günstiges Intervall für funktionskieferorthopädische Therapie bei Mädchen

günstiges Intervall für funktionskieferorthopädische Therapie bei Jungen

Die Wachstumsintensität ist, gemessen als jährlicher Körperhöhenzuwachs mit 9 cm bei Jungen und 6 cm bei Mädchen, während der Pubertät am größten. Da das Wachstum in den Knochensuturen des Gesichtsschädels und an den Kondylen, speziell am Unterkieferkondylus, weitgehend parallel verläuft, ist dieser Parameter für die Stimulation des Unterkieferwachstums bei Rücklage und Hypoplasie therapeutisch zu nutzen. Das suturale Wachstum ist eher abgeschlossen als das Körperwachstum, sodass die transversale Dimension zwischen den Orbitae schon etwa mit 13 – 15 Jahren stabil ist. Dagegen kann man im Bereich des Unterkieferkondylus auch nach dem 20. Lebensjahr, also weit nach Abschluss des Körperwachstums, noch Zellaktivität feststellen.

Bezogen auf das chronologische Alter schwankt der pubertäre Wachstumsschub sehr stark. Aus diesem Grund ist das *skeletale Alter,* mit dem der knöcherne Entwicklungsstand wiedergegeben wird, für die kieferorthopädische Therapie bedeutungsvoller als das chronologische (s. Handröntgenaufnahme). Als weitere Kategorie ist für den Behandlungsbeginn und den erfolgreichen Behandlungsverlauf das *dentale Alter* bedeutungsvoll, da mit dem Zahnwechsel ebenfalls eine hohe Umbau- und Anpassungsbereit-

schaft verbunden ist. Skelettales und dentales Alter weisen beim Einzelnen nur eine geringe Korrelation und starke Geschlechtsunterschiede auf. Bei Mädchen liegt die 2. Wechselgebissphase meistens im Wachstumsschub, während sie bei Jungen schon davor abgeschlossen ist (Abb. 2.7).

Knochenbildungsarten

Das *enchondrale Wachstum* erfolgt besonders während des Embryonal- und Fetalstadiums. Eine Ausnahme bildet das Wachstum des Unterkieferkondylus. Durch desmale Verknöcherung entstehen die *Schädelkapsel, der Oberkieferkomplex und der Unterkiefer.*
Eine Sonderform des desmalen Knochenwachstums im Sinne eines besonderen Wachstumsmechanismus ist das *periostale* und *endostale Wachstum.* Es zeichnet sich durch eine abgestimmte Apposition und Resorption aus und tritt während der gesamten postnatalen Entwicklung auf (Ricketts 1988). Der Gestaltwandel der Gesichtsschädelform, der seinen Ausdruck in einer konkaveren Profilform, einer stärkeren vertikalen Streckung gegenüber der Verbreiterung findet, ist diesem Wachstumsmechanismus zuzuschreiben (Abb. 2.8).

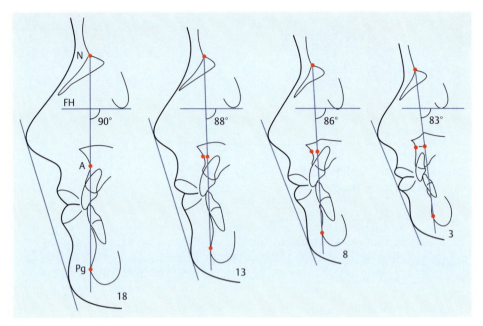

Abb. 2.**8** **Profilveränderungen.** Veränderungen vom 3. bis 18. Lebensjahr durch modellierende Resorption. Profil wird konkaver (nach Ricketts 1975).

Knochenbildungmechanismen und kieferorthopädische Therapie

● *chondrale Ossifikation:* Wie der Name besagt, besteht bei dieser Verknöcherungsart eine knorpelige Präformierung. Der Knorpel bildet jedoch nur eine Art Gussform oder Schalung und wird durch die gleichen Mechanismen wie bei der desmalen Ossifikation durch knochenbildende Zellen und Einlagerung von Apatitkristallen ersetzt bzw. ausgetauscht. Nach der Topografie werden *perichondrale* und *enchondrale* Ossifikation unterschieden. Beide Verknöcherungsarten kommen an den langen Röhrenknochen vor. Die perichondrale Ossifikation geht von Mesenchymzellen des den Diaphysen aufgelagerten Perichondriums aus. Die enchondrale Ossifikation beginnt zunächst mit der Umwandlung und Auflösung der Knorpelzellen (Blasenknorpel) im Inneren und wird durch Kalkeinlagerungen, Einsprossung von Gefäßen und Einwanderung bzw. Differenzierung von Chondroklasten und Osteoblasten aus Bindegewebszellen fortgeführt. Auf diese Weise wird ein Knochenbälkchensystem aufgebaut, in das noch Knorpelreste eingebettet sind. Dieses Knochenbälkchensystem kann beanspruchungsgemäß zur Spongiosa oder Kompakta umgebaut werden. Bei der chondralen Verknöcherung lassen sich in den Übergangsbereichen zwischen Knochen und Knorpel charakteristische Schichtungen nachweisen. Diese sind beim sogenannten *primären Knorpel* (Epiphysenknorpel) in anderer Zusammensetzung als beim *sekundären Knorpel* (Unterkieferkondylus) geschichtet (Abb. 2.9). Im Gegensatz zum primären Knorpel fehlt beim sekundären die Säulenknorpelzone, während die hyaline Knorpelzone dominiert. Letztere reagiert gemeinsam mit der Proliferationszone bei einer Beeinflussung durch ein kieferorthopädisches Gerät mit einer merklichen Verbreiterung (Abb. 2.9). Danach wird er wie der Säulenknorpel bei der primären Variante in Knochen umgewandelt. Im Gegensatz zum Knochenwachstum, das nur an den Oberflächen und Rändern erfolgt, ist eine interstitielle Knorpelvermehrung möglich. An die Stelle des Perichondriums tritt das Periost mit seiner osteogenen Funktion. Dies geschieht, obwohl im Inneren die enchondrale Ossifikation fortschreitet.

Wachstum von Ober- und Unterkiefer

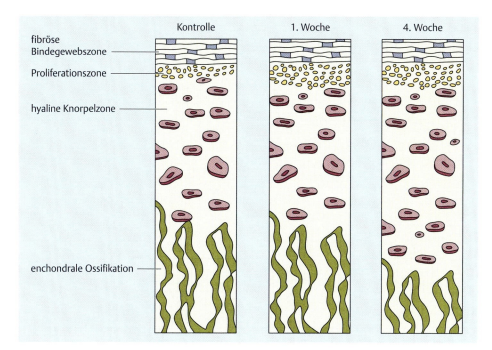

Kontrolle   1. Woche   4. Woche

fibröse Bindegewebszone

Proliferationszone

hyaline Knorpelzone

enchondrale Ossifikation

Abb. 2.9   Wachstumsvorgänge. Im sekundären Knorpel des Unterkieferkondylus, ausgelöst durch funtionskieferorthopädische Geräte. Verbreiterung der Proliferationszone (Rakosi und Jonas 1989).

- *desmale Ossifikation:* Auf desmaler, also bindegeweblicher Grundlage entstehen 2 Formen: Faserknochen und lamellärer Knochen.
- *Faserknochen* entsteht unvermittelt in der unverkalkten bindegewebigen Grundsubstanz: Fibroblasten → Osteoblasten → Osteoid (Verkalkung durch Einlagerung von Apatitkristallen) → Ausreifung durch Ausrichtung der Kristallanordnung und der Verlaufsrichtung der Kollagenfibrillen. Aus topografischer Sicht bilden sich ein aufgelockerter medullärer und ein kortikaler Bereich heraus. Auf den kortikalen Teil lagert sich das Periost auf, dessen innere Schicht osteogene Funktionen besitzt und maßgeblich am periostalen Wachstum beteiligt ist. Die Mineralisation des Faserknochens erfolgt relativ rasch und stellt nur die Vorform für eine spätere Umbildung in Lamellenknochen dar.
- Der *Lamellenknochen* ist die Komplettierungs- und Stabilisierungsform des Faserknochens bzw. der verkalkten Knorpelgrundsubstanz. Er benötigt eine mineralisierte Grundlage und formiert sich durch konzentrische Anordnung als *Osteon* und *Havers'sches System.* Diese sind funktionell ausgerichtet. Die Apatitanordnung in den Bindegewebsfibrillenschichten entspricht den einwirkenden Belastungen und Beanspruchungen. Der größte Teil des Havers'schen Systems wird jedoch erst im Erwachsenenalter ausgebildet, da die Statik dieses Systems der Dynamik des wachsenden kindlichen Skeletts entgegensteht. Lamellenknochen wächst und formiert sich sehr langsam und ist beim Wachsenden durch die ständig sich ändernden funktionellen Beanspruchungen einem permanenten Umbau ausgesetzt. *Dieser natürliche labile Zustand kann besonders durch die orthodontische Zahnbewegung genutzt werden.* Stabile lamelläre Systeme entstehen erst, wenn das Wachstum sistiert. Die Geschwindigkeit der Bildung lamellären Knochens beträgt 0,7 – 1,5 µm pro Tag. Demgegenüber beträgt die Mineralisation des Faserknorpels ca. 0,5 mm pro Tag (Tab. 2.2).

27

Zeit [d]	Fluorochrom	Fluoreszenz-Farbe	Knochenapposition I_1* [μm/d]	Knochenapposition I_3** [μm/d]
245	Xylenolorange	braun	1,65	1,48
259	Alizarinkomplexon	rot	2,02	1,86
273	Fluorexon	grün	2,41	1,81
287	Xylenolorange	braun	2,61	2,02

* Incisivus 1 (mittlerer Schneidezahn)
** Incisivus 3 (3. Schneidezahn; gibt es nur beim Hund, Tierexperiment)

Tab. 2.**2** Polychrome Sequenzmarkierung zum Nachweis der Knochenbildung (s. Abb. 3.**18**) während des orthodontischen Lückenschlusses im Tierexperiment.

MERKE

Der sekundäre Knorpel im Unterkieferkondylus kann zur Anpassung des hypoplastischen Unterkiefers an den Oberkiefer stimuliert werden.
Der ständige Auf- und Umbau des Faser- und Lamellenknochens beim Wachsenden kann für die orthodontische Korrektur von Zahnfehlstellungen genutzt werden.

Knochenwachstums- und Knochenentwicklungsmechanismen

Das knöcherne Schädelwachstum wird von 2 Hauptprinzipien bestimmt:
1. Erreichen einer optimalen Relation zwischen *Form und Funktion,* d. h. mit einem Minimum an Knochenmasse soll ein Maximum an Stabilität und Schutz für die umschlossenen Weichteile erreicht werden.
2. Der unterschiedliche Wachstumsvorlauf des Hirnschädels schafft mechanische *Spannungen und Ungleichgewichte,* die einer ständigen Anpassung bzw. eines Ausgleichs bedürfen.

Der Umsetzung dieser Prinzipien dienen *3 grundsätzliche Vorgänge,* die durch ihr unterschiedliches qualitatives und quantitatives Zusammenspiel eine Expansion des Ober- und Unterkiefers in allen 3 Ebenen des Raumes ermöglichen. Dies sind: *Apposition, Resorption und Verlagerung* (Abb. 2.**10**).
Apposition und Resorption bedeuten Knochenan- oder -abbau, der vom Periost oder Endost ausgeht, während die Verlagerung des gesamten Knochens auf benachbartes Kno-

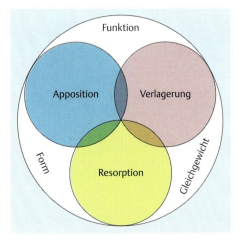

Abb. 2.**10** **Form-Funktion-Gleichgewicht.** Durch abgestimmte Apposition, Resorption und Verlagerung wird das Form-Funktion-Gleichgewicht gewahrt.

chenwachstum oder räumliche Expansion ganzer Knochenkomplexe zurückzuführen ist.

Periostales und endostales Wachstum

Die Eigenart dieses Knochenwachstums besteht in einem abgestimmten An- und Abbau (Apposition und Resorption) und führt zu einem *Driften der Kortikalis* (Abb. 2.**11**). Es ist zu beachten, dass etwa die Hälfte der Kortikalis des Gesichtsschädelskeletts von der äußeren Rinde, dem *Periost,* und die andere Hälfte von der inneren Rinde, dem *Endost,*

Wachstum von Ober- und Unterkiefer

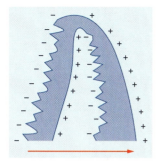

Abb. 2.**11**   Kortikalisdrift durch wechselseitige Apposition und Resorption (Enlow DH. Handbuch des Gesichtswachstums. Quintessenz Verlag, Berlin 1989).

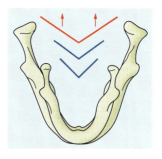

Abb. 2.**12**   **V-Prinzip.** V-förmige Verlängerung und Verbreiterung des Unterkiefers (nach Enlow).

gebildet wird. Überwiegt die Apposition, wird der Knochen dicker, während bei vorherrschender Resorption die Knochenstärke abnimmt. Beides ist auch während des Gesichtsschädelwachstums zu registrieren, wobei die Summe die Knochenapposition im Laufe der Entwicklung etwas überwiegt.

Relokation und Umbau

Bei Knochenapposition an einem Knochenrand, der gelenkig oder durch eine Naht mit einem anderen in Verbindung steht, kommt es gleichzeitig zur Lageänderung oder Relokation des Knochens in toto. Wenn z. B. mithilfe eines funktionskieferorthopädischen Gerätes zum Ausgleich einer Unterkieferrücklage am Kondylus Knochen angebaut wird, erfolgt eine Verlagerung der Mandibula nach mesial. Um jedoch alle bereits bestehenden Funktionen aufrechtzuerhalten, muss kompensativ ein Umbau (Remodellation) an anderen Orten geschehen. Im geschilderten Fall muss eine Resorption am Vorderrand des Astes erfolgen. Dieser Vorgang dominiert auch das gesamte natürliche Unterkieferwachstum (Abb. 2.**10**).

Dabei geht die Relokation immer der Remodellation voraus. Bei diesem bisher 2-dimensional (sagittal und vertikal) betrachteten Prozess muss jedoch auch die transversale Ausdehnung Berücksichtigung finden. Im Falle des Unterkieferwachstums bedeutet dies eine Anpassung an die Gelenkgruben, die sich nach außen, hinten und unten ver-

lagern. Die Kompensation in transversaler Richtung erfolgt ebenfalls durch abgestimmte Appositions- und Resorptionsprozesse, die dem sogenannten *V-Prinzip* folgen. Dabei wird an der Innenfläche Knochen angebaut, während außen Knochen abgebaut wird. Dadurch öffnet sich das „V", wird also breiter und bewegt sich nach hinten (Abb. 2.**12**). Ein ähnliches Prinzip gilt auch für die Gaumenverbreiterung.

Verlagerung

Wie bereits erwähnt, kommt es neben den direkten lokalen Wachstumsprozessen durch die unterschiedliche und oft zeitlich versetzte Expansion zur Verlagerung oder „Displacement" benachbarter und auch weiter entfernter Knochenstrukturen. Dies trifft vor allem auf die Grenzlinie zwischen Gesichts- und Hirnschädel zu. Hier kommt es besonders an den sphenookzipitalen und frontonasomaxillären Nähten durch das spätere Wachstum der Gesichtsknochen zur Verlagerung des Oberkieferkomplexes nach vorn und unten. Dabei erfolgt hauptsächlich Apposition an der Nahtstelle und nicht an der Vorderseite. *Die Verlagerungsrichtung ist damit in den meisten Fällen der Wachstumsrichtung entgegengesetzt* (Abb. 2.**13**). Im Unterschied zu dieser direkten, durch keilförmiges Wachstum verursachten Verlagerung, kann es auch zum indirekten Displacement durch die Expansion von nicht direkt benachbarten Knochen und Weichteilen, die ebenfalls

Wachstum von Ober- und Unterkiefer

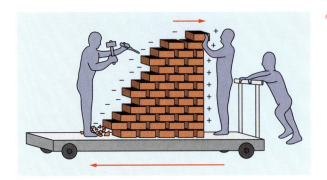

Abb. 2.13 Gesichtsschädelwachs-tum. Schematische Darstellung zur modellierenden Resorption (–), zur Apposition (+) und zur Verlagerung (←) des Gesichts-schädels. Die Verlagerungsrich-tung verläuft zu der des Wachs-tums in entgegengesetzter Rich-tung (nach Enlow).

maßgeblich an der Knochenverlagerung be-teiligt sein können, kommen.

Wachstumsvorgänge am Oberkieferkomplex und Unterkiefer

Allgemeine Vorbemerkung zum Mittelgesichtswachstum

Wie im Kapitel zum zeitlichen Ablauf des Schädelwachstums dargestellt, hat der Hirn-schädel zur Geburt einen Wachstumsvor-sprung, der erst allmählich während der wei-teren postnatalen Entwicklung ausgeglichen wird. Dies betrifft vor allem die sagittale und vertikale Ausdehnung des Gesichtsschädels, die noch unterentwickelt erscheint. Dagegen werden die transversalen Ausmaße schon zur Geburt aufgrund der frühen Reifung des Ge-hirns von der Breite der Schädelbasis auf Ober- und Unterkiefer übertragen. Aus diesen Zusammenhängen wird auch deutlich, dass die Schädelbasis eine Art *Entwicklungsschab-lone* oder dynamisches Schnittmuster für die Kiefer darstellt (Enlow 1989).

Aufgrund der direkten Nahtstellen hat die vordere Schädelgrube mehr eine Leitfunktion für den orbitonasomaxillären Komplex, im Folgenden kurz als Oberkiefer bezeichnet, und die mittlere Schädelgrube beeinflusst die Lage des Unterkiefers. So ist z. B. davon aus-zugehen, dass sich bei einer langen schmalen Schädelbasis ein hohes, schmales und langes Gaumengewölbe entwickelt und ein frühes Sistieren der Schädelsuturen mit einer Mit-telgesichtshypoplasie verbunden ist.

Das Unterkieferwachstum wird dagegen von 2 übergeordneten Regionen gesteuert. Wäh-

rend die Kondylen über das Wachstum der mittleren Schädelbasis und das der Tempo-rallappen des Gehirns beeinflusst werden, kommt es im vorderen zahntragenden Al-veolarfortsatzanteil zum Abgleich über die Okklusion mit dem Oberkiefer. Diese Ver-zahnung ist jedoch sehr labil, sodass durch die unterschiedlichsten Einflüsse der Unter-kiefer entkoppelt werden und entweder im Wachstum weit zurückbleiben (Distalbiss) oder den Oberkiefer überragen kann (Vorbiss oder mandibuläre Prognathie).

Vordere und hintere Schädelgrube haben die Funktion eines Fundaments, dessen Ausdeh-nung weitgehend den Aufbau des Gesichts-schädelgebäudes mitbestimmt. Dies muss auch im Sinne des schon angesprochenen Gleichgewichts zwischen Form und Funktion als biologisches Prinzip bedacht werden, wenn kieferorthopädisch einseitig in lokale Wachstumsprozesse am Ober- oder Unter-kiefer eingegriffen wird. Rezidive und feh-lende Behandlungsstabilität könnten ihre Ursache darin haben und nur eine ausrei-chend lange Retentions- und Kontrollzeit lässt die Chance, einen neuen Gleichge-wichtszustand zu erreichen. Weichteil-wachstum und -funktion haben in diesem Zusammenhang auch eine wesentliche Be-deutung und werden im Zusammenhang mit den Wachstumstheorien zu den primären Steuerungsmechanismen zu besprechen sein. Andererseits, so vermutet Enlow (1989), sind gerade lokale und zeitlich versetzte Wachs-tumsprozesse, die zu Spannungen in den Schädelnähten und damit zum Ungleichge-wicht führen, der Motor für Wachstum und

Wachstum von Ober- und Unterkiefer

Entwicklung. In welchem Umfang das ärztliche Eingreifen in dieses Wechselspiel von Dysbalance und Wachstumsanpassung neue stabile Gleichgewichtszustände herbeiführen kann, ist heute noch weitgehend ungeklärt. In jedem Falle sollte, abgesehen von schweren kraniofazialen Dysostosen, die kieferorthopädische Umformung nicht zu weit getrieben werden.

Oberkieferkomplex

Die Remodellations- und Relokationsvorgänge durch abgestimmte Appositions- und Resorptionsvorgänge nehmen ihren Ausgangspunkt an der Nahtstelle zwischen Oberkieferkomplex und Schädelbasis. Eine sehr wachstumsaktive Zone ist der Tuber maxillae. Bei dessen posteriorer Verlängerung entstehen die sogenannten Molarenfelder, die Voraussetzungen für den Durchbruch der Molaren sind (Abb. 2.**14**). Die Apposition am Tuber ist von einer Resorption an der inneren Tuberfläche begleitet. Damit driftet die Kortikalis nach posterior. Der gesamte Oberkieferkomplex wird entgegengesetzt nach anterior und kaudal verlagert (Relokation und Umbau). Durch die Resorption im Inneren kommt es gleichzeitig zu einer Vergrößerung der Kieferhöhle. Zusätzlich zu dieser primären Ventralverlagerung kommt es durch Wachstum in der vorderen Schädelgrube bis etwa zum 7. Lebensjahr zu einer Expansion, die sich sekundär und unabhängig vom Oberkieferwachstum als weitere Ventralverlagerung aufpfropft (Abb. 2.**14**, Abb. 2.**15**). Neben dem Tuberwachstum findet im Bereich des Alveolarfortsatzes Apposition in kaudaler und zentrifugaler Richtung statt. Auch hier kommt es durch Resorption am Kieferhöhlenboden zur vertikalen Kortikalisdrift. Das Gaumengewölbe wird höher, da die Apposition an den Alveolarfortsätzen ausgeprägter ist als am Gaumendach. Transversal erfolgt ein geringer Zuwachs im Bereich der Sutura mediana. Der Intermolarenabstand vergrößert sich vom 6.– 18. Lebensjahr um 3 mm. Dagegen nimmt die Distanz zwischen den Processus zygomatici um 6 mm zu. Die Differenz ist aus der zunehmenden Palatinalaufrichtung der Molaren zu erklären, welche die Expansion, gemessen als intermolare Distanz, abschwächt. *Besonders die transversalen Zuwachsmaße sind für den Kieferorthopäden von Interesse, da er vor allem bei einem Schmalkiefer versucht, diesen durch apparative Nachentwicklung zu korrigieren.*

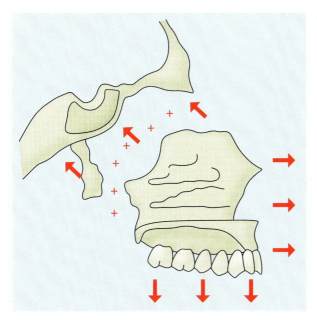

Abb. 2.**14** **Wachstums- (+) und Verlagerungsrichtungen (Pfeile) am Oberkiefer (nach Enlow).**

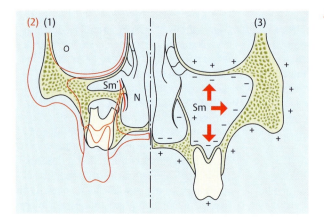

Abb. 2.**15** Vertikalwachstum des Oberkieferalveolarfortsatzes bei gleichzeitiger Vergrößerung der Kieferhöhle (rechts).

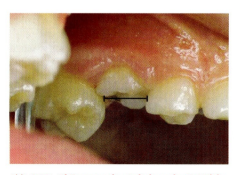

Abb. 2.**16 Phänomen der Ankylose des 2. Milch-molaren.** Okklusionsebene zum Zeitpunkt der Adhärenz von Alveole und Zahnzement (⊢⊣).

Gegenüber dem transversalen Zuwachs im Molarenbereich konnte Björk mittels Implantatstudien im interkaninen Bereich jenseits des 10. Lebensjahres keinen Zuwachs mehr beobachten. Dies ist auch der Grund, warum transversale Weitung mit kieferorthopädischen Mitteln in diesem Bereich sehr rezidivgefährdet ist und in der Regel unterlassen werden sollte. In diesem Zusammenhang muss auch noch einmal daran erinnert werden, dass zur Geburt der Schädel schon eine große Breite erreicht hat und die Disproportion zum Hirnschädel hauptsächlich in der sagittalen und vertikalen Ausdehnung liegt.

Der Höhenzuwachs des Alveolarfortsatzes zwischen 1. und 2. Dentition kann abgelesen werden, wenn es zur Ankylosierung von Milchmolaren kommt. Diese stehen dann weit unterhalb der Okklusionsebene der bleibenden Zähne und repräsentieren die Kauebene des Milchgebisses, da sie durch Verlust der parodontalen Faseraufhängung nicht mit der Vertikalverlängerung mithalten konnten (Abb. 2.**15**, Abb. 2.**16**). Warum es zu diesem lokalen Wachstumsdefizit kommt, ist noch nicht geklärt.

MERI

Das postnatale Wachstum des Oberkiefers erfolgt nach dem 10. Lebensjahr, dem normalen Beginn kieferorthopädischer Behandlung nur noch in sagittaler und vertikaler Richtung. Eine transversale Expansion ist nach dem Durchbruch des Eckzahns, mit Ausnahme der forcierten Gaumennahterweiterung kontraindiziert.

Unterkiefer

Weit übersichtlicher als im Oberkiefer gestalten sich die Wachstumsprozesse im Unterkiefer (UK). Der UK entwickelt sich nach der Resorption des Meckel'schen Knorpels aus 2 Knochenplatten desmalen Ursprungs, die in der Symphyse zur Zeit der Geburt noch knorpelig miteinander verbunden sind. Aus funktioneller Sicht kann der Unterkiefer in einen basalen, einen alveolären und einen muskulären Anteil untergliedert werden. Postnatal wächst der Unterkiefer nach anfänglich allseitiger Apposition nur noch in dorsokranialer Richtung. Dies bedeutet, dass hauptsächlich im Kieferwinkel nach dorsal, am Kondylus, am Prozessus coronoideus und am Alveolarfortsatz Zuwachs erfolgt, wäh-

Wachstum von Ober- und Unterkiefer

rend die remodellierende Resorption am Vorderrand des Astes die Ausbildung der Molarenfelder ermöglicht (Abb. 2.**10**).

Die bei vielen Individuen ungenügende Remodellation führt zur Durchbruchsbehinderung für den 3. Molaren, da das Molarenfeld nicht ausgebildet ist (Abb. 2.**17**, Abb. 2.**18**). Vor allem in der Prämolarenregion kommt es sowohl bukkal als auch lingual zur periostalen Apposition, was zu einer Kompaktaverstärkung führt. Generell ist der Oberkiefer spongiöser als der Unterkiefer, was allgemein zur Erleichterung des Umbaus bei orthodontischen Maßnahmen im Ersteren beiträgt. Dagegen kippen die Zähne im Unterkiefer stärker und die orthodontische Bewegung ist verlangsamt. Das vertikale Wachstum ist gegenüber dem des Oberkiefers geringer ausgeprägt. Die Ausformung der Alveolarfortsätze von Ober- und Unterkiefer wird auch maßgeblich von den innen und außen anliegenden Weichteilen Zunge, Lippen und Wangen geprägt.

ERKE

Der größere Anteil kompakten Knochens im Unterkiefer erschwert und begrenzt Zahnbewegungen und erhöht gleichzeitig das Risiko für Wurzelresorptionen: Eine Umformung und Wachstumsanpassung des Oberkiefers an den Unterkiefer bestimmt in den meisten Fällen das therapeutische Vorgehen.

Dimensionsänderungen der Alveolarfortsätze von Ober- und Unterkiefer

In Abhängigkeit von der Diskontinuität des Körper- und des Gesichtsschädelwachstums verläuft auch die *sagittale* und *transversale* Dimensionsveränderung der Alveolarbögen von Ober- und Unterkiefer. Gerade diese Veränderungen sind für die kieferorthopädische Therapie sehr bedeutungsvoll, da eine Wachstumsstimulation in Phasen maximaler Beschleunigung leichter und schneller möglich ist. Nach Stöckli (1994) sind folgende Veränderungen von Bedeutung (Abb. 2.**19**):

● Nach einer maximalen Breiten- und Längenzunahme in den ersten beiden Lebensjahren folgt bis zum 6. Lebensjahr ein Plateau.

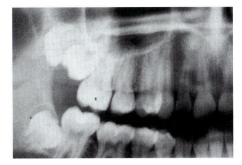

Abb. 2.**17**   **Durchbruchsbehinderung.** Behinderung des 2. Molaren durch enge Keimanlagerung des 3. Molaren (13-jährige Patientin).

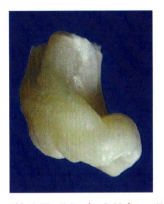

Abb. 2.**18**   **Keim des 3. Molaren.** Keim (aus Abb. 2.**17**), der durch distal-okklusale Anlage an den 2. Molaren dessen Durchbruch behinderte.

● In Vorbereitung auf die Einstellung der Schneidezähne nimmt nach dem 6. Lebensjahr die transversale Eckzahndistanz in Oberkiefer (OK) und Unterkiefer (UK), die sagittale Ausdehnung des Schneidezahnsegments jedoch nur im OK zu.

● Nach dem 8. Lebensjahr kommt es im Frontzahnsegment nur noch zu einem geringen Zuwachs.

● Die intercanine Distanz verändert sich bis zum Abschluss des Wachstums nur noch geringfügig, weshalb eine transversale Weitung in diesem Bereich nach dem 10. Lebensjahr nicht stabil ist und die Auflösung eines Engstandes nur durch Verschiebung des Eckzahns im Alveolarbogen erreicht werden kann (Abb. 2.**19**).

Wachstum von Ober- und Unterkiefer

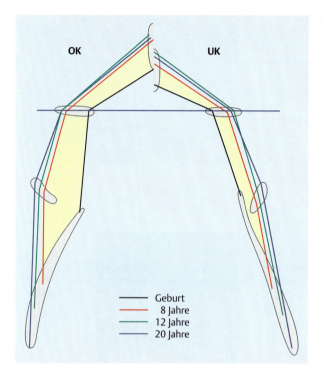

OK   UK

——	Geburt
——	8 Jahre
——	12 Jahre
——	20 Jahre

Abb. 2.**19 Alveolarfortsatzwachstum.** Verlauf bei 250 Dresdner Schulkindern (Harzer 1999). Links Oberkiefer (OK), rechts Unterkiefer (UK); Schneidezahn-, Eckzahn- und Molarengebiet von der Geburt bis zum 20. Lebensjahr. Beachte, dass im Schneide- und Eckzahngebiet die 20-Jahreslinie lingual der 12-Jahreslinie liegt, was auf modellierende Resorptionsvorgänge zurückzuführen ist und Anlass für Platzmangel im Zahnbogen ist.

● Die intermolare Distanz nimmt dagegen bis zum 14. Lebensjahr vor allem im Oberkiefer noch etwas zu. Dies ist auf einen suturalen Wachstumseffekt in der Sutura palatina media zurückzuführen. Dagegen kommt es für die Aufnahme der 1. und 2. Molaren zu einer sagittalen Zunahme und Ausbildung der sogenannten Molarenfelder. Dies endet jedoch mit dem 16.–17. Lebensjahr, sodass fehlendes Längenwachstum dann zur sogenannten Dentitio difficilis des 3. Molaren führt, d. h., er verhakt sich im Unterkiefer am Ast oder bricht im Oberkiefer bukkal bzw. palatinal des 2. Molaren durch.

● Im frontalen Segment kommt es zwischen dem 16. und 20. Lebensjahr zu einer Abnahme der transversalen und sagittalen Distanzen. Dies ist durch die modellierenden Resorptionsprozesse im bukkalen Bereich bedingt und führt neben der vertikalen Translokation des Ober- und Unterkieferkomplexes zur beschriebenen Abnahme der Konvexität und Zunahme der Konkavität des Gesichtsprofils. Außerdem ist diese Regression ein

Faktor für das Auftreten eines Zahnengstands der unteren Schneidezähne (tertiärer Engstand).

Die *vertikale* Veränderung der Alveolarbögen zueinander ist stark an die Dentition und ihre Abfolge gebunden. Sie erfolgt ebenfalls nicht kontinuierlich, sondern stufenförmig und ist letztlich lokaler Ausdruck der vertikal-ventralen Translokation des Gesichtsschädels. Es werden damit die sogenannten *3 physiologischen Bisshebungen* in Verbindung gebracht. Die dazu beschriebenen und als Auslöser verantwortlich gemachten Dentitions- und Okklusionsveränderungen sind jedoch bei der Komplexität des Wachstumsgeschehens anzuzweifeln. Sichtbares Zeichen für eine solche Bisshebung ist die Verringerung des vertikalen Übergreifens der oberen über die unteren Schneidezähne, auch als Überbiss bezeichnet.

Die *1. physiologische Bisshebung* ist an die Dentition der 1. Milchmolaren gebunden, da mit ihrem Durchbruch die bis dahin flächig aufeinanderliegenden zahnlosen Seitenseg-

Wachstum von Ober- und Unterkiefer

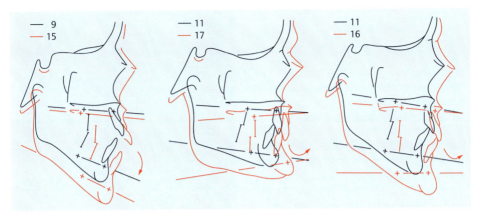

Abb. 2.20 Unterschiedlicher Wachstumsverlauf des Gesichtsschädels. Zwischen 11. und 17. Lebensjahr; links: vertikales Wachstum mit offenem Biss; Mitte: horizontales Wachstum mit Tiefbiss; rechts: neutrales Wachstum (Björk und Skieller 1983).

mente der Alveolarfortsätze auseinandergedrängt werden.

Die *2. physiologische Bisshebung* wird mit dem Durchbruch des 1. bleibenden Molaren und den unteren mittleren Schneidezähnen zwischen dem 6. und 8. Lebensjahr in Verbindung gebracht. Sie soll durch Kombination der Unterkieferstreckung bei Ausbildung des Molarenfeldes (1. Molar) mit dem Durchbruch der Schneidezähne entstehen. Der wachsende Unterkiefer wird dabei durch die Schneidezähne in sagittaler Richtung entlang der Palatinalflächen der Oberkieferschneidezähne nach ventral und kaudal geführt. Während des Zahnwechsels der einzelnen Schneidezähne bleibt die schiefe Ebene als Gleitfläche durch die Milcheckzähne erhalten.

Die *3. physiologische Bisshebung* ist mit dem Durchbruch des unteren Eckzahns verbunden und erfolgt zwischen 10. und 11. Lebensjahr. Da der bleibende Eckzahn ca. 2 mm breiter ist als sein Vorgänger, muss nach dem Ausfall des Milchzahns der bleibende, gleich einem Keil, die Zahnreihe auseinanderdrücken, da zu diesem Zeitpunkt der als Platzreserve dienende 2. Milchmolar häufig noch nicht ausgefallen ist. Dadurch vergrößert sich der Zahnbogen des Unterkiefers und der

Überbiss durch den Oberkiefer verringert sich.

Die beschriebenen Bisshebungen gehen hauptsächlich von der Expansion des Unterkiefers aus, die zeitlich ähnlichen Wachstumsprozessen im Oberkiefer vorgelagert sind. Aus diesem Grund können die einzelnen Bisshebungen von Bisssenkungen bei entsprechender Expansion des Oberkiefers gefolgt sein. In der Summe verringert sich jedoch, abgesehen von Tiefbissanomalien, der Überbiss im Laufe der normalen Dentition.

CAVE

Eine transversale Erweiterung von Ober- und/oder Unterkiefer ist nach dem Durchbruch der Eckzähne kontraindiziert, da aufgrund des Wachstumsabschlusses und modellierender Resorption keine Therapiestabilität gegeben ist.

Wachstumsmuster – Vertikale und horizontale Verlagerung sowie Rotation von Ober- und Unterkiefer

Die Relokation und Umwandlung des Gesichtsschädels wird für kieferorthopädisch-diagnostische Zwecke von der Nahtstelle zum Hirnschädel, der Schädelbasis, aus betrachtet und bestimmt. Überdeckt man in einer lateralen Schädelaufnahme an dieser Trennlinie entlang der Eckpunkte Nasion (Sutura nasofrontalis), Sella turcica und Basion (Vorderrand des Foramen magnum) Aufnahmen verschiedener Altersstufen, bewegen sich Kinnspitze und Spina nasalis anterior nach ventral und kaudal (Björk 1963). Diese Verlagerung ist jedoch keine geradlinige, sondern ist aufgrund lokal unterschiedlichen Wachstums im Mittelwertbereich von einer nach kranial zeigenden Rotation begleitet (Abb. 2.**20**).

Dieses leicht nach anterior rotierende Wachstum, das sich vor allem am Unterkiefer nachweisen lässt, wird auch als *neutrales Wachstumsmuster* bezeichnet und ist am häufigsten zu finden. Abweichend davon kann die Rotationskomponente noch mehr nach kranial oder gegenläufig nach posterior verlaufen. Dementsprechend bezeichnet man die Verstärkung der anterioren Rotation auch als *horizontales* oder *anteriores Wachstumsmuster* und die Abschwächung bzw. Umkehr der Rotation als *vertikales Wachstumsmuster* oder *Posteriorrotation* (Abb. 2.**21**, Abb. 2.**22**). Diese Abweichungen von der normalen, neutralen Wachstumsrichtung wirken sich auf den Therapieverlauf bei gleichen Zahnstellungs- und Bisslageanomalien sehr unterschiedlich aus und müssen deshalb diagnostisch und prognostisch bestimmt und berücksichtigt werden. So wird man z. B. im Falle einer Zahnengstandstherapie bei vertikaler Wachstumsrichtung eher zur Extraktion und bei horizontaler Richtung mehr zur Expansion des Zahnbogens neigen (s. S. 285). Relokation und Verlagerung sind in Ober- und Unterkiefer zwar weitgehend gleich gerichtet und aufeinander abgestimmt. Allein das Ausmaß differiert. So beträgt die durchschnittliche Zunahme im Unterkiefer 2,5 mm/Jahr, während sie im Oberkiefer ca. 1 mm/Jahr ausmacht. Diese Differenz ist zum einen auf die Distanz zu den hauptsächlichen Wachstumslokalisationen zurückzuführen und zum anderen durch die Verlagerung der Kiefergelenkgrube nach dorsal und kaudal bedingt (Abb. 2.**23**). Diese gegenläufige Transposition der Fossa mandibularis macht sui generis ein stärkeres Wachstum des Unterkiefers erforderlich, um im Bereich der Okklusion die sagittale Balance zwischen Ober- und Unterkiefer aufrechtzuerhalten. Die Okklusion kann aber auch, wie zu Beginn ausgeführt, als Regelgröße im abgestimmten Wachstum von Ober- und Unterkiefer angesehen werden, da die Überwindung einer stabilen „Verzahnung" mit extrem lokal

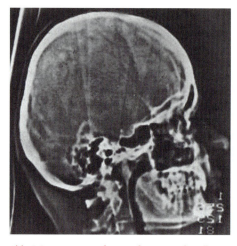

Abb. 2.**21 Horizontales Wachstum und Tiefbiss.** 23-jährige Patientin, CT-Aufnahme (s. Abb. 2.**20**, Mitte).

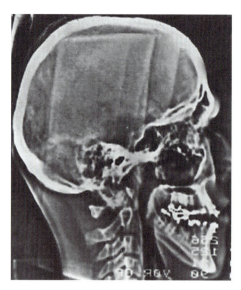

Abb. 2.**22 Vertikales Wachstum und offener Biss.** 21-jährige Patientin, CT-Aufnahme (s. Abb. 2.**20**, links).

überschießendem Wachstum verbunden ist, sodass ein Feedback-Mechanismus zwischen Okklusion und Wachstum sehr wahrscheinlich ist. Dies ist wiederum Grund genug, zum Abschluss einer kieferorthopädischen Thera-

Wachstum von Ober- und Unterkiefer

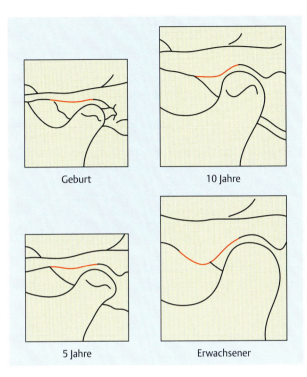

Geburt

10 Jahre

5 Jahre

Erwachsener

Wachstumsart	Maßnahme/Stimulation
chondrale Ossifikation	Aktivatortherapie zur Stimulation kondylären Wachstums (s. Abb. 2.**9**)
desmale Ossifikation	verzögerte und forcierte Gaumennahterweiterung (s. Abb. 5.**3** und Abb. 8.**94**)
periostales Wachstum	durch periostalen Zug der Seitenschilder des Funktionsreglers (Typ III) kommt es zur Knochenapposition und Bukkalbewegung des Zahnkeims (s. Abb. 8.**49**)
endostales Wachstum	bei orthodontischer Zahnbewegung werden durch permanente Zug- oder Druckapplikation Knochenab-, Knochenan- und Umbau initiiert (s. Abb. 8.**9**)

Tab. 2.**3** Stimulation der Knochenwachstumsarten für die kieferorthopädische Therapie.

pie eine stabile Verzahnung anzustreben, um einem Rezidiv vorzubeugen.

Folgende lokale Wachstumsprozesse in Ober- und Unterkiefer sind von diagnostisch-therapeutischer Bedeutung:

- Kondylus des Unterkiefers
- Synchondrosis sphenooccipitalis
- Sutura palatina mediana
- Periost und Endost der Alveolarfortsätze
- Verlagerung der Gelenkgrube

Diese Wachstumsprozesse können einerseits durch die kieferorthopädische Apparatur, wenn auch teilweise nur bedingt, stimuliert werden, um Disproportionen zwischen Zahn- und Kiefergröße und Bisslageabweichungen auszugleichen (Tab. 2.3). Sie können jedoch auch durch Parafunktionen, perma-

Wachstum von Ober- und Unterkiefer

nente Mundatmung oder Muskelschwäche einen negativen Impuls erhalten und damit der Bildung einer harmonischen Morphologie und Funktion entgegenwirken.

Wachstumssteuerung

Über die Topogenese und den zeitlichen Ablauf des Schädelwachstums besteht weitgehende Klarheit. Ungeklärt sind die Steuermechanismen. Ein determiniertes „autonomes" Wachstumsmuster steht den vielfältigen funktionellen Einflüssen gegenüber. Wie aus den zuvor dargestellten Wachstumsmechanismen deutlich wurde, gibt es lokal differente Zonen der Zellproliferation, also des eigentlichen Wachstums, und der bloßen Verlagerung. Aus diesem Grund ist anzunehmen, dass Primärstrukturen an bestimmten Orten „autonom" wachsen und die Nachbargewebe sich sekundär anpassen. Dieses Primat wird von der Morphogenese her zunächst auf das Periost und Endost sowie auf die knorpeligen und bindegewebigen Nähte und gelenkigen Verbindungen eingeengt, da nur von diesen *Wachstumsfeldern* (Periost/Endost) und *Wachstumszonen* eine Proliferation und die entsprechende Formgebung ausgehen kann. In den vergangenen Jahrzehnten hat es nicht an theoretischen und experimentellen Arbeiten gemangelt, mit denen der einen oder anderen Struktur die Funktion eines primären Wachstumszentrums zugewiesen werden sollte. Von sechs maßgeblichen Theorien soll nur auf zwei näher eingegangen werden.

Eine extreme Wachstumstheorie vertritt Moss (1969), der meint: „Das skelettale Wachstum ist die sekundär kompensatorische und mechanisch obligatorische Antwort auf Reize der funktionellen Matrix". Dieser Satz ist Bestandteil seiner funktionellen Schädelanalyse, nach der zunächst jeder Funktion eine bestimmte Schädelkomponente zugeordnet wird. Jede dieser Schädelkomponenten setzt sich aus einer Weich- und einer Hartgewebskomponente, der funktionellen Matrix und der skelettalen Einheit zusammen. Die skelettalen Einheiten entsprechen Knochenarealen, die Schutz- und Stützfunktion für die funktionelle Matrix innehaben. Die funktionelle Matrix wird noch einmal untergliedert in die periostale und die kapsuläre Matrix (Tab. 2.4). Beiden schreibt er autonome Wachstumstendenzen zu, wobei

- die periostale Matrix in Form der Muskeln und Sehnen direkt am Knochen angreift und ihn umbaut,
- das Wachstum der kapsulären Matrix zur Verlagerung ganzer Schädelknochen und Komplexe führt.

Diese Theorie ist nicht unwidersprochen geblieben, da sich z. B. Ober- und Unterkiefer ständig nach vorn und unten verlagern, obwohl der Zug der Kaumuskulatur in die entgegengesetzte Richtung weist. Hier könnte zwar eingewandt werden, dass auch die Kaumuskulatur sich durch Wachstum verlängert und damit zur angegebenen Verlagerungsrichtung beiträgt. Allein die experimentellen Beweise für die hochgradigen Wachstumsstörungen nach der Exstirpation von Suturen und Synchondrosen lassen an der Ausschließlichkeit der Steuerung durch die „funktionelle Matrix" Zweifel aufkommen.

MER

Knochenwachstumsprozesse müssen letztlich dem Erreichen eines stabilen Form-Funktion-Gleichgewichts untergeordnet sind. Dieses Ziel wird jedoch erst beim Erwachsenen er-

Tab. 2.**4**   Funktionelle Matrix (nach Moss, 1969).

periostale Matrix	kapsuläre Matrix
Muskeln und Sehnen, die direkt Wachstumsreize auf die skelettale Einheit übertragen (Apposition, Resorption, enchondrales und perichondrales Wachstum) → **Transformation** (Umbau)	Dura, Gehirn, innere Nase, Augen besitzen über genetische Information primäre Wachstumstendenz, die zur Verlagerung (Translation) großer skelettaler Einheiten führt → **Translation** (Verlagerung)

Wachstum von Ober- und Unterkiefer

reicht. Bis dahin kommt es immer wieder zu „Ungleichgewichten" durch lokalen Wachstumsvorlauf, gefolgt von Anpassung im Nachbarbereich, die wiederum zu einem neuen Gleichgewicht führt oder erneut Anlass für weiteren Umbau oder Verlagerung ist. Bei diesem permanenten Wechselspiel sind primärer Anschub und sekundäre Anpassung schwer voneinander zu trennen.

Unter Berücksichtigung der zeitlichen Hierarchie bestimmter Wachstumsarten (pränatal: enchondral/desmal; postnatal: desmal) und der Richtigkeit bestimmter Teile der unterschiedlichen Theorien näherte *van Limborgh* in einer „Kompromiss"-Hypothese die extremen Theorien einander an und geht von einem multifaktoriellen Steuermechanismus aus, dem 3 Faktorengruppen zugrunde liegen (Abb. 2.**24**).

Diese Faktoren werden nach seiner Meinung in den verschiedenen Geweben und Wachstumsintervallen mit unterschiedlicher Intensität wirksam (Abb. 2.**25**):

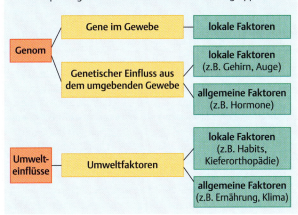

Abb. 2.24 Hypothese zur Wachstumssteuerung des Gesichtsschädels.

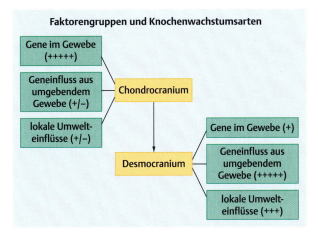

Abb. 2.25 Faktorengruppen und Knochenwachstumsarten.
(++++ > +++ > ± = Angabe der Faktorenstärke).

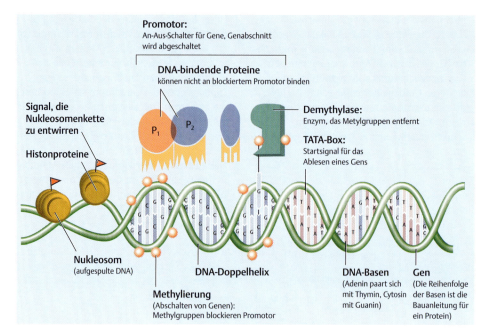

Promotor:
An-Aus-Schalter für Gene, Genabschnitt
wird abgeschaltet

DNA-bindende Proteine
können nicht an blockiertem Promotor binden

Signal, die
Nukleosomenkette
zu entwirren

Histonproteine

Demythylase:
Enzym, das Metylgruppen entfernt

TATA-Box:
Startsignal für das
Ablesen eines Gens

Nukleosom
(aufgespulte DNA)

DNA-Doppelhelix

DNA-Basen
(Adenin paart sich
mit Thymin, Cytosin
mit Guanin)

Gen
(Die Reihenfolge
der Basen ist die
Bauanleitung für
ein Protein)

Methylierung
(Abschalten von Genen):
Methylgruppen blockieren Promotor

Abb. 2.**26** **Epigenetische Einflüsse durch sogenannte Promotoren.** Promotoren blockieren Gen-
abschnitte temporär für die Proteinsynthese.

Schädeldifferenzierung
● *und Chondrokranium:*
– intrinsische genetische Faktoren: +++
– lokale epigenetische genetische Faktoren: ++
● *und Desmokranium:*
– epigenetische Faktoren: +++
– Umweltfaktoren: ++
● Überschneidung von lokalen und allgemeinen Einflüssen
  Diese Kompromisstherapie hat in letzter Zeit
  aufgrund neuer Erkenntnisse zum Einfluss

und Wirkmechanismus epigenetischer Faktoren Bestätigung erhalten. Epigenetische
Befunde sind wie eine Momentaufnahme der
Entwicklung. Das Genom ist kein Programm,
das abgearbeitet und stereotyp für die Proteinsynthese abgelesen wird, sondern dient
als solide Grundstruktur, welche durch zeitlich begrenzte epigenetische Faktoren modifiziert werden kann (Abb. 2.**26**).

Als primäre Steuerungszentren für das Gesichtsschädelwachstum können innere und
epigenetische Faktoren angenommen werden, wobei das Modifizierungspotenzial
durch exogene Faktoren groß sein könnte.

Dentition – Verlauf und prophylaktisches Eingreifen bei Störungen

Kenntnisse zum Ablauf der Zahnung und zu möglichen Störungen in diesem Entwicklungsintervall sind präventiv zur Verhinderung oder Abschwächung von Gebissanomalien von weitreichender Bedeutung. So wie die Schwere einer Dysgnathie in den meisten Fällen mit zunehmendem Alter fortschreitet, kann ein geringer Fehlstand einzelner Zähne eine abwegige Kieferlageanomalie begünstigen und wachstumsbedingt rasch zunehmen lassen. Dazu sind Kenntnisse zum *Zeitpunkt der Keimbildung,* zum *Mineralisationszeitpunkt*, zum *Durchbruch* und zur *Okklusionseinstellung* erforderlich.

Zahnbildung und -verkalkung

- 6. Embryonalwoche: Anlage der generellen Zahnleiste durch Epitheleinsenkung
- 8.– 18. Woche: Differenzierung der Zahnkeime über Knospen-, Kappen- und Glockenstadium aus dem Ektoderm und Mesoderm (Zahnpapille und Zahnsäckchen)
- 14.– 15. Woche: Differenzierung der Zuwachszahnkeime durch Verlängerung der generellen Zahnleiste (Glockenstadium des 1. Molaren in der 24. Woche)
- ab 20. Woche: Differenzierung der Ersatzzahnkeime aus der Ersatzzahnleiste, beginnend an den mittleren Schneidezähnen. Pränatal werden alle Milchzahnkeime, die 1. Molaren, die Schneidezähne, Eckzähne und 1. Prämolaren angelegt. Postnatal bis zum 9. Monat erfolgt die Keimbildung von 2. Prämolaren und 2. Molaren.
- postnatal: 3. Molaren und Spätanlagen, die vor allem den 2. Molaren und den 2. Prämolaren betreffen

Die Spätanlage des Zahnkeims für den 2. Prämolaren kann bis zum 9. Lebensjahr erfolgen.

Verkalkung

- **pränatal** (erste Anzeichen der Mineralisation):
- 20. Woche: Milchschneidezähne
- 24. Woche: Milcheckzähne und 1. Milchmolaren

- 28. Woche: 2. Milchmolaren
- 36. Woche: 1. Molaren

MERKE
Die Mineralisation des 1. Molaren beginnt vor der Geburt und wird erst mit 3 Jahren abgeschlossen. Unregelmäßigkeiten in der Umstellung von der parenteralen auf die enterale Ernährung und damit verbundene Veränderungen im Stoffwechsel können sich negativ in einer erhöhten Kariesanfälligkeit für diesen Zahn auswirken. Mikroskopisch ist im Schmelz eine Linie der Mindermineralisation (Geburtslinie) auszumachen. Entlang dieser kann die Karies beschleunigt fortschreiten.

- **postnatal** (röntgenologisch sichtbarer Verkalkungsbeginn):
- 6. Monat: mittlere Schneidezähne und seitlicher Schneidezahn des Unterkiefers
- 12. Monat: Eckzähne
- 18. Monat: seitlicher Schneidezahn des Oberkiefers
- 2,5 Jahre: 1. Prämolaren
- 3 Jahre: 2. Prämolaren
- 3,5 Jahre: 2. Molaren
- ab 10 Jahre: 3. Molaren (sehr variabel)

MERKE
Stoffwechselstörungen (Dyspepsien) können nur in den ersten beiden Lebensjahren zu Mineralisationsstörungen an den Schneide- und Eckzähnen führen.
Karies, gefolgt von Pulpitis und Gangrän an den Milchmolaren, kann noch bis zum Ende des 4. Lebensjahres zu einer Keimschädigung der 1. und 2. Prämolaren führen.

Der Patient in Abb. 2.**27** erhielt in den ersten 20. Lebensmonaten wegen chronischer Infekte Antibiotika auf Tetrazyklin-Basis. Dies führte zu den partiellen Verfärbungen während der Schmelzmineralisation. Sehr gut ist dabei die fast gleichlaufende Mineralisation an allen Frontzähnen zu sehen, obwohl die oberen Eckzähne wegen ihres langen Durchbruchswegs erst 3 Jahre später als die Schneidezähne in die Mundhöhle durchbrechen. Diese relativ frühe Mineralisation von Eckzahnkrone und -wurzel kann bei Platzmangel Anlass zur Querlage und Retention sein.

Dentition – Verlauf und prophylaktisches Eingreifen bei Störungen

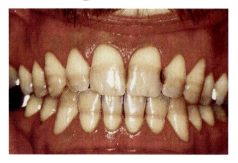

Abb. 2.**27** **Verfärbung während Schmelzmineralisation.** Erwachsener Patient, der im 1. Lebensjahr
hohe Dosen von Oxytetrazyklin zur Behandlung
chronischer Magen-Darm-Infektionen erhielt. Diese
lagerten sich während der Genese in den Schmelz
ein und führten zur Braunverfärbung. Beachte, dass
die Mineralisation von Schneide- und Eckzähnen
gleichzeitig erfolgt, obwohl Letztere erst Jahre
nach den Schneidezähnen durchbrechen.

Zahndurchbruch

Die Zeiten für den Zahndurchbruch sind individuell sehr variabel (Leighton 1978). Für
nur etwa 50 % der Kinder trifft der Mittelwert
zu. In Abb. 2.**28** sind die Zahnungsintervalle
für das bleibende Gebiss von 250 Dresdner
Schulkindern angegeben, die vom 6.– 16. Lebensjahr longitudinal registriert wurden
(Harzer und Hetzer 1987).
Klinische Anmerkung: Die große Variationsbreite ist an das Platzangebot im Alveolarfortsatz zum ungehinderten Durchbruch und

damit an den zeitlichen Ablauf des sagittalen,
transversalen und vertikalen Kieferwachstums gebunden (s. Abb. 2.**19**). Wie schon an
dieser Stelle ausgeführt, wird der Behandlungsbeginn mehr vom individuellen *skelettalen* und *dentalen Alter bestimmt als vom
chronologischen.* Aus diesem Grund liefern
die Dentitionsangaben für den Behandlungsbeginn nur einen groben Anhalt.

Milchgebissphase

Der Zahndurchbruch beginnt im 6. Monat
und endet im 30. Monat. Die individuelle
Variationsbreite ist weit geringer als bei den
bleibenden Zähnen. Nach dem Durchbruch
der Schneidezähne liegen die seitlichen Alveolarfortsätze noch flächig aufeinander und
erst der Durchbruch der 1. Milchmolaren lei-
tet eine Trennung und damit die sogenannte
1. physiologische Bisshebung ein. Zahndurchbruch, sagittales, transversales und
vertikales Alveolarfortsatzwachstum bedingen sich dabei gegenseitig. Der Durchbruchsdruck des 1. Milchmolaren kann deshalb nicht als alleiniger Faktor der Bisshebung angesehen werden. Mit dem Durchbruch des 1. Milchmolaren kommt es auch zu
einer ersten Verschlüsselung oder Okklusion
der Höcker und Fissuren, die nach Durchbruch der 2. Milchmolaren noch vertieft
wird. Damit wird die bis dahin erreichte La-
gerelation zwischen Ober- und Unterkiefer in
sagittaler und transversaler Richtung fixiert.

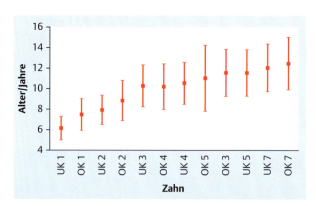

Abb. 2.**28** **Zahndurchbruch.**
Variationsbreite bei 250 Dresdner
Schulkindern (OK: Oberkiefer;
UK: Unterkiefer).

Dentition – Verlauf und prophylaktisches Eingreifen
bei Störungen

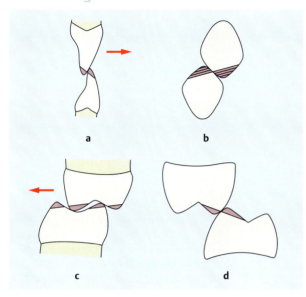

Abb. 2.**29** **Gezieltes Einschleifen.**
Beschleifen (A–D) der Milchzäh-
ne, um Wachstumshemmungen
für den Oberkiefer durch einen
Kreuzbiss aufzuheben (s. S. 142,
Prophylaxe).
(→ Wachstumshemmung für den
Oberkiefer)

In der Nutzungsphase des Milchgebisses wird das Höckerrelief durch Abrasion wieder weitgehend eingeebnet. Dadurch ist ein Vorgleiten des Unterkiefers von einer Rück- in eine Neutrallage möglich (Zielinsky-Modus). Die sagittale Lagebeziehung ist für die spätere Einstellung der 1. Molaren von Bedeutung, da für eine regelrechte Okklusion der 1. Molar des Unterkiefers etwa 2 – 3 mm mesial gegenüber seinem Antagonist stehen muss. In 50 % der Fälle ist der distale Abschluss der Milchzahnreihe jedoch auf gleicher Höhe, sodass erst weitere Entwicklungsmechanismen, wie Abrasion und Aufbrauchen des „leeway space" (s. u.) eine Regel- oder Neutralokklusion ermöglichen (s. 1. Zuwachszahnung).

Die weitere Nutzungsphase ist durch Abrasion und beginnende Resorption der Wurzeln gekennzeichnet. Fehlende Abkauung ist ein Zeichen für permanente Mundatmung. Diese kann vor allem durch Fehlführung der Milcheckzähne zum Kreuzbiss und Unterkieferrücklage führen. Das gezielte Einschleifen holt die Abrasion nach und unterstützt das physiologische Kieferwachstum (Abb. 2.**29**). Die bisher angenommene sekundäre Lückenbildung und die sogenannten Primaten-

lücken zwischen seitlichem Schneidezahn und Eckzahn im Oberkiefer sowie Eckzahn und 1. Milchmolaren im Unterkiefer zur Aufnahme der breiteren Ersatzzähne ist nicht so häufig wie bisher angenommen. Nur 39,2 % der 4- bis 7-jährigen Kinder weisen ein lückiges Milchgebiss auf. Dagegen wurden bei 46,0 % lückenlose und bei 14,8 % engstehende Milchzähne beobachtet. Damit wird auch der erwähnte Zielinsky-Modus nur bei einem Teil der Kinder möglich.

MERKE

In der Nutzungsphase des Milchgebisses ist neben der Kariesprophylaxe auf Fehlentwicklungen, wie Kreuzbiss oder progene Verzahnung zu achten, um diese möglichst rasch durch Beschleifen oder andere präventive Maßnahmen zu beheben.

1. Zuwachszahnung –
Durchbruch des 1. Molaren

Mit dem Durchbruch und Okklusion der 1. Molaren in Unter- und Oberkiefer kann es zu unterschiedlichen Bisslagefixierungen, die dann auch die Verzahnung der anderen Ersatz- und Zuwachszähne beeinflussen, kommen. A. M. Schwarz (1961) meint dazu: „Der

Dentition – Verlauf und prophylaktisches Eingreifen bei Störungen

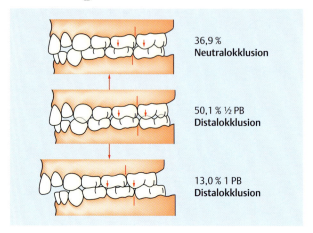

36,9 %
Neutralokklusion

50,1 % ½ PB
Distalokklusion

13,0 % 1 PB
Distalokklusion

Abb. 2.30 Durchbruchsvarianten des 1 Molaren bei 250 Dresdner Schulkindern (6- bis 10-jährig). Beachte, dass bei 50 % der Kinder die Molaren in einer labilen Höcker-zu-Höcker-Okklusion durchbrechen und Habits sowie vorzeitiger Milchzahnverlust zu einem Abgleiten des Unterkiefers in eine Distalokklusion führen kann.

Abb. 2.31 Platzbedarf von Milch- und bleibenden Zähnen. Aufgrund des geringeren Platzbedarfs der 2. permanenten Prämolaren kann der 1. Molar aus einer labilen Position in eine stabile Neutralposition nach mesial gleiten.

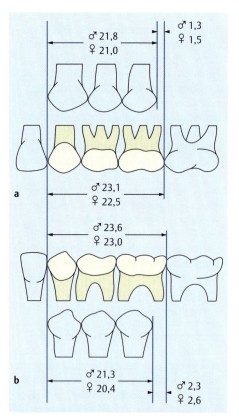

♂ 21,8
♀ 21,0

♂ 1,3
♀ 1,5

a

♂ 23,1
♀ 22,5

♂ 23,6
♀ 23,0

b

♂ 21,3
♀ 20,4

♂ 2,3
♀ 2,6

6-Jahr-Molar hat im Schachspiel der Okklusion die Rolle der Dame inne". Aufgrund des allgemein engen approximalen Zahnkontakts und der Mesialdrift der Zähne, stellt sich der 1. Molar im direkten Anschluss an die Milchzahnreihe ein. Letztere schließt nur in der Hälfte der Fälle vertikal mit einer Stufe für die regelrechte Molarenverzahnung ab (Abb. 2.30). Bei 50 % der Kinder liegt ein gerader Abschluss und bei 13 % eine Stufenbildung mit Distalokklusion vor (Ullmann und Scherf 1991). Beim stufenlosen Abschluss stellen sich die Molaren zunächst in einem labilen Höcker-zu-Höcker-Kontakt ein (Abb. 2.30): Von da aus kann der untere Molar zum einen durch den Zielinsky-Modus, d. h. Aufschließen der Milchzahnlücken und Vorgleiten des Unterkiefers bei gleichzeitiger Abrasion, oder zum anderen nach Wechsel der Prämolaren durch Ausnutzung der Platzreserve im Unterkiefer (2. Prämolar ist um etwa 2,6 mm schmaler als sein Milchzahnvorgänger) (Abb. 2.31) in eine regelrechte Neutralokklusion gelangen. Dies jedoch nur bei 52 % der Kinder mit einer labilen Einstellung der Molaren. Permanente Mundatmung und Daumenlutschen fördern die Distalverlagerung des Unterkiefers und damit die stabile Distalokklusion genauso wie der vorzeitige Milchmolarenverlust im Oberkiefer, der von einer Vorwanderung des 1. Molaren begleitet wird (Tab. 2.5).

Dentition – Verlauf und prophylaktisches Eingreifen bei Störungen

Art der Störung	Möglichkeit der Prophylaxe
Verhakung des 1. Molaren am 2. Milchmolaren	Aufrichtung durch Separierligatur oder Separiergummiringe
Abgleiten des unteren Molaren in eine Distalokklusion (s. Text)	• Ausschalten möglicher Habits und unphysiologischer Funktionen: – Daumenlutschen – Mundatmung • Erhaltung der Milchmolaren und -eckzähne (Kariesprophylaxe und Füllungstherapie)
Verzögerung der Okklusionseinstellung durch Einsaugen der Wange	Ausschaltung der Weichteileinlagerung durch Mund-Vorhof-Platte.

Tab. 2.**5** Störungen während des Durchbruchs des 1. Molaren und prophylaktische Maßnahmen.

ERKE

Bei 52 % der Kinder stellt sich der 1. Molar in eine labile Höcker-zu-Höcker-Okklusion ein, die durch vorzeitigen Milchzahnverlust oder ein Lutschhabit in eine stabile Distalokklusion überführt werden kann. Deshalb sollte prophylaktisch kontrolliert und eingegriffen werden. Eine Distalokklusion ist nur durch eine längerdauernde kieferorthopädische Behandlung wieder aufzulösen.

1. Phase des Zahnwechsels (Schneidezähne)

Der Wechsel der Schneidezähne beginnt zeitgleich mit dem Durchbruch der 1. Molaren, d. h. bei manchen Kindern bricht der untere mittlere Schneidezahn vor dem 1. Molaren durch. Im anthropologischen Schrifttum wird aus diesem Grund zwischen Molarentyp oder Schneidezahntyp unterschieden, wobei aus entwicklungsgeschichtlicher Sicht bei den niederen Stufen der Vertebraten Letzterer vorherrschte, d. h. der Zahndurchbruch von mesial nach distal erfolgte. Dem unteren zentralen Schneidezahn folgen etwa 6 Monate später der Antagonist im Oberkiefer und der laterale Schneidezahn im Unterkiefer. Danach kommt es zu einer Pause von 6 – 9 Monaten, bevor der seitliche Schneidezahn im Oberkiefer durchbricht und damit im Alter zwischen 9 und 10 Jahren die 1. Phase des Zahnwechsels abgeschlossen wird.

Da die Zahnbreitensummen der bleibenden Inzisiven im Oberkiefer (SI) um 4 – 5 mm und im Unterkiefer (si) um 3 – 4 mm über den Werten der Milchzahnvorgänger liegen, kommt es während des Durchbruchs häufig zur Engstandssymptomatik. Physiologisch können 3 Faktoren diesen Platzmangel kompensieren helfen:
- primäre und sekundäre Lücken im Milchgebiss. Dies ist jedoch nur bei etwa 30 % der Kinder zu erwarten.
- Zunahme der Zahnbogenlänge und Vergrößerung des Zahnbogens durch stärkere Labialkippung der bleibenden Schneidezähne. Die Milchschneidezähne bilden mit der Oberkieferbasis einen Winkel von 97°, während er sich bei den bleibenden Zähnen auf 110° vergrößert.
- Zunahme der Zahnbogenbreite im Eckzahnbereich von 3 mm durch Remodellierungsvorgänge. Von diesem Platzüberschuss profitiert jedoch auch der Eckzahn, der 2 mm breiter als sein Milchzahnvorgänger ist. Trotz dieser Kompensationsmechanismen gibt es zahlreiche Störungen im Verlauf der 1. Wechselgebissphase. Ein Missverhältnis zwischen Zahn- und Kiefergröße oder der Größenproportion zwischen Milch- und bleibenden Zähnen (Korrelation r = 0,3) lassen die Engstandssymptomatik erstmalig manifest werden. Auch bei einem physiologischen Platzausgleich im Oberkiefer bleibt bei etwa 60 % der Kinder ein leichter Platz-

Dentition – Verlauf und prophylaktisches Eingreifen bei Störungen

Art der Störung		Möglichkeit der Prophylaxe
bleibender Schneidezahn bricht bei Persistenz des Milchzahnvorgängers lingual oder palatinal durch		Extraktion des persistierenden Milchzahns. Auch bei Größenmissverhältnis sollte nur ein Milchzahn (Vorgänger) extrahiert werden.
Schneidezahn des Oberkiefers stellt sich lingual des unteren (progen) ein. Es entsteht ein falscher Überbiss (s. progene Verzahnung).		• Überstellung mit Fingerdruck in einer Sitzung • Spatelübungen erweiterte Prophylaxe: • abnehmbare und festsitzende schiefe Ebene (Brückel) • Oberkieferplatte mit Protrusionssegment und seitlichen Aufbissen
Diastema mediale	Ursache: tief einstrahlendes Frenulum tectolabiale (Abzugsprobe)	Frenektomie vor oder während des Durchbruchs des seitlichen Schneidezahns
	Ursache: Mesiodens	operative Entfernung (Zeitpunkt s. o.)
	Ursache: Aplasie des lateralen Schneidezahns	bei gegebener Indikation: Einleitung eines kieferorthopädischen Lückenschlusses durch mesiales und distales Beschleifen der Milchmolaren
Ausstoßen des lateralen Milchschneidezahns *und* -eckzahns beim Durchbruch des seitlichen Schneidezahns = Symptom für Missverhältnis der Zahngrößen bzw. Zahn- und Kiefergröße → Zahnengstand		nach Indikationsprüfung: Einleitung einer Steuerung des Zahndurchbruchs mittels Extraktion

Tab. 2.**6**   Störungen während der 1. Phase des Zahnwechsels und prophylaktische Maßnahmen.

mangel von 0,5 – 1,5 mm im Unterkiefer bestehen, der sich durch Mesialdrift der Molaren und Remodellationsprozesse am Kinn noch verstärken kann und beim Erwachsenen als sogenannter tertiärer Engstand manifest wird (Tab. 2.6).

MERKE

Bei etwa 50% der Kinder kommt es mit dem Schneidezahnwechsel erstmalig zum leichten oder schweren Schneidezahnengstand. Trotz verschiedener Wachstums- und Kompensationsmechanismen führen genetisch weitgehend unabhängige Steuerungsmechanismen für die Milch- und permanenten Zähne einerseits sowie die Zahn- und Kiefergröße andererseits zu dieser Symptomatik.

2. Phase des Zahnwechsels (Prämolaren und Eckzähne)

Nach der Okklusionseinstellung der Schneidezähne im 9. Lebensjahr tritt im Zahnwechsel eine Pause von 12 – 15 Monaten ein. Die Eckzähne und Prämolaren, auch als *kieferorthopädische Stützzone* bezeichnet, haben eine definierte Platzspanne zwischen lateralem Schneidezahn und 1. Molaren zur Verfügung. Die Durchbruchsfolge ist im Oberkiefer etwa zur Hälfte 453 oder 435 und im Unterkiefer fast ausschließlich 345. Die Durchbruchsfolge und deren zeitliche Koordination sind für eine störungsfreie Dentition sehr bedeutungsvoll. Dies ist auf die sehr unterschiedliche Plus- und Minusdifferenz zwischen den Milch- und bleibenden Zähnen zurückzuführen (auch für diese Größenver-

Dentition – Verlauf und prophylaktisches Eingreifen bei Störungen

hältnisse gibt es nur eine Korrelation von r = 0,3):

- Oberkiefer:
  - Eckzahn: + 2 mm breiter
  - 1. Prämolar: ± 0
  - 2. Prämolar: – 2 mm schmaler
- Unterkiefer:
  - Eckzahn: + 1 mm breiter
  - 1. Prämolar: – 1 mm schmaler
  - 2. Prämolar: – 2,5 mm schmaler

Diese unterschiedlichen Differenzen machen deutlich, dass der Größenüberschuss der Eckzähne nur durch das Platzreservoir der Prämolaren ausgeglichen werden kann. Nur das Zusammenfallen von Eckzahndurchbruch und Ausfallen des 2. Milchmolaren ermöglicht eine derartige Kompensation, wobei sie im Oberkiefer erforderlicher ist als im Unterkiefer, da dort die Größendiskrepanz in der Regel geringer ist. Bricht bei der Folge 453 im Oberkiefer der 2. Prämolar weit vor dem Eckzahn durch, wird der Freiraum (engl. leeway space) durch die Mesialdrift des 1. Molaren aufgebraucht und der Eckzahn stellt sich im Außen- oder Palatinalstand ein bzw. verharrt in seiner Position.

Anders bei der Durchbruchsfolge 435. Hier kann es zwar aufgrund des späten Ausfalls des 2. Milchmolaren ebenfalls zum Eckzahnaußenstand kommen. Mit einem mesialen Beschleifen des 2. Milchmolaren lässt sich dies jedoch prophylaktisch verhindern, da so der Eckzahn mit seinem Durchbruchsdruck den 1. Prämolaren nach distal bewegen kann und den nötigen Platz für eine regelrechte Einstellung gewinnt (Abb. 2.32). Die Durchbruchsfolge 435 ist deshalb dem prophylaktischen Zugriff zugänglicher als 453. Im Unterkiefer kann bei drohendem Engstand für Eckzahn und 1. Prämolaren ebenfalls durch mesiales Beschleifen am 2. Milchmolaren Platz für die regelrechte Einordnung aller Zähne der Stützzone geschaffen werden. Der größere Platzüberschuss im Unterkiefer wird außerdem, wie schon erwähnt, für die Regelbisseinstellung der 1. Molaren benötigt (Abb. 2.31).

Ein weiterer Einflussfaktor auf den Ablauf der Dentition ist der Durchbruch des 2. Molaren

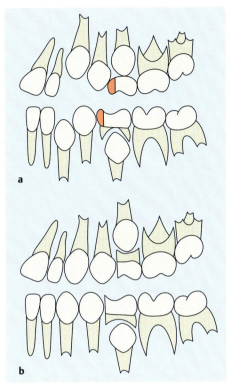

Abb. 2.**32** **Anteriores Beschleifen des 2. Milchmolaren.**
a Der 2. Milchmolar im Oberkiefer wird anterior beschliffen (rot), um bei einer Durchbruchsfolge 435 dem Eckzahn den Platzüberschuss dieses Zahns gegenüber seinem Nachfolgen zugutekommen zu lassen.
b Eingestellter Eckzahn, der durch seinen Durchbruchsdruck den 1. Prämolaren nach distal geschoben hat.

vor dem 2. Prämolaren. Dies kommt in 15 % der Fälle vor und führt durch den nach mesial gerichteten Druck auf den 1. Molaren zur Vorwanderung und Lückeneinengung für Prämolaren oder Eckzahn (Tab. 2.**7**).

2. Zuwachszahnung – Durchbruch des 2. Molaren

Wie schon bei der 1. Zuwachszahnung geht auch dem Durchbruch des 2. Molaren die Ausbildung des Molarenfeldes, d. h. eine Ver-

Dentition – Verlauf und prophylaktisches Eingreifen bei Störungen

Art der Störung	Möglichkeit der Prophylaxe
Durchbruchsfolge 435 im OK bei Verharren des 2. Milchmolaren während des Eckzahndurchbruchs	mesiales Beschleifen des 2. Milchmolaren (Abb. 2.**32**)
kariöse Zerstörung der Milchmolaren und -eckzähne	Zahnerhaltung durch Füllungsaufbau der Krone zum Erhalt der mesiodistalen Kontur, sonst Extraktion und Lückenhalter bei starker Einengungstendenz (s. S. 142, Prophylaxe)
Durchbruchsbehinderung durch ausladende Füllungen des Nachbarzahns in Extraktionslücken hinein	Füllungskorrektur (bzw. bei vorzeitigem Milchzahnverlust sollten die Füllungen nicht über die Rekonstruktion der alten Krone hinaus extendiert werden)
Persistenz von Milchzähnen: Gefahr der Dystopie (Eckzahn) oder Aplasie (2. Prämolar)	Röntgenkontrolle, Extraktion des persistierenden Zahns erst nach Therapiefestlegung
Reinklusion von Milchmolaren (Ankylosierung)	bei Keimanlage des Nachfolgers sofortige Extraktion, bei Aplasie des Nachfolgers zunächst bis zur Therapiefestlegung belassen

Tab. 2.**7**   Störungen während der 2. Phase des Zahnwechsels und prophylaktische Maßnahmen.

längerung der Alveolarfortsätze nach posterior voraus. Geschieht dies zwischen dem 11. und 12. Lebensjahr nicht oder nur unvollständig, kann es zur Verzögerung des Durchbruchs oder Teilretention kommen, ähnlich der beim 3. Molaren häufig zu beobachtenden Dentitio difficilis. Die Dentition wird damit bis auf den in Anlage, Form und Durchbruchzeitpunkt sehr variablen 3. Molaren im Alter von 12 – 13 Jahren abgeschlossen. Besonders bei vorausgegangener kieferorthopädischer Behandlung eines Zahnengstands kann es zu Durchbruchsstörungen für den 2. Molaren kommen. Aus diesem Grund sollte die Überwachung der regelrechten Gebissentwicklung erst nach Okklusionseinstellung des 2. Molaren beendet werden. Auch nach Durchbruch aller Zähne kommt es durch Remodellations- und Verlagerungsprozesse noch zur Veränderung der interdentalen Beziehungen vor allem in der axialen und vertikalen Einstellung (Tab. 2.**8**).

MERKE

Die Dentition und Okklusionseinstellung der bleibenden Zähne ist von einer großen zeitlichen und topografischen Variation gekennzeichnet. Genetische und äußere Einflüsse können zu den unterschiedlichsten Störungen im Ablauf führen. Diese muss der Zahnarzt und Kieferorthopäde erkennen, um sie präventiv auszuschalten.

Dentition des 3. Molaren und Zahnengstand der unteren Schneidezähne (tertiärer Engstand)

Bildung und Durchbruch der 3. Molaren sind sehr variabel. Keimanlage und Durchbruch schwanken zwischen dem 10. und 30. Lebensjahr. Da in etwa 30 % der Fälle mindestens 1 Keim aplastisch ist, hat er für die Extraktionsentscheidung Bedeutung.

Sehr kontroverse Meinungen bestehen zu seiner ätiologischen Bedeutung für die Entstehung des sogenannten tertiären Engstands im Unterkieferschneidezahngebiet. In den Therapieempfehlungen der Deutschen Gesellschaft für Kieferorthopädie (2002) heißt es dazu: Für den Zahnarzt stellt sich die Frage, welche Schlussfolgerungen sich aus den verschiedenen Untersuchungen in Bezug auf die Möglichkeiten einer Prophylaxe des ter-

Dentition – Verlauf und prophylaktisches Eingreifen bei Störungen

Art der Störung	Möglichkeit der Prophylaxe
Durchbruch verzögert und mit Symptomen einer Dentitio difficilis verbunden	desinfizierende Spülungen und Reinigung von Zahnfleischtaschen
2. Molar bricht aufgrund des fehlenden Molarenfelds bukkal oder palatinal durch	keine Prophylaxe möglich, aber frühes apparatives Eingreifen verhindert Einstellung in bukkale oder palatinale Non-Okklusion (s. S. 294, Kreuzbiss)

Tab. 2.**8**   Durchbruchsstörungen während der 2. Zuwachszahnung und prophylaktische Maßnahmen.

tiären Engstandes durch Germektomie der Weisheitszähne ergeben.

Indikationen für die Germektomie der Weisheitszähne

Aus kieferorthopädischer Sicht kann dieser operative Eingriff indiziert sein
- bei deutlich ausgeprägtem Platzmangel, insbesondere bei Lokalisation unterer 3. Molaren im aufsteigenden Ast,
- bei Verlagerung der Weisheitszahnkeime,
- in Grenzfällen anstelle einer systematischen Extraktion von Prämolaren oder 1. bzw. 2. Molaren,
- vor bzw. nach Distalisierung von Prämolaren und Molaren sowie
- bei den ersten erkennbaren Anzeichen eines (neuen) Engstands in der unteren Front, wenn ein Durchbruch sowie eine korrekte Einordnung des 3. Molaren aufgrund fehlenden Platzes oder Verlagerung nicht zu erwarten ist.

Bei der Beratung des Patienten über die Indikation, die Möglichkeiten, den Zeitpunkt, die Risiken und die Erfolgsaussichten einer Weisheitszahnentfernung ist in Bezug auf den tertiären Engstand, trotz der unterschiedlichen Bewertung im Schrifttum, zusammenfassend von folgenden Grundsätzen auszugehen:

- Die Entstehung eines frontalen Engstands im Unterkiefer lange nach Abschluss des Zahnwechsels, der auch als tertiärer oder Adoleszentenengstand bezeichnet wird, muss als sehr komplexes Geschehen gewertet werden. Diese Form des Engstandes stellt häufig kein Rezidiv, sondern eine neue Anomalie dar. An seiner Entwicklung kann der Durchbruch der Weisheitszähne beteiligt sein; er kann sich jedoch auch bei Nichtanlage oder aber trotz prophylaktischer Germektomie der Weisheitszähne ausbilden.
- Die Keimentfernung oder Extraktion der 3. Molaren führt nicht zur Reduzierung oder gar zur Auflösung eines tertiären Engstands. Günstigstenfalls wird sie dazu beitragen, dass sich dieser Engstand nicht weiter verstärkt.

Humangenetische Grundlagen

Das Ziel humangenetischer Wissenschaft ist die Aufklärung der Ätiologie von Krankheiten und die Verhütung schwerer vererbbarer Krankheiten. Seit der Entdeckung der Grundmechanismen für die Weitergabe der Erbinformation durch die DNS-Doppelhelix im Zellkern, ist eine Vielzahl von Erkrankungen in ihrem Entstehungsmechanismus aufgeklärt worden. Dies betrifft bisher hauptsächlich solche, bei denen die Zahl und der Bau der *Chromosomen* fehlerhaft sind oder die *monogen* durch einen Gendefekt verursacht werden. Sehr viele Erkrankungen, wie z. B. der Diabetes mellitus und bösartige Tumoren lassen sich jedoch nicht auf einen einzigen verursachenden Gendefekt zurückführen, sondern entstehen durch die Kombination mehrerer Genwirkungen *(polygen)* und die Modifikation durch epigenetische und Umweltfaktoren. Dies trifft auch für die Ätiologie von Zahnstellungs- und Bisslageanomalien zu, die ebenfalls auf ein Zusammenspiel von Erbe und Umwelt während der prä- und postnatalen Entwicklungs- und Wachstumsphase zurückzuführen sind. Grundsätzlich muss außerdem vorausgeschickt werden, dass es keine ausschließlich erbbedingten oder umweltbedingten Dysgnathien gibt, sondern im Sinne des *multifaktoriellen* Zusammenwirkens immer genetische *und* exogene Faktoren gemeinsam die Ausprägung einer Anomalie bestimmen. Obwohl das Zusammenspiel bisher nicht bis auf die verursachenden Einzelfaktoren zurückzuverfolgen ist, braucht der Kieferorthopäde grundlegende Kenntnisse zur Genetik und zu den modifizierenden Einflüssen durch exogene Faktoren.

Im Folgenden werden die für den Zahnarzt wichtigen Grundlagen der Ätiologie von Zahn- und Gebissanomalien, entsprechend der angegebenen Systematik (chromosomal, monogen, polygen), dargestellt.

Chromosomenzahl und chromosomale Störung

Bei Krankheiten mit abweichender Chromosomenzahl oder -länge in den somatischen Zellen kann sowohl der Autosomensatz von 2 × 22 und der Geschlechtschromosomensatz von 2 eine Über- oder Unterzahl aufweisen. Außerdem können Chromosomenteilstücke an das falsche Chromosom angesetzt sein oder gänzlich fehlen. Diese chromosomalen Zahl- und Strukturfehler verursachen schwere Störungen in der Organogenese und Funktion, die in den meisten Fällen auch mit geistiger Behinderung einhergehen.
Bei der *Trisomie 21 (Morbus Down)* ist das Chromosom Nr. 21 nicht 2-fach, sondern 3-fach in jeder Körperzelle angelegt (Abb. 3.1). Dies führt zu multiplen Dysmorphien:

- Hypotonie der Zunge
- Epikanthus, schräge Lidachsen
- Kurzschädel
- mandibuläre Prognathie aufgrund der Mittelgesichtshypoplasie
- Ohrmuschelanomalie
- Muskelhypotonie
- Herzfehler
- Neigung zu Leukosen

Abb. 3.**1 Trisomie des Chromosoms 21.** Chromosomenblott bei Down-Syndrom (freie Trisomie 21).

Humangenetische Grundlagen

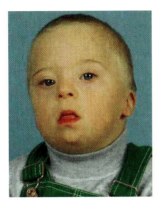

Abb. 3.**2** **5-jähriger Junge mit Down-Syndrom.** Die tonusschwache Zunge schiebt sich durch die Lippen und führt zu anhaltendem Speichelfluss aus dem Mund.

- geistige Behinderung, in den meisten Fällen Imbezillität
- reduzierte Lebenserwartung

Das Risiko nimmt mit steigendem Alter der Mutter von 1 : 1500 (20 – 30 Jahre) auf 1 : 60 (über 45 Jahre) zu.

Eine kieferorthopädische Therapie ist in Abhängigkeit von der Lern- und Mitarbeitsmöglichkeit wünschenswert. Im Vordergrund stehen dabei zunächst myotherapeutische Übungen zum Mundschluss (s. S. 146) und Verringerung des herauslaufenden Speichels durch Lageveränderung der Zunge an den Gaumen, da diese in den meisten Fällen aufgrund der Hypotonie aus dem Mund heraushängt (Abb. 3.**2**)

Monogene Vererbung

Die Desoxyribonukleinsäure, Grundsubstanz der Chromosomen, ist die chemische Grundlage des sogenannten *Genotyps.* Durch die unterschiedliche Ankoppelung von 4 Basenresten ist die Verschlüsselung der Synthese spezifischer Proteine, welche die Grundbausteine für die Morphologie *(Phänotyp)* darstellen, möglich. Die Grenze zwischen Genotyp und Phänotyp wäre demnach der Unterschied zwischen DNS- und Polypeptidmolekül. Jüngste molekulargenetische Untersuchungen belegen, dass die Regulation der

Odontogenese von Interaktionen zwischen Adhäsionsmolekülen an der Zelloberfläche und wechselnden Substratkonzentrationen in der extrazellulären Matrix geprägt werden. Der epigenetische Effekt wird auch der unterschiedlichen Methylierung der Basen zugeschrieben. Monogene Erkrankungen können mithilfe der Polymerase Chain Reaction (PCR) bis hin zum Basisgendefekt diagnostiziert werden. Klinisch ist bei monogener Vererbung nach wie vor eine Differenzierung des Phänotyps hilfreich (Vogel und Matulsky 1979):

- Individuen mit dem pathologischen Merkmal (Merkmalsträger)
- Individuen ohne das Merkmal
- Individuen mit der abgeschwächten Form des Merkmals

Bei familiär gehäuftem Vorkommen einer Erkrankung oder einer Anomalie lässt sich damit auf der Grundlage der Mendel'schen Vererbungsregeln ein autosomaler oder gonosomaler bzw. dominanter oder rezessiver Erbgang diagnostizieren.

Autosomal bedeutet, dass der genetische Defekt in einem der 22 Autosomenpaare lokalisiert ist, während die *gonosomale* Störung eine der beiden Geschlechtschromosomen (X und Y) betrifft. Da die Chromosomen paarweise angelegt sind, gibt es immer 2 entsprechende Genorte *(Allele)* auf jedem Chromosom, die jedoch qualitativ in ihrer Wirkungsstärke nicht gleich sein müssen, d. h. ein Allel dominiert *(dominantes)* über das andere *(rezessives)*. Befindet sich die genetische Störung auf dem dominanten Allel, kommt die Erkrankung zum Ausbruch. Ist dagegen ein rezessives Allel pathologisch verändert, kommt es nur zur Weitergabe in den Phänotyp, wenn auch das andere Allel diese Störung aufweist oder bei gonosomaler Vererbung der genetische Defekt bei männlichen Individuen auf dem X-Chromosom lokalisiert ist. In der klinischen Genetik werden beide Arten der Weitergabe zusammengefasst und z. B. vom *autosomal-dominanten* oder *X-chromosomal-rezessiven Erbgang* gesprochen.

Neben den *Dysmorphiesyndromen* im Kopf-Hals-Bereich sind verschiedene *Zahnzahl-,*

Humangenetische Grundlagen

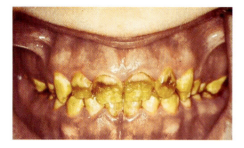

Abb. 3.**3** **Amelogenesis imperfecta hereditaria.** Hypomineralisationstyp.

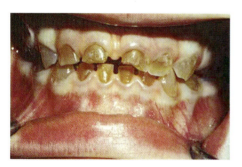

Abb. 3.**4** **Dentinogenesis imperfecta hereditaria im Milchgebiss.** Bernsteinförmige Verfärbung durch Einlagerung von Blutabbauprodukten in das mindermineralisierte Dentin.

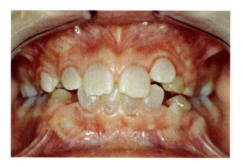

Abb. 3.**5** **Dentinogenesis imperfecta hereditaria im bleibenden Gebiss.**

Zahnform- und Zahnstrukturanomalien monogenen Ursprungs. Die Diagnostizierung dieser genetischen Störungen ist einerseits von therapeutischer Relevanz. Andererseits sind Zahnanomalien Begleitsymptome schwerer erblicher Ektodermal- und Skeletterkrankungen und treten bei den nahen Verwandten der Betroffenen auch isoliert als

sogenannte Mikrosymptome auf (s. u. Dentinogenesis imperfecta hereditaria). Der Zahnarzt kann damit die humangenetische Diagnostik sichern helfen. Im Folgenden sollen einige monogene Zahnanomalien und Dysmorphiesyndrome, die auch aus kieferorthopädischer Sicht von kurativer Bedeutung sind, vorgestellt werden.

Die *Amelogenesis imperfecta hereditaria* ist eine Schmelzbildungsstörung und tritt – im Gegensatz zu embryopathischen und iatrogenen Schmelzdysplasien bzw. -hypoplasien – generalisiert in beiden Dentitionen und an allen Zähnen auf (Abb. 3.**3**). Der Erbgang ist in den meisten Fällen *autosomal-dominant*. Theoretisch besteht hier ein Risiko von 50 %, dass Nachkommen befallen werden.

Die *Dentinogenesis imperfecta hereditaria* ist eine Dentinbildungsstörung und führt im Milchgebiss wegen der durchschimmernden Pulpagefäße und der Ablagerung von Blutabbauprodukten zu einer bernsteinartigen Braunverfärbung (Abb. 3.**4**). Im bleibenden Gebiss kommt es dagegen zum Aus- und Abbrechen von Schmelzarealen, da der spröde Schmelzmantel nicht von einem Dentinkern gestützt wird (Abb. 3.**5**). Auch diese Mineralisationsstörung wird *autosomal-dominant* vererbt. Die Dentinogenesis ist fakultatives Symptom der *Osteogenesis imperfecta*, bei der neben pathologischen Knochenfrakturen, Innenohrschwerhörigkeit und blaue Skleren vorkommen. In molekulargenetischen Untersuchungen konnte ein Mangel an Dentin-Phosphoprotein nachgewiesen werden. Die Synthese dieses nicht kollagenen Proteins geht vom langen Arm des *Chromosoms 4* aus. Hinsichtlich der Verknüpfung von Dentinogenesis und Osteogenesis konnte bei beiden Patientengruppen eine Relationsverschiebung vom Typ-I- zum Typ-III-Kollagen und zur Fibronektin-Synthese beobachtet werden.

Ausgedehnte *Zahnzahlanomalien (Oligodontie)* und *Zahnformanomalien* sind Begleitsymptome der *Ektodermalen Dysplasie*, einem sehr heterogenen Syndrom, bei dem Ektodermderivate hypo- oder aplastisch sind (s. u.). Die Zahnzahl ist sowohl im Milchgebiss als auch im bleibenden Gebiss so stark reduziert, dass eine intermaxilläre Abstützung fehlt und schon im Kindesalter ein greisenhaftes Mundprofil dominiert (Abb. 3.**6**, Abb. 3.**7**, Abb. 3.**8**). Neben dem temporären Zahnersatz ist die Bisshebung mit funktionskieferorthopädischen Apparaturen zu erreichen, damit nach Abschluss des Wachstums ein ästhetisch und funktionell befriedigender festsitzender Zahnersatz angefertigt werden kann (s. Abb. 10.**7**).

Die Aplasie einzelner Zähne, wie 2. Prämolar oder seitlicher Schneidezahn, auch als *Hypodontie* bezeichnet, ist in der Regel *polygenen* Ursprungs, da bei den Familienmitgliedern neben dem Fehlen dieser Zahngattungen auch Reduktionsformen (Zapfen- oder Tütenzahn) mit großer Variationsbreite auftreten. Diese Vielfalt der Zahngrößenreduktion bis hin zur Aplasie des Zahnkeims widerspricht der „Alles-oder-nichts-Regel" für den monogenen Erbgang (s. o.) und ist Hinweis für die Beteiligung mehrerer additiv wirkender Gene. Damit ist auch die einzelne genetische Wirkung nicht mehr nachweisbar.

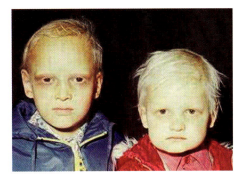

Abb. 3.**6** **Ektodermale Dysplasie, hypohydrotischer Typ.** Brüder im Alter von 5 und 9 Jahren (Symptome s. Text).

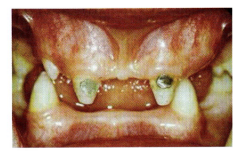

Abb. 3.**7** **Ektodermale Dysplasie.** Oligodontie und Zahnformanomalie bei 5-Jährigem (Abb. 3.**6**).

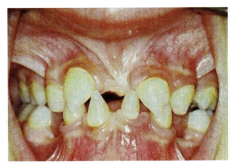

Abb. 3.**8** **Ektodermale Dysplasie.** Oligodontie, Zahnformanomalien und Tiefbiss bei 9-Jährigem (Abb. 3.**6**).

Dysmorphiesyndrome mit monogener Ätiologie

Der *Dysostosis mandibulofacialis* (France-schetti, Treacher Collins) liegt eine Fehlent-wicklung des gesamten 1. Kiemenbogens und der 1. Kiemenfurche zugrunde.

● Folgende *Symptome* dominieren und verur-sachen bei den Patienten ein relativ unifor-mes Gesicht (Abb. 3.**9**):

– Mittelgesichtshypoplasie, Dreiecksgesichts-form

– fehlende oder hypoplastische Jochbögen

– Ohrmuschelfehlbildung mit Gehörgangsatre-sie und Schwerhörigkeit oder Taubheit

– schräger Lidachsenverlauf wie bei Down-Syndrom

– Mikroretrogenie des Unterkiefers mit flie-hendem Kinn

– Zahnengstand in Ober- und Unterkiefer auf-grund der basalen Unterentwicklung

● *Erbgang:* autosomal-dominant, Chromo-som 5, Arm q

Die *Dysplasia craniofacialis* (Crouzon) geht auf die vorzeitige Verknöcherung einzelner oder mehrerer Schädelnähte zurück. Es kommt zum übermäßigen Breiten- und Hö-henwachstum des Hirnschädels. Im Rönt-genbild dominieren eine wabige Struktur und das Fehlen der Schädelnähte.

● Im Gesichtsbereich zeigen sich die folgenden *Symptome:*

– Exophtalmus und Hypertelorismus

– gebogene Nase mit breitem Sattel

– flaches Mittelgesicht

– Oberkieferunterentwicklung bei normaler Ausbildung des Unterkiefers

– Progenie oder offener Biss mit Zahnengstand im Oberkiefer

● *Erbgang:* autosomal-dominant, Chromo-som 10, Arm q

Bei der *Dyplasia cleidocranialis* (Marie Sainton) dominieren neben den Dysmor-phiesymptomen im Schädelbereich die Hypo- oder Aplasie der Schlüsselbeine. Au-ßerdem sind die Patienten minderwüchsig und zeigen kolbige Auftreibungen an den langen Röhrenknochen.

● Die Schädelsymptomatik zeigt folgende Be-sonderheiten:

– breiter Schädel mit Stirnhöckern

– breite Schädelnähte mit verzögerter Ossifi-kation, offene Fontanellen bis zum Erwach-senenalter

– Unterentwicklung des mittleren Gesichts-schädels

– Persistenz von Milchzähnen

– Zahnüberzahl (Hyperodontie) mit Keimver-lagerung und Formanomalien (Abb. 3.**10**)

– stark verzögerte Dentition, die auch nach Entfernung überzähliger Zahnkeime und damit der Auflösung des Raummangels im Kiefer nicht normalisiert wird.

– Zysten und Mineralisationsstörungen

Abb. 3.**9** **Dysplasia mandibulofacialis.** 8-jähriges Mädchen mit Franceschetti-Syndrom (Symptome s. Text).

Abb. 3.**10** **Dysplasia cleidocranialis.** 15-jähriger Patient mit multipler Zahnüberzahl und Dentitio tarda.

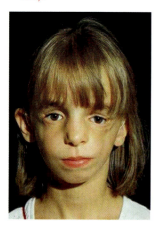

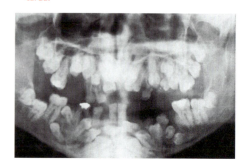

Dysmorphiesyndrome mit monogener Ätiologie

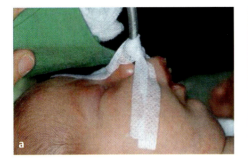
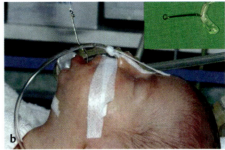

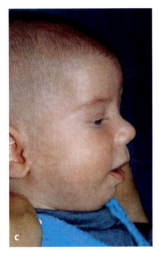

Abb. 3.**11** **Kongenitale Mikroretrogenie.** (Pierre-Robin-Syndrom).
a Tubusbeatmung, da der kleine zurück liegende Unterkiefer die Atmung behindert.
b Unterkieferextension mittels nahtfixierter Platte.
c Normalisierte Lage des Unterkiefers nach Extensionsbehandlung.

- *Erbgang:* autosomal-dominant, Chromosom 8, Arm q
  Die *Kongenitale Mikroretrogenie* (Pierre-Robin) ist eine heterogene Erkrankung, bei der wegen der sehr unterschiedlichen Schwere und Symptomatik noch der Nachweis für eine monogene Ätiologie fehlt.
- Im Symptomkomplex dominiert eine Trias:
- Mikro- und Retrogenie des Unterkiefers, die zu lebensbedrohlicher Atembehinderung und Aspirationsgefahr Anlass geben kann
- Glossoptose (hypoplastische, tonuslose Zunge)
- Gaumenspalte
- Die tonuslose Zunge sinkt nach dorsal und verlegt den Atemweg. Dies wird auch vom Gaumensegel, das im Normalfall die Zunge nach ventral drückt, nicht verhindert, da es ebenfalls einen zu geringen Tonus besitzt.
- Die Schwere der Unterentwicklung des Unterkiefers bestimmt schon in den ersten Lebenstagen die Überlebensfähigkeit und erfordert frühzeitige Intervention, wie Glossopexie (Vernähen der Zunge mit der Unterlippe) und Extensionsbehandlung des Unterkiefers mit ventralem Zug (Abb. 3.**11**).
  Die *Ektodermale Dyplasie* ist ebenfalls ein sehr heterogenes Syndrom, bei dem die Ektodermderivate Schweissdrüsen, Talgdrüsen, Nägel, Haare, Pigmente und Zähne in unterschiedlichem Ausmaß hypoplastisch sind (Abb. 3.**6**, Abb. 3.**7**, Abb. 3.**8**).
- *Symptome:*
- Fehlen oder starke Verminderung der Schweissdrüsen (anhidrotische [Christ-Siemens-Touraine] oder hypohidrotische Form)
- Oligodontie
- Bisssenkung wegen Fehlen der Antagonisten
- Zahnformanomalien, Zapfenform der Schneidezähne
- schüttere, farblose Kopfbehaarung, fehlende Wimpern und Augenbrauen

55

- trockene und rissige Haut
- *Erbgang:* X-chromosomal-rezessiv, Arm q
  (anhidrotische und hypohidrotische Form).
  Bei diesem Erbgang sind die weiblichen Fa-
  milienmitglieder die Überträgerinnen (Kon-
  duktorinnen) der Erkrankung und weisen
  selbst nur minimale Symptome – sogenannte
  Mikrosymptome – auf, während ihre Väter
  und die Söhne das Vollbild des Syndroms

zeigen. Die Krankheit kann auch autosomal-
rezessiv oder autosomal-dominant vererbt
werden.

MER

Bei monogen bedingten Syndromen mit Kie-
fer- und Zahnsymptomen ist präprothetisch
eine kieferorthopädische Bisshebung und
eine orthodontische Verteilung der Ankerzähne indiziert.

Multifaktorielle Vererbung der Dysgnathien

Ein biometrisch variables Merkmal, z. B. Zahnbreite oder Kieferlänge, wird als *multi-faktoriell bedingt* bezeichnet, weil eine Interaktion vieler Gene mit Umweltfaktoren angenommen wird. Da weder die exogenen Faktoren noch die genetischen im Einzelnen bekannt und in ihrer Wirkung durch Zwillingsuntersuchungen nur näherungsweise abzuschätzen sind, ist die Unterscheidung von *polygen* und *multifaktoriell* etwas willkürlich. Die Begriffe werden deshalb austauschbar verwendet. Eine polygene bzw. multifaktorielle Ätiologie ist auch für die Entstehung der verschiedenen Gebissanomalien anzunehmen – vorausgesetzt, sie tritt in einer Familie in abgestufter Form auf und die Kriterien für eine monogene Vererbung werden nicht erfüllt.

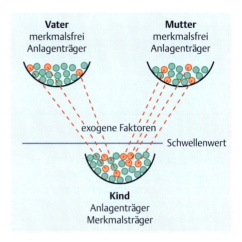

Abb. 3.**12 Multifaktorielle Erkrankung.** Genese multifaktorieller Erkrankung durch additive Polygenie und Erreichen eines Schwellenwerts.

- Bei größenmäßig stark abweichenden Werten in der Elterngeneration liegt der kindliche Wert in der Mitte zwischen beiden (F 1-Generation).
- In Abhängigkeit von der Durchmischung im Mittelwertbereich und der Anzahl der beteiligten Gene wird die Verteilungskurve höher und steiler oder flacher und breiter.
  Aus der quasikontinuierlichen Verteilung der Zahngrößen, gemessen an der Zahnbreite, wird auch deutlich, dass die *Odontogenese multifaktoriell (polygen)* bedingt ist.
  Für die Entstehung von *Bisslageanomalien* und *Zahnfehlstellungen* kann zunächst ein ähnliches Modell angewandt werden, d. h. eine ausgeglichene Längen- und Breitenharmonie von Ober- und Unterkiefer geht zu den Randbereichen hin in eine Über- bzw. Unterentwicklung der beiden Kiefer über und führt damit zu den Dysgnathiebildern, wie
- Prognathie des Unterkiefers (Progenie),
- Prognathie des Oberkiefers (Distalbiss, Deckbiss),
- breiter Oberkiefer (bukkale Non-Okklusion, Deckbiss) und
- breiter Unterkiefer (Kreuzbiss, palatinale Non-Okklusion).
  Hinzu kommt noch als 3. Dimension die vertikale Kieferbeziehung, die einerseits bei Überentwicklung eines Kiefers zumeist aufgrund fehlender Abstützung als *Tief- oder Deckbiss* dominiert oder andererseits durch Abwinklung der Kieferbasen in einen *offenen Biss* übergeht.

MERKE

Zahngröße, Kiefergröße und die topografische Beziehung zueinander zeigen eine große Variationsbreite mit Gaus'scher Verteilung. Dies ist Ausdruck einer multifaktoriellen, polygenetischen Vererbung (Abb. 3.**12**).

Ursachenkomplex von Anomalien

Wenn bisher nur deskriptiv nachgewiesen wurde, dass dem morphologischen Mosaik einer Dysgnathie *additiv polygene* Einflüsse zugrunde liegen, so wurde dabei die *Dynamik der Dysgnathieentstehung*, die untrennbar mit dem wechselnden Einfluss von *Umweltfaktoren* und des *neuromuskulären Systems* verbunden ist, nicht berücksichtigt. Das Zusammenwirken der inneren und äußeren Faktoren im Sinne der Reaktion ist jedoch ganz allgemein eine Grundvoraussetzung für die Anpassungs- und damit Überlebensfähigkeit eines Lebewesens unter veränderten Umweltbedingungen. Dies bedeutet auch, dass die endgültige Ausdifferenzierung eines Organismus noch nicht im Erbgut vorgegeben sein kann, sondern dies erst im Zusammenwirken mit den bereits erwähnten epigenetischen und Umwelteinflüssen erfolgt (Abb. 3.**13**).

Es ist andererseits davon auszugehen, dass jedes Individuum entsprechend des Erbguts über eine qualitativ und quantitativ unterschiedliche Differenzierungspotenz für die spezifischen Gewebe und Zellverbände verfügt. Diese kann dann in den einwirkenden äußeren Einflüssen optimale Wachstumsbedingungen vorfinden oder auch starken Hemmungen unterworfen werden. Dabei ist zu berücksichtigen, dass die Gewebereaktion auf den Umwelteinfluss, sei er wachstumsfördernd oder -hindernd, nicht stereotyp ist. Dies bedeutet, ein Lutschhabit führt nicht obligatorisch zu einer Kieferverformung. Damit muss der Erbeinfluss von der bereits genannten *Gewebepotenz* noch um die *Reaktionspotenz* erweitert werden. Diese hat auch praktisch therapeutische Bedeutung in der Gewebeantwort beim einzelnen Patienten auf die Einwirkung einer kieferorthopädischen Apparatur. Besondere Unsicherheiten hinsichtlich des Behandlungseffekts bei gleicher Einwirkungsdauer und -intensität bestehen vor allem in der Anpassungsreaktion

Abb. 3.**13** Modifizierung von Knochenwachstum, neuromuskulärem System und Dentition durch exogene Einflüsse, neben erblicher Prägung.

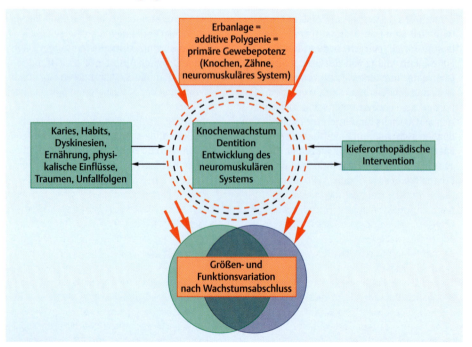

Ursachenkomplex von Anomalien

im neuromuskulären System nach Anwendung der funktionskieferorthopädischen Geräte. Es ist falsch, anzunehmen, dass eine Umstellung im neuromuskulären System, z. B. von Mund- auf Nasenatmung, allein dem Trainingseffekt unterliegt, da im Gegensatz zu den Wachstumsprozessen diese Funktionsabläufe unserer Willkür unterliegen. So ist das „Ansprechen" auf myotherapeutische Übungen trotz gleicher Anwendungszeit und -intensität sehr unterschiedlich, womit auch für das neuromuskuläre System eine anlagebedingte Reaktionspotenz signalisiert wird. Die unterschiedliche Beeinflussbarkeit lässt sich auch an der Rückfallneigung (Rezidiv) nach kieferorthopädischer Behandlung bei unterschiedlichen Dysgnathien mit unterschiedlichem Schweregrad ablesen, wobei das Alter zum Zeitpunkt der exogenen (therapeutischen) Einflussnahme entscheidend für die dauerhafte Adaptation des Gewebes an den veränderten Zustand erscheint.

Aus Zwillings- und Familienuntersuchungen sowie aus Nachuntersuchungen zur Stabilität von Behandlungsergebnissen geht hervor, dass *kieferorthopädische Maßnahmen* in *unterschiedlichem Ausmaß* das *„genetische Programm"* des Knochen- und Weichteilwachstums und damit auch die Ausprägung der Dysganthie zu modifizieren vermögen. Dabei gilt es, auch topografische Unterschiede in Ober- und Unterkiefer zu berücksichtigen. So ist der Oberkieferalveolarfortsatz am „anfälligsten" für Lutschgewohnheiten und lässt sich andererseits am besten kieferorthopädisch umformen.

RKE

Für Zahnstellungs- und Bisslageanomalien gilt, dass *schwere* und in ihrer *Ausprägung besonders ähnliche Dysgnathien* einer Modifikation durch kieferorthopädischen Maßnahmen im Sinne der *Wachstumsanpassung weniger zugänglich* sind. Dies trifft für folgende Anomalien zu:

- Zahnengstand durch ein Missverhältnis der Zahn- zur Kiefergröße
- Prognathie des Unterkiefers (Progenie)
- Prognathie des Oberkiefers und Steilstellung der Schneidezähne (Deckbiss)
- skelettal offener Biss durch Divergenz der Kieferbasen

- Kreuzbiss durch seitenungleiches Wachstum (z. B. Hemihypertrophia faciei)
- Zahnunter- und Zahnüberzahl, Zahnretention, Zahnkeimdystopie
- Diastema mediale
- bialveoläre Protrusion der Schneidezähne

Dagegen lassen sich die folgenden Anomalien durch kieferorthopädische Maßnahmen besser beeinflussen:

- Zahnengstand durch vorzeitigen Milchzahnverlust (OK > UK)
- sagittale Stufe durch Schmalkiefer (OK) mit Protrusion der Schneidezähne
- offener Biss bei Lutschanamnese und normalem Kieferbasiswinkel
- lokale Zahnstellungsanomalie als Folge von Habits und Dentitionsstörungen
- Anomalien als Folgen von Traumata, schweren Bindegewebs- und Knochenerkrankungen (Osteomyelitis, Tumoren u. a.).

CAVE

Die in der Literatur häufig benutzte Einteilung in „erbliche" und „erworbene" Anomalie ist sachlich falsch, da selbst eine Zahnstellungsanomalie als Folge eines Traumas in Abhängigkeit vom Alter des Patienten und dessen „geweblicher Potenz" sehr unterschiedlich aussieht. Andererseits kann bei einer schweren Progenie mit eindeutiger Familienanamnese durch frühzeitige kieferorthopädische Intervention eine weitgehende Wachstumsangleichung des Oberkiefers an das überschießende Wachstum des Unterkiefers erreicht werden.

Multifaktorielles Schwellenwertmodell

Für ein Merkmal, das nicht den Mendel'schen Gesetzmäßigkeiten folgt (dominante oder rezessive Genwirkung) und dessen Häufigkeit in der Weitergabe weit unter 25 % liegt, muss, wie dargestellt, eine *polygene Ätiologie* angenommen werden. Dies gilt nicht nur für morphologische und physiologische Merkmale, sondern auch für die Lippen-Kiefer-Gaumen-Spalten. Bei diesen kann man jedoch im Gegensatz zur kontinuierlichen Abstufung bei der Zahn- und Kiefergröße in *erkrankt* und *nicht erkrankt* differenzieren. Die Grenzlinie, welche die Population in er-

Ursachenkomplex von Anomalien

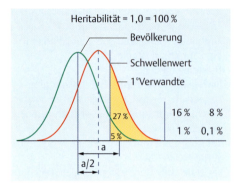

Heritabilität = 1,0 = 100 %

Bevölkerung

Schwellenwert

1°Verwandte

27 %

5 %

16 % 8 %

1 % 0,1 %

a

a/2

Abb. 3.**14** **Schwellenwertmodell.** Modell für die Manifestation einer Erkrankung bei polygener Vererbung (s. auch Tab. 3.**1**).

krankte und nicht erkrankte Individuen teilt, wird als *Schwellenwert* bezeichnet (Carter 1968). Dieser Schwellenwert verschiebt sich mit zunehmendem Verwandtschaftsgrad zu einem Erkrankten nach links (s. Abb. 3.**14**). Damit erhöht sich entsprechend des Verwandtschaftsgrades und der Häufigkeit bereits betroffener Familienangehöriger das Risiko von 0,2 % in der Population auf 37 %, wenn beide Eltern bereits eine Lippen-Kiefer-Gaumen-Spalte aufweisen (Tab. 3.**1**).

MERKE
● Dysmorphiesyndrome, generalisierte Anomalien der Zahnstruktur, der Zahnform und der Zahnzahl (Oligodontie) sind monogenen Ursprungs oder auf eine chromosomale Störung zurückzuführen.

● Anomalien der Zahnstruktur, -form und -zahl sind häufig Begleitsymptom einer übergeordneten Störung im äußeren oder mittleren Keimblatt. Sie können in der genetischen Familienberatung wertvolle Hinweise für den Erbgang und damit das Wiederholungsrisiko einer Erkrankung liefern.

● Zahnstellungs- und Bisslageanomalien beruhen auf einer multifaktoriellen Ätiologie, d. h. mehrere Genorte (additive Polygenie) sind sowohl strukturell als auch regulierend im Zusammenspiel mit exogenen Einflüssen für die Entstehung einer Dysgnathie verantwortlich. Der Ausprägungsgrad einer Zahnstellungsanomalie ist sehr variabel und zeigt auch familiär vielfache Abstufungen.

● Bei Erkrankungen, wie den Lippen-Kiefer-Gaumen-Segel-Spalten, die ebenfalls multifaktoriellen Ursprungs sind und eine alternative Aufteilung in „erkrankt" und „nicht erkrankt" aufweisen, gilt ein genetischer Schwellenwert, der von bereits erkrankten Familienmitgliedern abhängig ist.

Orofaziale Funktionsabläufe

Schon Wolff stellte 1870 das *Transformationsgesetz* auf, wonach eine Funktionsveränderung eine Anpassung der Form nach sich zieht und auf eine sich ändernde Morphologie eine Funktionsadaptation folgt. Auch Roux (1895) stellte die dialektische Einheit von *Form und Funktion* heraus und hob dabei besonders die Muskeltätigkeit hervor, die

Tab. 3.1 Risiko für eine Lippen-Kiefer-Gaumen-Spalte.

Art der Missbildung	erkrankte Geschwister	erkrankte Eltern	Risiko [%]
Lippen-Kiefer-Gaumen-Spalte	0	0	0,1 – 0,2
einseitig/doppelseitig	1	0	2,5
	1	0	6
	2	0	10 – 14
	1	1	11 – 14
	0	1	3 – 4
	0	2	37

Ursachenkomplex von Anomalien

durch Koordination und Kommunikation zu funktionellen Systemen, wie Sprechen, Kauen, Schlucken, Atmen und Mimik gebündelt wird und Einfluss auf das Gesichtswachstum nimmt. Fränkel (1984, 1992) meint, dass ein *Gleichgewicht* zwischen *antagonistisch wirkenden Muskeln* oder solchen, die von innen oder von außen Knochenoberflächen anliegen, unbedingte Voraussetzung für ein harmonisches Wachstum ist. Im Folgenden soll auf die orofazialen Funktionen und deren Störung sowie Auswirkungen auf die Kiefer- und Gebissentwicklung eingegangen werden.

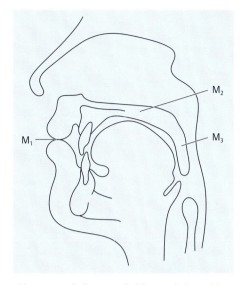

Abb. 3.**15 3-facher Mundschluss.** 3-facher Schluss (M_1, M_2, M_3) ist Voraussetzung für eine permanente Nasenatmung.

Atmung

Die Zirkulation der Atemluft wird durch den vom Brustkorb und Zwerchfell erzeugten Unter- oder Überdruck in den Lungen aufrecht erhalten. Der Luftstrom nimmt in Ruhe seinen Weg durch die Nase und bei notwendiger Erhöhung des Atemvolumens durch den Mund. Der *Nasenatmung* obliegt die Aufgabe der Atemluftkonditionierung, die in einem Anwärmen, Anfeuchten und Entstauben besteht. Sie kann nur bei einer freien *Nasen-Rachen-Kehlkopf-Passage* und dem anterior und posterior abgesicherten Mundschluss permanent und störungsfrei erfolgen. Der *vordere Mundschluss* wird vom ausgewogenen Ruhetonus der zirkulären und radiären Fasern des M. orbicularis oris bestimmt, da mit dem permanenten Lippenschluss auch eine Haltefunktion des Unterkiefers gegenüber der Schwerkraft desselben verbunden ist. Der *hintere Mundschluss* wird durch die weitestgehende Anlagerung der Zunge an Gaumen und Segel gewährleistet (Abb. 3.**15**).
Nach Eckert-Möbius (1962) wird durch den Schluckakt die Luft aus dem Mundinnenraum gedrängt. Dies führt, unterstützt durch die im Pharynx vorbeiströmende Ein- und Ausatmungsluft zu einem *Unterdruck im Mundraum*, der sich wiederum als Sog auf Zunge und Wange auswirkt. Die ständig wechselnden Druckverhältnisse im Mund- und Nasen-Rachen-Raum haben auch eine biomechanische Wirkung im Sinne eines durchblutungsfördernden Massageeffektes, der wiederum wachstumsfördernd und der

Pneumatisation des Gesichtsschädels dienlich ist. Die permanente Nasenatmung ist eine wichtige Voraussetzung für die normale Gebiss- und Kieferentwicklung. Der Oberkieferalveolarfortsatz befindet sich im Druckgleichgewicht zwischen der Zunge im Gaumengewölbe und den außen anliegenden Gesichtsweichteilen (M. masseter u. a.) (Abb. 3.**16**). Die Nasenatmung kann jedoch durch adenoide Vegetation der Tonsilla pharyngea und Habits *zeitweise* oder *permanent* in eine *Mundatmung* umschlagen.
Bei einer ständigen Mundatmung unterbleibt die Atemluftkonditionierung, der biomechanische Massageeffekt fehlt und das muskuläre Gleichgewicht zwischen M. masseter, M. orbicularis oris und Zunge wird zugunsten der Kaumuskulatur verschoben (Abb. 3.**17**). Dies bringt gesundheitliche und funktionelle Nachteile, die sich zunehmend potenzieren und als sogenannter *Circulus vitiosus (Teufelskreis)* bezeichnet werden:

- Dysfunktion: *permanente Mundatmung* → verstärkter Druck der Mm. masseterici auf den Oberkieferalveolarfortsatz → transversale Kompression → *Schmalkiefer* → M. orbicularis oris verliert Ruhetonus, da funktionslos

Ursachenkomplex von Anomalien

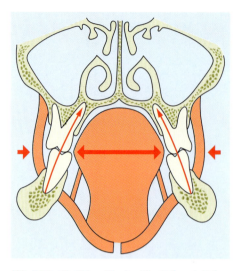

Abb. 3.**16** Die Zahnreihe des Oberkiefers steht in der muskulären Balance zwischen M. masseter und Zunge.

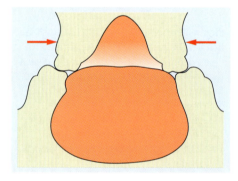

Abb. 3.**17 Druck bei permanenter Mundatmung.** Es kommt durch das Herabsinken der Zunge zum verstärkten Druck der außen anliegenden Mm. masseterici (Pfeile) und zur muskulären Dysbalance, die zum Schmalkiefer führt (vgl. Abb. 3.**16**).

→ Unterkiefer gleitet bei einer Schlaflage auf dem Rücken in eine Distallage → vergrößerte sagittale Stufe zwischen Ober- und Unterkiefer *(Distalbiss)* → Einlagerung der Unterlippe zwischen beiden Kiefern → Protrusion und Verlängerung der Oberkieferschneidezähne → weiter verstärkter Druck der Mm. masseterici …

● Gesundheit: Austrocknung der Mundschleimhaut → Senkung der Remineralisati-

onsprozesse an der Schmelzoberfläche → erhöhte Infektneigung

Die entstehende typische Mundatmerfazies wird ästhetisch als sehr nachteilige Mimik empfunden.

Die Störfaktoren und Hindernisse im Kopfbereich für eine permanente Nasenatmung sind:

● Verlegung des Atemwegs

– *in der Nase* durch die Deviation der Scheidewand, entzündlich bedingte Schwellung des Gefäßplexus bei chronischen Infekten, Hyperplasie der Conchae nasales,

– *im Pharynx* durch die Hyperplasie der Tonsilla pharyngea (adenoide Vegetationen), Tonusschwäche des Gaumensegels zur Vorhaltung der Zunge, z.B. beim Robin-Syndrom,

– *im Larynx* durch spastische Verengung der Stimmritze.

– In ihrer Gesamtheit können die Atemwegsverengungen unter Beteiligung zentralnervöser Dysregulationen zum *obstruktiven Schlafapnoesyndrom* (s. S. 376) führen, das in ein Aussetzen der Atmung für ca. 10 Sekunden einmündet.

● langer, schmaler Gesichtsschädel: Diese Patienten werden auch als *habituelle Mundatmer* bezeichnet. Bei dieser Atmungsform besteht kein mechanisches Hindernis. Die Ursache ist im Aufbau des Gesichtsschädels zu suchen.

Nasenatmung fördert die körperliche Entwicklung und das regelrechte Schädelwachstum. Permanente Mundatmung kann dies behindern und führt zur zunehmenden muskulären Dysbalance, die Nachteile für Gesundheit und Wachstum zur Folge hat. Die Umstellung von Mund- auf Nasenatmung ist ein wichtiger Bestandteil kieferorthopädischer Prophylaxe.

Kauen und Ernährung

Schon in der postnatalen Stillperiode wird aus kinderärztlicher und kieferorthopädischer Sicht auf die Bedeutung der Brust- gegenüber der Flaschenernährung hingewiesen. Dies betrifft die Übertragung der *mütterlichen Abwehrkräfte*, die *Sättigung des Saugreflexes* und die etwa *50-mal stärkere Muskelaktivierung*. Letztere ist für die Behe-

Ursachenkomplex von Anomalien

mahlende Kaubewegung → Beanspruchung der Mm. masseterici	hackende Kaubewegung → Beanspruchung der Mm. temporales
stärkere und längere Kauintensität	schwache Kauintensität
schnellere funktionelle Ausrichtung und Mineralisierung des Knochengerüsts	langsamere funktionelle Ausrichtung der Spongiosa- und Trabekelstruktur
ventrale Zugrichtung → 2. embryonaler Rückbiss	dorsale Zugrichtung
Abrasion der Milchzähne → Vorgleiten des UK bzw. des 1. Molaren in den Regelbiss (Zielinsky-Modus)	keine oder geringe Abrasion, kein Vorgleiten des UK bzw. der Zahnreihe, labile Einstellung der 1. Molaren
Abstützung der Schneidezähne	Vertiefung des Überbisses bei mangelnder Schneidezahnabstützung und sagittale Schneidekantenstufe

Tab. 3.**2**   Gegenüberstellung mahlender und hackender Kaubewegung.

bung der zur Geburt vorhandenen Rücklage des Unterkiefers (→ 2. embryonaler Rückbiss) besonders wichtig, da während des Saugens das Kind ständig den Unterkiefer zum Ausstreichen der Milch vor- und zurückbewegen muss. Auf der anderen Seite sollte der *Art und Weise* der Flaschenernährung auch die nötige Aufmerksamkeit geschenkt werden. Dies betrifft eine angemessene Trinkzeit von 15 – 20 Minuten, geregelt durch die Größe der Saugeröffnung, weil damit der natürliche Saugtrieb weitgehend gesättigt und dem Daumenlutschen vorgebeugt werden kann. Die *Umstellung* von *flüssiger* auf *feste Nahrung* sollte mit dem Durchbruch der 1. Milchmolaren erfolgen (1. physiologische Bisshebung), da dies eine Umstellung von der hackenden auf die mahlende Kaubewegung ermöglicht. Eine stärkere Beanspruchung des M. masseter und damit eine zeitige Umstellung auf feste Nahrung ist gebissphysiologisch von Vorteil und soll in einer Gegenüberstellung zur hackenden Kaubewegung verdeutlicht werden (Tab. 3.**2**).
Insgesamt fördert das Kauen harter Kost die Breitenentwicklung des Oberkiefers, wie Katsaros et al. (2006) experimentell nachweisen konnte (Abb. 3.**18**).
Neben den funktionellen Bedingungen behindert auch der *vorzeitige Milchzahnverlust* die Kautätigkeit und hat daneben wegen des kariösen Mundmilieus nachteilige Folgen auf

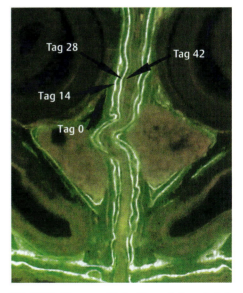

Abb. 3.**18**   **Gaumennaht.** Im Tiermodell wurde bei intensivem Kauen von Hartdiät ein verstärktes Wachstum in der Gaumennaht beobachtet (Tag 0 – Tag 42).

das bleibende Gebiss. Unter „vorzeitig" ist die Zerstörung oder Extraktion etwa 1 – 2 Jahre vor dem physiologischen Ausfall zu verstehen. Eine generalisierte rasche Zerstörung aller Milchzähne schon im Kleinkindalter ist die Folge einer häufigen Verabreichung gesüßten Tees, süßer Fruchtsäfte und stark gesüßter Kindernahrung aus der Flasche *(Nursing bottle syndrome)*. Besonders die ständige Verabreichung zur „Beruhigung" auch außerhalb der normalen Trink- und Esszeiten hat diese fatalen Folgen. Leider hat das Vorkommen in den letzten Jahren stark zugenommen und muss verstärkt durch Aufklärung und kariesvorbeugende Maßnahmen bekämpft werden.

Schlucken

Beim Kleinkind wird die Zunge während des Schluckvorgangs noch zwischen die zahnlosen Kieferkämme hineingepresst und damit stabilisiert. Beim Erwachsenen liegt sie im Mundinnenraum hinter den Zähnen. Ersteres wird auch als *infantiles Schlucken* und Letzteres als *somatische Schluckart* bezeichnet. Der Übergang von der einen zur anderen Art vollzieht sich mit Zunahme der Bezahnung und Schluss der zeitweiligen Zahnlücken im Wechselgebiss. Bei Dysgnathien, wie dem seitlich oder frontal offenen Biss und der vergrößerten Schneidekantenstufe, bleibt die infantile Schluckart erhalten, indem die Zunge in die vertikal und sagittal offenen Zahnzwischenräume weiterhin hineingepresst wird. Zungendyskinesien kommen häufig auch bei Syndromen wie dem Morbus Down vor und können nur durch intensive myotherapeutische Übungen behoben werden (s. 146).

Sprechen

Im Gegensatz zum reflektorisch ablaufenden Schluckvorgang ist beim Sprechen die Feinmotorik der Zunge für die normale oder gestörte Artikulation verantwortlich. Die Lautbildung erfolgt durch die differenzierte Anlagerung der Zunge am Gaumen und an den Zähnen. Die Adaptationsfähigkeit des extrem verformbaren und sensiblen Zungenmuskels an den Gaumen und die Zahnreihe ist jedoch begrenzt, sodass Kieferverformungen und Zahnlücken die Lautbildung stören können *(Dyslalien)*.

Am häufigsten ist die *s-Laut-Bildung* gestört *(Sigmatismus)*. Beim *offenen Biss* lagert sich die Zunge wegen des fehlenden Zahnkontakts direkt zwischen den Schneidezähnen ein und es entstehen die typischen Lispelzischlaute. Außer diesem *Sigmatismus interdentalis,* werden auch noch der *Sigmatismus lateralis*, bei dem die Zunge der seitlichen Gaumenpartie nicht anliegt und die Luft dort entweicht, und der *Sigmatismus palatalis,* bei dem die fehlerhafte Lautbildung durch teilweise Anlagerung der Zunge am Gaumengewölbe entsteht, unterschieden. Am Beispiel des Sigmatismus wird deutlich, dass Zahnfehlstellungen an der Ausprägung von Lautbildungsstörungen beteiligt sind und aus diesem Grund einer Therapie bedürfen. Da jedoch die mechanische Lautbildung eng mit der Steuerung durch das ZNS verbunden ist, sind logopädische Umstellungs- und Lernerfolge nicht nur an die Beseitigung der Zahnstellungsanomalie gebunden. So hat sich gezeigt, dass die Behebung des Sigmatismus auch ohne eine kieferorthopädische Therapie möglich ist, wenn auch unter schwierigeren morphologischen Bedingungen.

ME

Funktionsabläufe im orofazialen System, wie Atmen, Kauen, Schlucken und Sprechen, beeinflussen die Gebiss- und Kieferentwicklung. Unphysiologische Funktionen, Dyskinesien, Habits und unzweckmäßige Ernährungsformen sollten schon frühzeitig ausgeschaltet werden. Das präventive Eingreifen muss immer im Zusammenhang mit der multifaktoriellen Ätiologie gesehen werden, sodass eine primäre Verhütung von Gebissanomalien durch alleinige Ausschaltung von Fehlfunktionen im Einzelfall unmöglich sein kann.

Kieferorthopädische Betreuung durch den Hauszahnarzt

In keiner anderen Fachdisziplin der Zahnheilkunde ist die Diagnostik so umfangreich und die fehlende Vollständigkeit so folgenschwer für das Therapieresultat wie in der Kieferorthopädie. Einerseits hat die kieferorthopädische Behandlung während der Dentition und des Kieferwachstums die besten Erfolgschancen, andererseits können diagnostische Erhebungen im Kindes- und Jugendalter nur „Momentaufnahmen" in einer schwer zu prognostizierenden Entwicklung sein. Gerade Letzteres, das Wissen über die weitere Verstärkung oder Abschwächung der Gebissanomalie, kann nur empirisch durch Vergleich einer großen Anzahl individueller Behandlungsverläufe während der 3- bis 4-jährigen Weiterbildung zum Fachzahnarzt erworben werden. Stellt man andererseits die Dauer der Dentition vom 1. bis zum 12. Lebensjahr und die des Kieferwachstums bis zum 16. bzw. 18. Lebensjahr der Zeitspanne für eine kieferorthopädische Behandlung von 2 – 4 Jahren gegenüber, muss Letztere optimal in den Wachstums- und Dentitionsablauf „eingebettet" werden, um den maximalen therapeutischen Effekt in möglichst kurzer Behandlungszeit zu erreichen. Für die Festlegung des günstigsten Behandlungsbeginns hat der Hauszahnarzt eine wichtige Funktion inne, da er am besten durch regelmäßige Untersuchungen im Rahmen allgemeinzahnärztlicher Prophylaxe die Gebissentwicklung kontrollieren kann.

Für eine Überweisung zum optimalen Zeitpunkt bedarf es diagnostischer Basiskenntnisse, um Eltern und Patienten über die Schwere und die Behandlungsmöglichkeiten im individuellen Fall vorbereitend aufklären zu können. Andererseits können durch präventive Maßnahmen Störungen für die regelrechte Gebissentwicklung ausgeschaltet werden.

Die Basisdiagnostik in der zahnärztlichen Sprechstunde sollte Intervallen, die den Phasen der Gebissentwicklung entsprechen, angepasst werden und inhaltlich nach einer Systematik erfolgen. Für die Gebissentwicklung und das Wachstum sind 4 Altersstufen von besonderer Relevanz für ein prophylaktisches und therapeutisches Eingreifen:

- Nutzungsperiode des Milchgebisses (4. – 5. Lebensjahr)
- Durchbruch des 1. Molaren und Zahnwechsel der Schneidezähne (6. – 9. Lebensjahr)
- Zahnwechsel der Prämolaren und Eckzähne (10. – 12. Lebensjahr)
- Abschluss der Dentition und Okklusionseinstellung des 2. Molaren (13. – 14. Lebensjahr) Jeweils 1 Mal in jeder dieser Etappen sollten die folgenden Befunde erhoben werden:
- Stand der Dentition
- intramaxilläre Unregelmäßigkeit (Zahnengstand, Drehstand, Infra- und Supraposition einzelner Milch- und bleibender Zähne, Zahnlücken, Lückeneinengungen, Kieferkompression
- intermaxilläre Beziehungen:
- Okklusionsbefund an den 1. Molaren und den Eckzähnen
- sagittale Stufe
- Überbiss (Tiefbiss, offener Biss)
- transversale Unregelmäßigkeiten (Kreuzbiss, palatinale und bukkale Non-Okklusion)
- Artikulation
- dentale Zwangsführung, die den Unterkiefer beim Kieferschluss nach links oder rechts auslenkt
- Gelenkasymmetrien
- Profilverlauf
- Habits, permanente Mundatmung

  Es ist zu beachten, dass im Normalfall jede Entwicklungsetappe von bestimmten intra- und intermaxillären Beziehungen sowie einem spezifischen Gesichtsaufbau geprägt wird, die der Zahnarzt kennen muss, um die richtigen Schlussfolgerungen daraus zu ziehen.

ABLAUF

Kieferorthopädischer Untersuchungsalgorithmus im Wechselgebiss durch den Hauszahnarzt:

- Einzelkiefer: Anzahl bleibender Zähne in Okklusion oder Durchbruch
- Milchzahnpersistenz → dystoper Durchbruch, Durchbruchsbehinderung, Aplasie?
- Zusammenbiss: Okklusion der 1. Molaren (s. Abb. 2.**30**), Falschverzahnung (frontaler oder seitlicher Kreuzbiss, Non-Okklusion → Frühbehandlung)

Kieferorthopädische Betreuung durch den Hauszahnarzt

- vergrößerte Schneidezahnstufe, offener Biss → Habit-Ursache oder permanente Mundatmung?
- Gelenkasymmetrien, Zwangsführung

Die Kontrolluntersuchungen in den einzelnen Entwicklungsetappen sind auch die Grundlage für den *Überweisungskalender,* da es für jede Anomalieart einen optimalen Zeitpunkt für den Beginn der Therapie gibt (Tab. 4.1). Von den Krankenkassen wurden hinsichtlich der Kostenübernahme die *Kieferorthopädischen Indikationsgruppen (KIG)* eingeführt (Tab. 4.2). Sie basieren auf dem Index of Orthodontic Treatment Need, der in 5 Schweregrade untergliedert ist. In Deutschland werden die Behandlungskosten ab dem Schweregrad 3 übernommen, wobei diese Grenzziehung nicht der medizinischen Indikation entspricht. Neben der Anomalieschwere fließt auch der Gebissentwicklungsstand in die Entscheidung zur Kostenübernahme durch die gesetzlichen Krankenkassen ein. So stimmt der gesetzliche Versicherungsträger einer Therapie – bis auf wenige

Ausnahmen zur Frühbehandlung – erst mit Durchbruch der bleibenden Eckzähne und Prämolaren zu. Diese Einstufung sollte in der Regel der Kieferorthopäde durchführen.

MER

Die *Kieferorthopädischen Indikationsgruppen (KIG)* sind nicht der medizinischen Indikation gleichzusetzen, können jedoch als Orientierung für die Schwere der Zahnfehlstellung und Kostenübernahme durch die Krankenkassen genutzt werden.

Vorbereitend sollte der Zahnarzt Patienten und Eltern auch über die Dauer einer kieferorthopädischen Behandlung (2 – 4 Jahre) und die unterschiedlichen Therapiearten aufklären. Im Sinne der Steuerung der Gebissentwicklung obliegt es ihm auch, prophylaktische Maßnahmen, zu denen auch kleinere orthodontische Eingriffe zählen, selbst durchzuführen (s. S. 142, Prophylaxe). Im Interesse einer guten kollegialen Zusammenarbeit sollten alle allgemeinzahnärztlichen Aufgaben während der kieferorthopädischen Behandlung auch weiterhin beim Hauszahnarzt erfolgen. Dazu gehören die mundhygie-

Tab. 4.1   Verlauf der Dentition, Überweisungszeitpunkt für spezifische Dysgnathien und Behandlungsarten.

Alter [Lebensjahr]	Phasen der Dentition	Überweisungszeitpunkt	Dysgnathieart	Behandlungsart
3.– 6.	Nutzungsphase des Milchgebisses	Milchgebiss	Kreuzbiss, Progenie, offener Biss	Beschleifen der MZ, funktionell (Aktivatoren)
6.– 9.	Durchbruch der 1. Molaren Schneidezahnwechsel	nach Durchbruch der seitlichen Schneidezähne	Zahnengstand, sagittale Stufe (Distalbiss), Tief- und Deckbiss, weitere Dysgnathien wie oben	abnehmbare aktive Platten und Aktivatoren
10.– 12.	Wechsel der Eckzähne und Prämolaren	nach Durchbruch der 1. Prämolaren (OK) und Eckzähne (UK)	Zahnengstand (definitive Extraktionsentscheidung), weitere Dysgnathien wie oben	abnehmbare oder festsitzende Apparaturen
12.– 14.	Durchbruch der Prämolaren Abschluss der Dentition	Durchbruch der Prämolaren, Eckzähne und 2. Molaren	Zahnengstand und lokale Unregelmäßigkeiten	festsitzende Apparaturen

Kieferorthopädische Betreuung durch den Hauszahnarzt

Behandlungs-bedarf		Kürzel	Grad 1	2	3	4	5
kraniofaziale Anomalien		A					Lippen-Kiefer-Gaumen-Spalte bzw. andere kraniofaziale Anomie
Zahnunterzahl (Aplasie oder Zahnverlust)		U				Unterzahl (nur wenn präprothetische KFO oder kieferorthopädischer Lückenschluss indiziert)	
Durchbruchs-störungen		S				Retention (außer 8er)	Verlagerung (außer 8er)
sagittale Stufe	distal	D	bis 3 mm	über 3, bis 6 mm		über 6, bis 9 mm	über 9 mm (bei Habit)
	mesial	M				0 – 3 mm	über 3 mm
vertikale Stufe	offen (auch seitlich)	O	bis 1 mm	über 1, bis 2 mm	über 2, bis 4 mm	über 4 mm habituell offen (bei Habit)	über 4 mm skelettal offen
	tief	T	über 1, bis 3 mm	über 3 mm, ohne/mit Gingiva-kontakt	über 3 mm, mit traumatischem Gingiva-kontakt		
transversale Abweichung		B				Bukkal-/Lingual-Nonokklusion	
		K		Kopfbiss	beidseitiger Kreuzbiss	einseitiger Kreuzbiss	
Kontaktpunkt-abweichung Engstand (in der Front)		E	unter 1 mm	über 1, bis 3 mm	über 3, bis 5 mm	über 5 mm	
Platzmangel (distal der seitl. Schneidezähne)		P		bis 3 mm	über 3, bis 4 mm	über 4 mm	

Tab. 4.**2**   Indikationsgruppen. Nach Anlage 1 zu Abschnitt B Nr. 3 der KFO-Richtlinien.

nische Aufklärung und Überwachung, notwendige Füllungen und Extraktionen im Rahmen der kieferorthopädischen Therapie. Besonders zu Letzterem bedarf es immer der Abstimmung hinsichtlich der Erhaltungswürdigkeit einzelner Zähne und damit der Wahl der aus kieferorthopädischer Indikation zu extrahierenden Zähne.

Psychologie, Motivation und Mitarbeitsbereitschaft

Psychosomatik

Ganzheitliche Sichtweisen werden in Medizin und Zahnmedizin von einzelnen Vertretern in den Vordergrund gerückt, wenn vermeintlich die Hochleistungs- und Apparatemedizin versagt hat und die Erkenntnis reift, dass Diagnoseverfahren und Pharmakotherapie den Heilungsprozess nicht voranbringen. Dies gelte auch für die Kieferorthopädie, wo die Diagnostik mit Messverfahren für Modelle und Röntgenbildern „nur" das Anomaliebild wiedergibt und die Therapie sich häufig auf die Anwendung orthodontischer Kräfte beschränkt. Dabei werde die unverwechselbare Persönlichkeitsstruktur in der Diagnostik nur ungenügend erfasst und für die Behandlungsplanung und -führung zu wenig genutzt.

Betrachtet man in diesem Zusammenhang die multifaktorielle Ätiologie der Dysgnathien, ist sehr gut nachvollziehbar, dass auch psychologische Faktoren in das Beziehungsgefüge zwischen Erbe und Umwelt einfließen und an der Ausprägung einer Zahnstellungs- und Bisslageanomalie beteiligt sind. Eine Berücksichtigung der Lebensqualität und individueller Befindlichkeit im Bezug zur Zahnfehlstellung oder Dysgnathie ist für den Di-

agnoseprozess essenziell, darf aber andererseits keine Überbetonung und Leitfunktion für therapeutische Maßnahmen erhalten. Die Psychosomatik, eine etablierte medizinische Teildisziplin, geht speziell den Zusammenhängen zwischen der Genese von Krankheitssymptomen und seelischen Ursachen nach. Stress, Angst und Schmerz finden in sehr unterschiedlichen Körperregionen ihren organischen Niederschlag (Abb. 4.1).

Sucht man nach einem Bindeglied zwischen psychischen Spannungszuständen und den ätiologischen Faktoren für eine Dysgnathie, so sind Dysfunktionen der orofazialen Muskulatur sehr naheliegend. Das „Zerknirschen des Konflikts mit den Zähnen" ist dafür nur ein Beispiel. Die sofortige Therapie mit diversen Schienen ist in diesen Fällen ohne nachhaltige psychosomatische Diagnostik in den meisten Fällen nicht zielführend. Neben diesen neuromuskulären Dysregulationen gehören auch die Habits, wie Daumenlutschen und Nägelkauen im Vorschul- und Schulalter zu den stark psychisch gesteuerten Dysfunktionen. Da das Daumen- oder Fingerlutschen in den ersten Lebensjahren eine ganz normale, physiologische Absättigung des Saugtriebs darstellt und erst das Beibehalten im Alter von 4 – 5 Jahren als unphy-

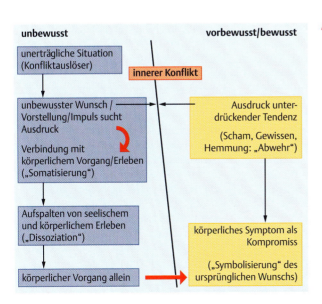

Abb. 4.**1** **Konversionsmechanismus.** Zusammenhänge zwischen psychischen Problemen und somatischen Krankheitssymptomen, die auch in der Diagnostik von Zahnfehlstellungen und Gebissanomalien zu berücksichtigen sind.

Psychologie, Motivation und Mitarbeitsbereitschaft

siologisch anzusehen ist, sind Kenntnisse zur Entwicklung der Persönlichkeitsstruktur erforderlich, um das Daumenlutschen nicht nur mechanisch, sondern auch mental zu behandeln. Dieser ursprüngliche, dem Nahrungstrieb dienende Saugreflex, der in unmittelbarem Zusammenhang mit der Hand-Mund-Koordination steht, wird während der weiteren körperlichen und geistigen Entwicklung durch eine Vielzahl neuer Reaktionen auf Umweltreize „überbaut" und damit zurückgedrängt. Der Auf- und Ausbau kindlicher Reaktions- und Verhaltensweisen muss entwicklungsbezüglich überwacht werden und kann z. B. durch fehlende Zuwendung (Reizunterangebot) oder auch Überforderung (multimediale Reizüberflutung) empfindlich gestört werden. In diesen Fällen bleibt das ursprüngliche Reaktionsmuster des Saugtriebs erhalten und es können neurotische Symptome wie Stottern und Bettnässen hinzukommen. Dieser psychische Hintergrund sollte immer bei Anwendung prophylaktischer Maßnahmen zum Abstellen der Lutschfunktion Berücksichtigung finden (s. S. 142, Prophylaxe).

Neben Einflüssen der Psyche auf die Entstehung von Gebissanomalien sind für die Diagnostik auch Auswirkungen von Zahnstellungs- und Bisslageanomalien auf die Psyche des Einzelnen festzuhalten, da sie ganz entscheidend den Behandlungswunsch und Mitarbeitsbereitschaft während der Therapie beeinflussen. Die sprachliche Trennung in Zahnstellungs- und in Bisslageanomalien (Dysgnathien) ist auch psychologisch nachzuvollziehen. Während bei Ersterem nur die störende Mundpartie, speziell die Fehlstellung der Frontzähne, Anlass zu negativen Assoziationen und Impressionen beim Gegenüber und im Spiegelbild reflektiert, werden mit dem abweichenden Gesichtsprofil bei mandibulärer Prognathie oder Retrognathie sehr unterschiedliche Charaktereigenschaften in Verbindung gebracht (Sergl 1990). So werden von Laien Patienten mit einer mandibulären Prognathie (Angle-Klasse III) Attribute wie energisch, kraftvoll, rücksichtslos, aggressiv, verschlossen und ernst zugeschrieben und diese werden allge-

mein als dominierende Persönlichkeiten eingeschätzt. Dagegen ordnet man Patienten mit mandibulärer Retrognathie (Distalbiss, Angle-Klasse II) Merkmale wie sensibel, zurückhaltend, freundlich, naiv, schwächlich und gehemmt zu und schreibt ihnen eine mehr sich unterordnende Persönlichkeitsstruktur zu. Diese Vorstellung wird klischeehaft auch in Comics und Karikaturen genährt, indem Gangster und Diebe mit einem überbetonten Unterkiefer dargestellt werden und Trottel ein mehr fliehendes Kinn aufweisen. Wie schon bereits dargestellt, ist auch aus den negativen charakterlichen Attributen keine psychische Belastung oder gar Leidensdruck von vornherein abzuleiten, sondern das Einzelprofil ist nur als ein Teil einer Gesamtpersönlichkeit zu sehen. So kann im Einzelfall das prominente Kinn die Führungspersönlichkeit des erfolgreichen Managers unterstreichen. Andererseits kommen sehr viele Patienten in die kieferorthopädische Sprechstunde, die schon bei geringgradiger Zahnfehlstellung unter ihrem Aussehen leiden. Bei Einschätzung der psychischen Belastung, die Anlass für eine Behandlung gibt, ist in Fällen mit einer sehr gering ausgeprägten Zahnfehlstellung und einer subjektiven Überbewertung durch den Patienten Zurückhaltung und Vorsicht geboten. Diese Differenz zwischen objektivem Ausmaß der Anomalie und subjektivem Empfinden kann Ausdruck einer übergroßen Erwartungshaltung des Patienten zur Lösung auch andersgearteter psychischer Probleme bis hin zu psychopathologischem Verhalten sein (Abb. 4.1). Der Kieferorthopäde sollte in diesen Fällen sehr sensibel auch Hintergründe erfragen und Schlussfolgerungen aus dem Allgemeinverhalten ziehen. Diese Ausnahmen schmälern jedoch in keiner Weise die – durch sehr viele Patientenurteile nach Therapieende belegbaren – psychologischen Vorteile und die Verbesserung der Lebensqualität durch kieferorthopädische Behandlung. Die „Zähne wieder zeigen können" steigert ganz wesentlich das Selbstwertgefühl und baut Hemmungen sehr rasch ab.

Psychologie, Motivation und Mitarbeitsbereitschaft

RKE

Indikation zur kieferorthopädischen oder kombiniert kieferorthopädisch-chirurgischen Therapie besteht bei

- ausgeprägter Anomalie,
- Gesichtsformprägung mit Assoziation für bestimmte Charakterzüge,
- Leidensdruck, Komplexe und Unwohlfühlen in sozialer Umwelt.

AVE

Keine Indikation zur kieferorthopädischen oder kombiniert kieferorthopädisch-chirurgischen Therapie besteht bei gering ausgeprägter Anomalie und normaler Gesichtsform.

Überbetonung der Bedeutung der Zahnstellungs- und Bisslageanomalie mit hohem Leidensdruck und damit verbundenes allgemeines Unwohlfühlen in sozialer Umwelt sind Indikationen für *psychosomatische Diagnostik.*

Motivation und Mitarbeitsbereitschaft (Compliance)

Die Anwendung psychologischer Kenntnisse und Fähigkeiten ist für den Kieferorthopäden essenziell, da er nur bei ausreichender Mitarbeit des Patienten das Therapieziel erreichen kann. Dies betrifft insbesondere das Tragen abnehmbarer Plattenapparaturen, Aktivatoren und des Headgears. Es ist deshalb auch nicht verwunderlich, wenn ca. 30% der Patienten kieferorthopädische Geräte aufgrund der zusätzlichen Belastung nicht anweisungsgemäß tragen. Bei Anwendung

festsitzender Apparaturen tritt die Bereitschaft zur intensiveren Mundhygiene an die Stelle der Compliance zum Tragen abnehmbarer Apparaturen.

Nur der psychologisch geschickte Aufbau und das Erhalten der Motivation mit immer neuem Schub führen zum Erfolg.

ABLAUF

Motivationszyklus

Fremdkörpergefühl, Speichelfluss, anfängliche Druckstellen, Sprechbehinderungen, gefolgt von Hänseleien führen ebenso wie der ohnehin bestehende Drang nach Freizeit und Unabhängigkeit zur Verringerung der Mitarbeitsbereitschaft mit zunehmender Behandlungsdauer. Konsequenzen spielen besonders für den Heranwachsenden, der sich ohnehin von seinen Eltern durch alternative Meinung und Verhalten abgrenzen möchte, keine entscheidende Rolle. Die präpubertären Jahre zwischen dem 11. und 13. Lebensjahr müssen daher konsequent genutzt werden, um rasch zum gewünschten Erfolg zu kommen. Ohnehin kommt es nach ca. 2 Jahren zu generellem Verdruss und Ermüdungserscheinungen bei der Mitarbeitsbereitschaft.

Neben einer aufzubauenden positiven Grundeinstellung gibt es weitere Persönlichkeitsfaktoren wie Pünktlichkeit, Körperbewusstsein und -hygiene die sich fördernd oder hemmend auswirken können (Fleischer-Peters 1985). Sie können auch als Mitarbeitsindikatoren während der Behandlung genutzt werden. Schulisches Leistungsniveau und zusätzliche außerschulische Belastung,

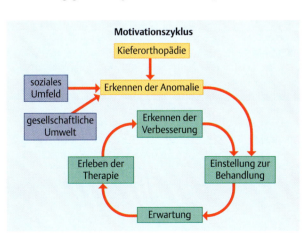

Abb. 4.**2**   **Motivationszyklus Kieferorthopädie.**

Psychologie, Motivation und Mitarbeitsbereitschaft

wie Sport und Musizieren beeinflussen generell nicht die Mitarbeit negativ. Charakterliche Eigenschaften wie Pflichtbewusstsein, Verantwortungsgefühl und Ausdauer stehen in engerer positiver Beziehung zur Compliance.

Als äußerer Faktor ist an 1. Stelle die Dreiecksbeziehung Eltern-Kind-Zahnarzt zu nennen. Sie ist in ihrem Stellenwert höher als das soziale Milieu und die Beteiligung an den Behandlungskosten anzusetzen. Die durch Medien forcierte Akzeleration und die Emanzipation von Kindern und Jugendlichen gegenüber der elterlichen Autorität lässt deren Einfluss auf die Compliance mehr und mehr schrumpfen. Andererseits ist die Suche der Heranwachsenden nach Leitmotiven und Idealbildern unverkennbar. Hier kann der Kieferorthopäde durch den Aufbau einer „Behandlungspartnerschaft" ein Vakuum nutzen und seine Autorität geschickt einsetzen.

Die Kontrolle der Compliance ist im Praxisalltag bis auf die Registrierung der Termineinhaltung nicht exakt nachprüfbar und steht oft im Widerspruch zu den Antworten nach der täglichen Tragezeit. Landmesser (1985) und Sahm et al.(1987) eruierten eine Diskrepanz zwischen objektiver und subjektiver Compliance. So betrug bei einer geforderten Tragezeit von 15 h/d die gemessene Verweildauer des Gerätes im Mund nur 8 h/d (± 4 h). Sinngemäß trifft Gleiches auch auf die Einhaltung einer regelmäßigen und intensiven Mundhygiene zu. Diese große Diskrepanz sollte im Einzelfall Anlass sein, Anforderung und zu erwartendes Ergebnis realistisch einzuschätzen und vorhandene *Kontrollmöglichkeiten* häufig zu nutzen:

- abnehmbare Apparaturen:
- Sprechen ohne Sigmatismus schon wenige Wochen nach Einsetzen einer Apparatur im Oberkiefer
- Passgenauigkeit bei Apparaturen mit Stellschrauben
- Messen des durch die Schraube erweiterten Plattenspalts und Vergleich mit dem Stellrhythmus

- Abnutzungsspuren wie Abrasion, Aufbissspuren und Konkrementansatz in Zonen, die der Reinigung schwer zugänglich sind
- Funktionskieferorthopädische Apparaturen ohne Stellschraube weisen bei gutem Tragen an den palatinalen Führungsflächen für die Molaren glatte, reflektierende Schliffacetten auf.
- Beim Headgear kann man an den Gebrauchsspuren am Nackenband und der Einsetzroutine in die Molarenröhrchen die Benutzung einschätzen.
- festsitzende Apparaturen:
- gereinigte Zahnoberflächen, auch in Problemzonen oberhalb der Brackets und unter den Bögen → Anfärbung macht fehlende Reinigung sichtbar.
- Gingivitis und starke Blutungsneigung sind Indizien für mangelhafte Mundhygiene.
- Demineralisationen und kariöse Läsionen sind Indizien für eine völlig unzureichende Mundhygiene, welche den Abbruch der Behandlung zur Folge haben kann.

Beste Kontrolle im positiven Sinn ist natürlich der morphologisch messbare Behandlungsfortschritt.

ME

Die Mitarbeitsbereitschaft zur kieferorthopädischen Behandlung vonseiten des Patienten und der Eltern ist unerlässlich für den Erfolg. Obwohl bei der Anwendung festsitzender Apparaturen die Wirksamkeit der Apparatur Compliance-unabhängig erfolgt, kann fehlende Mundhygiene – gefolgt von Karies, Gingivitis und Parodontopathien – den Behandlungserfolg zunichtemachen.

Anamnese

Erste Vorstellung und Beratung des Patienten beim Kieferorthopäden

Der kindliche Patient wird in der Regel vom Schulzahnarzt oder Hauszahnarzt zum Kieferorthopäden überwiesen. Seine Eltern und er erwarten von diesem eine weitergehende Aufklärung und Beratung als sie diese bisher erhalten haben. Der Fachzahnarzt muss sich in dieser 1. Beratung ein möglichst umfassendes Bild über die Mitarbeitsbereitschaft des Patienten, den Kenntnisstand zur Anomalie bei Kind und Eltern und die altersgemäße Motivation zur Behandlung machen. Dabei ist zu erfragen, ob eigenes Begehren oder nur das Befolgen der Überweisung Grund des Erscheinens ist. Mindestens ein Elternteil muss zur 1. Beratung zugegen sein. Sie ist auch der einzig richtige Zeitpunkt, um Eltern und Patienten wegen fehlender Motivation, desolater Gebissverhältnisse oder falscher bzw. überzogener Erwartungen von einer Behandlung abzuraten. Bei erwachsenen Patienten kann es wegen der aufgezeigten psychosomatischen Zusammenhänge vorteilhaft sein, zur Beratung den Partner oder die Partnerin hinzuzuziehen.

Vor Aufnahme der Anamnese sollten lückenlos alle Patientendaten entsprechend des Befundblatts erfasst werden (s. Befundblatt I, S. 139):

- Name, Vorname, Geburtsdatum, männl./ weibl.

- Anschrift, Telefon (privat/dienstlich)
- versichert durch: Vater/Mutter/Ehegatte/ selbst, mit Angabe der Personalien und Telefon
- Krankenkasse/Privatversicherung (+ Beihilfe): Name und Anschrift der Geschäftsstelle
- Überweisung: überweisender Zahnarzt oder Arzt mit Anschrift und Überweisungsdatum
- Aufnahmedatum

Familienanamnese
- Zahnstellungs- und Bisslageanomalien oder erfolgte kieferorthopädische Therapie in der Familie: Da ein hoher Anteil erblicher Faktoren die multifaktorielle Ätiologie der Zahnfehlstellung beim Patienten bestimmt, können aus bestehenden Anomalien bei den Eltern oder Modellserien von bereits behandelten Geschwistern wertvolle Hinweise für die Prognose und Motivation gegeben werden.
- Bei Vorkommen gleicher Anomalien in der Familie ist es oft möglich, die Progression durch Gegenüberstellung des Entwicklungsstands bei Kind und Elternteil zu demonstrieren (Abb. 4.3, **a**, Abb. 4.3, **b**).

Eigenanamnese
- Infektionskrankheiten:
- Mit dieser Frage soll einer möglichen Kontamination der Praxisräume und Verbreitung der Infektion vorgebeugt werden (ggf. durch desinfizierende Schutzmaßnahmen).
- In diesem Zusammenhang sollte bei kindlichen Patienten auch nach Bluttransfusionen gefragt werden, da diese in diesem Alter die wahrscheinlichste Infektionsquelle mit dem HIV-Erreger darstellen.

Abb. 4.**3** **Deckbiss.**
a Erste Symptome eines Deckbisses mit invertiert stehenden Schneidezähnen bei 9-jährigem Mädchen.
b Volle Ausprägung der Deckbisssymptomatik bei der Mutter dieser Patientin.

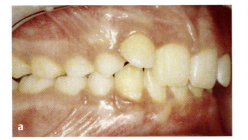
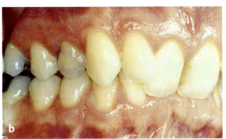

Anamnese

- Allgemeinerkrankungen:
- Hier ist gezielt nach solchen Erkrankungen zu fragen, die den Bindegewebs- und Knochenstoffwechsel beeinträchtigen oder bei denen unerwünschte Nebenreaktionen auf die unterschiedlichen kieferorthopädischen Apparaturen zu erwarten sind. Diabetes mellitus, Nieren- und Darmerkrankung können den Fortschritt von Zahnbewegungen aufgrund von Resorptionsstörungen, die für den Kalzium-Phosphat-Haushalt Bedeutung haben, nachteilig beeinflussen. Dies betrifft einerseits die Knochenregeneration im Rücken der Zahnbewegung und andererseits eine erhöhte Rezidivgefahr.
- Zusätzlich ist gezielt nach vorheriger oder bestehender Dauermedikation zu fragen, da auch diese Nebenwirkungen auf den Knochen- und Bindegewebsstoffwechsel haben kann.
- Allergien:
- Bei den allgemeinen Allergien Rhinitis vasomotorica (Heuschnupfen) und Endogenes Ekzem kann es während der akuten Schübe zur Behinderung der Nasenatmung und damit zur Einschränkung der Tragezeit kieferorthopädischer Apparaturen kommen.
- Allergische Reaktionen auf die verschiedenartigsten Stoffe mit antigener Reaktionspotenz wie Nickel-Verbindungen und Acrylate, die in den festsitzenden Band-Bogen-Apparaturen und den Kunststoffanteilen der abnehmbaren Apparaturen vorkommen, sind in der Mundhöhle im Gegensatz zu Hautreaktionen auf die genannten Substanzen höchst selten. Grund dafür ist das Fehlen der stark reagierenden Langerhans-Zellen in der Mundschleimhaut.
- Bei erhöhtem Antikörpertiter allergener Substanzen nach Hauttestung sollte zur spezifischen Testung in der Mundhöhle zunächst ein kieferorthopädisches Band am Molaren zementiert werden und nach 1 – 2 Wochen die lokalen Schleimhautreaktionen kontrolliert werden. Bei lokaler Rötung oder Schwellung bieten sich Titan- oder Keramikbrackets und kunststoffbeschichtete Bögen als Alternative an. Bei allergischer Reaktion auf die Platten- und Gerätekunststoffe sollte zunächst versucht werden, durch Anwen-

dung von Heiß- statt Kaltpolymerisaten den Restmonomergehalt in den Apparaturen zu senken.

ME

Allergische Reaktionen der Haut auf Nickel und andere allergene Stoffe sind in der Mehrzahl der Fälle bei Anwendung festsitzender Band-Bogen-Apparaturen an der Mundschleimhaut nicht zu erwarten.

- Anfallsleiden:
- Bei Patienten mit Epilepsie oder anderen Krampfleiden ist die mehrfach gesicherte festsitzende Apparatur das Mittel der Wahl, um die Aspirations- und Obturationsgefahr von Geräteanteilen zu verhindern.
- Die früher unter der Einwirkung antikonvulsiver Hydantoinmedikamente auftretenden Gingivahyperplasien können heute durch den Einsatz anderer Pharmaka vermieden werden.
- Die Frage nach einer Dauermedikation oder regelmäßigem Besuch einer Spezialsprechstunde können hilfreich sein, einen der genannten Faktoren schnell zu eruieren.
- Traumata und Operationen:
- Die Frage nach einem Krankenhausaufenthalt oder Unfall führt sehr schnell zur Beantwortung dieses anamnestischen Teils. Hierbei sind Frakturen und Zahntraumata von besonderer Bedeutung für den Behandlungsverlauf. Kollumfrakturen der Mandibula oder des Alveolarfortsatzes geben Anlass zu Okklusionsstörungen, während Zahnluxationen und Milchzahnintrusionen zur Verlagerung des Zahnkeims mit einer Wurzelabknickung (Dilazeration) und zu Ankylosierungen führen können. Besonders Letzteres, die Verwachsung von Zement und alveolärem Knochen, kann zu massiven Einschränkungen der orthodontischen Bewegung für den betroffenen Zahn führen.
- Bei traumatischer Intrusion ist außerdem in den meisten Fällen vom Verlust der Vitalität der Pulpa und ungünstiger Prognose für den Zahnerhalt auszugehen.
- Zur Frage nach Operationen gehört auch die nach erfolgter *Adenotomie* oder *Tonsillektomie* zur Verbesserung der Nasendurchgängigkeit und Senkung der Infekthäufigkeit (s. Atmungsform).

Anamnese

– Das kombiniert kieferchirurgisch-kieferorthopädische Vorgehen bei *Lippen-Kiefer-Gaumen-Segel-Spalten* bedarf der speziellen Anamnese und Befunderhebung (s. S. 344).

Bei positiver Traumaanamnese muss eine detaillierte klinische Befunderhebung folgen, um die Erhaltungsfähigkeit der betroffenen Zähne und deren parodontale Suffizienz für eine orthodontische Bewegung zu prüfen.

● Besonderheiten der körperlichen und geistigen Entwicklung:

– Für die frühkindliche Entwicklung ist der Zeitpunkt des Laufenlernens und der 1. Dentition von Relevanz.

– Abweichungen vom altersgemäßen Schulbesuch und von der Körperhöhe gleichaltriger Kinder können Hinweise auf Entwicklungsrückstände geben.

– Die Frage nach dem Hobby gibt nicht nur Auskunft über die körperliche und geistige Aktivität, sondern auch über die Ausdauer- und Leistungsfähigkeit, die für die Mitarbeit während der Behandlung besonders gefragt ist.

● Parafunktionen:

– Vor der Erhebung der klinischen Befunde zu den Folgen von Lutschanomalien und anderen Habits sind Fragen nach der Art, dem Beginn, der Dauer, der Intensität – bezogen auf den tageszeitlichen Rhythmus – oder eine bereits erfolgte Reduktion bzw. Beendigung zu stellen.

– Auch erwachsene Patienten sollten regelmäßig nach bestehenden Habits gefragt werden. Hier sind es vor allem das Einsaugen der Wangen, der Lippen und Fehlfunktionen der Zunge, die zur Anomalie beitragen. Bei diesem Patientenkreis ist gezielt nach Knirschen Aufeinanderpressen der Zahnreihen und dem Schnarchen (s. S. 376, obstruktive Schlafapnoe, OSAS) zu fragen, da dies für Kiefergelenksdysfunktionen und die Atmungsform Bedeutung haben kann.

● Atmungsform: Die Frage nach der permanenten Mundatmung sollte auch in der Anamnese schon gestellt werden und durch die klinische Befunderhebung definitiv beantwortet werden.

● Eine kontinuierliche zahnärztliche Mitbetreuung des Patienten ist wegen der Gewährleistung einer intensiven Karies- und Gingivitisprävention unter den erschwerten Mundhygienebedingungen bei Anwendung festsitzender Apparaturen essenziell. Zu den Risiken bei einer mangelhaften Mundhygiene sind Eltern und Patienten unbedingt auch mit Bildmaterial aufzuklären (Abb. 4.4, **a**, Abb. 4.4, **b**).

Die folgenden Informationen sollten dem Gespräch mit Eltern und Patienten entnommen werden:

● Allgemein- und spezielle Erkrankungen im Kopf-Hals-Bereich, die zum einen aufgrund erblichen Einflusses und zum anderen vom Patienten selbst für die Zahnfehlstellung und Dysgnathie ätiologisch von Bedeutung sind.

● Belastbarkeit von Wachstum und psychosozialer Kondition für eine kieferorthopädische Behandlung

Abb. 4.4   Mundhygiene.
a Kreisförmige Demineralisationen nach Abnahme der Brackets aufgrund mangelnder Mundhygiene.
b Reinigungsmöglichkeiten unter dem Drahtbogen mit Interdentalbürstchen. Die Plaqueanfärbung macht die gingivale Problemzone deutlich.

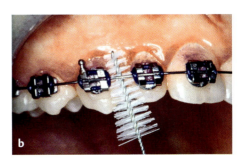

Anamnese

- Erwartung von Eltern und Patient vom Nutzen einer kieferorthopädischen Behandlung mit realistischer Abwägung von Behandlungswunsch und Motivation zur Mitarbeit (s. S. 71).

Erfahrungen durch vorangegangene kieferorthopädische Behandlungen des Patienten selbst oder seiner Angehörigen sowie die Erörterung eingeholter Zweitmeinungen müssen in die abzuleitenden Schlussfolgerungen einbezogen werden.

Klinischer Befund

Ein sehr wichtiger Teil der kieferorthopädischen Diagnostik ist die klinische Befunderhebung. Durch sie werden objektive Aussagen zur Behandlungsindikation und zur Prognose des Behandlungsverlaufs erst möglich. Weitere diagnostische Hilfsmittel wie Röntgenaufnahmen und Modelle müssen immer in Übereinstimmung mit den klinischen Befunden am Patienten bewertet und interpretiert werden. Der speziellen klinischen Untersuchung des orofazialen Systems sollte immer die Erfassung des Allgemeinzustands zur Objektivierung anamnestischer Daten und zum Einfluss allgemeiner Erkrankungen und Entwicklungsstörungen vorangestellt werden.

Allgemeinbefund

Die allgemeine körperliche Verfassung des kindlichen Patienten kann am besten durch die Gegenüberstellung von Alter, Körpergröße und Gewicht charakterisiert werden. Die Zuordnung erfolgt mithilfe des Somatogramms (Abb. 4.5, Abb. 4.6). Größe und Gewicht weisen mit zunehmendem Alter eine

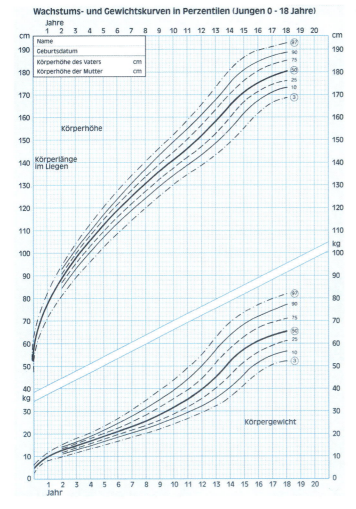

Abb. 4.5 Wachstums- und Gewichtskurven in Perzentilen.
Jungen, 0 – 18 Jahre.

Klinischer Befund

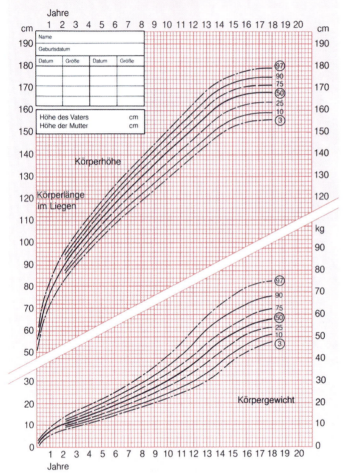

Wachstums- und Gewichtskurven in Perzentilen (Mädchen 0–18 Jahre)

Abb. 4.6 Wachstums- und Gewichtskurven in Perzentilen. Mädchen, 0–18 Jahre.

sehr breite Streuung auf. Die Abweichungen betragen um die Pubertät für das Körpergewicht bis zu ± 15 kg und für die Körperhöhe bis zu ± 15 cm.

Bei einer Differenz über die 2-fache Standardabweichung hinaus (± 2 σ) ist eine pathologische Größenordnung erreicht, die einer endokrinologischen Spezialuntersuchung bedarf. Die körperlichen Entwicklungsdaten müssen für die Festlegung eines optimalen Behandlungsbeginns mit dem Stand der Dentition, auch als Dentitionsalter bezeichnet, und der weitgehend altersunab-

hängigen skelettalen Reifung (skelettales Alter) ins Verhältnis gebracht werden (Abb. 2.**6**, Abb. 4.**7**).

Chronologisches, skelettales und Dentitionsalter sind relativ unabhängige Entwicklungsparameter und weisen individuell große Streubreiten auf. Für kieferorthopädische Maßnahmen

- zur Harmonisierung des Ober- und Unterkieferwachstums ist das skelettale Alter, speziell der pubertäre Wachstumsschub, und
- für den Beginn orthodontischer Therapie der Dentitionsstand bestimmend.

Klinischer Befund

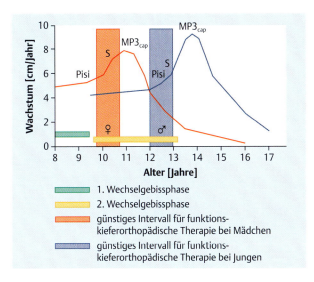

1. Wechselgebissphase
2. Wechselgebissphase
günstiges Intervall für funktionskieferorthopädische Therapie bei Mädchen
günstiges Intervall für funktionskieferorthopädische Therapie bei Jungen

Abb. 4.7 Günstige Zeiträume für funktionskieferorthopädische Therapie. Darstellung der Wachstumsintensitätskurven [cm/Jahr] bei Mädchen **(rot)** und Jungen **(blau)** mit dem jeweils günstigen Intervall für funktionskieferorthopädische Behandlung (rosa: Mädchen; Jungen: grau). **cap:** Epiphyse überkappt Diaphyse; **MP3:** mediale Fingerphalanx des 3. Fingers; **Pisi:** Os pisiforme; **S:** Os sesamoideum (s. S. 109 – 114).

Einen Hinweis auf eine Bindegewebsschwäche – mit den bereits beschriebenen Nachteilen für den Behandlungsverlauf – ist der Körperhaltung, speziell dem Wirbelsäulenverlauf, zu entnehmen. Verbiegungen der Wirbelsäule in sagittaler Richtung werden als Kyphose und in transversaler als Skoliose bezeichnet. Hängende Schultern, ein Rundrücken und der kraftlose Händedruck können weitere Zeichen für eine allgemeine Schwäche des Halte- und Stützapparats sein.

Die geistige Entwicklung kann vor allem bei starker Retardierung bis hin zur Debilität die kieferorthopädische Behandlungsfähigkeit stark beeinträchtigen. Sie muss jedoch dadurch nicht von vornherein ausgeschlossen werden. Die Eltern und Angehörigen der Patienten zeigen sich gegenüber jedem kleinsten Fortschritt in der körperlichen Entwicklung und dem Aussehen sehr dankbar. Dieser wichtige psychosoziale Faktor sollte bei der Indikationsstellung unbedingt berücksichtigt werden. Die Behandlungsmöglichkeit dieses Patientenkreises wird maßgeblich von der Kooperation durch den Patienten und seine Angehörigen bestimmt. Dabei stehen die Möglichkeit zur Abdrucknahme und die Fähigkeit und Hilfe zur Mundhygiene im Vordergrund (vgl. S. 351).

Die Verhaltensweise des Patienten hat entscheidenden Einfluss auf die Mitarbeitsbereitschaft und kann auf unterschiedliche Weise eingeschätzt werden:

- aktiv-vertrauensvoll
- still-passiv
- phlegmatisch
- ängstlich und misstrauisch
- aggressiv

In Zeiten der Reizüberflutung durch die Medien und hoher schulischer Anforderungen müssen Zeichen der Hyperaktivität und Nervosität als „Normalität" hingenommen werden und es sollte daraus nicht voreilig auf eine ungenügende Compliance geschlossen werden. Dagegen dürfte das „zu ruhige" und völlig uninteressierte Kind eher Anlass zur Besorgnis, in Bezug auf Mangel an Mitarbeitsbereitschaft, geben.

MERKE

Klinische Befunde zur allgemeinen körperlichen und geistigen Entwicklung des kindlichen Patienten und seine Verhaltensweise während der klinischen Untersuchung geben grundlegenden Aufschluss zur Behandlungsmöglichkeit

Klinischer Befund

Spezielle klinische Untersuchung

Diese Untersuchung gliedert sich in 2 wesentliche Teile:

- den extraoralen Befund, mit dem Aussagen zum Schädelaufbau und den Gesichtsweichteilen gemacht werden können, und
- den intraoralen Befund, mit dem der Alveolarfortsatz, das Gebiss und die Weichgewebe erfasst werden.

Extraoraler Befund

Schädelform und -proportionen: Die Höhe, Breite und Länge der zahntragenden Alveolarfortsätze, die kieferorthopädisch verändert werden sollen, müssen in harmonischer Beziehung zur Schädel- und Gesichtsform stehen. Im Einzelfall kann der sehr schmale Schädel eine Kontraindikation für die transversale Weitung der Kiefer beim Zahnengstand sein und die Weichen für eine Extraktionstherapie stellen. Für die metrische Erfassung und die Einteilung in die mehr *breite und kurze (brachyzephal, euryprosop)* oder *schmale und lange (dolichozephal, leptoprosp)* Schädel- und Gesichtsform bieten sich verschiedene Indizes an, mit denen Höhen-, Längen- und Breitenmaße ins Verhältnis gesetzt werden und mit einer Mittelwertpopulation verglichen werden:

- *Längen-Breiten-Index* des Kopfes (Schädels) (LBI): Die größte Länge und Breite des Kopfes werden mit dem Tastzirkel am Patienten erfasst oder an der frontalen und lateralen Schädel-Röntgenaufnahme gemessen. Aus dem Index ergeben sich Grenzwerte für einen Langschädel (dolichozephal) oder Kurzschädel (brachyzephal).

$$LBI = \frac{Kopfbreite \times 100}{Kopflänge}$$

- *morphologischer Gesichtsindex* (MGI): Die Gesichtshöhe, begrenzt durch Nasenwurzel und Kinn, wird der *Jochbogen-Breite (JBB)* gegenübergestellt. Auch der MGI kann vom Fernröntgenbild in der Norma frontalis gewonnen werden (Höhe: Nasion – Gnathion; Breite: Jochbögen).

$$MGI = \frac{Gesichtshöhe \times 100}{JBB}$$

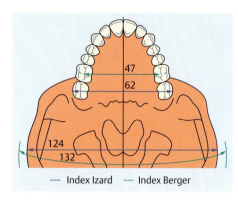

— Index Izard — Index Berger

Abb. 4.**8** **Index nach Izard.** Jochbogenbreite : Zahnbogenbreite = 2 : 1 (Norm).

- *Index nach Izard:* Die *Jochbogen-Breite (JBB)* wird mit der größten *Zahnbogen-Breite* (ZBB) (Bukkalflächen der 1. oder 2. Molaren, je nach Dentitionsstand) ins Verhältnis gesetzt. Nach Abzug von 10 mm für die Weichteildeckung des Jochbogens sollte dieser Diameter doppelt so groß wie das Zahnbogenmaß sein.

$$\text{Index (Izard)} = \frac{JBB - 10\,mm}{Zahnbogenbreite}$$

- Ist der Index nach Izard > 2, so spricht dies bei einem Schmalkiefer mehr für eine konservative Dehnungstherapie
- als bei einem Index < 2, der mehr für eine Platzbeschaffung durch Extraktion Anlass gibt (Abb. 4.**8**).
- *Kollmann'sche Proportionen:* Dafür wird eine vertikale Aufteilung des Gesichts in oberes (Stirn), mittleres und unteres Gesichtsdrittel vorgenommen. Messpunkte an der En-face-Fotostataufnahme sind das Trichion (Haaransatz), Nasion, Subnasale und Gnathion (Kinnunterrand). Durch den Wachstumsvorlauf des Hirnschädels ist bis etwa zum 10. Lebensjahr das Stirndrittel gegenüber den anderen vergrößert (Abb. 2.**4**, Abb. 2.**5**, Abb. 4.**9**, Abb. 4.**10**). Vertikale Dysgnathien wie der Tief- und Deckbiss führen zu einer Reduzierung des unteren Gesichtsdrittels, während der frontal offene Biss das Gegenteil, ein Dominieren dieses Gesichtsanteils, verursacht.

Klinischer Befund

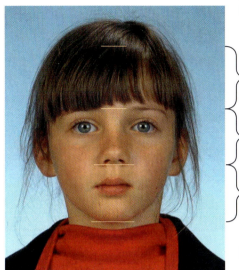

Abb. 4.**9   Kollmann'sche Proportionen.** Drittelung des vertikalen Gesichtsaufbaus.

Vertikaler Gesichtsaufbau
Kollmannsche Proportionen

Haaransatz

1/3

Augenbrauen

1/3

Subnasale

1/3

Kinnspitze

Dreiteilung des Gesichtes

Abb. 4.**10   Auswertung einer Frontalaufnahme.** Objektivierung von Asymmetrien (1 und 2 → vertikaler Gesichtsschädelaufbau; 3 → transversale Asymmetrien). Auswertungsebenen: **1:** Bipupillarlinie (durch beide Pupillen); **2:** Mundlinie (durch Mundwinkel); **3:** Mediansenkrechte (durch n und sn).

Die Gesichtsindizes dienen als Maßstab für Zahnbogenerweiterung und/oder vertikale Bisshebung oder -senkung zur Harmonisierung der Gesichtsschädelproportionen.
Gesichtsasymmetrien: Bei fast allen Gesichtsformen besteht keine absolute Hälftengleichheit. Diagnostisch von Interesse sind jedoch nur größere Abweichungen, die auch

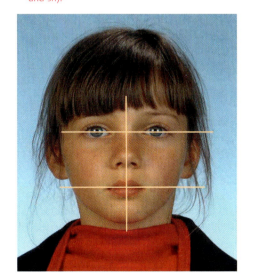

Auswertungsebenen:
1. Bipupillarlinie (durch beide Pupillen)
2. Mundlinie (durch Mundwinkel)

→ vertikalen Gesichtsschädelaufbau

3. Mediansenkrechte (durch n und sn)

→ Transversale Asymmetrien

81

Klinischer Befund

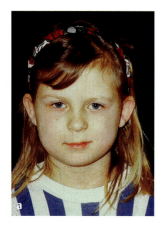

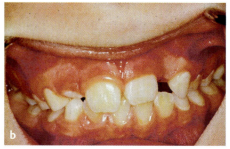

Abb. 4.11   Hemihypertrophia faciei rechts.
a Gesichtsasymmetrie.
b Auswirkungen der Asymmetrie im Gebiss durch ungleichen Durchbruch der Zähne und unterschiedliche Bisshöhe.

intraoral ihren Niederschlag in Zahnstellungsanomalien und Gebissasymmetrien finden. Messbar wird dies an der Fotostataufnahme oder a.–p.-Fernröntgenaufnahme (vgl. S. 114). Visuell sollten schon in der klinischen Untersuchung Seitabweichungen des Oberkieferkomplexes, auffällige Asymmetrien der Gesichtshälften und Deviationen des Kinns registriert werden. Häufigstes Syndrom mit ausgeprägten Asymmetrien ist die *Hemihypertrophia faciei,* einer halbseitigen Überentwicklung und eines Wachstumsvorlaufs, der durch überschießende Blutversorgung und Gefäßeinsprossung (Hämangiome) gefördert wird (Abb. 4.11). Diese Hälftenungleichheit kann auch den Körperstamm und die Extremitäten betreffen bzw. können Gesichtsasymmetrien durch Beckenschiefstand und Wirbelsäulenlordosen mitbeeinflusst werden. Bei starker Ausprägung der Gesichtsasymmetrie sollte der Orthopäde konsultiert werden. Bei starken Abweichungen des Unterkiefers und des Kinns muss immer an Wachstumsstörungen im Kiefergelenk (Trauma, Osteomyelitis, Dysmorphiesyndrom) gedacht werden. Diese einseitige Kiefergelenksinsuffizienz kann funktionell durch eine Verstärkung der Seitabweichung bei Mundöffnung unterlegt werden (Laterognathie).

Gesichtsprofil und Fotostataufnahme

Das Profil ist auch Gegenstand der metrischen Analyse durch Fotostataufnahme und laterales Fernröntgenbild (s. S. 114). Es wird jedoch während der klinischen Untersuchung schon eingehend betrachtet werden, da sich daraus erste therapeutische Ansätze hinsichtlich Vor- oder Rückverlagerung der Kiefer ergeben können. Dazu ist die Einlagerung der beiden Kiefer im Verhältnis zur Schädelbasis grob einzuschätzen. Mit einem Holzspatelkreuz kann zum einen die Frankfurter Horizontale und zum anderen dazu senkrecht die Nasion-Senkrechte auf den Patienten projiziert werden (Abb. 4.12). Exakt wird dies mit der Fotostataufnahme durchgeführt.

Das **Fotostatverfahren** beinhaltet die fotografische En-face- und Profilaufnahme. Durch sie werden, bedeckt von den Weichteilen, die Einlagerung der Kiefer in den Schädel beurteilt. Das Verfahren gehört damit zu den kephalometrischen Diagnostikverfahren und ist die klinische Ergänzung zur Fernröntgenanalyse (s. S. 114). Die beiden Aufnahmen sollten bei natürlicher Kopfhaltung gemacht werden. Dazu schaut der Patient geradeaus in einen Spiegel. Das Bild muss mindestens ein Format von 9 × 13 cm haben, damit eine Einzeichnung von Hilfslinien zur Beurteilung möglich ist. Grundlage für die Beurteilung bildet das *Mittelwertprofil* nach A. M. Schwarz (Abb. 4.13).

Klinischer Befund

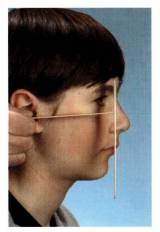

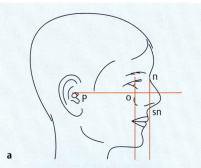

Abb. 4.**12   Klinische Einschätzung des Profilverlaufs.** (s. Abb. 4.**13**, **b**).

Dazu wird in die Profilaufnahme das *Kieferprofilfeld (KPF)* wie folgt konstruiert:
- Die Frankfurter Horizontale (H) wird durch die obere Begrenzung des Hautporions (p), dies ist der Oberrand des äußeren Gehörausgangs, und den Orbitapunkt (o), der eine Lidspaltbreite unter der Pupille liegt und dem knöchernen Orbitarand entspricht, festgelegt.
- Zur H werden rechtwinklig die Orbital-Senkrechte (Po), die den Augapfel tangiert, und

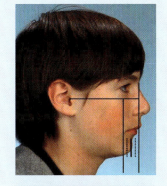

Abb. 4.**13   Kieferprofilfeld.** ▶

a Basislinien für die Bestimmung des Kieferprofilfelds: Frankfurter Horizontale, das ist die Verbindung von Porion (p) und Orbitapunkt (o); aufbauend auf dieser Linie die Orbita-Senkrechte und Nasion-Senkrechte; Subnasale (sn).
b Varianten des Kieferprofilfelds (KPF) des Unterkiefers:
„*gerade*" (durchgezogene blaue Linie) → das Kinn liegt in der Mitte zwischen Orbita- und Nasion-Senkrechten.
„*schief nach hinten*" (fliehend) → das Kinn liegt hinter der Mitte des KPF (in Richtung Orbita-Senkrechte = grob gepunktete Linie);
„*schief nach vorn*" (progen) → das Kinn liegt vor der Mitte des KPF (in Richtung Nasionsenkrechte = fein gepunktete Linie).
c Patientin – vor der funktionskieferorthopädischen Behandlung – mit einem Profil „schief nach hinten", das Kinn liegt außerhalb des Kieferprofilfelds.
d Die Patientin nach der Behandlung, das Kinn liegt nun im Kieferprofilfeld.

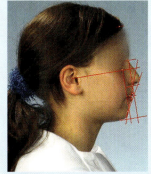

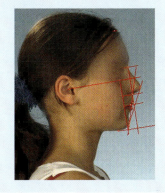

Klinischer Befund

die Nasion-Senkrechte (Pn), die das Nasion tangiert, eingezeichnet.
- Zwischen den beiden Senkrechten liegt das Kieferprofilfeld (KPF).
  Beim geraden Durchschnittsgesicht liegen Oberlippe, Unterlippe und Kinn innerhalb des KPF. Dies wird durch folgende Proportionen gekennzeichnet:
- Das Subnasale liegt auf der Senkrechten Pn.
- Die Oberlippe berührt diese Linie (beim Kind liegt sie, bedingt durch den Wachstumsvorlauf des Hirnschädels, noch zurück).
- Die Unterlippe steht ⅓ der KPF-Breite hinter der Pn (beim Kind etwa ½).
- Das Kinn (Hautpogonion PG) liegt in der Mitte des KPF.

- die Mundtangente sn-pog halbiert das Oberlippenrot und berührt die Unterlippe. Stimmen diese Proportionen, spricht man von einem *geraden Mittelwertgesicht* (Abb. 4.**13**, **b**, Abb. 4.**13**, **c**). Sind Unterlippe und Kinn nach distal verschoben, wird dies als *Mittelwertgesicht schief nach hinten* und bei Mesialverschiebung von Unterlippe und Kinn als *Mittelwertgesicht schief nach vorn* bezeichnet. Das Merkmal „schief nach hinten" signalisiert eine *Retrognathie* des Unterkiefers und der Verlauf „schief nach vorn" eine *Prognathie* im Verhältnis zum Oberkiefer.

Neben dem *Mittelwertgesicht* werden noch das *Vor-* und *Rückgesicht* unterschieden. Bei

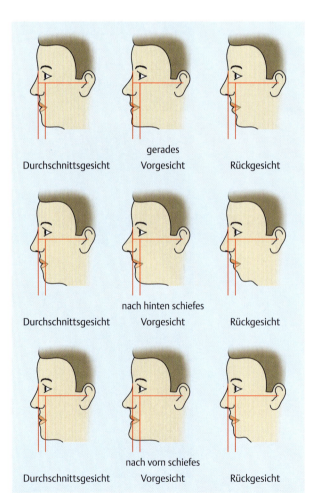

Abb. 4.**14 Gesichtsprofiltypen.**
Die 9 Typen nach Brückl.

| | gerades | |
| Durchschnittsgesicht | Vorgesicht | Rückgesicht |

| | nach hinten schiefes | |
| Durchschnittsgesicht | Vorgesicht | Rückgesicht |

| | nach vorn schiefes | |
| Durchschnittsgesicht | Vorgesicht | Rückgesicht |

Klinischer Befund

Ersterem liegt das Subnasale *vor,* bei Letzterem *hinter* der Profilsenkrechten. Das Kieferprofilfeld muss, um die zusätzliche Charakterisierung „gerade", „schief nach hinten" „oder schief nach vorn" vorzunehmen, parallel verschoben werden. Brückl unterscheidet deshalb 9 Gesichtstypen (Abb. 4.**14**).

In der En-face-Aufnahme werden die Symmetrie und die vertikalen Proportionen beurteilt. Dabei sollte das Untergesicht (Mund) dem Mittelgesicht in der Höhe entsprechen und die Kollmann'schen Proportionen gewahrt sein (s. Abb. 4.**9**, Abb. 4.**10**).

Mundprofil

Das *Mund- bzw. Lippenprofil* steht im direkten Zusammenhang mit dem Gesichtsprofil. Ein mehr konvexer oder konkaver Profilverlauf im Gesichtsschädel ist ästhetisch bedeutungsvoll. Er wird sowohl durch das Wachstum als auch durch die Therapie beeinflusst. Wie ab S. 20 beschrieben, kommt es während des Gesichtsschädelwachstums zu einer Abflachung des rundlichen, konvexen kindlichen Gesichts- und Mundprofils, je nach Kinnprominenz und Zurückbleiben des Mittelgesichtswachstums (Abb. 2.**8**).

Durch Einzeichnung eines Winkels in der Profilaufnahme, dessen Scheitelpunkt die Oberlippenkante und dessen Endpunkte die Glabella und die Kinnspitze sind, kann man dies objektivieren. Aus Abb. 4.**13** wird deutlich, dass schon beim Kind, unabhängig vom weiteren Wachstumsverlauf, eine derartige Differenzierung möglich ist. Prognathie des

Oberkiefers und/oder Retrognathie des Unterkiefers sowie eine Protrusion der Schneidezähne bestimmen den mehr konvexen Profilverlauf, während mandibuläre Prognathie und Retrusion der Schneidezähne die mehr konkave Form bedingen. Der ausgeglichene gerade Profilverlauf ist, wie schon erwähnt, das therapeutische Ziel und kann durch den sagittalen Ausgleich der Kieferlage und die Ausrichtung der Schneidezahnachsen erreicht werden.

Besondere Probleme kann es in Fällen mit ausgeprägtem Zahnengstand und einer Indikation für die systematische Prämolarenextraktion geben. Hier kommt es durch die distale Verschiebung der Eckzahnprominenz und die generelle Verkleinerung der Zahnbögen zu einer deutlichen Verstärkung der Konkavität, im angloamerikanischen Sprachgebrauch auch als „dish face" (Schüsselgesicht) bezeichnet. Dieser ästhetische Nachteil wird mit Zunahme der skelettalen Reife noch verstärkt und kommt umso mehr zum Tragen, je stärker schon zu Beginn der Therapie ein konkaver Gesichtsprofilverlauf vorlag. Deshalb sollte besonders bei Extraktionsentscheidungen auf Gesichts- und Mundprofil geachtet werden (Abb. 4.**15**, Abb. 4.**16**).

MERKE

Ein konkaves Mundprofil wird durch eine entwicklungsbedingte zusätzliche Konkavisierung nach der Extraktionstherapie beim Zahnengstand ästhetisch negativ verstärkt, während dies bei einem konvexen Verlauf zu einer „normalisierenden" Abflachung beiträgt. Auch das sogenannte Großnasenprofil

Abb. 4.**15**   **Konvexes Mundprofil.**

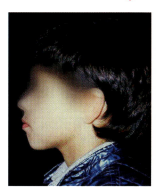

Abb. 4.**16**   **Konkaves Mundprofil.**

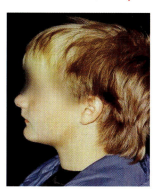

Klinischer Befund

bei Prognathie des Oberkiefers würde durch einen konservativen Platzgewinn bei Vorwärtskippung (Protrusion) der Schneidezähne abgeschwächt und verbessert.

Auch der *Naso-Labial-Winkel*, der vom Nasensteg und Oberlippenverlauf gebildet wird, gibt Auskunft über die sagittale Einlagerung des Oberkieferbasis (Spina nasalis anterior) im Verhältnis zum zahntragenden Alveolarfortsatz bzw. zur Zahnachsneigung der oberen Schneidezähne. Protrusion verkleinert und Retrusion vergrößert den Naso-Labial-Winkel. Im ersten Fall würde dies gegen eine sagittale Streckung des Oberkieferzahnbogens sprechen, im anderen Fall dafür.

Bei einer vergrößerten sagittalen Stufe zwischen oberen und unteren Schneidezähnen dominiert meistens eine schief nach hinten verlaufende Profillinie, deren Angleichung an einen geraden Verlauf durch eine Wachstumsstimulation des Unterkiefers ausgeglichen werden kann. Dies sollte schon während der klinischen Untersuchung als Zielbiss simuliert werden, indem die Mandibula in eine Neutrallage vorgeschoben wird. In den meisten Fällen ergibt sich damit eine wesentliche Verbesserung, die auch dem Patienten im Spiegel demonstriert werden sollte. Bei spitz und prominent auslaufendem Kinn und retrudiert stehenden Schneidezähnen kann sich jedoch in der Neutralposition auch eine schief nach vorn verlaufende Profilverschlechterung ergeben, was zur geringeren Unterkiefervorlagerung bei Rückführung der Oberkieferschneidezähne Anlass sein kann.

Auch in diesen Fällen müssen Foto-, Röntgen- und Modellanalysen sowie funktionelle Befunde zur Absicherung des Therapiewegs herangezogen werden.

MERKE

Profilanalyse und Simulation der harmonischen Kieferlage geben erste klinische Anhaltspunkte für den Therapieweg.

Das **Lippenprofil** steht im engen Zusammenhang mit der Funktionsanalyse (s. S. 98) und ermöglicht es, Rückschlüsse auf die Ätiologie, Morphologie und therapeutischen Möglichkeiten für die spezifische Dysgnathie und Zahnstellungsanomalie zu ziehen. Von der Lippenhaltung in Ruhe kann auf die At-

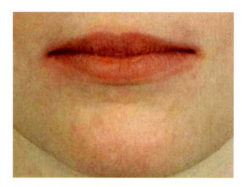

Abb. 4.**17**   **Kompetenter Mundschluss.**

mungsform geschlossen werden. Unbemerkt für den Patienten, können während der Anfangsuntersuchung der harmonische Lippenschluss oder eventuelle Verspannungen, die auf temporäre oder permanente Mundatmung schließen lassen, abgeleitet werden. In Anlehnung an Rakosi (1968) werden *4 unterschiedliche Lippenkonfigurationen* angegeben:

- Kompetente Lippen sind vorhanden, wenn die Lippen entspannt aufeinander ruhen und ein permanenter Mundschluss ohne Verspannung und Hilfsmuskeln möglich ist (Abb. 4.**17**).
- Inkompetente Lippen ermöglichen keinen dauerhaften Mundschluss, da besonders die Oberlippe zu kurz und tonuslos ist. Die radiären Fasern des M. orbicularis oris überwiegen in ihrer Spannung gegenüber der der zirkulären Fasern (Abb. 4.**18, a** und Abb. 4.**18, b**). Bei einem Mundschluss stehen die Lippen unter Spannung und der M. mentalis wird zu Hilfe genommen, um die Unterlippe der Oberlippe entgegenzuschieben (Abb. 4.**18, c**).
- potenziell inkompetente Lippen: Die protrudierten Oberkieferschneidezähne liegen auf der Unterlippe und verhindern deren Kontakt mit der Oberlippe. Die Lippen sind jedoch nicht zu kurz, um spannungsfrei in Kontakt zu kommen. Es gibt fließende Übergänge zwischen dieser Lippenkonfiguration und den inkompetenten Lippen (Abb. 4.**18, d**). Impressionen der oberen Schneidezähne auf der Unterlippe ist ein untrüglicher Hinweis auf diese Konfiguration.

Klinischer Befund

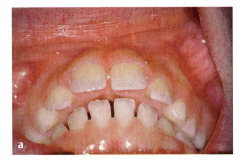

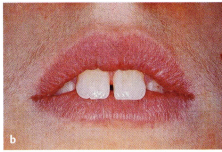

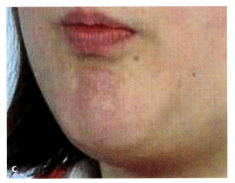

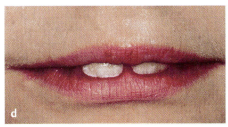

Abb. 4.18 Inkompetenter Lippenschluss.
a Vergrößerte sagittale Schneidekantenstufe, in die sich die Lippe einlagert und zum inkompetenten Lippenschluss führt.
b Inkompetenter Lippenschluss (s. Abb. 4.**18**, **a**).
c Inkompetenter Lippenschluss, bei einem Mundschluss stehen die Lippen unter Spannung und der M. mentalis wird zu Hilfe genommen, um die Unterlippe der Oberlippe entgegenzuschieben.
d Potenziell inkompetenter Lippenschluss.

- Procheilie: Die Lippen sind voluminös und nach außen aufgerollt. Der Muskeltonus ist nicht ausreichend.
Bei permanenter Mundatmung sind die Lippen zumeist trocken und rissig, begleitet von Mundwinkelrhagaden.
Eine kurze Oberlippe und/oder verlängerte obere Schneidezähne wirken sich auch beim Lachen als sogenanntes „gummy smile" nachteilig aus. Die Oberlippe wird dann so weit nach oben gezogen, dass auch die Gingiva als breites Band sichtbar wird. Plaque am Kronenübergang zum Sulcus und unsaubere Abschlussränder bei Zahnersatz durch Kronen, Brücken und abnehmbaren Teilprothesen werden besonders während des La-

chens sichtbar (Abb. 4.**19**). Durch myotherapeutische Übungen kann eine Erhöhung des Lippentonus und Verlängerung der Oberlippe erreicht werden. Das „gummy smile" kann auch durch eine Intrusion der Schneidezähne mit festsitzenden Apparaturen, die die Höhe des Alveolarfortsatzes verringern, und eine Abstützung der Schneidezähne erreicht werden. Aus Sicht der Altersinvolution mit zunehmendem Tonusverlust der Gesichtsweichteile und reduzierter Weichteilbedeckung der oberen und Entblößung der unteren Schneidezähne ist diese Intrusion vor allem bei erwachsenen Patienten zu begrenzen.
Informationen aus dem extraoralen Befund:
- Symmetrie des Gesichtsschädelaufbaus, frontal und seitlich
- Profilverlauf und sagittale Einlagerung von Ober- und Unterkiefer in den Gesichtsschädel
- Lippenkonfiguration, Lippentonus und Atmungsform

Klinischer Befund

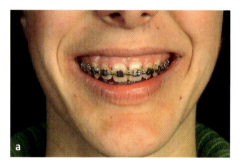

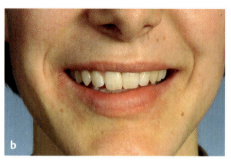

Abb. 4.19 Lippenschluss beim Lachen.
a Beim Lachen kann die kurze Oberlippe nicht die Zähne bedecken („gummy smile").
b Normale Lage der Lippe beim Lachen, sie bedeckt die Gingiva bis zum gingivalen Rand der Schneidezahnkronen.

ABLAUF

Intraoraler Befund

Algorithmus der intraoralen Inspektion:
- Vestibulum oris und apikale Basis
- Zunge und Pharynx
- Zahnstatus
- Anomaliebefund
- funktioneller Status

Die *Höhe des Vestibulum oris* hat Bedeutung für die kieferorthopädische Therapie mit dem Funktionsregler, da er über Seitenschilder und Pelotten, die weit in den Mundvorhof hineinragen einen Zug auf das Periost ausüben soll und damit die Knochenapposition gefördert wird. Je höher das Vestibulum ist, desto mehr wirkt sich diese Kiefererweiterung auch im Bereich der apikalen Basis aus. Diese kann durch Palpation des Mundvorhofs mit eingeschätzt werden. Bei einer *Konvergenz* der Wurzeln im Oberkiefer nach kranial spricht man von einer *kleinen apikalen Basis,* bei einer *Divergenz* von einer *großen apikalen Basis* (Abb. 4.**20**). Die große apikale Basis erlaubt durch Aufrichtung der Wurzeln eher eine Kieferexpansion als eine kleine. Die Palpation der apikalen Basis sollte immer in sagittaler und transversaler Richtung erfolgen.
Die Ausdehnung der „attached" Gingiva hat auch Bedeutung für die Insertion von Minischrauben zur skelettalen Verankerung, da diese zur Vermeidung von Gingivahyperpla-

sien mit Überwucherung immer im befestigten Teil inseriert werden müssen.
Das Vestibulum wird durch die verschieden Frenula unterteilt. Besonderes Augenmerk ist dabei dem tief einstrahlenden *Oberlippenbändchen* zu schenken, da die gingival zwischen den mittleren Inzisivi einstrahlenden Bindegewebszüge ein Diastema mediale entstehen lassen können. Dieser bis zum Periost einstrahlende Faserverlauf kann durch ein Abziehen der Oberlippe überprüft werden, da es dann zu einer deutlichen Anämie in diesem Bereich kommt. Röntgenologisch wird dies durch eine knöcherne Inzisur zwischen den Schneidezähnen sichtbar (Frenektomie vgl. S. 328). Auch im Unterkiefer kann das Lippenbändchen hoch am Gingivasaum ansetzen und zu einer Gingivarezession oder Lückenbildung Anlass geben. Der Gingivabefund erlaubt Aussagen über die derbe, zarte und brüchige bindegewebige Beschaffenheit und die Mundhygiene, bzw. den Entzündungsstatus. Eine gesunde Gingiva zeigt die typische Orangenschalenstippelung und ist frei von Entzündungszeichen. Dagegen signalisiert eine geschwollene und gerötete Gingiva eine mangelhafte Mundhygiene und übermäßigen Plaquebesatz. Wulstige Zahnfleischränder und lokale Gingivarezessionen deuten auf medikamentös oder belastungsbedingte parodontale Reaktionen hin.
Die Mundhygiene kann beim Kind nach dem *Oral Hygiene Index simplified (OHI/S)* oder dem *Plaque-Index nach Quigley und Hein (QHI)* erfasst werden. Die Anfärbung der Beläge ist für die objektive Quantifizierung erforderlich. Wenn dieser umfangreiche Mundhygienestatus im Rahmen der kiefer-

Klinischer Befund

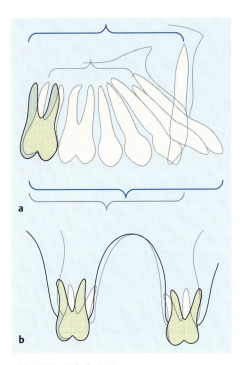

Abb. 4.20   Apikale Basis.
  a Apikale Basis in sagittaler Richtung.
  b Apikale Basis in transversaler Richtung.
  — = groß
  ⋯ = klein

orthopädischen Diagnostik zu aufwendig ist, sollte er unbedingt verbal in der Unterteilung gut/mäßig/schlecht eingeschätzt werden, da vor allem bei Anwendung festsitzender Apparaturen eine ungenügende Mundhygiene hohe Risiken für irreversible Schmelzschäden und parodontalen Abbau in sich birgt.
Ein Indikator für die besondere Kariesanfälligkeit ist der *Streptokokkus-mutans-* und der *Laktobazillus-Test.* Während mit Ersterem eine Aussage über die Kariesaktivität gemacht werden kann, gibt der zweite Test Auskunft über den Kohlenhydratkonsum. Besonders bei stark verschmutzten Gebissen und großem *DMF-Index* (DMF: decayed [kariös; erkrankt], missing [fehlend], filled [gefüllt]) können diese Verfahren zur Befundobjektivierung herangezogen werden.
Unter dem Einfluss mangelnder Mundhygiene kommt es relativ rasch zu einer margina-

len Gingivitis. Ein Übergang in eine Parodontitis wie dies beim Erwachsenen die Regel ist, kommt beim Kind aufgrund der größeren Widerstandsfähigkeit nicht so schnell zustande.
Von einer *entzündungsbedingten Gingivitis* und *Parodontitis* ist die sehr seltene Form der *juvenilen Parodontitis* differenzialdiagnostisch abzugrenzen. Sie zeichnet sich durch umfangreichen horizontalen und vertikalen Knochenabbau ohne ausgeprägte Entzündungszeichen im Kindes- und Jugendalter aus. Eine kieferorthopädische Behandlung kann in diesen Fällen wegen der unsicheren Regenerationstendenz kontraindiziert sein.
Vom generellen parodontalen Abbau ist die *lokale Gingivarezession* abzugrenzen. Diese ist vor allem im Kindesalter bei Falschverzahnung und Zwangsführung im Schneidezahngebiet zu beobachten und sollte wegen des irreversiblen Attachmentverlusts umgehend beseitigt werden (vgl. 250).

MERKE

Gingivitis und ungenügende Mundhygiene sind vor jeder kieferorthopädischen Behandlung zu beseitigen bzw. zu verbessern. Das Weiterbestehen ist eine *Kontraindikation* für eine Therapie, speziell mittels festsitzender Apparaturen.

Die **Zunge** liegt in der Ruhelage des Unterkiefers den Zahnreihen und dem Gaumen an und neutralisiert beim Schlucken – mit ihrem Stempeldruck gegen die Alveolarfortsätze – den von außen anliegenden Weichteildruck der Kaumuskeln. Bei permanenter Mundatmung entfällt dieser ausgleichende Weichteildruck von innen und es kommt zur Kieferkompression und zum Schmalkiefer (s. Ätiologie).
Die *Beweglichkeit der Zunge* kann durch die Adhärenz des Zungenbändchens an der Spitze eingeschränkt sein und die Artikulation stören. Die Diagnose Ankyloglosson ist beim Herausstrecken der Zunge leicht zu stellen (Abb. 4.21). Eine chirurgische Durchtrennung sollte schon im Kleinkindsalter vorgenommen werden. Eine voluminöse Zunge, die häufig bei mandibulärer Prognathie zu finden ist und Bedeutung für die Ätiologie und das Rezidiv besitzt, fällt klinisch durch Impressionen der Zähne an den Seiten auf.

Klinischer Befund

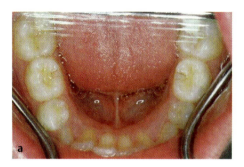
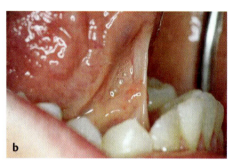

Abb. 4.21 Ankyloglosson.
a Adhärentes Zungenbändchen, befestigt an der Zungenspitze und an der Spina mentalis
b Adhärentes Zungenbändchen, seitlicher Einblick.

Ätiologische Bedeutung hat auch das Beibehalten des viszeralen Schluckens, d. h. die Zunge presst sich während des Schluckens zwischen die Zahnreihen hinein und fördert den vertikal offenen Biss. Die Abgrenzung zum normalen somatischen Schlucken ist nicht immer möglich und kann nur mithilfe der Fernröntgendarstellung in 2 Ebenen objektiviert werden.

Im Zuge der Zungeninspektion werden auch die Tonsillae palatinae nach Größe und Zerklüftung bewertet, um auf die Infekthäufigkeit und Auswirkungen auf die Atmungsform zu schließen.

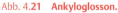

MERKE

Der Zungen- und Rachenbefund ist aus funktionell-ätiologischer Sicht von Bedeutung.

Klinische Gebissuntersuchung – Zahnstatus, Okklusion: „First count the teeth", hat Nord (1957) als wichtigstes Kriterium des Zahnstatus herausgestellt. Trotz der Trivialität dieser Forderung sind in der Vergangenheit immer wieder Fälle bekanntgeworden, bei denen im Rahmen einer Extraktionstherapie vier 1. Prämolaren trotz Aplasie des 2. entfernt wurden und damit aus einem Platzmangel eine fatale Zahnlücke zwischen Eckzahn und 1. Molaren geschaffen wurde. Wie im Zahnkreuz des Befundbogens angegeben (s. Anhang S. 139, Befundblatt II), sind Zahngattung und Befunde mit den entsprechenden Kürzeln einzutragen. Dabei ist die folgende *Systematik* sinnvoll:

● Zahnstatus:
– Zahnstatus präsens: Alle in die Mundhöhle durchgebrochenen Milch- und bleibenden Zähne werden registriert. Ein unsymmetrischer Zahnwechsel und die Persistenz von Milchzähnen kann Hinweis für die Zahnkeimaplasie und -dystopie oder Zahnretention sein.
– Diagnose der Zahnanlagen im Kiefer mithilfe des Orthopantomogramms und Bestimmung der Durchbruchsreihenfolge. Spätanlagen des 2. Prämolaren können noch bis zum 8. Lebensjahr und des 3. Molaren bis zum 12. Lebensjahr erfolgen.
– Struktur- und Formanomalien lokal und generalisiert
– Traumafolgen: Kronenfrakturen, Schmelzsprünge und Zahnlockerungen oder Ankylosen. Letztere sind besonders sorgsam durch den Klopfschall (hell = Ankylose) zu diagnostizieren, da sie maßgeblich die Zahnbewegung behindern.
– Abrasionen und Schlifffacetten
– Karies-, Füllungs- und Extraktionsstatus (bei Bedarf Sensibilitätstest und Perkussion)
– Wurzelkanalfüllungen, Parodontalspalt und apikale Veränderungen (Röntgendiagnose)
● Okklusion:
– Nach der Erhebung des Zahnstatus werden die Okklusionsbeziehungen in allen 3 Gebissebenen diagnostiziert und metrisch quantifiziert.
– Die sagittale Okklusionsrelation wird an den 1. Molaren und im Wechselgebiss zusätzlich an den Milcheckzähnen registriert, da Breitenunterschiede zwischen den 2. Milchmolaren und den Prämolaren zu einer Okklusionsverschiebung führen (s. „leeway space",

Klinischer Befund

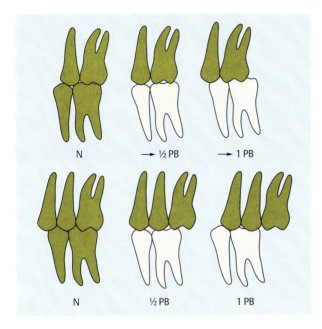

Abb. 4.**22** **Okklusale Verschlüsse-lung der 1. Molaren in Prämola-renbreiten (PB).** N = Neutralok-klusion; oben: → ½ PB →1 PB = Distalokklusion; unten: ← ½ PB ← 1 PB = Mesialokklusion.

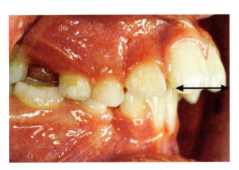

Abb. 4.**23** Vergrößerte sagittale Schneidekanten-stufe (←→).

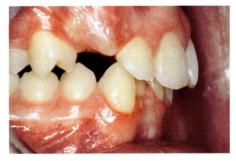

Abb. 4.**24** Bukkale Non-Okklusion von 14 und 44.

Modellanalyse). Die Abweichung von der Re-gel- bzw. Neutralokklusion wird in Bruchtei-len einer Prämolarenbreite, z. B. ½ Prämola-renbreite Distalokklusion oder ¼ Prämola-renbreite Mesialokklusion, angegeben (Abb. 4.**22**). Die Angaben beider Seiten kön-nen aufgrund von Zahnwanderungen und Unterkieferrotation voneinander abweichen (s. S. 127, Modellanalyse). In der Praxis ist es üblich, die Molarenrelation nach einer mo-difizierten Angle-Klassifikation anzugeben (Klasse I = Neutralokklusion; Klasse II/1 = Distalokklusion mit Protrusion der Schnei-dezähne; Klasse II/2 = Distalokklusion mit Retrusion der Schneidezähne; Klasse III = Mesialokklusion).

– Die Größe der sagittalen Stufe (*Overjet*) kann am Patienten mit der Verschlusskappe des Messzirkels bestimmt werden, da dies für die Einordnung in die kieferorthopädischen In-dikationsgruppen notwendig werden kann (Abb. 4.**23**, Tab. 4.**2**).

– In transversaler Richtung kann ein Kreuzbiss, eine bukkale oder eine palatinale Non-Ok-klusion diagnostiziert werden (Abb. 4.**24**). Non-Okklusionen sind besonders an den

Klinischer Befund

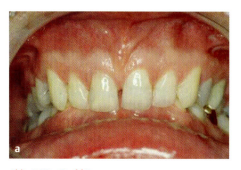
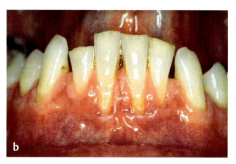

Abb. 4.25 Deckbiss.
a Überdeckung der unteren durch die oberen Schneidezähne.
b Traumatisierung der Gingiva und der Zahnhartgewebe.

Prämolaren und 2. Molaren zu registrieren, führen zur Zwangsführung des Unterkiefers und sollten zur Verhütung von funktionellen Störungen in der Muskulatur und im Kiefergelenk rasch behoben werden.

— In der Vertikalen ist der Überbiss *(Overbite)* zu bestimmen, wobei besonders in Tiefbissfällen auf die Traumatisierung der palatinalen oder bukkalen Gingiva zu achten ist (Abb. 4.**25**, **a**, Abb. 4.**25**, **b**). Weiterhin sollte auf die fehlende Okklusion im Front- und Seitenzahngebiet im Sinne des offenen Bisses

geachtet werden, wobei der fehlende Okklusionskontakt auf die noch nicht abgeschlossene Dentition oder auf deren Störung zurückzuführen sein kann. Dazu gehören Habits wie Fingerlutschen, Einsaugen der Wange und Zunge zwischen die Zahnreihen oder die Ankylose bzw. Reinklusion von Milchmolaren.

MER

Der Ausschluss von Zahnunterzahl, der allgemeine Gebisszustand, die Okklusionsbeziehung zwischen den 1. Molaren und den Milcheckzähnen sowie auffällige Abweichungen in sagittaler, transversaler und vertikaler Richtung sind die wichtigsten Gebissparameter, welche in der 1. klinischen Untersuchung zu erfassen sind.

Funktionelle Proben und Funktionsanalyse

Wie bereits im Kapitel zur Ätiologie darge-stellt, haben neben den hereditären Faktoren auch funktionelle Abläufe einen Einfluss auf die Entstehung von Dysgnathien und die Stabilität des Behandlungsergebnisses. In die klinische Untersuchung muss deshalb neben dem statischen Gebiss- und Okklusionsbe-fund auch die *dynamische Analyse von Bewe-gungsabläufen* im stomatognathen System einbezogen werden. *Unterkiefergrenzbewe-gungen* und *interokklusale Ruhelage* sind von besonderer Bedeutung, da nur so Zwangs-führungen eruiert werden können. Aber auch die Kiefergelenkbahnneigung und orofaziale Dyskinesien sind zu erfassen.

Funktionelle Proben

Mit den *funktionellen Proben* wird in den einzelnen Dysgnathiearten die therapeutisch angestrebte Bisslageveränderung simuliert bzw. aus physiologischen Bewegungsabläu-fen wie Unterkieferruhelage und Schneid-kantenbissmöglichkeit die Prognose für den Behandlungserfolg eingeschätzt.

Unterkieferruhelage (Tiefbissprobe)

- Als *interokklusale Ruhelage* oder *Ruheschwebe* wird die Unterkieferposition bezeichnet, in welcher sich synergistische und antagonisti-sche Muskulatur zum Öffnen und Schließen des Mundes im Gleichgewicht befinden.
- Bedingt durch das Gewicht des Unterkiefers von ca. 400 g und durch die Gravitationskraft befindet sich die Mandibula etwa 2–3 mm unterhalb der Okklusion in der Ruhelage, gemessen an den Eckzähnen. Diese interok-klusale Distanz kann sich durch muskuläre Dysbalancen, durch die Kopfhaltung (Ante- und Dorsalflexion), Stress und Ermüdung – aber auch Dysgnathie – bedingt vergrößern oder verkleinern.
- Die Bestimmung der Ruhelage wird am ent-spannt und aufrecht sitzenden Patienten vorgenommen. Zur Entspannung und Erzie-lung reproduzierbarer Ergebnisse wird zu-nächst mit dem „Klappertest" verspannte Muskulatur gelockert und anschließend durch die Aufforderung zum Schlucken oder Sprechen des Wortes „Ohio" die Ruhelage fi-

xiert. Die Messung des interokklusalen Ab-stands an den Eckzähnen gestaltet sich oft schwierig, da hierzu die geschlossenen Lip-pen auseinandergedrückt werden müssen und dies leicht zur Veränderung der Ruh-eposition führt. Hilfreich ist der Einsatz eines ringförmigen Spekulums oder die Anzeich-nung von 2 Messpunkten auf Nase und Kinn. Die objektive und berührungsfreie Messung ist nur mit der instrumentellen Bissregis-trierung (s. u. Funktionsanalyse) möglich. In eigenen Untersuchungen an Tiefbissfällen konnte festgestellt werden, dass der manuell bestimmte Wert um ca. 40–50 % über dem elektronisch und berührungsfrei gemessenen Wert liegt (Meier et al. 2003).

- Die Bestimmung der Unterkieferruhelage hat besondere Bedeutung für die Therapie des *Tiefbisses*. Hotz (1980) unterscheidet auf-grund der Variation der interokklusalen Dis-tanz in der Unterkieferruhelage den *echten* und den *Pseudotiefbiss* (Abb. 4.**26**). Während bei Erstem ein großer Ruheabstand von 8–10 mm besteht, ist beim Pseudotiefbiss eine normale Distanz von 2–3 mm zu registrie-ren. Da während des Wachstums und der Dentition der Tiefbiss durch die 3 Bisshe-bungen und Elongation der Seitenzähne re-duziert wird, ist dies auch mit einer Reduk-tion des interokklusalen Abstands verbun-den. Dies führt beim *echten Tiefbiss* zum an-gestrebten Normalwert, während beim *Pseudotiefbiss* der gesamte Ruheabstand auf-gebraucht würde. Da nach der Meinung von Hotz (1980) ein Minimalwert von ca. 2 mm jedoch nicht unterschritten wird, ist der so-genannte Pseudotiefbiss prognostisch un-günstiger als der echte Tiefbiss einzuschätzen (Abb. 4.**26** oben). In eigenen Untersuchungen (Harzer und Eckardt 1996) konnte dagegen nur eine Korrelation des Ruheabstands mit der Inklination der Schneidezähne bzw. dem Interinzisalwinkel festgestellt werden. Dies bedeutet: Je steiler und retrudierter die Schneidezähne zur Kieferbasis stehen, desto größer ist der Ruheabstand.

MERKE

Bei einem interokklusalen Ruheabstand von 2–3 mm ist die direkte Bisshebung durch Intrusion der Schneidezähne indiziert, wäh-rend bei einem Abstand > 4 mm die indirekte,

Funktionelle Proben und Funktionsanalyse

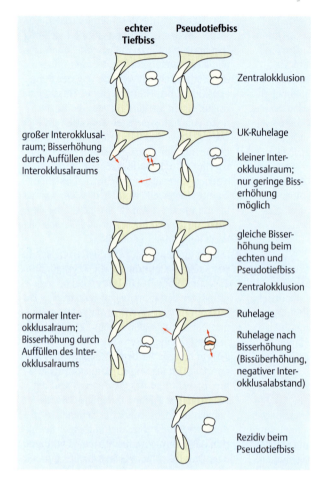

echter Tiefbiss | Pseudotiefbiss

Zentralokklusion

großer Interokklusal-
raum; Bisserhöhung
durch Auffüllen des
Interokklusalraums

UK-Ruhelage

kleiner Inter-
okklusalraum;
nur geringe Biss-
erhöhung
möglich

gleiche Bisser-
höhung beim
echten und
Pseudotiefbiss

Zentralokklusion

normaler Inter-
okklusalraum;
Bisserhöhung durch
Auffüllen des Inter-
okklusalraums

Ruhelage

Ruhelage nach
Bisserhöhung
(Bissüberhöhung,
negativer Inter-
okklusalabstand)

Rezidiv beim
Pseudotiefbiss

Abb. 4.**26** Differenzierung zwischen echtem und Pseudo-
tiefbiss.

durch Elongation der Seitenzähne bei der Tiefbisstherapie, anzuwenden ist. Beim Erwachsenen kommt in den meisten Fällen nur die Intrusion der Schneidezähne und Nivellierung der Spee-Kurve infrage.

Mittellinienabweichung in Okklusion und bei Mundöffnung (Kreuzbissprobe)

- Bei einer Abweichung der Kiefermitten in Okklusion ist die Überprüfung dieser transversalen Kieferlageabweichung während der Mundöffnungsbewegung unerlässlich.
- Besonders beim Kreuzbiss kann der Unterkiefer bei Erreichen des Zahnkontaktes nach einer Seite zwangsgeführt werden.

ABLA

Probenablauf bei bestehender Zahnbogen-mitten-Abweichung:
- Überprüfung ob *Zahnbogenmitte* mit der *Kiefermitte* übereinstimmt:
- Oberkiefer: Klinisch kann geprüft werden, ob die Mitte des Philtrums mit der Zahnbogenmitte kongruent ist (Abb. 4.**27**). Raphe palatina media verläuft am Modell durch Zahnbogenmitte.
- Unterkiefer: Im Einzelfall kann dies mit einer Röntgenaufbissaufnahme nachgewiesen werden. Spina mentalis und Zahnbogenmitte stimmen überein. Klinisch kann man im Unterkiefer bei abgezogener Unterlippe und angehobener Zunge bei frontaler Betrachtung eine Linie vom Lippen- zum Zungenbändchen anpeilen (Abb. 4.**28**). Diese sollte durch

Funktionelle Proben und Funktionsanalyse

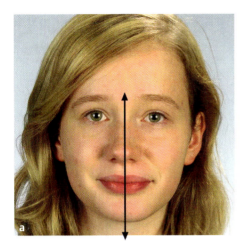

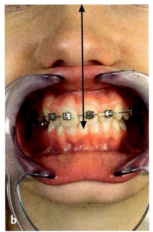

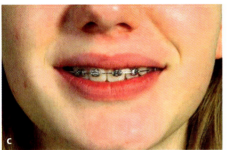

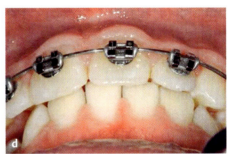

Abb. 4.**27** Abweichung der Oberkiefermitte von der Gesichtsmitte durch einseitige Extraktion.
a Gesichtsmitte.
b Abweichung der Oberkiefermitte nach rechts.
c OK-Mitte weicht gegenüber Phittrummitte nach rechts ab.
d OK-Zahnbogenabweichung nach rechts gegenüber UK-Mitte

die Zahnbogenmitte des Unterkiefers verlaufen. Abweichungen der Zahnbogenmitte von der Kiefermitte sind nicht selten und werden oft durch einseitige Lücken oder Zahnengstand verursacht. In diesen Fällen ist eine Rekonstruktion notwendig.
- Prüfung des *Verhaltens der Kiefermitten* während der Öffnungsbewegung (Abb. 4.**29**):
– Unterkiefermitte schwenkt sofort nach Disklusion in die des Oberkiefers ein → dentale Zwangsführung, die durch orthodontische Maßnahmen oder Beschleifen bei Milchzahnzwangsführung (s. S. 147) behoben wer-

den kann. In diesem Fall hat sich das Kiefergelenk noch nicht an die dentale Zwangsführung angepasst.
– Mittenabweichung bleibt auch bei Mundöffnung bestehen → Kiefergelenk hat sich bereits an dentale Zwangsführung angepasst oder es besteht asymmetrisches Kiefer- oder Gelenkwachstum → orthodontische und kieferorthopädische Maßnahmen

Eine Mittenabweichung durch dentale Zwangsführung ist prognostisch günstiger einzuschätzen als eine solche, die bereits im Kiefergelenk adaptiert ist oder auf asymmetrisches Wachstum zurückzuführen ist.

Funktionelle Proben und Funktionsanalyse

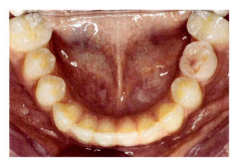

Abb. 4.**28** **Klinische Bestimmung der Unterkiefer-mitte. Anpeilen von Lippen- und Zungenbänd-chen**

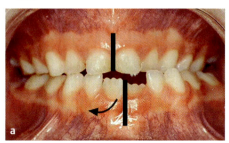

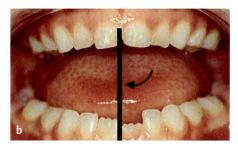

Abb. 4.**29** **Prüfung des Verhaltens der Kiefermit-ten in der Öffnungsbewegung.**
a Markierungen: Mitte UK und OK.
b Während der Öffnungsbewegung schwenkt der Unterkiefer in die Mitte ein. Es besteht eine dentale Zwangsführung links.

Schneidekantenbissmöglichkeit (Progenieprobe)

● Diese funktionelle Probe ist vor allem bei fehlendem Vorbiss (Overjet) der oberen ge-genüber den unteren Schneidezähnen von prognostischer Bedeutung. Mandibuläre Pro-gnathie (Progenie) oder maxilläre Retrogna-thie sind die Ursachen für den falschen oder negativen Vorbiss.

● Der Patient wird aufgefordert, beim Mund-schluss so weit wie möglich mit dem Unter-kiefer nach distal zu kommen. Der Untersu-chende hilft durch leichten Druck auf das Kinn nach, um zu versuchen, mit den Unter-kieferschneidezähnen auf die Schneidekan-ten der lingual stehenden oberen Inzisivi aufzutreffen.

● Ist dies möglich, kann relativ rasch mit einer Protrusionsplatte oder einem funktionskie-ferorthopädischen Gerät eine Überstellung der oberen über die unteren Schneidezähne erreicht werden.

● Dagegen signalisiert die fehlende Schneide-kantenbissmöglichkeit eine schwerere Biss-lageanomalie oder Fehlstellung der Schnei-dezahnachsen und ist mit einer längeren Be-handlung und schlechteren Prognose ver-bunden.

● Von einem *progenen Zwangsbiss* spricht man, wenn die unteren Schneidezähne in der Schließbewegung zunächst auf die Schnei-dekanten der oberen Zähne auftreffen und dann aufgrund des Steilstandes dieser Zähne – oder die Protrusion der unteren – nach vorn in den Schlussbiss geleitet werden, so-dass ein umgekehrter Überbiss entsteht. Diese Form ist am leichtesten zu beheben. Progener Zwangsbiss und Schneidekanten-bissmöglichkeit bei negativem Overjet sind prognostisch günstig einzuschätzen.

MER

Maximaler Vorbiss und Sprechprobe (Rückbissprobe)

● Für die Therapie eines *Distalbisses* (Angle-Klasse II) ist die *Vorschubmöglichkeit* des Un-terkiefers von Bedeutung, da diese in schwe-ren Fällen durch Gelenkdysmorphien und funktionelle Behinderung stark einge-schränkt sein kann. Dies ist jedoch die Aus-nahme, sodass in den meisten Fällen ein maximaler Vorschub von 10–20 mm, ge-messen an den Schneidezähnen, möglich ist. Diese Messung ist jedoch, abgesehen von den beschriebenen Ausnahmen, für die Behand-lungsprognose wenig aussagefähig.

● Bedeutender ist die muskulär geführte sagit-tale Position des Unterkiefers in der Ruhelage und bei physiologischen Funktionen (wie dem Sprechen, Kauen, Atmen durch den

Funktionelle Proben und Funktionsanalyse

Mund), da bei einem transversal zu schmalen Oberkiefer dieser den Unterkiefer beim Okkludieren in eine mehr distale Lage zwingt, um ihn noch allseits umgreifen zu können. In diesen Fällen ermöglicht die apparative Erweiterung des Oberkiefers eine relativ rasche Umstellung des Unterkiefers in eine neutrale Bisslage, da dies muskulär schon „präformiert" ist.

● Als *funktioneller Test* eignet sich dazu die *Sprechprobe*. Man beobachtet z. B. beim Zählen von 60 bis 70 die sagittale Lageveränderung des Unterkiefers im Profil. Stellt er sich während des Sprechens in eine mehr neutrale Lage ein, ist dies prognostisch günstig zu bewerten. Gleichzeitig kann durch die Häufung der s-Laute während des Zählens ein möglicher Sigmatismus diagnostiziert werden.

Die Mesialbewegung des Unterkiefers während des Sprechens im Falle einer Rückbisslage signalisiert eine Zwangsrücklage des Unterkiefers und kann durch transversale Erweiterung behoben werden.

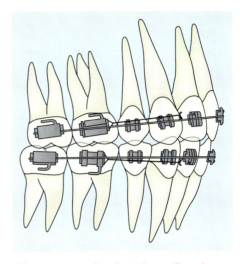

Abb. 4.**30** Eine unkorrekte Achsenstellung der Schneidezähne behindert eine gute Okklusion und damit die Stabilität des Therapieresultats.

Gelenkbahnneigung und Schneidezahnprotrusion

● Die Neigung der Gelenkbahn und die palatinale Führungsebene an den oberen Schneidezähnen beim Vorschub des Unterkiefers sind in der Regel sowohl beim eugnathen als auch beim dysgnathen Gebiss aufeinander abgestimmt.

● So ist bei einer Angle-Klasse II/2 die Retrusion der oberen Schneidezähne und steiler Protrusionsbahn für die unteren Schneidezähne mit einem prominentem Tuberculum articulare und ebenfalls steiler Gelenkbahn verbunden.

● Umgekehrt beobachtet man bei einer Klasse II/1, die sehr oft mit einer Schneidezahnprotrusion verbunden ist, ein weniger prominentes Tuberculum articulare und eine flachere Gelenkbahn.

● Zum Behandlungsziel gehört bei allen skelettalen Klasse-II-Fällen neben der achsgerechten Einstellung der Schneidezähne auch der Umbau von Kondylus, Fossa und Tuberculum articulare. Eine flache Gelenkgrube und Gelenkbahn ermöglichen diese Relokationspro-

zesse schneller und stabiler als die ausgeprägte Morphologie der Klasse-II/2-Fälle. Dies mag auch ein Grund für die oft langwierigere Bissumstellung bei den zuletzt Genannten sein.

● Häufig kommt es im Rahmen der *Extraktionstherapie* während des Lückenschlusses von anterior zu einer starken Retrusion der Schneidezähne und damit steileren Frontzahnführung. Dies muss durch einen *Wurzeltorque* kompensiert werden. Unterbleibt dies, kann zum einen keine exakte Okklusion im Seitenzahnbereich erzielt werden und zum anderen besteht das Risiko für eine Dysfunktion des Kiefergelenks (Abb. 4.**30**).

● Klinisch kann die Übereinstimmung von dentaler Protrusions- und Gelenkbahn überprüft werden, indem der Patient die Zähne in den Schneidekantenbiss bringt und dann der Verlauf und die Breite des interokklusalen Spalts im Seitenzahngebiet eingeschätzt werden. Divergiert er nach distal, ist die Gelenkbahn steiler ausgeprägt (prominentes Tuberculum articulare). Konvergiert er, ist die dentale Protrusionsbahn stärker geneigt (Steilstellung der Inzisivi). Ist der Spalt dagegen mesial und distal gleich breit, haben beide Führungsbahnen die gleiche Neigung (Abb. 4.**31**).

Funktionelle Proben und Funktionsanalyse

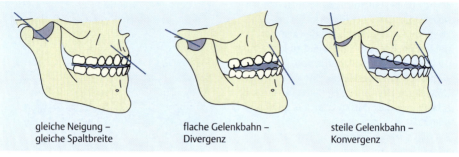

gleiche Neigung –
gleiche Spaltbreite

flache Gelenkbahn –
Divergenz

steile Gelenkbahn –
Konvergenz

Abb. 4.**31** Klinische Prüfung der Übereinstimmung von Gelenkbahnneigung und Schneidezahnachsenführung durch Beurteilung der okklusalen Spaltbreite bei Kopfbiss.

CAVE

Die Inkongruenz zwischen Gelenkbahnneigung und Neigung der Schneidezahnprotrusionsbahn kann Risikofaktor für eine Kiefergelenksdysfunktion sein.

Funktionsanalyse

Kiefergelenk – Muskulatur – Okklusion

Während die bisher dargestellten funktionellen Proben Aussagen über die Adaptationsfähigkeit und Dysbalancen zwischen Kiefergelenk, Dysgnathie und Okklusion erlaubten, müssen im Rahmen der kieferorthopädischen Diagnostik auch *pathologische Gelenk- und Muskelsymptome,* die in das sogenannte *Dysfunktionssyndrom* einmünden, diagnostiziert werden. Mit der kieferorthopädischen Therapie wird einseitig in den Regelkreis Okklusion – Muskulatur – Gelenk durch Zahnstellungsänderung eingegriffen. Dies wird beim Wachsenden in der Regel durch Adaptation der einzelnen Stellglieder kompensiert.

Mit Abschluss von Wachstum und Dentition festigen sich die Funktionsabläufe. Orthodontische und kieferorthopädische Maßnahmen nach dem Abschluss des Schädelwachstums können bei ausbleibender Adaptation zu Störfaktoren für Muskulatur und Gelenk werden und Anlass für ein Dysfunktionssyndrom sein. Andererseits können auch schon beim unbehandelten Kind und Jugendlichen Symptome von Funktionsstörungen vorliegen, die es aufzudecken gilt, damit sie nicht einer späteren kieferorthopädischen Behandlung angelastet werden. Der Funktionsanalyse kommt auch vor dem Hintergrund zunehmender Behandlung im Erwachsenalter eine größere Bedeutung zu, da erste Anzeichen einer Dysfunktion durch die Okklusionsveränderungen noch verstärkt werden können. Dies führt dann dazu, dass die kieferorthopädische Therapie als auslösend und verursachend angenommen wird. Aus diesem Grund ist die Funktionsanalyse bei erwachsenen Patienten vor Aufnahme einer kieferorthopädischen Behandlung essenziell. Besondere Hinweiszeichen für diese Patientengruppe sind lokale Schliffflächen, die in eine Schlüssel-Schloss-Beziehung gebracht werden können und auffällige Diskrepanzen bei den funktionellen Unterkieferbewegungsproben.

CAVE

Einer orthodontischen Behandlung erwachsener Patienten muss immer eine Funktionsanalyse der dynamischen Okklusion, der Kaumuskulatur und des Kiefergelenks vorausgehen.

Anamnese

Der *kraniomandibulären Dysfunktion (CMD)* liegt eine multifaktorielle Ätiologie zugrunde (Befundbogen nach Bumann und Frank, s. Anhang, S. 139). Lokale morphologische und funktionelle Störfaktoren werden flankiert von allgemeinen psychischen und stressbedingten Alterationen. Die **Anamnese** dient einerseits der Aufdeckung vorhandener Dysfunktion und zum anderen als Grundlage für orthopädische Korrektur derselben.

Funktionelle Proben und Funktionsanalyse

Manuelle Funktionsanalyse

Für ein klinisches Screening wird von Buhmann et al. (2000) die folgende Vorgehensweise vorgeschlagen (ab 2 Merkmale → CMD wahrscheinlich):
1. Mundöffnung eingeschränkt
2. Gelenkgeräusche
3. okklusale Geräusche
4. Mundöffnung asymmetrisch
5. Muskelpalpation schmerzhaft
6. Exzentrik traumatisch

Die *manuelle Funktionsanalyse* (MFA) erfolgt in Anlehnung an das „Hamburger Screening" und wird im entsprechenden Befundbogen (Abb. 4.**32**) erfasst (Buhmann et al. 2000):
1. metrische Erfassung aktiver Bewegungen:
– Mundöffnung, passiv und aktiv
– Endgefühl: hart (ligamentär), zurückfedernd (knöchern), (Abb. 4.**33**)
2. Suche nach *strukturellen Läsionen* (Abb. 4.**34**):
1. Referenz: nur jeweils Protrusion, Öffnen und Schließen (Abb. 4.**34**)

2. Referenz: dynamische Kompression bei leicht geöffnetem Mund → Krepitus und Schmerzen (Abb. 4.**35**); dynamische Kompression mit Protrusion, Öffnen und Schließen
– *Gelenkfläche*
– *bilaminäre Zone:* passive Kompression zur Testung der bilaminären Zone auf Schmerzsymptome
1. dorsokraniale Kompression (Abb. 4.**36**)
2. kraniale Kompression (Abb. 4.**36**)
3. dorsale Kompression (Abb. 4.**37**) bilaminäre Zone
– *Kapsel und Bänder:* Traktion und Translation zur Testung von Kapsel und Bändern auf Schmerzhaftigkeit
1. ventrale Translation (Abb. 4.**38**)
2. kaudale Translation
– *Muskulatur:* isometrische Anspannung zur Testung schmerzhafter Muskelareale Mundschließer (Abb. 4.**39**)
1. Mundöffner
2. M. pterygoideus lateralis links und rechts (Abb. 4.**40**)

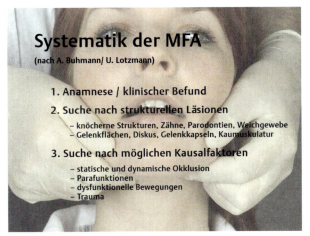

Abb. 4.**32** **Manuelle Funktionsanalyse des Kiefergelenks.** Systematik nach Buhmann und Lotzmann.

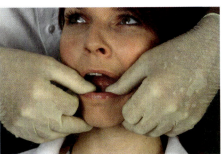

Abb. 4.**33** **Metrische Erfassung aktiver Bewegungen.** Mundöffnung (aktiv, passiv) und Endgefühl.

Funktionelle Proben und Funktionsanalyse

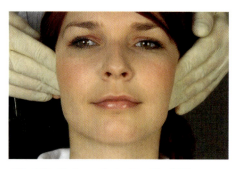

Abb. 4.34   Suche nach strukturellen Läsionen. 1. Referenz: Protrusion, Öffnen, Schließen.

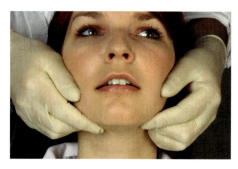

Abb. 4.35   2. Referenz. Dynamische Kompression (→ Krepitus und Schmerzen).

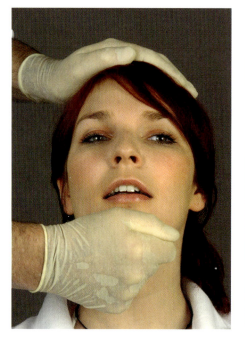

Abb. 4.36   Testung der bilaminären Zone. Passive dorsokraniale und kraniale Kompression zur Testung auf Schmerzsymptome.

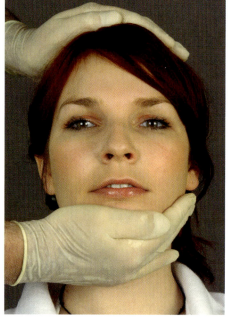

Abb. 4.37   Testung der bilaminären Zone. Dorsale Kompression.

3. dynamische Kompression zur Differenzierung von *Knackgeräuschen:*
1. Referenz: Geräuschzeitpunkt nur jeweils Protrusion, Öffnen und Schließen (vgl. Abb. 4.**34**)
2. Referenz: dynamische Kompression mit Protrusion, Öffnen und Schließen (vgl. Abb. 4.**34**, Abb. 4.**35**)
– Das Symptom des Knackens kann sehr unterschiedliche Ursachen haben, ist als solches aber noch nicht pathologisch. Ursachen:

– Diskusverlagerung,
– Lig. laterale, Diskusadhäsion
– Kondylushypermobilität
– Knorpelhypertrophie

Mit Zunahme kieferorthopädischer Behandlung Erwachsener ist ein CMD-Screening und, im individuellen Fall, die manuelle Funktionsdiagnostik zum Ausschluss einer Vorschädigung des Kiefergelenkkomplexes essenziell.

Funktionelle Proben und Funktionsanalyse

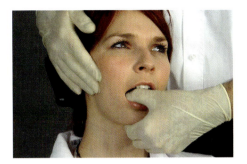

Abb. 4.**38** **Testung der Kapsel und Bänder.** Hier: ventrale Translation.

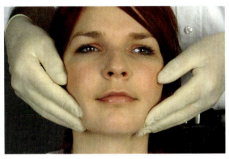

Abb. 4.**39** **Testung der Mundschließer.** Isometrische Anspannung zur Testung schmerzhafter Areale.

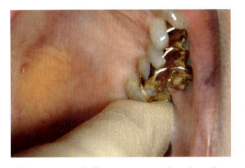

Abb. 4.**40** **Mundöffner.** M. pterygoideus lateralis.

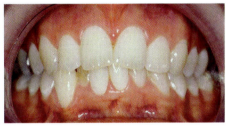

Abb. 4.**41** **Fallbeispiel: Zahnengstand.** 25-Jährige mit Kiefergelenkknacken und Zahnengstand.

Instrumentelle Funktionsanalyse

Besonders zur Differenzierung pathologischer Ursachen von Knackgeräuschen hat sich die *instrumentelle Funktionsanalyse* in Kombination mit der *magnetresonanztomografischen Darstellung (MRT)* des Kiefergelenkes bewährt. Das Prinzip besteht in einer 3-dimensionalen elektronischen Aufzeichnung der Bewegungsspuren des Unterkieferkondylus in der Öffnungs- und Schließbewegung. Diese ist bekanntlich eine kombinierte Rotations- und Gleitbewegung und wird von der Morphologie des Gelenkaufbaus, insbesondere des Tuberculum articulare und der Dynamik des Discus articularis, geprägt. Die elektronische Aufzeichnung erfolgt auf Ultraschallbasis (Zebris, KaVO Arcus Digma, SAM Axioquick Recorder) oder optoelektrisch auf Infrarotbasis (Dentron String Condylocomp, Dentron Freerecorder Blue Fox) (Ahlers et al. 2003). Instrumentelle Analyse in Kombination mit dem MRT und das spezielle kieferorthopä-

disch diagnostische Vorgehen mit Ableitung therapeutischer Konsequenzen soll mithilfe einer Kasuistik demonstriert werden:

- 25-jährige weibliche Patientin gibt Kiefergelenkknacken an und wünscht die Behandlung des Zahnengstands in Ober- und Unterkiefer (Abb. 4.**41**).
- *kieferorthopädischer Befund:* bialveoläre Protrusion mit Zahnengstand im Ober- und Unterkieferschneidezahngebiet, Verlust von Zahn 26 mit eingeengter Lücke, Neutralokklusion
- *manuelle Funktionsanalyse:* passive Kompression → bilaminäre Zone rechts dorsokranial und kaudal sensibel; dynamische Kompression → Knackgeräusche rechts; s. Abb. 4.**42**
- *instrumentelle Analyse* mit Condylocomp Dentron LR3: Sagittale Spur rechts zeigt initial und terminal Versatz (Abb. 4.**43**, Abb. 4.**44**).
- *MRT:* anteriore Diskusverlagerung bei Mundschluss, während der Öffnungsbewe-

Funktionelle Proben und Funktionsanalyse

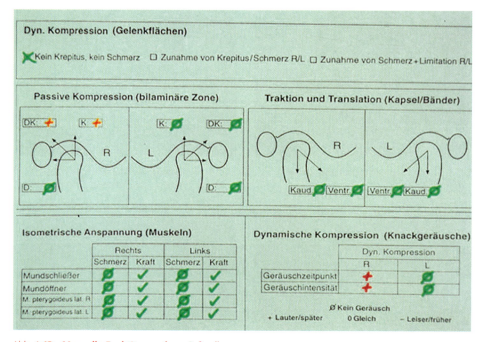

Abb. 4.**42** **Manuelle Funktionsanalyse.** Befundbogen. Passive Kompression: Sensibilität der bilaminären Zone rechts; dynamische Kompression:
Knackgeräusche rechts.

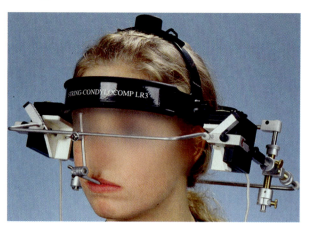

Abb. 4.**43** **Instrumentelle Funktionsanalyse.** Hier: Condylocomp
Dentron LR3.

gung Aufspringen des Kondylus auf den Diskus (Abb. 4.**45**)
- kieferorthopädische Therapieplanung unter
Berücksichtigung der strukturellen Läsion
der bilaminären Zone und der anterioren
Diskusverlagerung rechts:

— Extraktion des Zahns 31 zur Auflösung des
Engstands und Retrusion der Schneidezähne
→ leichte Vorverlagerung des Unterkiefers in
„Super-Klasse I" zur Entlastung der bilaminären Zone und Verhinderung des Absprin-
gens des Kondylus vom Diskus in der
Schließbewegung

Funktionelle Proben und Funktionsanalyse

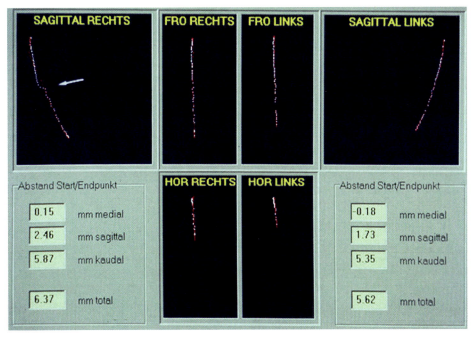

Abb. 4.**44** **Instrumentelle Analyse: Screenshot.**
Sagittale Spur rechts zeigt initial und terminal Versatz.

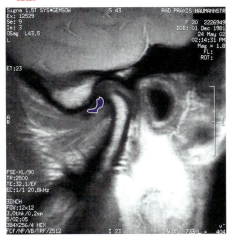

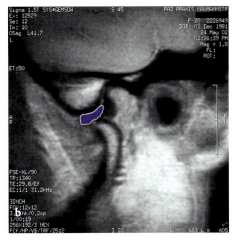

Abb. 4.**45** **Magnetresonanztomografie.**
a Mund geschlossen: anteriore Diskusverlagerung.
b Öffnungsbewegung: Aufspringen des Kondylus auf den Diskus (blau).

– Ausnutzung der Lücke 26 und approximale Schmelzreduktion rechts zur Auflösung des Engstands im Oberkiefer (Abb. 4.**46**, Abb. 4.**47**, Abb. 4.**48**)

Eine ähnliche Situation mit einem Risiko zu verstärktem Druck des Kondylus auf die bilaminäre Zone und paralleler Diskusverlagerung besteht bei den folgenden Dysgnathien und Zahnfehlstellungen:

● *Deckbiss – Klasse II/2:* Die Retrusion der oberen Schneidezähne, die auch nach Wachs-

Funktionelle Proben und Funktionsanalyse

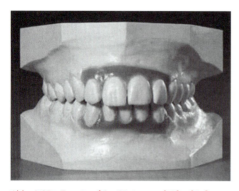

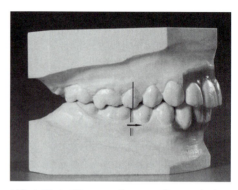

Abb. 4.46   Engstand im Unter- und Oberkiefer. Therapieplan zur Patientin in Abb. 4.43: Extraktion des Zahns 31 (s. Text).

Abb. 4.47   Leichte Vorverlagerung des Unterkiefers in „Super-Klasse I" (s. Text).

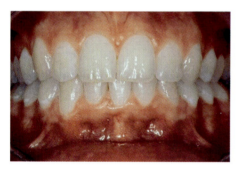

Abb. 4.48   Abschlusszustand. Zustand nach Schneidezahnextraktio (vgl. Abb. 4.41).

tumsabschluss durch den starken Tonus der Unterlippe noch zunimmt, führt bei gleichzeitiger Zunahme des Tiefbisses zum verstärkten Druck auf den Unterkiefer nach kranial und dorsal.

- *Dentoalveoläre Kompensation* bei *mandibulärer Prognathie:* Die therapeutisch anzustrebende Überstellung der oberen über die unteren Schneidezähne bei gleichzeitig verstärktem Unterkieferwachstum führt beim Übergreifen der oberen Inzisivi zum reaktiven Druck auf die expandierende Mandibula nach kranial und dorsal.

CAVE

Bei Auflösung eines Schneidezahnengstands im Unterkiefer und/oder Oberkiefer, dürfen Expansion oder Protrusion nie zu einem verstärkten Druck des Kondylus nach posterior und kranial führen. Vielmehr sollte immer die Bewegungsfreiheit des Unterkiefers nach

anterior und kaudal die therapeutischen Maßnahmen mitbestimmen.
Schlussfolgerung und Zusammenfassung:
Auch ohne instrumentelle Unterstützung muss der Kieferorthopäde bei der Funktionsanalyse vor und nach der Therapie sein Augenmerk folgenden Punkten zuwenden:

- Besteht Übereinstimmung zwischen der gelenkbezüglichen Oberkiefer-Unterkiefer-Relation (zentrische Relation) und der habituellen Okklusion (Unterkieferposition bei maximaler Verzahnung)? Eine Diskrepanz von 1 mm, gemessen an den Schneidekanten, wird noch als „normal" toleriert. Die Bestimmung der zentrischen Relation erfolgt bevorzugt unter manueller, aber unforcierter Führung des Unterkiefers durch den Untersucher.
- Die Beobachtung der Vorschubbewegung gibt Hinweis auf die Protrusionskontakte, das Ausmaß der Seitenzahndisklusion und auf die Neigung der Gelenkbahn.
- Die Beobachtung der Seitschubbewegung gibt Hinweis auf die Art der Arbeitsseitenkontakte und auf das Vorhandensein von Balance- oder Hyperbalancekontakten.
- Aus auffälligen Schlifffacetten kann man auf Parafunktionen schließen.
- Pathologische Symptome, die sich aus dem Screening ergeben und auf eine CMD hinweisen, bedürfen immer einer Funktionsanalyse.

Röntgenanalyse und bildgebende Verfahren

Die Röntgenanalyse ist integraler Bestandteil der kieferorthopädischen Diagnostik. Sie sollte jedoch routinemäßig wegen der Strahlenbelastung und des jugendlichen Alters der Patienten auf einen Minimalstandard beschränkt werden. Dazu gehören das *Orthopantomogramm* und die *Fernröntgenaufnahme*, in der Regel zu Beginn und vor dem Ende der Behandlung. Beide bieten einen essenziellen Informationsgehalt, ohne den das Risiko für Fehlbehandlung und mundgesundheitliche Schäden besteht. In bestimmten Fällen der Kieferlageabweichungen, bei denen der Verlauf des Schädelwachstums Bedeutung für orthopädische Maßnahmen hat, ist die Hand-Röntgenaufnahme indiziert. Bei zusätzlichen Fragestellungen oder unzureichendem Informationsgehalt werden weitere Aufnahmetechniken wie die *Zahnfilmaufnahme*, die *Aufbissaufnahme*, die *digitale Volumentomografie* und *Magnetresonanztomografie* erforderlich.

Orthopantomogramm

Das *Orthopantomogramm* (OPG) ist eine Panoramaschichtaufnahme, der als Übersichtsaufnahme folgende Befunde zu entnehmen sind:

● Vollzähligkeit aller Zahnanlagen („first count the teeth" [Nord 1929]), einschließlich 3. Molaren, Zahnüberzahl

● Durchbruchsreihenfolge der Prämolaren, Eckzähne und 2. Molaren am Beginn der 2. Wechselgebissphase. Diese bestimmt Möglichkeiten der effektiven Steuerung der Gebissentwicklung.

● Dystopie und Retention von Zahnanlagen, insbesondere Eckzähne, Prämolaren und 3. Molaren

● Horizontaler und vertikaler Knochenabbau bei erwachsenen Patienten oder juveniler Parodontitis.

● Traumabefunde wie Wurzelfrakturen und Ankylosen

● Symmetrie der Kiefergelenke   *CAVE*
Verzeichnungen durch fehlerhafte Aufnahmetechnik.

Zahnfilmaufnahme

Die *Zahnfilmaufnahme* dient der Präzisierung lokaler Befunde im Orthopantomogramm,

● besonders im Schneidezahnbereich, da dieser durch die Überlagerung mit der Wirbelsäule eine Differenzierung oft nicht zulässt (Abb. 4.**49, a**, Abb. 4.**49, b**), so z. B. bei Mesiodens, Aplasie, Dystopie, fraglicher Vitalität und Wurzelfrakturen.

● Besonders bei der präoperativen Lagebestimmung retinierter Eckzähne, die zur orthodontischen Elongationsbehandlung chirurgisch freigelegt werden müssen, eignen sich mesio- und distoexzentrische Aufnahmen.

– Folgt dabei der Zahn der Bewegung der Röntgenröhre, liegt er palatinal der Schneidezahnwurzeln,

– erscheint seine Lage – bei mesialem Schwenk der Röntgenröhre – mehr distal, liegt er bukkal (*Clark-Regel*, Abb. 4.**50**).

Abb. 4.**49**   **Röntgenanalyse.**
a Orthopantomogramm: Aufgrund der Überlagerung der Schneidezähne durch die Wirbelsäule ist oft eine Differenzierung eines Mesiodens nicht möglich.
b Hierfür ist zusätzlich ein Zahnfilm notwendig (Pfeil = mesiodens).

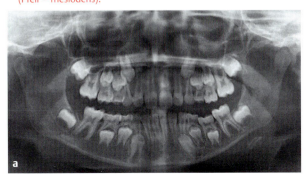

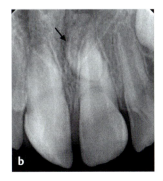

Röntgenanalyse und bildgebende Verfahren

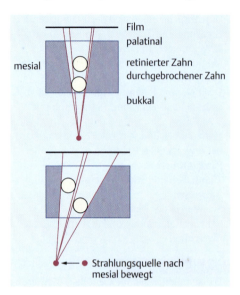

Abb. 4.**50**   **Skizze zur Clark-Regel.** Bestimmung der Zahnkeimanlage in bukkopalatinaler Richtung: Folgt der Zahn der Bewegung der Röntgenröhre, liegt er *palatinal* der Schneidezahnwurzeln, erscheint seine Lage – bei mesialem Schwenk der Röntgenröhre – mehr distal, liegt er *bukkal*.

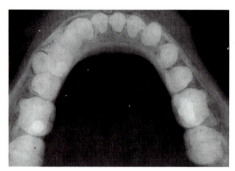

Abb. 4.**51**   **Unterkieferaufbissaufnahme.** Aufnahme zur Bestimmung der Lage eines retinierten Prämolaren links.

Ober- oder Unterkieferaufbissaufnahme

Die *Ober- oder Unterkieferaufbissaufnahme* ist
- einerseits als ergänzende Aufnahme zur topografischen Bestimmung dystoper Zähne indiziert und
- dient andererseits im Unterkiefer zur Objektivierung der Übereinstimmung von Zahnbogen- und Kiefermitte (Abb. 4.51).

Digitales Volumentomogramm (DVT)

Das *digitale Volumentomogramm* (DVT) oder „cone beam technique" (CBT) ist eine speziell für die Zahnmedizin entwickelte Computertomografie,
- mit der ganz wesentlich die Sicherheit beim implantologischen und oralchirurgischen Vorgehen erhöht wurde.
- Ein weiterer Vorteil ist die gegenüber dem konventionellen CT 10-fach geringere Strahlendosis.
- Das DVT ist für die 3-D-Darstellung von Dilazerationen bei der Eckzahnretention be-

sonders hilfreich, da die Elongationsbehandlung und Einordnung des Zahns in die Zahnreihe spezifische Zugrichtungen ergeben (Abb. 4.52) (s. Zahnretention, S. 331).
- Das hochauflösende Verfahren erlaubt auch die Darstellung des Parodontalspalts bei Verdacht auf Ankylose.
- Das Aufnahmefeld ist bei den Gerätetypen Newtom und Accuitomo auf eine 6- bis 8-Zentimeter-Diagonale begrenzt.

Kernspintomogramm

Das *Kernspintomogramm* kann, wie bereits erwähnt, bei Funktionsstörungen des Kiefergelenks zur Darstellung des Discus articularis genutzt werden (Abb. 4.45). In jedem Fall sollten dann 2 Aufnahmen bei geöffnetem und geschlossenem Mund erfolgen.

Hand-Röntgenaufnahme

Die *Hand-Röntgenaufnahme* ist ein spezielles diagnostisches Hilfsmittel, das
- vor allem bei Kindern, die sich kurz vor oder im pubertären Wachstumsschub befinden und bei denen eine skelettale Diskrepanz zwischen Ober- und Unterkiefer mit funktionskieferorthopädischen Mitteln behoben werden soll, angewandt wird.
- Das Knochenwachstum, die Dentition und die somatische Reife verlaufen nur bei 50% der kindlichen Patienten alterskonform. Der Bestimmung des skelettalen Alters aus der Hand-Röntgenaufnahme liegt der Zusammenhang zwischen definierten Wachstums-

Röntgenanalyse und bildgebende Verfahren

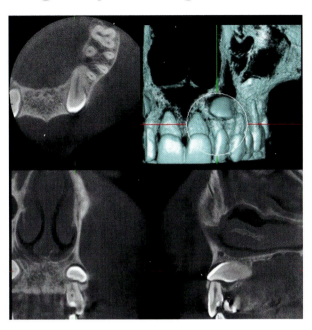

Abb. 4.52 Digitale Volumentomografie. 3-dimensionale Darstellung der Lage eines retinierten Eckzahns mit 3-D-Rekonstruktion (rechts oben).

stadien an Epi- und Diaphysen der Finger und der Körperhöhenzunahme zugrunde. Das Verfahren kommt aus der Pädiatrie und wird zur Diagnostik von Minder- und Großwüchsigkeit herangezogen. Dafür werden die im mehrjährigen Abstand gewonnen Hand-Röntgenaufnahmen mit 35 Standardtafeln im Atlas von Greulich und Pyle (1959) verglichen und danach die skelettale Reife bestimmt.

- In der Kieferorthopädie hat sich die Analyse von Björk (1963) bewährt, bei der eine Aufnahme einem von 9 Reifestadien zwischen dem 8. und 16. Lebensjahr bei Mädchen und zwischen dem 10. und 18. Lebensjahr bei Jungen zugeordnet wird (Abb. 4.53, Abb. 4.54). Weicht das skelettale Alter um mehr als 1 Jahr vom chronologischen ab, wird es als *verfrüht* oder *verspätet* bezeichnet. Ein pathologischer Hintergrund ist erst bei einer Differenz von ± 2 Jahren anzunehmen. Die Hand-Röntgenaufnahme gehört *nicht* zur Routinediagnostik und sollte folgenden *Indikationen* vorbehalten sein:
- Behandlung einer skelettalen Rücklage des Unterkiefers im Falle eines späten Beginns bei Mädchen nach dem 13. Lebensjahr und

bei Jungen nach dem 15. Lebensjahr, um das erforderliche Restwachstum einzuschätzen.
- Nach abgeschlossener Behandlung einer mandibuläre Prognathie (Progenie) oder skelettal offenem Biss, um Restwachstum zu eruieren, das bei diesen Anomalien über den normalen Wachstumsabschluss hinausreicht und zu einem Rezidiv führen kann.
- forcierte Gaumennahterweiterung zur Behebung eines ausgeprägten Schmalkiefers
- ausgeprägte Diskrepanz zwischen dentalem und chronologischem Alter
- Dysgnathieoperation und Implantatinsertion vor dem 18. Lebensjahr
- Mittels per Ein- und Ausschlussdiagnostik ermittelter Entwicklungsstadien, die an den Handwurzel- und Fingerknochen abgelesen werden, erfolgt eine Wachstumsbestimmung in Bezug zur größten Beschleunigung (pubertärer Wachstumsschub). Das erreichte Stadium (Abb. 4.55, Abb. 4.56) gibt Auskunft über den prozentualen Anteil bereits erfolgten Körperwachstums und erlaubt die Zuordnung zu den Gruppen des *verfrühten, normalen* oder *verspäteten skelettalen Wachstums*. Mit einer Streubreite von ± 5 cm kann die Endkörperendhöhe prognostiziert werden.

107

Röntgenanalyse und bildgebende Verfahren

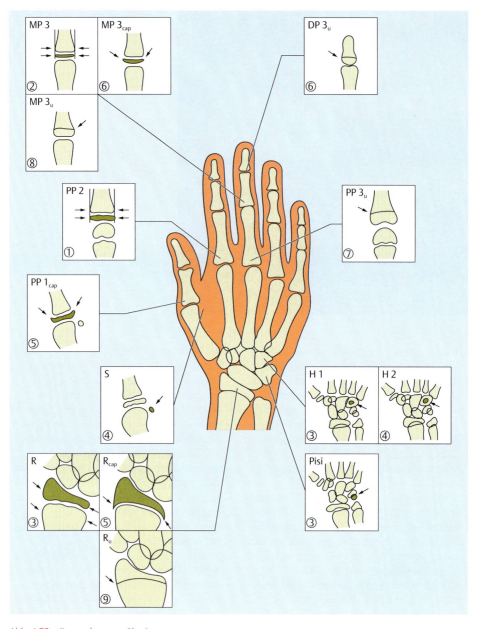

Abb. 4.53 (Legende gegenüber)

Röntgenanalyse und bildgebende Verfahren

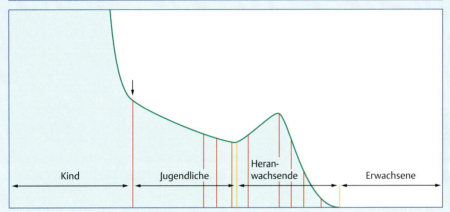

Wachstumsperiode

	1. PP2=	2. MP3=	3. Pisi H 1 R=	4. S H 2	5. MP3$_{cap}$ R$_{cap}$ PP1$_{cap}$	6. DP3$_u$	7. PP3$_u$	8. MP3$_u$	9. R$_u$
♂	10,6	12,0	12,6	13,0	14,0	15,0	15,9	15,9	18,5
♀	8,1	8,1	9,6	10,6	11,0	13,0	13,3	13,9	16,0

Kind   Jugendliche   Heran-wachsende   Erwachsene

Abb. 4.**54** **Wachstumsperioden.** Normwerte für die skelettale Reife (9 Perioden bzw. Stadien) im Verhältnis zum chronologischen Alter [Jahre] bei Mädchen und Jungen. **=:** gleiche Breite von Epi- und Diaphyse; **cap:** Epiphyse überkappt Diaphyse; **DP, MP, PP:** distale/mediale/proximale Fingerphalangen; **H:** Os hamatum; **Pisi:** Os pisiforme; **R:** Radius; **S:** Os sesamoideum; **u:** unit, Epi- und Diaphyse sind verschmolzen.

Abb. 4.**53** **Hand-Röntgenaufnahme.**
① Epiphyse an der proximalen Phalanx Zeigefingers (2) gleich breit (=) wie Diaphyse (PP2=).
② Epiphyse an der mittleren Phalanx des Mittelfingers (3) gleich breit wie Diaphyse (MP3=).
③ Haken am Os hamatum (H1), Os pisiforme sichtbar (Pisi), Epiphyse am Radius gleich breit (R=).
④ Sesamoid an der Innenseite des Daumens sichtbar (S), Haken am Os hamatum voll ausgeprägt.
⑤ Epiphyse an der mittleren Phalanx des Mittelfingers überkappt (cap) die Diaphyse (MP3cap), Epiphyse am Radius überkappt (Rcap), proximale Phalanx am Daumen überkappt Diaphyse (PP1cap).
⑥ Epiphyse und Diaphyse am Mittelfinger sind vereinigt (MP3u).
⑦ Epiphyse und Diaphyse an der proximalen Phalanx des Mittelfingers sind vereinigt (PP3u).
⑧ Epiphyse und Diaphyse an der mittleren Phalanx des Mittelfingers sind vereinigt (MP3u).
⑨ Epiphyse und Diaphyse am Radius überkappt (Rcap).

Röntgenanalyse und bildgebende Verfahren

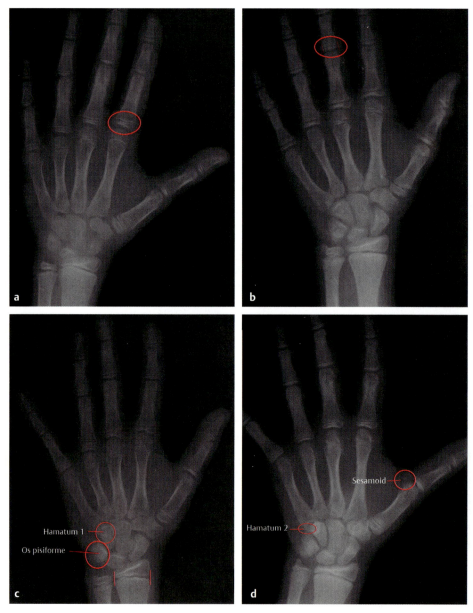

Abb. 4.55 Skelettale Reife, Jungen.
Stadien nach Greulich und Pyle (Hand-Röntgen-aufnahmen). **+; ±, –:** Bewertung des Zeitpunkts/Stadiums in Hinblick auf funktionskieferorthopädische Behandlung; **+++:** optimaler Zeitpunkt für den Beginn einer Behandlung;

a 10 J., Stadium 19; PP2= → präpubertär.
b 11 J., Stadium 21: MP3= → vor Beginn des pubertären Wachstumsschubs (+).
c 12,5 J., Stadium 22: Pisi, H1, R= → pubertäre Wachstumsbeschleunigung beginnt (++).
d 13 J., Stadium 23: S, H2 → Wachstumsbeschleunigung in vollem Gang (+++).

Röntgenanalyse und bildgebende Verfahren

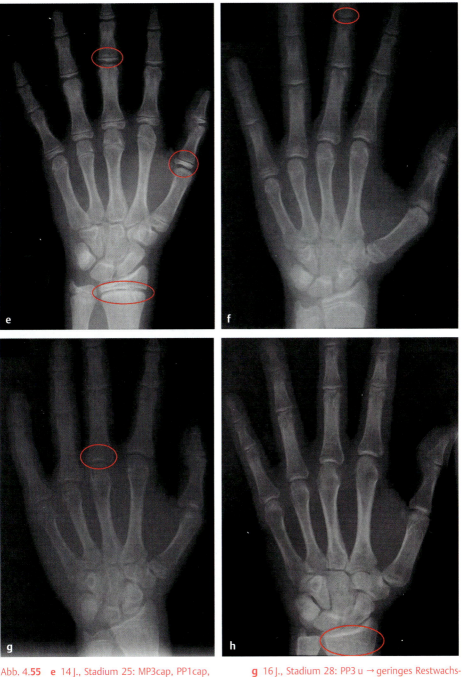

Abb. 4.55 **e** 14 J., Stadium 25: MP3cap, PP1cap, Rcap →Maximum der Wachstumsbeschleunigung erreicht (PHV) (++).
f 15 J., Stadium 26: DP3 u →Abnahme der Wachstumsgeschwindigkeit (+).

g 16 J., Stadium 28: PP3 u →geringes Restwachstum (±).
h 18 J., Stadium 31: Ru →Wachstum abgeschlossen (– –).

Röntgenanalyse und bildgebende Verfahren

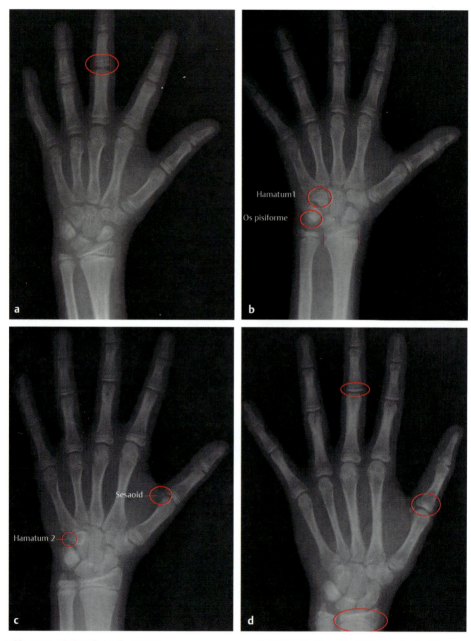

Abb. 4.56 Skelettale Reife, Mädchen.
Stadien nach Greulich und Pyle (Hand-Röntgen-aufnahmen). **+, ±, −:** Bewertung des Zeitpunkts/Stadiums in Hinblick auf funktionskieferorthopädische Behandlung; **+++:** optimaler Zeitpunkt für den Beginn einer Behandlung;

a 8,75 J., Stadium 17: MP3= → präpubertär.
b 10 J., Stadium 18: Pisi, H1, R= → vor Beginn des pubertären Wachstumsschubs (++).
c 11 J., Stadium 19: S, H2 → Maximum der Wachstumsbeschleunigung beginnt (PHV) (+++).
d 12 J., Stadium 20: MP3cap, Rcap, PP1cap → maximale Wachstumsbeschleunigung (++).

Röntgenanalyse und bildgebende Verfahren

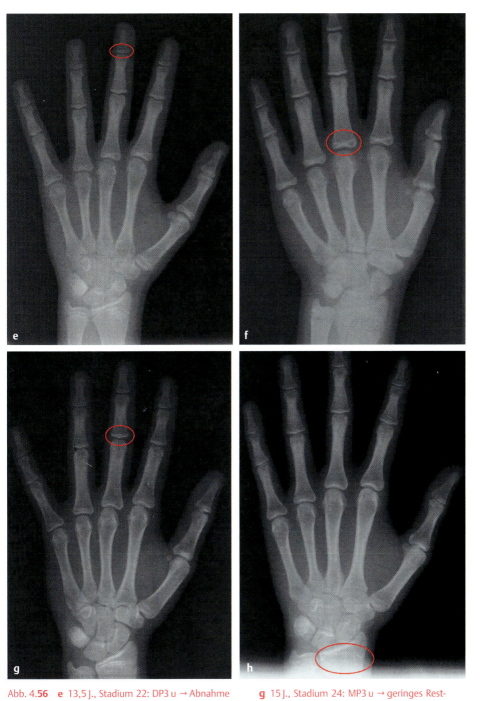

Abb. 4.**56**   **e** 13,5 J., Stadium 22: DP3 u → Abnahme der Wachstumsgeschwindigkeit (+).
f 14 J., Stadium 23: PP3 u → geringes Restwachstum (+).

g 15 J., Stadium 24: MP3 u → geringes Restwachstum (±).
h 16 J., Stadium 25: Ru → Wachstum abgeschlossen (– –).

Röntgenanalyse und bildgebende Verfahren

Fernröntgenanalyse

Die *Fernröntgenanalyse* oder **Kephalometrie** ist ein spezielles Röntgenverfahren, welches ausschließlich in der Kieferorthopädie und orthognathen Chirurgie Anwendung findet. Durch einen großen Film-Fokus-Abstand ist es möglich, nahezu verzeichnungsfreie Aufnahmen in seitlicher oder frontaler Projektion anzufertigen, die eine Vermessung der Gebiss- und Schädelstrukturen 2-dimensional ermöglichen.

Prinzipiell unterteilte A. M. Schwarz (1958) in eine *Gnathometrie* und eine *Kraniometrie*. Er wollte mit dieser Systematik zum Ausdruck bringen, dass einerseits die Kiefer zueinander und andererseits Kiefer und Schädelbasis in ihren Relationen metrisch zu analysieren sind, um sie in die therapeutischen Erwägungen einzubeziehen. Dieser Vorgehensweise sollte man sich auch heute noch in der Bewertung der Fernröntgenaufnahmen anschließen. Die metrische Auswertung des zumeist als laterale Schädelaufnahme angefertigten Fernröntgenbilds ist eine flankierende und gleichzeitig essenzielle Maßnahme für die kieferorthopädische Diagnostik. Sie ermöglicht eine deutlich höhere Entscheidungssicherheit für die Behandlungsschritte und die Stabilität des Therapieresultats als klinische und Modelldiagnostik allein. Folgende Informationen sind mit der Fernröntgenanalyse zu erhalten (Abb. 4.57, Abb. 4.58):

- *Gnathometrie:*
  – anteroposteriore Beziehung zwischen Ober- und Unterkiefer
  – vertikale Relation zwischen Oberkiefer- und Unterkieferbasis
  – Lage der Okklusionsebene in Relation zu den Kieferbasen
  – Größe, Form und Winkel zwischen Unterkieferast und -körper
  – Höhe des Alveolarfortsatzes im Front- und Seitzahngebiet
  – Winkel zwischen den Schneidezahnachsen
  – sagittale und vertikale Position des 1. Molaren
  – Ausprägung der Kinnprominenz

- *Kraniometrie:*
  – anteroposteriore Lage der Kieferbasen zur Schädelbasis
  – vertikale Relation der Kieferbasen und der Okklusionsebene zur Schädelbasis
  – anteriore oder posteriore Neigung des Oberkiefers oder des Unterkiefers in Relation zur Schädelbasis
  – Neigung der vorderen zur hinteren Schädelbasis (Schädelbasisknickungswinkel)
  – Relation von vorderer zu hinterer Gesichtshöhe
  – Relation von Ober- zu Untergesicht

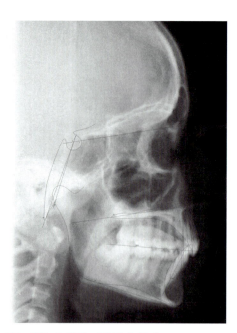

Abb. 4.**57**   **Seitliche Schädelaufnahme.**
a Fernröntgenbild.

Röntgenanalyse und bildgebende Verfahren

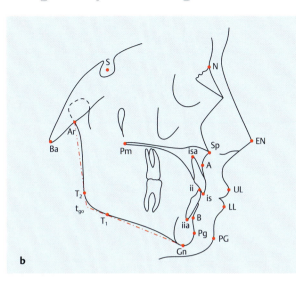

Abb. 4.**57**　**b** Messpunkte für die Auswertung nach Hasund Modus Dresden (s. Text).

Tab. 4.**3**　Definitionen für die kephalometrischen Messpunkte, Winkel und Streckenmessungen für die Dresdner Fernröntgenkephalometrie (s. Abb. 4.**57**, **b**).

Punkt	Symbol	Lage	Hinweise
Basion	Ba	unterster, hinterster Punkt des Klivus	Klivus stellt sich als dreieckförmige Spongiosastruktur dar; Spitze ist Vorderrand des Foramen magnum
Sella	S	Punkt im Zentrum der Sella turcica, Mittelpunkt des größten Diameters	nicht zu verwechseln mit dem Se-Punkt (Sella-Eingang nach A. M. Schwarz)
Nasion	N	Übergang vom Os nasale zum Os frontale	geht Sutur nach vorn in eine offene v-Form über, so wird N zum Os nasale hin markiert
A-Punkt	A	hinterster Punkt der ventralen Kontur des OK-Alveolarfortsatzes	durch Verbindung zwischen Spina-Punkt (sp) und Prosthion (OK-Alveolarrand) sowie Parallelverschiebung lässt sich der A-Punkt konstruieren
B-Punkt	B	hinterster Punkt der ventralen Kontur des UK-Alveolarfortsatzes	Konstruktion sinngemäß wie A-Punkt durch Verbindung von Pogonion (Pg) und Infradentale (UK-Alveolarrand)
Pogonion	Pg	ventralster Punkt der UK-Symphyse	vor der Markierung ist Verbindung von S-N horizontal zu orientieren
Gnathion	Gn	kaudalster Punkt der UK-Symphyse	S-N Ausrichtung s. o.
Tangentenpunkt 1	T_1	Berührungspunkt der Tangente durch T_1/Gn an der kaudalen Begrenzung des Corpus mandibulare nahe dem Kieferwinkel	bei Doppelprojektion, Mitte zwischen den Punkten beider Seiten

Fortsetzung ▶

Röntgenanalyse und bildgebende Verfahren

Tab. 4.**3** *Fortsetzung*

Punkt	Symbol	Lage	Hinweise
Tangenten-punkt 2	T_2	Berührungspunkt der Tangente durch T_2/Ar an der dorsalen Begrenzung des UK-Asts nahe dem Kieferwinkel	bei Doppelprojektion wie T_1; T_1 und T_2 sind Hilfspunkte zur Konstruktion des Tangentengonion (Tgo)
Artikulare	Ar	Schnittpunkt des posterioren Schädelbasisrands mit dem dorsalen Rand des UK-Asts	bei Doppelprojektion s. o.
Goniontangenten (Tangenten T_1/T_2)	tgo	Schnittpunkt der Tangenten Gn-T_1 und Ar-T_2	
Pterygo-maxillare	Pm	Schnittpunkt der dorsalen Kontur des OK-Knochens mit der Kontur des harten und weichen Gaumens im Bereich des nach mesial einstrahlenden Schattens der Fossa pterygopalatina	
Spina-Punkt	Sp	am weitesten anterior gelegener Punkt der Spina nasalis anterior	
Sp'-Punkt	Sp'	Schnittpunkt der Verbindungslinien Pm-Sp und N-Gn	
Incisivus superior	is	Mittelpunkt der Inzisalkante des am weitesten ventral stehenden mittleren OK-Schneidezahns	bei stark rotierten Inzisivi auf Einzeichnung des Mittelpunkts der Inzisalkante achten
Incisivus superior apicale	isa	apikalster Punkt des Schneidezahns, an dem is markiert wurde	bei noch nicht abgeschlossenem Wurzelwachstum wird die Mitte des noch offenen Foramen apicale markiert
Incisivus inferior	ii	Mittelpunkt der Inzisalkante, siehe is	
Incisivus inferior apicale	iia	apikalster Punkt, an dem ii markiert wurde	
Oberlip-penpunkt	UL	am weitesten ventral liegender Oberlippenpunkt	als Referenzlinie dient die Verbindungslinie zwischen Weichteilpogonion (PG) und Nasion
Unterlip-penpunkt	LL	am weitesten ventral liegender Unterlippenpunkt	
Weichteil-pogonion	PG	am weitesten ventral liegender Kinnpunkt	
Ästhetikli-nie-Punkt	EL	Berührungspunkt der Tangente vom PG an die Nasenspitze	

Röntgenanalyse und bildgebende Verfahren

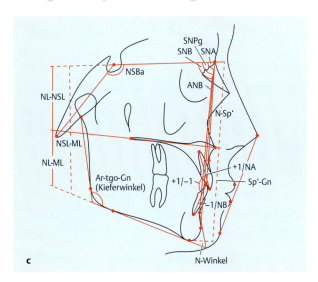

Abb. 4.**57**   **c** Winkel- und Streckenmessungen (s. Text).

Tab. 4.**4**   Kommentare für den gnathometrischen Bereich (s. Abb. 4.**57**, **c**).

Symbol	Kommentar
OK1-UK1	kleiner Interinzisalwinkel ←→ großer Interinzisalwinkel
OK1-NL (NL = Pm-Sp)	retrudierte OK-Inzisivi ←→ protrudierte OK-Inzisivi
OK1-NA	retrudierte OK-Inzisivi ←→ protrudierte OK-Inzisivi
UK1-ML (ML = Gn-IGgo)	retrudierte UK-Inzisivi ←→ protrudierte UK-Inzisivi
UK1-NB	retrudierte UK-Inzisivi ←→ protrudierte UK-Inzisivi
OK1-NA [mm]	OK1 hinter OK-Basis ←→ OK1 vor OK-Basis
UK1-NB [mm]	UK1 hinter UK-Basis ←→ UK1 vor UK-Basis
Pg-NB	gering ausgeprägtes Kinn ←→ ausgeprägtes Kinn
UK1-Pg	Kippung der UK-Inzisivi: kritisch ←→ zu tolerieren (Nach Holdaway befin-den sich die UK-Inzisivi in einer normgerechten Position, wenn der Abstand ii-NB gleich Pg-NB; Standardabweichung ± 2 mm)

Röntgenanalyse und bildgebende Verfahren

Tab. 4.**5**   Kommentare für den kraniometrischen Bereich. Siehe Abb. 4.**57**, Abb. 4.**58**, Abb. 4.**59**, Abb. 4.**60**, Abb. 4.**61**, Abb. 4.**62**, Abb. 4.**64**.

Symbol	Kommentar
SNA	maxilläre Retrognathie ←→ maxilläre Prognathie
SNB	mandibuläre Retrogenie ←→ mandibuläre Progenie
ANB	sagittale Basisdifferenz
NSBa	Schädelbasisknickung
NL-NSL	anteriore Neigung des OK ←→ posteriore Neigung des OK
ML-NSL	anteriore Neigung des UK ←→ posteriore Neigung des UK
ML-NL	kleiner Kieferbasiswinkel ←→ großer Kieferbasiswinkel
Ar-tgo-Gn	kleiner Kieferwinkel ←→ großer Kieferwinkel
ML-B/Kinnprominenztangente	= Norderval-Winkel (N-Winkel, NWkl): Neigung der Symphyse
NSp'-Sp'Gn	große Untergesichtshöhe ←→ kleine Untergesichtshöhe (der Index NSp'-Sp'Gn beträgt im Normalfall 79%)

Röntgenanalyse und bildgebende Verfahren

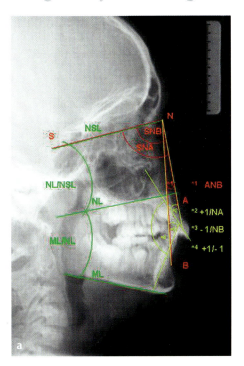

Abb. 4.**58** **Fernröntgenaufnahme.** Definition der Messpunkte und Symbole: s. Tab. 4.**4**.
a Ausgewählte sagittale Winkel (rot), vertikale Winkel (grün) und Schneidezahnachsenwinkel (gelb).
b Messprotokoll einer Fernröntgenaufnahme (Patientenbeispiel).

Fall-Nr.: **A., St.**

Alter: **13,3** Geschlecht: **weiblich**

Kephalometrie

Meßwert	Soll	Ist	Diff	Interpret
SNA (Grad)	80,0	86,4	+ 6,4	prognath
SNB (Grad)	77,5	79,8	+ 2,3	(prognath)
ANB (Grad)	2,5	6,5	+ 4,0	distal
NL-NSL (Grad)	7,8	0,4	- 7,4	anteriorrotiert
ML-NSL (Grad)	32,8	24,9	- 7,9	anteriorrotiert
ML-NL (Grad)	25,0	24,6	- 0,4	neutral
+1/NA (Grad)	21,5	1,3	- 20,2	retrudiert
-1/NB (Grad)	23,0	25,8	+ 2,8	leicht protrudiert
-1/ML (Grad)	90,9	79,0	- 11,9	protrudiert
+1/-1 (Grad)	133,6	146,3	- 12,7	vergrößert
+1/NA (mm)	3,5	- 2,0	- 5,5	
-1/NB (mm)	3,2	3,3	+ 0,1	
PgNB (mm)	2,2	1,2	- 1	
SNPg (Grad)	79,3	80,4	+ 1,1	
NSBa (Grad)	131,4	119,0	- 12,4	verkleinert
Ar-Tgo-Gn (Grad)	125,0	124,0	- 1,0	normal
N-Sp' (mm)	49,4	51,2	+ 1,8	
Sp'-Gn (mm)	58,6	62,1	- 3,5	
Index (%)	84,3	82,4	- 1,9	normal
UL-EL (mm)	- 4	- 2,6	- 1,4	
LL-EL (mm)	- 2,9	- 2,7	- 0,2	
NWkl (Grad)	58,0	70,6	+ 12,6	fliehendes Kinn

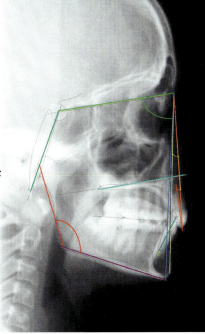

b

Röntgenanalyse und bildgebende Verfahren

- *Schädelwachstumsprognose:* Oberkieferkomplex und Unterkiefer werden durch das Wachstum im Bereich der Schädelbasis in der Regel nach vorn und unten verlagert (neutrale Wachstumsrichtung). Abweichend kann es zu einer mehr horizontalen oder vertikalen Wachstumsrichtung kommen. Diese Wachstumsrichtung kann aus dem bisher abgelaufenen Wachstum abgeleitet werden. Mithilfe von 3 strukturellen Merkmalen am Unterkiefer und 3 Messwerten aus der Fernröntgenanalyse lässt sich die bisherige Verlaufsrichtung des Wachstums ablesen und daraus die zukünftige extrapolieren (Abb. 4.**59**, **a**, Abb. 4.**59**, **b**, Abb. 4.**60**). Die vom neutralen Wachstum abweichende vertikale oder horizontale Richtung wird auch als *posteriore* und *anteriore Rotation* bzw. *Clockwise-* und *Counterclockwise-Richtung* bezeichnet. Diese Variationen können für Oberkiefer und Unterkiefer unterschiedlich verlaufen und werden deshalb oft getrennt angegeben (Abb. 2.**20**). Die kephalometrische Wachstumsanalyse geht auf 2 autorisierte Methoden nach Björk (1963) zurück: die Ermittlung der *Rotationstendenz* und des *Translationstrends der Mandibula.*

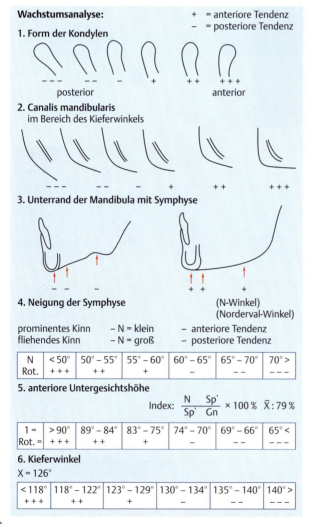

Abb. 4.59   Wachstumsprognose nach Björk. Vgl. Tab. 4.**5**.
a Subjektive Kriterien.
b Objektive Messkriterien.

Wachstumsanalyse: + = anteriore Tendenz
                          − = posteriore Tendenz

1. Form der Kondylen

      − − −   − −   −   +   + +   + + +
        posterior   anterior

2. Canalis mandibularis
   im Bereich des Kieferwinkels

      − − −   − −   −   +   + +   + + +

3. Unterrand der Mandibula mit Symphyse

      − −   −   + +   +

4. Neigung der Symphyse   (N-Winkel)
                                 (Norderval-Winkel)

prominentes Kinn   − N = klein   − anteriore Tendenz
fliehendes Kinn   − N = groß   − posteriore Tendenz

N	< 50°	50° – 55°	55° – 60°	60° – 65°	65° – 70°	70° >
Rot.	+ + +	+ +	+	−	− −	− − −

5. anteriore Untergesichtshöhe

$$\text{Index:} \quad \frac{N}{Sp'} \quad \frac{Sp'}{Gn} \times 100\% \quad \bar{X} : 79\%$$

1 =	> 90°	89° – 84°	83° – 75°	74° – 70°	69° – 66°	65° <
Rot. =	+ + +	+ +	+	−	− −	− − −

6. Kieferwinkel
X = 126°

< 118°	118° – 122°	123° – 129°	130° – 134°	135° – 140°	140° >
+ + +	+ +	+	−	− −	− − −

Röntgenanalyse und bildgebende Verfahren

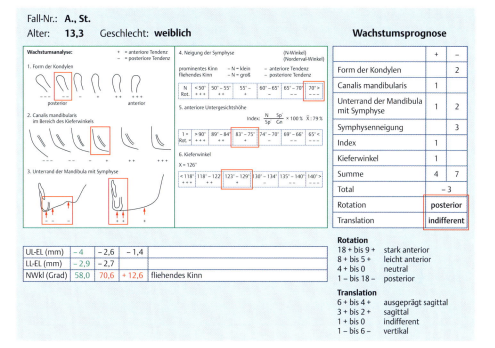

Fall-Nr.: **A., St.**
Alter: **13,3**   Geschlecht: **weiblich**   **Wachstumsprognose**

	+	–
Form der Kondylen		2
Canalis mandibularis	1	
Unterrand der Mandibula mit Symphyse	1	2
Symphysenneigung		3
Index	1	
Kieferwinkel	1	
Summe	4	7
Total		– 3
Rotation	posterior	
Translation	indifferent	

Rotation
18 + bis 9 + stark anterior
8 + bis 5 + leicht anterior
4 + bis 0 neutral
1 – bis 18 – posterior

Translation
6 + bis 4 + ausgeprägt sagittal
3 + bis 2 + sagittal
1 + bis 0 indifferent
1 – bis 6 – vertikal

UL-EL (mm)	– 4	– 2,6	– 1,4
LL-EL (mm)	– 2,9	– 2,7	
NWkl (Grad)	58,0	70,6	+ 12,6

fliehendes Kinn

Abb. 4.60   Beispiel für Wachstumsprognose nach Björk. Prognose am Beispiel des Patienten aus Abb. 4.58, b. Vgl. Tab. 4.5.

- *Nebeninformation:*
– Größe der Tonsillen und der Adenoiden
– Zungenausdehnung
– Sinusausdehnung und Relation zu den Wurzeln der Seitenzähne
– Lage der Kiefergelenke
– strukturelle Merkmale, wie sie für die Wachstumsprognose von Bedeutung sind (Unterkiefersymphyse, Kortikalisstärke, Verlauf des Canalis mandibularis)
– zusätzliche Informationen bei Impaktierung von Eckzähnen und Prämolaren
   Kritische Anmerkung: Durch die 2-dimensionale Darstellung des Gesichtsschädels kann es
- einerseits durch die Projektion der beiden Seiten ineinander zu Verzeichnungen kommen, die –trotz Einstellung im Kephalostaten, der durch Ohroliven und Nasensteg die laterale Ebene fixiert – zu fehlerhafter Markierung der Messpunkte führen,

- andererseits sind bei Asymmetrien des Gesichts Fernröntgenaufnahmen in der Norma lateralis kontraindiziert bzw. bedürfen der Ergänzung durch eine frontale Aufnahme.
- Eine weitere Schwierigkeit besteht im Auffinden der Messpunkte, da die individuellen Knochendichteschwankungen trotz Standardisierung der Aufnahmetechnik zu unterschiedlicher Wiedergabetechnik führen.
Für die im Folgenden vorgestellte **Dresdner Fernröntgen-Kephalometrie** wird im Wesentlichen die *Bergen-Analyse nach Hasund* (1972) genutzt. Sie wird durch den *Wits-Wert* und die Vermessung des Lippenprofils über die Ästhetiklinie nach Ricketts (1988) ergänzt.
Die *Bergen-Analyse* basiert in einer Reihe von Messungen auf der vergleichsweise älteren *Methode nach Steiner* (1953). Es werden fast ausschließlich anguläre Messungen verwendet. Dies ermöglicht eine Minimierung projektionsbedingter Messfehler, die sich hauptsächlich in metrischen Werten niederschlagen.

121

Röntgenanalyse und bildgebende Verfahren

Grundlage der Analyse sind *19 Referenzpunkte*, die im Bereich der mittleren Inzisivi, der äußeren Weichteilkonturen des Gesichts, des Gesichtsschädels sowie der Schädelbasis liegen. Die verwendeten Referenzpunkte sowie die daraus abgeleiteten Referenzlinien und die auf dieser Grundlage definierten Winkel- und Streckenmessungen gehen aus Abb. 4.**57**, **b** und Abb. 4.**57**, **c** hervor.

Die *Hasund-Analyse* nutzt zum Vergleich mit den skelettalen Ist-Messungen für SNA, SNB, NL-NSL, ML-NSL und NSBa (vgl. Tab. 4.**3**, Tab. 4.**5**) individualisierte Normwerte, was der Forderung nach einer individuellen Diagnostik entspricht. Zwischen den Werten der multinormativen Skalen stellen Segner und Hasund (1991) korrelative Zusammenhänge heraus und beschreiben die korrelierenden Werte im Sinne korrespondierender Normwerte (*multinormativ-korrelatives Normwertkonzept,* Segner und Hasund 1991). Bezüglich der korrespondierenden Normwerte werden 3 skelettale Hauptkonstellationen, *3 Grundgesichtstypen* zuordnet (Abb. 4.**61** und Abb. 4.**62**). Da die Zuordnung der korrespondierenden Messwerte nach ihrer Korrelation im *eugnathen* Gebiss erfolgte, also bei Vorliegen harmonischer skelettaler Beziehungen, wird dieses Normogramm auch als *Harmoniebox* bezeichnet.

ABLAUF ● Nach der Markierung der skelettalen Messwerte eines konkreten Falls in der *Harmoniebox* wird die Ausgleichslinie der markierten Werte festgelegt, die – in Bezug auf die Intervalle der multinormativen Skalen – der

Zuordnung des individuellen Falls zu einem der 3 Grundgesichtstypen dient.

● Unter Registrierung des Gesichtstyps werden die auf dieser Linie liegenden skelettalen Normwerte als individuelle Normwerte angenommen.

● Die Zuordnung der Ausgleichslinie zu den 3 Intervallen der Gesichtstypklassifikation ist nur zur Orientierung von Interesse. Die individuellen Normwerte werden ausschließlich entsprechend der Lage der Ausgleichslinie festgelegt, d. h. das multinormativ-korrelative Konzept wird fließend angewendet (*„Fließende Normwerte"*).

● Bei der Betrachtung der Anomalie des konkreten Falls werden daraufhin die Prognathiegrade (SNA, SNB) und die Neigungswinkel (NL-NSL, ML-NSL) der Kiefer intra- und intermaxillär bezüglich ihrer Übereinstimmung mit den individuellen Normwerten betrachtet. Abweichungen von den individuellen Normwerten werden als *dysharmonische Konstellation* beschrieben und stellen die Diagnose der Dysgnathie im skelettalen Bereich dar („basaler Trend der Anomalie") (Abb. 4.**62**).

Bei der *kephalometrischen Beurteilung* der *mittleren Inzisivi* werden Winkelmessungen zur Beschreibung der Zahnachsenneigungen und Streckenmessungen zur Beurteilung der Position der Schneidezahnkanten genutzt. Dazu kann die *Harmoniebox*, auf der Grundlage der von Steiner (1953) gefundenen Abhängigkeiten zwischen Gesichtstyp (Abb. 4.**61** und Abb. 4.**62**) und Schneide-

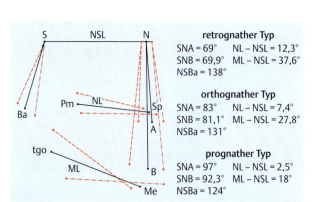

	retrognather Typ
SNA = 69°	NL – NSL = 12,3°
SNB = 69,9°	ML – NSL = 37,6°
NSBa = 138°	

	orthognather Typ
SNA = 83°	NL – NSL = 7,4°
SNB = 81,1°	ML – NSL = 27,8°
NSBa = 131°	

	prognather Typ
SNA = 97°	NL – NSL = 2,5°
SNB = 92,3°	ML – NSL = 18°
NSBa = 124°	

Abb. 4.61 Individuelle Normwerte. Normwerte für den retrograden, orthognathen und prognathen Gesichtstyp. Vgl. Tab. 4.**3**, Tab. 4.**5**.

Röntgenanalyse und bildgebende Verfahren

		SNA	NL – NSL	NSBa	ML – NSL	SNB	ML – NL
		63,0	14,4	141	41,8	65,1	28,0
		65,0	13,7	140	40,4	66,7	27,3
		67,0	13,0	139	39,0	68,3	26,5
retro- gnath		69,0	—— 12,3 —⊛	138 ——	37,6	69,9	25,8
		71,0	11,6	137	—— 36,2 ——	71,5	25,0
		73,0	10,9	136	34,8 ⊛	73,1	24,3
	——	75,0 ——	10,2	135	33,4	—— 74,7 ——	23,5
	+++	77,0 +++⊛	9,5 ++++++	134 ++++++	32,0 ++++++	76,3 +++	22,8
	——	79,0 ——	8,8	133	30,6	—— 77,9 ——	22,0
ortho- gnath	⊛	81,0	8,1	132	29,2	79,5	21,3
		83,0	7,4	131	—— 27,8 ——	81,1	20,5
		85,0	—— 6,7 ——————	130 ——	⊛ 26,4	82,7	19,8
		87,0	6,0	129	25,0	84,3	19,0
		89,0	5,3	128	23,6	85,9	18,3
		91,0	4,6	127	22,2	87,5	17,5
pro- gnath		93,0	3,9	126	20,8	89,1	* 16,8
		95,0	3,2	125	19,4	90,7	16,0
		97,0	2,5	124	18,0	92,3	15,3
		99,0	1,8	123	16,6	93,9	14,5
		101,0	1,1	122	15,2	95,5	13,8

Wachstum: Rot.–Tendenz: stark anter.   Translat.–Trend: ausgepr. sag.
basaler Trend → sagittal: distal   vertikal: T3

Abb. 4.**62**   **Fließende Normwerte.** Harmoniebox,
nach Hasund und Segner (1991). Vgl. Tab. 4.**5**.

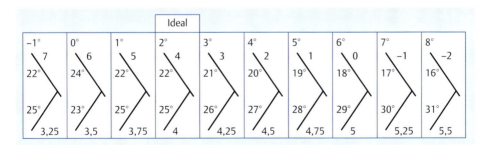

Abb. 4.**63**   **Steiner-Box.** Individualisierte Schneidezahnachsen in Abhängigkeit zum ANB-Winkel.

zahnachsen (zusammengefasst in der *Steiner-Box,* s. Abb. 4.**63**), angehängt werden (Abb. 4.**64**); s. a. S. 134).
Mit der Verwendung der *Ästhetiklinie* nach Ricketts ist es möglich, das *Lippenprofil* ins-gesamt (d. h. sowohl Ober- als auch Unter-lippe) zu einer Bezugslinie zu beurteilen. Diese Bezugslinie verbindet 2 wachstumsak-tive Messpunkte, Nase und Kinn, die die Entwicklung des Weichteilprofils entschei-dend bestimmen. Damit wird der *ästhetische Aspekt* in der Profilentwicklung berücksich-tigt.

Röntgenanalyse und bildgebende Verfahren

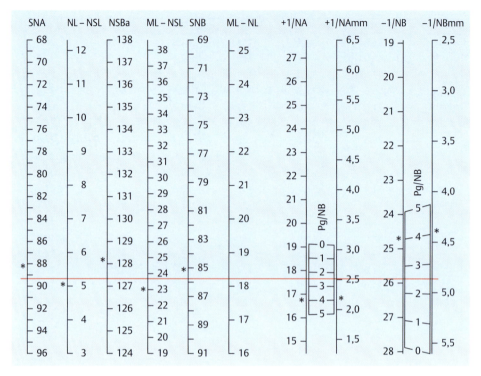

Abb. 4.**64** **Kombination von fließender Norm, Schneidezahnachsen und Holdaway Ratio.** Distanz in mm, Pg/NB : ii/NB. Vgl. Tab. 4.**5**.

Wachstumsprognose

In der *Björk'schen Wachstumsanalyse* wird zwischen 3 Rotationsformen der Mandibula unterschieden: anterior, posterior und neutral. In Erweiterung kann die Translation der Mandibula klassifiziert werden: vertikal, horizontal und indifferent (Abb. 4.**59**, **a**, Abb. 4.**59**, **b**, Abb. 4.**60**). Das Wachstum der Mandibula wird damit als eine zusammengesetzte Bewegung aus einer Rotation und einer Translation verstanden. In der genutzten Kriterienskala finden sich sowohl strukturelle, subjektiv eingeschätzte als auch metrisch-objektivierbare Merkmale. Über die Einbeziehung von metrisch-objektivierbaren Merkmalen (Norderval-Winkel, Kieferwinkel, Index) ist eine quantitative Differenzierung des sagittalen Wachstums möglich. Zudem soll der Subjektivität in der Befundung entgegengewirkt werden. Die erfassten subjek-

tiven, strukturellen Wachstumskriterien gehen aus Abb. 4.**59**, **a** hervor. Die strukturellen, subjektiv eingeschätzten Kriterien werden nur alternativ bewertet. Aus der Summe der metrisch objektivierten und der strukturellen, subjektiv eingeschätzten Kriterien wird die Rotationstendenz der Mandibula ermittelt (anterior/posterior: vgl. Abb. 4.**60**). Anhand der Kondylenform und des Kieferwinkels wird der Translationstrend der Mandibula klassifiziert. Die der Björk'schen Analyse zugrunde gelegten Kriterien wurden mithilfe von Knochenimplantatstudien objektiviert.

Die Wachstumsprognose hat besondere diagnostische Bedeutung bei:
- skelettaler Nachentwicklung der retrognathen Mandibula: Ein horizontaler Wachstumstyp ist prognostisch günstiger als ein vertikaler einzuschätzen.
- Diagnostik zum Zahnengstand und Differenzierung zwischen konservativem Vorgehen oder systematischer Extraktion zum Platzge-

Röntgenanalyse und bildgebende Verfahren

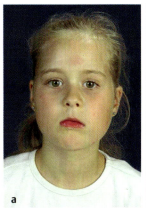
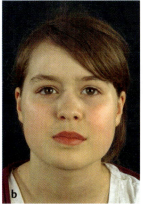
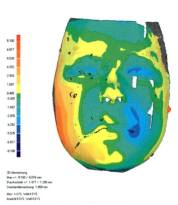

Abb. 4.**65** **Beispiel für einen Einsatz des Gesichts-scanningverfahrens.**
a Die 6-jährige Patientin erlitt einen Skiunfall mit starker rechtsseitiger Kompression des Mittelgesichts.
b Mithilfe einer Delaire-Maske, Knochenanker (Abb. 8.**12 i**) und asymmetrischem Zug konnten während des Wachstums beide Gesichtshälften angeglichen werden.
c Überlagerung der vor und nach asymmetrischer Applikation aufgezeichneten Gesichtsscans. Die größeren Gelb- bis Braunflächen im rechten Jochbogen- und Lippenbereich signalisieren ein stärkeres Wachstum von 1,5 – 6 mm.

winn: Vertikales Wachstum spricht für Extraktion und horizontales für die Expansionstherapie.
- ausgeprägt horizontalem Wachstum: Beim tiefen Überbiss ist mit einer weiteren progredienten Verstärkung zu rechnen.
Neben der beschriebenen Methode existiert eine große Anzahl weiterer Analyse- und Bewertungsmethoden, die teilweise auf einer größeren Anzahl von Messpunkten basieren und damit eine erweiterte Aussage zulassen (Ricketts 1988, Rakosi 1988, Jarabak 1970, Tweed 1966).

Imaging und Gesichtsscanning

Zur *Reduzierung der Röntgenstrahlenbelastung* gibt es in jüngster Zeit auch Versuche, die *digitale Bildverarbeitung* für die Kephalometrie nutzbar zu machen:
- **Imagingverfahren:** Mit Einführung der computergestützten Auswertung und Verarbeitung von kephalometrischen Aufnahmen und Daten wird die Fernröntgendurchzeichnung nach Überlagerung mit einer Profilfotografie oder einem Videoscan genutzt, um vor einer Dysgnathieoperation das Ergebnis zu simulieren *(Videoimaging).* Durch die Überlagerung von Foto und Fernröntgendurchzeichnung ist es möglich, die beabsichtigte mono- oder bimaxilläre Verlagerung präoperativ auch quantitativ in Grad- und Millimeterschritten festzulegen und in den Artikulator und auf die Splinte zu übertragen.
- **Gesichtsscanning:** Aufgrund der Ungenauigkeiten, die sich durch die Überlagerung der Fotografie mit der 2-dimensionalen lateralen und frontalen Schädelaufnahme ergeben, wird in speziellen Fällen der Traumatologie und Rekonstruktion das *Gesichtsscanningverfahren* eingesetzt. Hier werden prä- und postoperativ Scans überlagert und durch Falschfarbendarstellungen Zu- und Abnahmen in Millimeterschritten objektiviert. In Abb. 4.**65** ist dies am Beispiel einer Patientin mit unfallbedingter einseitiger Kompression des Mittelgesichts und Protraktion der Maxilla mittels Delaire-Maske dargestellt.

Modellanalyse

Zur Aufstellung eines kieferorthopädischen Behandlungsplans ist die Anfertigung und metrische Auswertung eines 3-dimensional ausgerichteten Modells unverzichtbar. Neben der aus der Modellvermessung abzuleitenden Schlussfolgerung für die Therapie ist es ein wichtiges Dokumentationsmittel, das aus forensischen Gründen bis 5 Jahre nach Behandlungsabschluss aufzubewahren ist.

Abdrucknahme und Modellgewinnung

Für den kindlichen Patienten ist die Abdrucknahme neu und ungewohnt. Er muss entsprechend vorbereitet werden:
- Auswahl und Einprobe des geeigneten Löffels
- gegebenenfalls sollten ängstliche Kinder den unbeschichteten Abdrucklöffel selbst in den Mund nehmen
- Erklären der Abdrucknahme
- auf die Nasenatmung während des Abdrucks hinweisen
- Unterkiefer zuerst in aufrechter Sitzposition abformen
- sparsame Beschichtung mit dem Alginatmaterial, um die Aspirationsgefahr zu minimieren
- Hinterrand des Löffels zuerst aufsetzen, um vor allem im Oberkiefer ein Herausquellen des Abdruckmaterials in Richtung Pharynx zu vermeiden
- bei Würgereiz auf konsequente Nasenatmung achten und die Patienten in ihrer Konzentration – durch die Aufforderung, konzentriert das Bein oder den Arm zu heben – ablenken.

MERKE

Wichtige Kriterien der Gebissabformung:
- Umschlagfalte so hoch wie möglich abformen, um apikale Basis darzustellen
- vollständige Darstellung der Raphe palatina media
- Zungenbändchen durch Herausstrecken der Zunge abformen
- Zwischenbiss über die ganze Zahnreihe, um exakte Lage der Kiefer zueinander festzuhalten
- Ausgießen mit Hartgips
- 3-dimensional trimmen oder sockeln (s. u.)

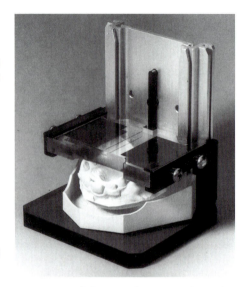

Abb. 4.**66** **Sockelgerät nach Hinz.** Mit den Markierungslinien auf der Ober- und Unterseite der Acrylscheibe wird auf dem Oberkiefermodell die Raphe palatina media (s. Abb. 4.**67**) angepeilt und das Modell so mit Wachs fixiert. Danach werden Oberkiefersockelschale und die Scheibe mit dem fixierten Modell auf den Sockler aufgeschoben und der Zwischenraum mit Gips aufgefüllt. Anschließend wird das Unterkiefermodell in Okklusion auf den Oberkiefer aufgesetzt, fixiert und ebenfalls die untere Sockelschale aufgebracht.

- Wenn Modelle auf die Rückseite (Tuberebene) gestellt werden, muss die Bisslage ablesbar sein.

Eine rationale Art des Sockelns ist das Einbringen der Modelle in Plastikschalen (nach Hinz), nachdem vorher eine Ausrichtung nach Okklusionsebene und Raphe palatina media mithilfe einer Sockelhilfe vorgenommen worden ist (Abb. 4.**66**). Mit 2 Plastikscharnieren werden beide Modelle aufklappbar verbunden, sodass auch damit die Okklusion reproduzierbar und die 3 Modellgrundebenen im rechten Winkel aufeinander stehen gegeben ist (s. u.).

Modellanalyse

Modellanalyse und -vermessung

Bei der Analyse ist systematisch durch Betrachtung der Normabweichungen des Einzelzahns über den Einzelkiefer zu den intermaxillären Beziehungen in Okklusion vorzugehen, um keinen Befund zu übersehen.

Die Bezugsebenen, die der Angabe von Abweichungen dienen, stehen jeweils rechtwinklig aufeinander und tragen die Bezeichnungen (Abb. 4.**67**, **a**, Abb. 4.**67**, **b**)

- Raphe-Median-Ebene,
- Tuberebene und
- Okklusionsebene.

Die Abweichungen stehen immer im 90°-Winkel zur Bezugsebene.

Die **Raphe-Median-Ebene** wird definiert (Abb. 4.**72**):

- 1. Punkt = Kreuzungspunkt der 2. queren Gaumenfalte mit der Raphe palatina media. Strukturen, die vor dem 1. Punkt liegen, verändern sich mit der Wanderung der Schneidezähne.
- 2. Punkt = Spina nasalis posterior am Übergang zum weichen Gaumen oder verlässlicher Punkt auf der Raphe palatina media

Von der *Raphe-Median-Ebene* aus werden *transversale Abweichungen* gemessen:

- am Einzelzahn:
- Rotation
- Außenstand (Bukkalstand)
- oder Innenstand (Palatinalstand)
- am Einzelkiefer:
- Schmalkiefer (früher Kompression) (Abb. 4.**68**)
- Breitkiefer (früher Expansion)
- Abweichung der Mittellinie von der Zahnbogenmitte
- am okkludierenden Modell:
- normal = transversaler Überbiss des Oberkiefers
- transversaler singulärer Antagonismus
- Kreuzbiss (Abb. 4.**69**)
- palatinale oder bukkale Non-Okklusion (bezogen auf den Unterkiefer) (Abb. 4.**24**)
- Verschiebung der Mittellinien durch Zahnwanderung oder UK-Schwenkungen (Abb. 4.**27**, **b**)

Die **Tuberebene** steht senkrecht auf der Raphe-Median-Ebene und tangiert die Tubera des Oberkiefers.

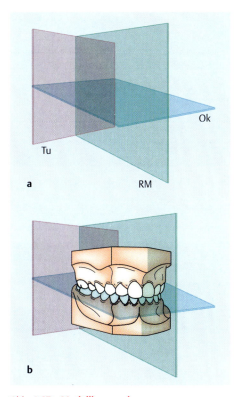

Abb. 4.**67   Modellbezugsebenen.**
a RM: Raphe-Median-Ebene; **Tu:** Tuberebene; **Ok:** Okklusionsebene.
b Kiefermodelle mit Bezugsebenen. **Rot:** Raphe-Median-Ebene; **grün:** Tuberebene; **blau:** Okklusionsebene.

Von der *Tuberebene* aus werden die *sagittalen Abweichungen* gemessen:

- am Einzelzahn:
- Labial- und Lingualstand einzelner Zähne (Abb. 4.**23**)
- und/oder Protrusion bzw. Retrusion
- am Einzelkiefer:
- Protrusion der Front (Spitzfront) (Abb. 4.**70**)
- Retrusion od. Inversion der Front (Flachfront) (Abb. 4.**3**, **b**)
- Anterior- und eventuell Posteriorwanderung von Prämolaren oder Molaren (Lückeneinengung oder -öffnung)
- am okkludierenden Modell:
- sagittale Schneidekantenstufe im Frontzahnbereich (Abb. 4.**23**)

Modellanalyse

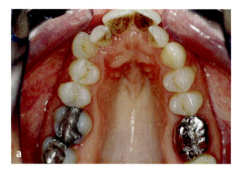

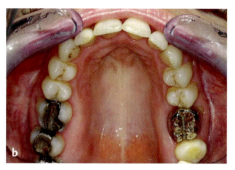

**Abb. 4.68   Transversale Abweichungen am Einzel-
kiefer.**
a Schmalkiefer.
b Breitkiefer.

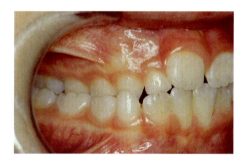

**Abb. 4.69   Transversale Abweichungen am okklu-
dierten Modell.** Kreuzbiss.

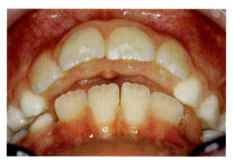

**Abb. 4.70   Sagittale Abweichungen am Einzel-
kiefer.** Protrusion der Frontzähne im Oberkiefer.

– Bisslage:
  – Regelbiss (Neutralbiss) Angle Kl. I
    (Abb. **4.22**)
  – Rückbiss (Distalbiss) Angle Kl. II
  – Vorbiss (Mesialbiss) Angle Kl. III

– Ausmaß der Okklusionsverschiebung in Prä-
  molarenbreiten (PB): PB = 6 – 7 mm; ½ PB ist
  singulärer Antagonismus in sagittaler Richtung
  Die **Kauebene** steht senkrecht zur Raphe-
  Median-Ebene und zur Tuberebene und wird
  durch die mesiobukkalen Höcker des 1. Molaren und die bukkalen Höcker der Prämolaren gebildet.
  Von der *Kauebene* aus werden die *vertikalen
  Abweichungen* gemessen:
● am Einzelzahn: Tief- und Hochstand einzelner Zähne (Supra- und Infraposition)
● am Einzelkiefer:
– Verkürzung von Zahngruppen (Hochstand),
  Infraokklusion
– Verlängerung von Zähnen (Tiefstand), Supraokklusion (Abb. **4.25**, **b**)
– Reinklusion oder Intrusion (extreme Lage
  unter Kauflächenniveau) (Abb. 2.**16**)
– ausgeprägte oder flache Spee-Kurve
● am okkludierenden Modell:
– offener Biss: Zahngruppen erreichen nicht
  das Kauflächenniveau (Front- und Seitzahngebiet) (Abb. **4.71**)
– tiefer Biss im Frontzahnbereich:
  – normal: 0 – 4 mm
  – tiefer Biss: > 4 mm
  – Deckbiss: Überdeckung der UK-Frontzähne
    durch OK-Frontzähne bei gleichzeitiger Re-
    trusion (Abb. **4.25**, **a**)
  Für die Modellvermessung wird das folgende
  Instrumentarium benötigt:
● Stechzirkel und Lineal oder Messschieber mit
  Noniuseinteilung für $^1/_{10}$ mm zu Zahnbreiten-
  und Lückenmessung
● Symmetrograf nach Beerendonk/Korkhaus
  (Abb. **4.72**) oder Visiermesskreuz nach

Modellanalyse

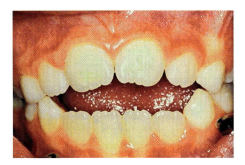

Abb. 4.71 Vertikale Abweichungen am okkludierenden Modell. Offener Biss.

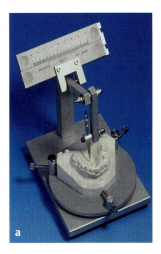

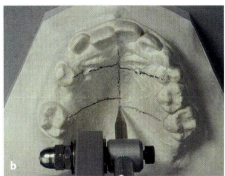

Abb. 4.72 Symmetrograf nach Beerendonk zur Modellanalyse.
a Mit adaptierbarem Lineal (oben) und drehbarem Teller zur Transversal- und Sagittalvermessung.
b Detail zur Bestimmung und Einzeichnung der Raphe-Median-Ebene und der sagittalen Position der 1. Molaren und 1. Prämolaren.

Schmuth oder 3-dimensionaler Zirkel nach Korkhaus zur Messung der sagittalen, transversalen und vertikalen Kiefermaße
Das orthodontische Besteck nach Korkhaus enthält Messzirkel, Zirkelhülse mit Millimeterskala (zur Messung der sagittalen Stufe geeignet), 2 Symmetroskopscheiben zur Zahnbogenbreiten- und -längenmessung und ein Orthometer mit der Sollwertskala nach Pont.

Methoden der Platzbilanz im Zahnbogen

Ziel der Modellvermessung ist die metrische Analyse der Situationsmodelle von Ober- und Unterkiefer. Sie dient

- einerseits dem Vergleich von *Zahnbogenumfang* und *Summe der mesiodistalen Zahnbreiten* aller bleibenden Zähne, um z. B. bei einem Platzmangel aus der Differenz den therapeutisch zu schaffenden Platz abzuleiten. Im Wechselgebiss werden dafür die Breiten noch nicht durchgebrochener bleibender Zähne aus Korrelationstabellen entnommen oder am Röntgenbild bei entsprechender Korrektur der Verzeichnung gemessen.

- Andererseits werden die individuellen *Zahnbogenlängen- und -breitenmaße* mit Sollwerten eugnather, harmonischer Gebisse verglichen oder in Relation zu Breiten- und Höhenmaßen des Schädels gesetzt, um neben einer engstandsfreien und regelmäßigen Zahnreihe auch ausgewogene Proportionen zwischen Gebiss und Gesichtsschädel anstreben zu können.

Diese Proportionen wurden in den meisten Fällen an unbehandelten Idealgebissen gewonnen und als Indizes zusammengefasst.
Wechselgebissanalyse nach Moyers (1988) (Abb. 4.73): Bei der Beurteilung der Platzverhältnisse im Wechselgebiss stützt sich Moyers auf die Korrelation zwischen der Breitensumme der unteren Schneidezähne und der Breitensumme von Eckzahn und Prämolaren aller 4 Quadranten.

ABLAUF

Moyers empfiehlt folgendes Vorgehen:
1. Die Breite jedes unteren Schneidezahns wird gemessen und die *Breitensumme (si)* gebildet. Eintragung in das Analysenschema.

Modellanalyse

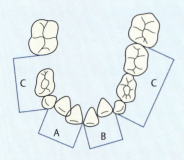

Zahn		42	41	31	32
Breite		7	6	6	7
Breitensumme (si)		26			
		rechts		links	
Platzangebot nach Einreihung der Schneidezähne		19		22	
wahrscheinlicher Platzbedarf		24		24	
Differenz		−5		−2	
Diskrepanz		−7			

Oberkiefer

si	19,5	20,0	20,5	21,0	21,5	22,0	22,5	23,0	23,5	24,0	24,5	25,0	25,5	26,0	26,5	27,0	27,5	28,0	28,5
75%	20,6	20,9	21,2	21,5	21,8	22,0	22,3	22,6	22,9	23,1	23,4	23,7	24,0	24,2	24,5	24,8	25,0	25,8	25,6

Unterkiefer

si	19,5	20,0	20,5	21,0	21,5	22,0	22,5	23,0	23,5	24,0	24,5	25,0	25,5	26,0	26,5	27,0	27,5	28,0	28,5
75%	20,1	20,4	20,7	21,0	21,3	21,6	21,9	22,2	22,5	22,8	23,1	23,4	23,7	24,0	24,3	24,6	24,8	25,1	25,4

Abb. 4.**73** **Analyse nach Moyers.** Wechselgebiss-analyse zum voraussichtlichen Platzbedarf der bleibenden Zähne im Alveolarfortsatz (s. Text).

2. Die Breitensumme der beiden unteren Schneidzähne der rechten Seite wird in der Messlehre eingestellt und – von der Mitte zwischen den unteren mittleren Schneidezähnen ausgehend –entlang des Bogenverlaufs eine distale Markierung gesetzt. Diese Markierung trifft immer dann die Labialfläche des Eckzahns, wenn die Frontzähne eng stehen = *Distanz A.*
3. Der gleiche Vorgang wiederholt sich auf der linken Seite = *Distanz B.*
4. Nun wird die Strecke von der Markierung bis zum mesialen Punkt der 1. Molaren auf jeder Seite gemessen = *Distanz C.*
5. Eintragung in die Spalte des Platzangebots.
6. Aus der Tabelle wird der Vorhersagewert für die Breitensumme des Eckzahns und der Prämolaren unter dem gemessenen si-Wert abgelesen und in die Spalte des wahrscheinlichen Platzbedarfs eingetragen. Nach Moyers hat sich die Benutzung des 75%-Niveaus als zweckmäßig erwiesen.
   Durch Subtraktion des wahrscheinlichen Platzbedarfs vom Platzangebot ergibt sich

entweder ein *Platzmangel (Minus-Differenz)* oder eine *Platzreserve (Plus-Differenz).* Eine Platzreserve in den unteren Stützzonen ist für eine korrekte neutrale Einstellung der 1. Molaren von Bedeutung.
In gleicher Weise kann auch der obere Zahnbogen analysiert werden.
Für alle korrelations-statistischen Verfahren muss kritisch angemerkt werden, dass in den Randbereichen, d. h. bei sehr breiten oder schmalen Zähnen, die Vorhersagegenauigkeit sinkt. Dort sind die kombinierten Methoden unter Einbeziehung des Röntgenbilds überlegen.

Segmentanalyse des Zahnbogens im permanenten Gebiss **nach A. Lundström** (1955) (Abb. 4.**74**):
1. Der Zahnbogen wird in *Segmente (S 1 –S 6)* eingeteilt. Jedes Segment erfasst ein *Zahnpaar.*
2. Von jedem der 12 bleibenden Zähne wird die Breite – der größte mesiodistale Kronendurchmesser – ermittelt und in die obere Spalte des Auswertungsschemas eingetragen.
3. Für jedes Zahnpaar wird die Breitensumme gebildet und als Platzbedarf eingetragen.

ABL

Modellanalyse

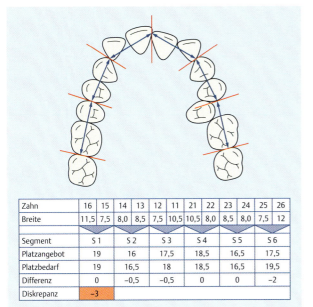

Abb. 4.**74** **Analyse nach Lund-ström.** Platzbedarfsanalyse der bleibenden Zähne im Alveolar-fortsatz (Erläuterung s. Text).

Zahn	16	15	14	13	12	11	21	22	23	24	25	26
Breite	11,5	7,5	8,0	8,5	7,5	10,5	10,5	8,0	8,5	8,0	7,5	12

Segment	S 1		S 2		S 3		S 4		S 5		S 6	
Platzangebot	19		16		17,5		18,5		16,5		17,5	
Platzbedarf	19		16,5		18		18,5		16,5		19,5	
Differenz	0		–0,5		–0,5		0		0		–2	
Diskrepanz	–3											

4. Die Weite jedes Segments wird zwischen den Kontaktpunkten der benachbarten Zähne gemessen und als Platzangebot eingetragen. Dabei wird entlang des Zahnbogens gemessen.
5. Die Differenzen der Segmente zu den Summen der mesioditalen Kronendiameter (Zahnpaare) geben dann den *Platzmangel (Minus-Differenz)* oder den *Platzüberschuss (Plus-Differenz)* an.

Index nach Tonn (1937) (Schneidezahnrelation von Ober- und Unterkiefer): Nach Tonn gibt es eine Korrelation zwischen den Breitensummen der bleibenden *Schneidezähne des Oberkiefers (SI)* und *des Unterkiefers (si)*. Er fand dafür die Indexzahl 0,74; die Streuung beträgt nach Gerlach (1966) ± 0,04. Daraus ergibt sich die Formel:

$$\frac{si}{SI} \times 100 = 74\%$$

Eine Disharmonie im Zahnmaterial zwischen oberem und unterem Schneidezahnbereich kann mit der Indexzahl und der Tab. 4.6 festgestellt werden:

- Ist das prozentuale Verhältnis si : SI > 74, dann besteht im *unteren* Schneidezahnbereich ein *Überschuss* an Zahnmaterial.
- Bei einem Verhältnis si : SI < 74 befindet sich im *oberen* Schneidezahnbereich ein *Zuviel* an Zahnmaterial.
- Der Überschuss (in mm) wird errechnet, indem von der realen si der ideale (Tabellen-)Wert – ausgehend vom OK – subtrahiert wird.
- Beispiel:
- si = 26,0 mm; SI = 32,0 mm
- realer si minus idealer si = Überschuss → 26,0 mm – 23,7 mm = 2,3 mm Überschuss

$$\frac{26\,mm}{32\,mm} \times 100 = 81,2\%$$

Tab. 4.**6** Breitensummen der oberen und unteren bleibenden Schneidezähne.

	Idealwerte [mm]								
SI	27	28	29	30	31	32	33	34	35
si	20	20,7	21,5	22,2	23	23,7	24,4	25,2	26

Modellanalyse

Bolton-Analyse (1958) (Relation der Breitensummen bleibender Zähne im Ober- und Unterkiefer): Bolton errechnete für das durchschnittliche Verhältnis zwischen den Breitensummen der 6 oberen und der 6 unteren bleibenden Frontzähne *(= vorderes Verhältnis)* den Prozentwert 77,2 und der 12 oberen und der 12 unteren bleibenden Zähne *(= Gesamtverhältnis)* den Prozentwert 91,3:

- vorderes Verhältnis (6 Zähne, s. Tab. 4.**7**): 77,2 ± 2,6 %
- Gesamtverhältnis (12 Zähne, s. Tab. 4.**8**): 91,3 ± 1,9 %
- Ergibt sich aus den gemessenen Zahnbreiten und den errechneten Breitensummen für das vordere Verhältnis ein Wert > 77,2 oder für das Gesamtverhältnis ein Wert > 91,3, dann besteht in der *unteren* Zahngruppe ein *Überschuss* an Zahnmaterial.
- Der Überschuss (in mm) wird berechnet, indem von der realen Breitensumme der ideale (Tabellen-)Wert abgezogen wird.
- Beispiel für eine Disharmonie im Gesamtverhältnis:
- reale Breitensumme 12 UK-Zähne = 90 mm
- reale Breitenssumme 12 OK-Zähne = 95 mm
- reale Summe UK minus ideale Summe UK = Überschuss → 90 mm – 86,7 mm = 3,3 mm Überschuss

$$\frac{90\,mm}{95\,mm} \times 100 = 94{,}7\,\%$$

Zahnbogenform und Symmetrievergleich

Pont stellte bereits zu Beginn des Jahrhunderts an Schädeln mit Idealgebissen eine Abhängigkeit zwischen der *Breitensumme der oberen Inzisivi (SI)* und der *transversalen Ausdehnung im Seitenzahngebiet* fest. In der Vergangenheit stand der Pont'sche Index – wegen der schon beschriebenen großen individuellen Variationsbreite und fehlenden therapeutischen Umsetzbarkeit von Idealmaßen sowie der Nichtberücksichtigung von Zahnachsenstellung und apikaler Basis – sehr häufig in der Kritik. Er kann deshalb nicht als absolute therapeutische Richtschnur, sondern als Orientierungshilfe genutzt werden. Auch der Symmetrievergleich der Kieferhälf-

[mm]

OK	40	40,5	41	41,5	42	42,5	43	43,5	44	44,5	45	45,5	46	46,5	47	47,5	48	48,5	49	49,5	50	50,5	51	51,5	52	52,5	53	53,5	54	54,5	55
UK	30	31,3	31,7	32	32,4	32,8	33,2	33,6	34	34,4	34,7	35,1	35,5	35,9	36,3	36,7	37,1	37,4	37,8	38,2	38,6	39	39,4	39,8	40,1	40,5	40,9	41,3	41,7	42,1	42,5

Tab. 4.7 Breitensummen der 6 oberen und 6 unteren Frontzähne nach Bolton

[mm]

OK	85	86	87	88	89	90	91	92	93	94	95	96	97	98	99	100	101	102	103	104	105	106	107	108	109	110
UK	77,6	78,5	79,4	80,3	81,3	82,1	83,1	84	84,9	85,8	86,7	87,6	88,6	89,5	90,4	91,3	92,2	93,1	94	95	95,9	96,8	97,8	98,6	99,5	100,4

Tab. 4.8 Breitensummen der 12 oberen und 12 unteren Zähne nach Bolton

Modellanalyse

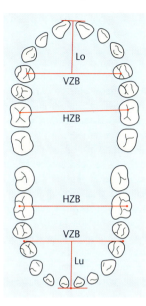

ten, Mittellinienabweichungen und Zahnwanderungen in sagittaler Richtung können nach Einzeichnung der Messpunkte an Molaren und Prämolaren auf den Modellen sehr gut sichtbar gemacht werden. (Abb. 4.**72**, Abb. 4.**75**).

Kaukurve und Gaumenhöhe

Die bisher dargestellten Verfahren für die Platzbilanz im Zahnbogen lassen Kaukurve und deren Verwindung unberücksichtigt. Beide führen jedoch, je nach Ausprägungsgrad, zur Erhöhung des Platzangebots im einen und Erniedrigung im anderen Kiefer (s. S. 152, Schlüssel 6 der Okklusion). Während die *Verwindung (Wilson-Kurve)* durch die Zahnachsenstellung bestimmt wird und diese nur am seitlichen oder frontalen Fernröntgenbild zu messen ist (s. u.), kann die *Kaukurve* nach Spee am Modell bestimmt werden. Sie sollte im Unterkiefer bei Messung von der geraden Verbindungslinie zwischen den Schneidekanten der Inzisivi und den Höckern der 2. Molaren nicht tiefer als

1,5 mm sein. Ist sie stärker ausgeprägt, so bedeutet 1 mm der Nivellierung (Abflachung) auch 1 mm Zahnbogenverlängerung. So könnte man sich z. B. bei einer tiefen Spee-Kurve im Falle eines Zahnengstandes mittleren Ausmaßes und gut entwickelter apikaler Basis eher zu einer konservativen Zahnbogenverlängerung als zur Platzbeschaffung mittels Extraktion entschließen, da allein durch die Nivellierung der Kaukurve das Platzangebot steigt.

Bei einer ausgeprägten Kaukurve kommt es während der Mastikation nicht allein zu axial auf die Zähne auftreffenden Kaukräften, sondern durch die Neigung derselben zu seitlichen Kraftvektoren. Diese mehr sagittal wirkenden Kräfte drängen nach Abschluss einer Engstandstherapie die Zähne aus der nivellierten Zahnreihe heraus und wirken rezidivverstärkend. Aus diesem Grund ist immer eine sehr flache Kaukurve anzustreben.

Bei ausgeprägter Kaukurve (Spee) ist ein erhöhter Platzbedarf zur Beseitigung des Engstands zu erwarten (1 mm Abflachung = 1 mm zusätzlicher Platzbedarf). Zur Vermeidung eines Rezidivs ist immer eine flache Kaukurve anzustreben (Abb. 4.**76**).

Die *Gaumenhöhe* wird ebenfalls von der Kauebene aus gemessen. Korkhaus hat sie als Lot von der Molarentransversale (1. Molaren) zur Raphe palatina media definiert und folgenden Index angegeben:

Gaumenhöhenindex [%] =
$$\frac{\text{Gaumenhöhe [mm]} \times 100}{\text{hintere Zahnbogenbreite [mm]}}$$

Soll des Gaumenhöhenindex ist 42 %. Bei einer größeren Indexzahl ist der Gaumen höher und schmaler. Dies kann auf eine Kieferkompression durch Mundatmung, Rachitis und/oder Lutschfunktion zurückzuführen sein. Aufgrund heutiger Erkenntnisse zur Ätiologie dürfte jedoch auch in diesen Fällen die hereditäre Komponente an der Schmalkieferentstehung maßgeblich beteiligt sein.

Modellanalyse

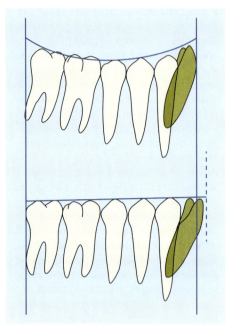

Abb. 4.**76** **Kaukurve nach Spee.** Tiefe Kaukurve (oben), zur Abflachung um 1 mm muss der Zahnbogen in sagittaler Richtung um 1 mm gestreckt werden.

Kopplung der Modellanalyse mit der Kephalometrie

Die alleinige Bestimmung des Platzangebots und der Symmetrieverhältnisse ist für die Therapieplanung nicht ausreichend, da in die Platzbedarfsermittlung nur die mesiodistale Zahnbreite und nicht die Achsneigung der Zahnwurzeln eingeht. Letztere spielt jedoch – unabhängig vom Platzangebot – für die harmonische Einordnung des Gebisses in den Gesichtsschädel, die Weichteilästhetik und die Okklusion im Seitenzahngebiet eine wichtige Rolle.

Um ein stabiles Therapieresultat und eine gute intermaxilläre Abstützung der Zahnreihen zu erhalten, müssen auch die Zähne mit ihrer Längsachse entsprechend der physiologischen Kaubelastung in einem definierten Winkel zur Kiefer- und Schädelbasis ausgerichtet werden. Besonders im Unterkieferschneidezahngebiet ist die achsgerechte Position der Wurzeln in Bezug auf den relativ

schmalen Spongiosa- und Kompaktabereich des Kieferkörpers von Bedeutung.

Im Wachstumskapitel (s. S. 23 ff.) wurden bereits die Umbau- und Anpassungsvorgänge beim Heranwachsenden zur Erzielung des Form-Funktion-Gleichgewichts beschrieben. Würde man beispielsweise einen frontalen Engstand im Schneidezahngebiet durch eine Protrusion dieser Zähne beheben wollen, würden bei einer schon bestehenden Protrusion der Unterkieferschneidezähne diese zum Platzgewinn und zur Vergrößerung des Zahnbogens noch weiter nach labial gekippt. Die auftreffende Kaukraft würde nicht mehr durch die Unterkieferbasis abgefangen, sondern führte zu einer weiteren Verstärkung der Protrusion. Da das jugendliche Gebiss sehr anpassungsfähig und noch im Auf- und Umbau begriffen ist, wird diese ungünstige Belastungssituation nicht beibehalten, sondern nach Absetzen der Apparatur und Beendigung der Therapie „ziehen" sich die Zähne wieder auf ihre Basis zurück und der Zahnengstand rezidiviert. Im Gegensatz zu dieser Ausgangssituation kann bei einem Platzmangel mit Retrusion durch Aufrichtung der Schneidezähne die regelrechte Achsenposition erst eingestellt und der Zahnbogen auf das zur Beseitigung des Engstands nötige Maß vergrößert werden können. Dabei ist zu beachten, dass die dünne labiale Kortikalis die Protrusion einschränkt.

Besonders bei der Entscheidung zwischen Extraktionstherapie oder konservativer Zahnbogenerweiterung zur Behebung eines Zahnengstands ist deshalb die Verknüpfung der Modellanalyse mit kephalometrischen Daten besonders wichtig.

Hasund (1972) weist ebenfalls auf die Bedeutung der Schneidezahnachsenstellung und Eckzahnposition im Unterkiefer hin und hat dafür eine anteriore und 2 transversale Grenzlinien entwickelt. Damit sollen Richtung und Größe der Zahnbewegung, die den ästhetischen, funktionellen und Stabilitätsanforderungen an das Therapieresultat gerecht werden, terminiert werden (Abb. 4.**77**). Die transversalen Grenzlinien werden durch den Eckzahnabstand vorgegeben. Diese interkanine Distanz lässt sich nach Durchbruch dieser

Modellanalyse

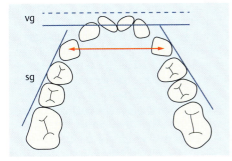

Abb. 4.77 Schneidezahninklinationswinkel. Übertragung auf das Modell zur Platzbedarfanalyse. **sg:** seitliche Grenzlinie; **vg:** vordere oder anteriore Grenzlinie.

Abb. 4.78 Inklinationswinkel. a: Bestimmung des Winkels U1/NB im Fernröntgenseitenbild (s. Abb. 4.57) und Vergleich mit dem Sollwert (vgl. Abb. 4.63 und Abb. 4.64). **b:** Übereinstimmung von Soll- und Istwert. **c:** UK-Schneidezähne liegen hinter der vorderen Grenzlinie und können protrudiert werden. **d:** UK-Schneidezähne liegen vor der vorderen Grenzlinie und sollten nicht protrudiert werden → Extraktion von Prämolaren zum Platzgewinn. Vgl. Tab. 4.3, Tab. 4.5 (aus Hasund A, Rudzki Janson I in Schmuth G (Hrsg.). Kieferorthopädie II. Urban und Schwarzenberg; München 1988).

Zähne nicht mehr stabil vergrößern. Die anteriore Grenzlinie wird durch die inzisale Kante der achsgerecht stehenden mittleren Schneidezähne des Unterkiefers gebildet. Der Sollwert für die Schneidezahninklination variiert in Abhängigkeit von der sagittalen und vertikalen Lage des Gesichtsschädels zur Schädelbasis. So wird nach Steiner (1953) eine prognathe Einlagerung durch eine stärkere Protrusion kompensiert, während bei einem retrognathen Gesichtsschädelaufbau die Schneidezähne mehr retrudiert stehen. Norderval zeigte außerdem den Einfluss von ANB-Winkel, Kieferbasiswinkel und Kinnprominenz (Norderval-Winkel) auf die Schneidezahnachsen im eugnathen Gebiss (Abb. 4.63, Abb. 4.64). Nach Festlegung der regelrechten Schneidezahnachsenposition können damit die von Hasund angegebenen anterioren Grenzlinien festgelegt und aus der Distanz zur Istposition der Schneidekante die auszuführende Zahnkippung abgeleitet werden. In Umsetzung auf die Platzverhältnisse im Zahnbogen gilt, dass 1 mm Labialkippung 2 mm Zahnbogenerweiterung bedeuten. Auch hierbei ist zu beachten, dass die linguale und labiale Knochenkompakta die Kippung einschränkt bzw. resorbiert würde (Abb. 4.78).

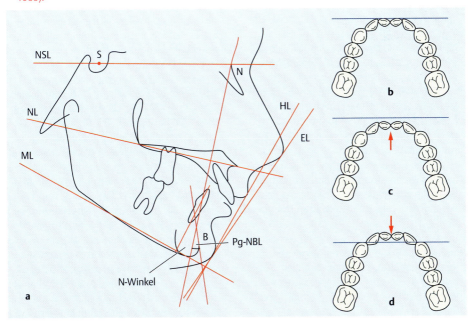

Modellanalyse

> Die regelrechte Schneidezahnachsenposition hat wesentlichen Einfluss auf die Platzgewinnung beim Zahnengstand durch Expansion oder Extraktion. 2 mm Platzbedarf bedürfen im Unterkiefer einer bukkalen Kippung der Schneidezähne um 1 mm.

Okklusion und Frontzahnbeziehung

Auch die intermaxilläre Beziehung von Ober- und Unterkiefer muss 3-dimensional analysiert werden.

Die *sagittale Okklusionsbeziehung* der Kiefer wird im bleibenden Gebiss an den 1. Molaren und im Milch- und Wechselgebiss zusätzlich an den Milcheckzähnen erhoben. Entsprechend der Klassifikation nach Angle kann eine Neutral- bzw. Regelokklusion, eine Distal- oder eine Mesialokklusion bestehen.

Die sagittale Frontzahnbeziehung wird als *sagittale Schneidekantenstufe (Overjet)* bezeichnet. Sie wird an den oberen und unteren Schneidezähnen von Labialfläche zu Labialfläche gemessen, schwankt zwischen 2 – 4 mm und kann vergrößert sein oder einen negativen Wert haben (Abb. 4.**23**).

Der *transversale Okklusionsbefund* wird in der Aufsicht von vorn erhoben. Übergreifen die oberen Molaren oder Prämolaren die unteren *nicht* mit ihren bukkalen Höckerspitzen, kann ein *transversaler Kopfbiss,* ein *Kreuzbiss* (ein- oder beidseitig) oder eine *Non-Okklusion* (bukkal oder lingual) vorliegen (Abb. 4.**24**, Abb. 4.**69**). Im Frontzahngebiet kann eine *Mittellinienabweichung* zwischen beiden Kiefern bestehen (Abb. 4.**27, b**). Sie wird als Millimeter-Distanz zwischen den beiden Kiefermitten bestimmt und, da der Unterkieferkiefer beweglich aufgehängt ist, als mandibuläre Abweichung nach rechts oder nach links (vom Modell her gesehen) angegeben. Voraussetzung für diese Unterkieferabweichung in toto ist, dass die Zahnbogenmitten mit den Kiefermitten kongruent sind.

Der *vertikale Okklusionsbefund* wird ebenfalls in der frontalen Aufsicht und bei Einblick in den Zungenraum von hinten erhoben. Dabei kann die Okklusion seitlich oder frontal gänzlich fehlen (*offener Biss,* Abb. 4.**71**), und die lichte Weite wird mit Angabe der Lokalisation gemessen, oder an den Schneidezähnen dominiert ein *tiefer Biss* (Abb. 4.**25**). In der Regel übergreifen die oberen die unteren Schneidezähne um 2 – 4 mm, gemessen am unteren Schneidezahn, nach Projektion der Schneidekante des oberen mittleren Schneidezahns auf die Labialfläche des unteren (*Überbiss, Overbite*). Bei einem tiefen Überbiss wird außerdem angegeben, ob eine *Abstützung* der unteren Schneidekanten an den Palatinalflächen der oberen Schneidezähne vorhanden ist oder ob bei fehlender Abstützung bereits *Einbisse in die Gingiva* bestehen. Letzteres kann man sehr gut beim Einblick von oral aber auch während der klinischen Untersuchung beurteilen.

Rekonstruktion

Bei der 3-dimensionalen Modelldiagnostik muss immer zwischen dem rein *dentalen Okklusionsbefund* und der *Bisslage der Kiefer* zueinander differenziert werden. Eine Neutralokklusion stimmt nur dann mit einer Neutral- oder Regelbisslage überein, wenn die Zahnbögen völlig symmetrisch sind und keine Zahnwanderungen stattgefunden haben. Ist jedoch Letzteres der Fall, müssen zunächst diese Zahnverschiebungen und -kippungen – durch vorzeitigen Milchzahnverlust, Dystopie der Zahnkeime und Mesialdrift der Molaren – gedanklich auf ihre regelrechte Position zurückgeführt werden, um zu einer Übereinstimmung zwischen Okklusion und Bisslage zu kommen. Grünberg (1912) hat dies als *Rekonstruktion* und A. M. Schwarz (1956) als *„Umdenken"* bezeichnet. Diese „Demaskierung" der Bisslage durch Asymmetrien und Zahnwanderungen ist besonders bei der *sagittalen Modellanalyse* von Bedeutung, um zu eruieren, ob sich hinter einer Distalokklusion auch eine distale Bisslage des Unter- zum Oberkiefer verbirgt oder ob der 1. Molar des Oberkiefers nur aufgrund vorzeitiger Extraktion des 2. Milchmolaren nach anterior gewandert ist. Eine Diskrepanz zwischen Okklusion und Bisslage besteht auch in den meisten Fällen vor dem Zahnwechsel in der Stützzone, da der 1. Molar des Unterkiefers erst nach Ausfall des 2. unteren Milchmolaren in eine Neutralokklusion

Modellanalyse

Schritt	Aufgabe/Diagnose
Zahnappell	Dentitionsstand, Zahnunter- und überzahl, Retention
Einzelzahn	Formanomalien, kariöser Zerstörungsgrad, Rotation
Einzelkiefer	Zahnbogenform, Asymmetrien (transversal und sagittal), Pont-Index, Spee-Kurve, Gaumengewölbe
	Platzbilanz im Zahnbogen: Wechselgebissanalyse (nach Moyers), Stützzonenprognose, Segmentvermessung (nach Lundström) im bleibenden Gebiss
	Ergänzung durch Kephalometrie: Platzverlust oder -gewinn durch regelrechte Zahnachsenposition der Schneidezähne im UK (anteriore Grenzlinie); Eckzahndistanz im UK (seitliche Grenzlinie)
	Harmonie der Zahnbreiten von OK und UK: Tonn-Index, Bolton-Index
Kiefer in Okklusion	Okklusionsbefund (sagittel, transversal und vertikal), Rekonstruktion und Bisslagebestimmung
Zusammenfassung der Modellbefunde	
Ergänzung und Synthese	Ergänzung und Synthese mit klinischem Befund, funktionellem Befund, Kiefergelenk, Kephalometrie, Wachstumsprognose
Diagnose	
Therapieplan	

Tab. 4.**9** Modellanalyse: Analyse-/Diagnoseschritte und Aufgaben.

kommen kann und zuvor in 50 % der Fälle (Harzer 1999) eine Distalokklusion von ½ Prämolarenbreite besteht (Abb. 2.**30**). In diesen Fällen ist ersatzweise die Okklusion an den Milcheckzähnen zu bestimmen. Auch transversale Abweichungen, speziell Mittellinienverschiebungen, sind in gleicher Weise zu rekonstruieren.

Checkliste der Modellanalyse   *MERKE*

- Zur Erstellung einer *kieferorthopädischen Diagnose,* aus der ein Therapieplan abgeleitet werden kann, ist eine *umfassende Befunderhebung* notwendig. Klinische Untersuchung und Modellanalyse haben dabei ein besonderes Gewicht, sind aber getrennt betrachtet nicht für die Diagnosefindung und Erzielung eines stabilen Therapieresultats ausreichend. *Nur die Erfahrung aus der Untersuchung und Behandlung einer großen Anzahl individueller Patientenfälle erlaubt es dem Geübten, aus der großen Menge morphologischer und funktioneller Abweichungen die wichtigsten zu selektieren, um damit die umfangreiche Befunderhebung auf das notwendige Maß einzugrenzen.*
- Die Diagnose zu Beginn einer kieferorthopädischen Therapie muss während der 2- bis 4-jährigen Behandlungszeit ständig „aktualisiert" werden, da Wachstum und Entwicklung das Anomaliebild selbst, aber auch des-

137

Modellanalyse

sen Schwere und Verlauf, verändern können. Der kieferorthopädischen Diagnosefindung sollte deshalb mehr die *Dynamik eines Prozesses* als die Statik der 1-malig zu treffenden Krankheitsdiagnose innewohnen. *Zwischendiagnosen* und *Befunderhebungen zum geplanten Abschluss* einer kieferorthopädischen Therapie legen häufig unvorhergesehene Entwicklungsabläufe offen und zwingen zur Abänderung bzw. Fortsetzung der Therapie.

- Nur die *„laufende Diagnostik"* ermöglicht das zielgerichtete Reagieren auf das die Anomalie verursachende *multifaktorielle* Wachstum und eröffnet die Chance auf die *Stabilität* des Therapieresultats.

Anhang

Kieferorthopädisches Befundblatt I

Patient: _____
geb. _____

Datum: _____
Untersucher: _____
Alter _____ Jahre _____ Monate

Anamnese

Dysgnathien bzw. KFO-Behandlungen in der Familie: _____
Allgemeinerkrankungen ☐ Allergien ☐ Anfallsleiden ☐ Stoffwechselstörungen
☐ Transfusionen ☐ andere

Medikamente: _____
Traumata, Operationen im Kopfbereich: _____
Besonderheiten der körperlichen und geistigen Entwicklung: _____
Parafunktionen: ☐ Lutschen am _____
☐ Lippenbeißen ☐ Knirschen
☐ Nägelkauen ☐ Pressen
☐ Zungenpressen ☐ Schnarchen
☐ Schlafen mit überstrecktem Kopf

Motivation (Grund des Behandlungswunschs): _____
zahnärztliche Behandlung bei: _____
Fluoretten bis: _____ ☐ fluoridiertes Salz

Klinischer Befund

Größe _____ cm Gewicht _____ kg
Wirbelsäule: ☐ Haltungsfehler ☐ Skoliose ☐ Kyphose
☐ Syndrome: _____
☐ Fehlbildungen: _____
☐ LKG-Spalten
Verhaltensweise: ☐ aktiv – vertrauensvoll ☐ still – passiv ☐ ängstlich – misstrauisch ☐ aggressiv
Jochbogenbreite mit Weichteilen: _____ mm
Gesichtsasymmetrien: _____

Intraoraler Befund

Befestigte Gingiva im UK-Frontzahnbereich _____ mm
hoch ansetzendes Frenulum ☐ OK ☐ UK ☐ laterale Frenula
Mundpflege ☐ gut ☐ mäßig ☐ schlecht
Parodontalbefund ☐ Gingivitis ☐ Parodontitis ☐ Parodontatrophie ☐ Rezessionen
☐ lokalisiert ☐ generalisiert
Zunge ☐ unauffällig ☐ groß ☐ Impressionen ☐ Ankyloglosson
Tonsilla palatina ☐ groß ☐ zerklüftet ☐ entfernt
apikale Basis im OK: transversal: ☐ klein ☐ ausreichend ☐ groß
sagittal: ☐ klein ☐ ausreichend ☐ groß
apikale Basis im UK: transversal: ☐ klein ☐ ausreichend ☐ groß
sagittal: ☐ klein ☐ ausreichend ☐ groß
Zahnbefund: _____ Sanierungsbedarf: _____
Traumata: _____ Extraktion: _____ Sonstiges: _____
Avitalität: _____ Entkalkungen: _____

Funktioneller Befund

Nasendurchgängigkeit ☐ genügend ☐ ungenügend
Atmung: ☐ Nase ☐ Mund ☐ gemischt
Lippen (nach Rakosi): ☐ kompetent ☐ inkompetent ☐ potenz. inkomp. ☐ Prochellie
Lachlinie: Gingiva ☐ sichtbar ☐ nicht sichtbar
Ruhelinie: Distanz Oberlippe – Schneidekante: _____ mm
Zunge: Ruhelage ☐ unauffällig ☐ interdental
Schlucken ☐ somatisch ☐ viszeral
Sprechen ☐ unauffällig ☐ Sigmatismus addentalis
☐ Sigmatismus interdentalis
☐ Sigmatismus lateralis

Ruhebereich interokklusal: _____ mm
maximale Mundöffnung _____ mm SKD
ML-Abweichung des OK von der Gesichtsmitte: _____ mm nach ☐ rechts ☐ links
dentale Mittellinienabweichung im UK _____ mm nach ☐ rechts ☐ links
ML-Abweichung des UK in Okklusion _____ mm nach ☐ rechts ☐ links
ML-Abweichung des UK bei Mundöffnung _____ mm nach ☐ rechts ☐ links

Zwangsführungen bei _____

UK-Position beim Sprechen ☐ anterior ☐ posterior
Profil bei Zielbiss ☐ günstig ☐ ungünstig
Kopfbiss möglich ☐ ja ☐ nein
RKP – IKP-Distanz: _____ mm

dynamische Okklusion: ☐ Frontzahnführung ☐ Eckzahnführung ☐ Gruppenkontakte
☐ bilateral balancierte Okklusion
☐ Interferenz bei _____

KG-Dysfunktion ☐ Geräusch ☐ rechts ☐ links
☐ Hypermobilität ☐ rechts ☐ links
☐ Schmerz ☐ rechts ☐ links

Abb. 4.79 **Kieferorthopädisches Befundblatt I.**

139

Anhang

Kieferorthopädisches Befundblatt II

Patient: _____ geb. _____ Datum: _____

Zahnstatus

18	17	16	15	14	13	12	11	21	22	23	24	25	26	27	28
48	47	46	45	44	43	42	41	31	32	33	34	35	36	37	38

| | | 55 | 54 | 53 | 52 | 51 | 61 | 62 | 63 | 64 | 65 | | |
| | | 85 | 84 | 83 | 82 | 81 | 71 | 72 | 73 | 74 | 75 | | |

A = Avitalität   **B** = Brückenglied   **Ex** = Extraktion   **NA** = Nichtanlage   **WR** = Wurzelresorption
AB = Abrasion   **C** = Karies   **I** = Implantat   **R** = Retention   **WF** = Wurzelfüllung
AN = Ankylosierung   **E** = Entkalkung   **ID** = im Durchbruch   **T** = Trauma   **X** = vorhanden
AU = Ausstoß   **F** = Füllung   **K** = Krone   **Ü** = Zahnüberzahl   **Z** = Zapfenzahn

Segmentanalyse nach Lundström

| 16 | 15 | 14 | 13 | 12 | 11 | 21 | 22 | 23 | 24 | 25 | 26 | Differenz OK: |
| 46 | 45 | 44 | 43 | 42 | 41 | 31 | 32 | 33 | 34 | 35 | 36 | Platzangebot |

Platzbedarf
Differenz OK:
Platzbedarf
Platzangebot
Differenz UK:

Tonn: SI _____ mm   si _____ mm
vorderes Verhältnis _____ %
Bolton: Gesamtverhältnis _____ %
Izard: Jochbogenbreite o.W. _____ mm   Zahnbogenbreite _____ mm

Index _____ %
Index

Wechselgebissanalyse nach Moyers

	Platzangebot	Platzbedarf	Platzbedarf	Differenz	Gesamt
OK rechts					
links					
UK rechts					
links					

Vermessung nach Pont/Leipziger Modifikation

OK	Ist	Soll	Differenz	UK	Ist	Soll	Differenz
14:R				44:R			
R:24				R:34			
14:24				34:44			
16:R				46:R			
R:26				R:36			
16:26				36:46			
LO				LU			

dentale Mittellinienabweichung

□ OK _____ mm nach rechts/links   □ UK _____ mm nach rechts/links

falsch verzahnte Einzelzähne: _____

Bisslage nach Rekonstruktion:

□ Regelbiss
□ Distalbiss _____ PB   Overbite: _____ mm
□ Mesialbiss _____ PB   Overjet: _____ mm

Handröntgen

□ PP2   □ S/H=2   □ PP3u
□ MP3=   □ MP3cap/Rcap/PP1cap   □ MP3u
□ Pisi/H1/R=   □ DP3u   □ Ru

Fotostatauswertung (nach A.M. Schwarz)

Profil
□ Vorgesicht   □ nach vorn schief
□ Mittelwertgesicht   □ gerade
□ Rückgesicht   □ nach hinten schief

Portrait (en face)

Asymmetrie	nach	□ rechts	□ links	
Bipupillarlinie	nach	□ rechts	□ links	□ geneigt □ gehoben
Mundlinie	nach	□ rechts	□ links	□ geneigt □ gehoben
Kinnspitze verschoben	nach	□ rechts	□ links	

Mittelgesicht (n – sn) _____ mm   Untergesicht (sn – gn) _____ mm

Anhang

Patientendaten

Nachname | Vorname

Geburtsdatum | Geschlecht | Patienten-Nr. | Beihilfe

Straße, Nr.

Land | PLZ | Ort

E-Mail Patient | E-Mail Überweiser

KLINISCHE FUNKTIONSANALYSE
MANUELLE STRUKTURANALYSE

CMD professional

PROF. DR. AXEL BUMANN / DR. ELMAR FRANK

☐ Befund vor Kieferorthopädie
☐ Befund vor Restauration
☐ Abschlussbefund
☐ Zwischenbefund

Praxisstempel

Aufgenommen durch | Datum

Spezielle Anamnese ☐☐☐☐☐☐☐☐☐ Schmerzintensität

Symptome | **Reihenfolge der Symptome** D T | **Erwartungen des Patienten**

1.
2.
3.
4.
5.
6.
7.
8.
9.
10.

Gewebespezifische Hauptdiagnosen

Rechts	Hauptbelastungs-vektor rechts	Links	Hauptbelastungs-vektor links

Etiologische Faktoren (klinische Analyse)

Rechts		Links	
Stat. Okklusion	Dyn. Okklusion	Stat. Okklusion	Dyn. Okklusion
Bruxismus	Dysfunktion	Bruxismus	Dysfunktion

Gewebespezifische Nebendiagnosen

Rechts	Hauptbelastungs-vektor rechts	Links	Hauptbelastungs-vektor links

Etiologische Faktoren (elektron. Analyse)

Rechts		Links	
Stat. Okklusion	Dyn. Okklusion	Stat. Okklusion	Dyn. Okklusion
Bruxismus	Dysfunktion	Bruxismus	Dysfunktion

Ergänzende Diagnostik

☐ DVT ☐ Artikulatorprogrammierung ☐ Elektronische Einflussanalyse ☐ Konsil Bewegungsapparat
☐ MRT ☐ Instrumentelle Okklusionsanalyse ☐ Konsil Psychosomatik ☐

Zahnkontakte bei statischer und dynamischer Okklusion ☐ T-Scan

Habituelle Okklusion:
18 17 **16** 15 14 **13** 12 11 | 21 22 **23** 24 25 **26** 27 28
48 47 **46** 45 44 **43** 42 41 | 31 32 **33** 34 35 **36** 37 38

Rechts:
18 17 **16** 15 14 **13** 12 11 | 21 22 **23** 24 25 **26** 27 28
48 47 **46** 45 44 **43** 42 41 | 31 32 **33** 34 35 **36** 37 38

Links:
18 17 **16** 15 14 **13** 12 11 | 21 22 **23** 24 25 **26** 27 28
48 47 **46** 45 44 **43** 42 41 | 31 32 **33** 34 35 **36** 37 38

Prognose bei Diskusreposition

Prognostische Parameter	R	L
Partielle Diskusverlagerung?	☐	☐
Stabile Reposition?	☐	☐
Initiale Reposition?	☐	☐
Adaptation der bilaminären Zone?	☐	☐
Okklusale Einflüsse?	☐	☐
Keine anderen Einflüsse?	☐	☐
Geringes Ausmaß der Restriktionen?	☐	☐
Distalokklusion/Angle-Klasse II?	☐	☐
Kein vertikaler Gesichtsschädelaufbau?	☐	☐
Allgemeine Behandlung erforderlich?	☐	☐
Wird Apparatur 24 Stunden getragen?	☐	☐
Prognostisches Verhältnis		

Prognose bei behandlerdeterminierter UK-Positionierung

Prognostische Parameter	R	L
Hohe Adapationskapazität (altersabhängig)?	☐	☐
Geringes Ausmaß der Vorverlagerung?	☐	☐
Hohe Rigidität des Apparatur?	☐	☐
Lange Dauer der rigiden Behandlung?	☐	☐
Geringes Ausmaß der Restriktion?	☐	☐
Geringe dorsale Einflüsse?	☐	☐
Prognostisches Verhältnis		

Bemerkungen

Abb. 4.**81** **Befundblatt zur Manuellen Strukturanalyse (nach Bumann und Frank).**

Kieferorthopädische Prophylaxe

Die Prophylaxe von Zahnstellungs- und Biss-lageanomalien ist nicht primär – wie bei der Karies- und Gingivitisverhütung – möglich, sondern besteht nur darin, durch Frühbe-handlung und Eliminierung von Habits und Parafunktionen eine Progression einzudäm-men. Dies ist der multifaktoriellen Ätiologie geschuldet, deren erblicher Anteil äußeren Einflüssen nicht zugänglich ist.

Prophylaktische Maßnahmen müssen auf den zeitlichen Rahmen der alters-, dentiti-ons- und wachstumsspezifischen Genese einer Gebissanomalie abgestimmt werden. In den Kapiteln „Dentition" (S. 41) und „Orofa-ziale Funktionsabläufe" (S. 60) wurde bereits darauf eingegangen. In diesem Kapitel steht das *methodische Vorgehen* für Prophylaxe-maßnahmen im Vordergrund.

Habits und Dyskinesien

Unter den Oberbegriffen „Habits" und „Dyskinesien" werden Angewohnheiten und neuromuskuläre Fehlfunktionen zusammengefasst, die einerseits physiologische Wachstumsprozesse stören und andererseits die Ausbildung einer Zahnstellungs- und Bisslageanomalie fördern können. Dazu gehören z. B.:

- Lutschen an Fingern und anderen Lutschkörpern
- Fingernägelkauen
- Lippen- und Zungenbeißen
- Zungenpressen, Einsaugen von Lippe und Wange
- viszerales Schlucken (Einlagerung der Zunge zwischen die Zahnreihen)

Das Abstellen dieser Gewohnheiten und Fehlfunktionen ist oft auf biomechanischem Wege allein nicht möglich, sondern bedarf sehr häufig psychologischer Beratung und Betreuung.

Daumenlutschen

Häufigste Lutschangewohnheit ist die am Daumen. Sie ist im 1. Lebensjahr noch als physiologisch anzusehen, da sie beim Säugling Ausdruck der Stillung des Saugreflexes und der Hand-Mund-Koordination zum Kennenlernen der Umwelt ist. Das Beibehalten über die ersten Lebensjahre hinaus kann zur Deformierung der Alveolarfortsätze in vertikaler oder sagittaler Richtung führen.

Die kritische Grenze der Einwirkungszeit dieser „negativen kieferorthopädischen Apparatur" wird mit 6 Stunden pro Tag angegeben. Folgende Veränderungen im Kieferbereich können durch die Lutschfunktion bei genetischer Disposition induziert werden:

- Protrusion der oberen und/oder Retrusion der unteren Schneidezähne mit Vergrößerung der sagittalen Schneidezahnstufe → Behinderung des Lippenschlusses
- Distalokklusion und/oder distale Bisslage durch Hebelfunktion des Daumens in dorsaler Richtung
- Schmalkiefer (OK) durch verstärkten Wangendruck und Verdrängung der Zunge nach kaudal während des Saugens am Finger. Dies fördert gleichzeitig die Rücklage des Unterkiefers, da der verschmälerte Oberkiefer diesen aufgrund der Parabelform nur noch in einer mehr distalen Lage übergreifen kann.
- frontal offener Biss durch Auseinanderdrücken der Alveolarfortsätze und Behinderung des Schneidezahndurchbruchs und -Okklusionseinstellung (s. Abb. 4.**71**).

Präventiv-therapeutisches Vorgehen:

ABLAUF

- Säugling und Kleinkind *bis 3. Lebensjahr* (Abstellen der Lutschfunktion bis zum 3. Lebensjahr → *Spontankorrektur*):
- *Beruhigungssauger,* als *Hilfe* zum gänzlichen Abgewöhnen des Lutschens – da auch der Beruhigungssauger bei permanentem Gebrauch negative Folgen hat.
- Bestreichen des Daumens mit *unangenehmen Geschmacksstoffen,* wie Daumexol oder Tinctura amara SR
- Wenn bereits Lutschfolgen bestehen, kann zur Unterstützung der Selbstausheilung die konfektionierte *Mundvorhofplatte* gegeben werden.
- 3.– 6. Lebensjahr (Vorschulkind):
- Gespräch mit den Eltern und dem Kind zur Aufdeckung und *Ausschaltung* möglicher *psychischer Ursachen* wie *Überbelastung,* die Anlass zur Lutsch(ab)reaktion sein können.
- Aufzeigen der Lutschfolgen und Ausnutzung der zahnärztlichen Autorität zur Motivation des Kindes
- *Lutschprotokoll* zum Bewusstmachen der Häufigkeit und Dauer des Lutschens, um zu motivieren und Ursachen aufzudecken.
- *Konfektionierte Mundvorhofplatte* zur Beseitigung der vergrößerten Schneidekantenstufe und des offenen Bisses (ohne und mit Zungengitter (Abb. 5.**1**). Bei nächtlichem Herausfallen kann die verlegte Nasenatmung die Ursache sein → myotherapeutische Übungen/Adenotomie?
  Keine Spontankorrektur, wenn 1. Molaren oder Schneidezähne durchgebrochen sind (6.– 8. Lebensjahr).
- ab 6. Lebensjahr (Schulkind):
- Die *Aufdeckung möglicher Einflussfaktoren* (Reizüberflutung durch TV, fehlende Zuwendung durch Eltern) muss am Beginn aller prohylaktischer Bemühungen stehen, da das Beibehalten des Habits im Schulalter außerhalb der entwicklungsphysiologischen

Habits und Dyskinesien

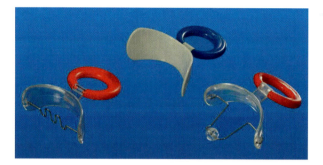

Abb. 5.**1** **Konfektionierte Mundvorhofplatten zum Training des M. orbicularis oris bei fehlendem permanenten Mundschluss. Links:** mit Zungengitter zur Verhinderung der anterioren interdentalen Zungenlage; **rechts:** mit Kugel zur Orientierung der Zunge an den Gaumen.

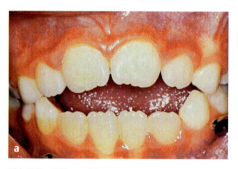

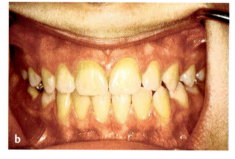

Abb. 5.**2** **Offener Biss.**
a Vor der Behandlung.
b Selbstausheilung durch alleinige Behandlung mit Mundvorhofplatte und Mundschlussübungen.

Variationsbreite liegt. Es sollten die gleichen Methoden wie beim Vorschulkind, jedoch noch mehr vernunftbetont, angewandt werden. In schwierigen Fällen sollte der Kinderpsychologe oder -psychiater konsultiert werden.

– *Mundvorhofplatte* (konfektioniert oder individuell) zur Behebung der Lutschfolgen. Für die vergrößerte sagittale Schneidekantenstufe eignet sich die Mundvorhofplatte (Hotz) mit Auflage an den oberen Schneidezähnen und für den offenen Biss diejenige mit zusätzlichem Zungengitter. Mit Letzterer wurde ein 9-jähriger Junge, der zum Zeitpunkt des Einsetzens noch lutschte, behandelt und der offene Biss innerhalb von 18 Monaten geschlossen (Abb. 5.**2**). Bei ungenügendem Atemvolumen durch die Nase kann ein Loch in die Mundvorhofplatte geschliffen werden.

– *apparative Frühbehandlung* mit aktiver Platte oder Aktivator, da auch das Gerät zur Desorientierung des Lutschfingers und damit

zum Abstellen des Habits beitragen kann. Dieser frühe Beginn einer Therapie muss in Fällen mit offenem Biss oder vergrößerter Schneidekantenstufe bereits mit einer Fernröntgenanalyse untersetzt werden, da z. B. ein vergrößerter Kieferbasis- oder ANB-Winkel ein deutlicher Hinweis für die Beteiligung des Gesichtsschädelaufbaus an der Ätiologie ist und die Anomalie durch das Abstellen des Habits kaum behoben werden kann.

Das Daumen- oder Fingerlutschen sollte bis zum Ende des 3. Lebensjahrs mithilfe des Beruhigungssaugers und der Mundvorhofplatte abgestellt werden. Im Vorschulalter sind zusätzlich psychologische Unterstützungsmaßnahmen durch das Lutschprotokoll anzuwenden. Bei Bestehenbleiben über das 6. Lebensjahr hinaus, muss das Lutschhabit als Einzelsymptom einer Gesamtstörung betrachtet werden und bedarf der kinderpsychologischen oder -psychiatrischen Konsultation.

Lippen- und Zungenbeißen, Einsaugen von Lippe und Wange, Fingernägelkauen

Lippen-, Zungen- und Wangenhabits treten nicht so häufig auf wie das Lutschhabit. Sie stellen sich jedoch oft als Folge des Daumenlutschens ein und füllen das hinterlassene „Vakuum" zwischen den Zahnreihen in sagittaler und vertikaler Richtung aus. Beim offenen Biss zwischen den Schneidezähnen schiebt sich die Zunge von lingual hindurch und im Seitenzahngebiet wird die Wange eingesogen. Dadurch werden der Durchbruch und die Einstellung der bleibenden Zähne in die Okklusion behindert. Das *Zungenbeißen und -pressen* kann im Kleinkind- und Vorschulalter durch ein *linguales Gitter* an der Mundvorhofplatte verhindert werden. Besteht die Angewohnheit auch nach Durchbruch der permanenten Schneidezähne, hat sich das Aufkleben von *Spikes* (Klebebrackets mit abgerundeten Spitzen [cave Verletzungsgefahr] auf den Lingualflächen der unteren Schneidezähne bewährt. Im Seitenzahngebiet kann ebenfalls die Mundvorhofplatte zur Verhinderung des Wangeneinsaugens genutzt werden oder an einen Aktivator oder eine aktive Platte wird ein *Bukkalschild* angebracht. Gleiche Folgen wie das Zungenpressen kann auch die interdentale Einlagerung der Zunge beim infantilen oder *Schlucktyp* (vgl. S. 64) haben. Eine Umorientierung der Zunge zum Gaumen kann durch das Anbringen von *Reizkörpern am Gaumen* (Knopf oder Mulde

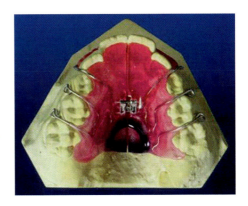

Abb. 5.**3** **Umorientierung der Zunge.** Orientierung zum Gaumen durch Anbringen einer Mulde an der Oberkieferplatte. Die Zungenspitze sucht spielend diese Mulde.

an der Oberkieferplatte oder Kugel am Transpalatinalbogen), mit dem die Zungenspitze spielt, erzielt werden (Abb. 5.3). Zur Verhinderung des *Lippenbeißens,* der *Einlagerung der Unterlippe zwischen oberen und unteren Schneidezähnen* und des *Nägelkauens* dient im Kleinkind- und Vorschulalter ebenfalls die *Mundvorhofplatte.* Nach Durchbruch der bleibenden Schneidezähne ist in den meisten Fällen eine *apparative Frühbehandlung* mittels Aktivator oder aktiver Platte angezeigt. Da die Unterlippeneinlagerung oft mit einer Mundatmung und Tonusverlust des M. orbicularis oris einhergeht, sollten parallel *myotherapeutische Übungen* durchgeführt werden (s. u.).

Myofunktionelle Übungen

Der Einfluss orofazialer Funktionsabläufe und muskulärer Ungleichgewichte auf die Pathogenese von Dysgnathien ist bekannt. Fränkel (1992) sieht im muskulären Training den Schlüssel zur stabilen Bisslagekorrektur. Die folgenden *myofunktionellen Übungen* werden zur Umstellung der Zungenlage und Kräftigung der radiären Fasern des M. orbicularis oris bei fehlendem Mundschluss empfohlen:

- *Sprechen der Konsonanten g* und *k* zur besseren Anlagerung der Zunge an den Gaumen auch beim Schlucken
- *Balancieren eines Gummirings auf der Zungenspitze* während des Sprechens, um die Anlagerung besonders bewusst werden zu lassen. Da dies eine besondere Geschicklichkeit und entwickelte Feinmotorik voraussetzt, sind diese Zungenübungen erst bei Schulkindern anzuwenden.

Bei Kindern mit *Morbus Down* sollte zu einem früheren Zeitpunkt mit myofunktionellen Übungen begonnen werden. Bei diesen Patienten besteht das Ziel, die tonuslose und oft aus dem Mund hängende Zunge zu stimulieren. Dazu muss zunächst die Zungensensibilität verbessert werden, bevor durch Anbringen von Reizkörpern an den Seitenflächen und Gaumen einer Platte die Zunge umorientiert werden kann (Abb. 5.4). Bei diesen Patienten sind die Zungenübungen Bestandteil der Physiotherapie nach Castillo Morales (Garlinger 1989).

Der *Verbesserung des Lippentonus* dienen auch tägliche Übungen (3-mal 10 Minuten) mit der *Mundvorhofplatte*. Der Lippenschluss erfordert eine stärkere Muskeldehnung und -kraft. Während der Übung wird am extraoralen Ring gezogen und das Kind hält mit den Lippen die Platte fest. Der steigende Lippentonus – und damit der Erfolg – kann durch die Messung der Abzugskraft mittels Federwaage demonstriert werden.

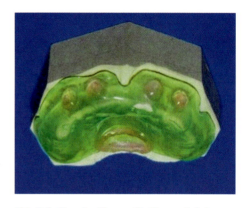

Abb. 5.4 Umorientierung der Zunge. Anbringen von Reizkörpern an den Seitenflächen einer Platte, die die Zunge umorientieren sollen. Bei diesem Patienten sind die Zungenübungen Bestandteil der Physiotherapie nach Castillo Morales.

Eine weitere Möglichkeit zur Verbesserung des Lippentonus bei Schulkindern besteht im Halten eines *Holzspatels* mit den Lippen für 20 Minuten täglich, z. B. während der Hausaufgaben. Dabei darf das Ende nicht mit den Zähnen gehalten werden und man kann, um die aufzuwendende Kraft zu steigern, das andere Ende mit einer Knetkugel oder selbstgeformten Figuren beschweren. Auch das Spielen von Blasinstrumenten wie der Blockflöte trägt zur Kräftigung des M. orbicularis oris bei.

Ziele myofunktioneller Übungen sind die physiologische Orientierung der Zunge an den Gaumen und die Kräftigung M. orbicularis oris. Sie stehen im engen Zusammenhang mit der Umstellung von der *permanenten Mund- zur Nasenatmung*. Unterstützend kann auch eine *luftdurchlässige Mundbinde*, die nachts angelegt wird, wirken, da während des Schlafs auf dem Rücken der Unterkiefer besonders leicht nach unten und hinten absinkt.

Einschleifen von Milchzähnen

Das *okklusale* oder *approximale Beschleifen* von Milchzähnen zur Unterstützung der physiologischen Gebissentwicklung dient einerseits der Aufhebung funktions- und wachstumsbehindernder Zwangsführungen und soll andererseits die zeitliche Koordination des Zahndurchbruchs bei Größendiskrepanzen zwischen Milch- und bleibenden Zähnen unterstützen.

So führt beim einseitigen Kreuzbiss der *Labialstand eines unteren Milcheckzahns* gegenüber dem oberen zum Abgleiten des Unterkiefers aus der Mitte zur betroffenen Seite hin. Dies kann zu Entwicklungsungleichheiten im Kiefergelenk und zur Wachstumshemmung des Oberkieferalveolarfortsatzes durch den übergreifenden Unterkiefer führen. Deshalb muss diese Zwangsführung zum frühestmöglichen Zeitpunkt aufgehoben werden:

- bei geringem Überbiss: *Beschleifen* der oberen und unteren Eckzahnspitzen in Form *schiefer Ebenen*, d. h. die Eckzahnspitzen werden durch das Einschleifen in die regelrechte Position gebracht und die Zwangsführung wird aufgehoben (s. Abb. 2.**29** und Abb. 5.**5**).
- tiefer Überbiss und/oder Kreuzbiss der 1. Molaren: Therapie mit Aktivator, Transpalatinalbogen oder einer Oberkieferdehnplatte (s. S. 294, Therapie Kreuzbiss)

- An Milchschneidezähnen oder Milchmolaren ist das Aufheben eines Kreuzbisses auch durch okklusales Beschleifen möglich, wobei an den Seitenzähnen auch die Höcker der Gegenseite einbezogen werden müssen.

Das *approximale Beschleifen* von Milchzähnen dient dem Ausgleich der Breitendifferenzen zwischen Milchzähnen und bleibenden Zähnen der Stützzone während des Zahnwechsels. Bei einer Dentitionsfolge 435 im Oberkieferstützzonenbereich bzw. 345 im Unterkiefer kann es durch *Verharren des 2. Milchmolaren* während des Eckzahndurchbruchs zum Außenstand kommen, da Letzterer den fehlenden Platz – er ist 2 mm breiter als sein Vorgänger – nicht durch eine Distalverschiebung des 1. Prämolaren bei Aufbrauchen des Platzüberschusses zwischen 2. Milchmolaren und 2. Prämolaren – dieser ist 2 mm schmaler als sein Vorgänger – erhalten kann. Dies kann durch das *mesiale Beschleifen des 2. Milchmolaren* während des Eckzahndurchbruchs erreicht werden (s. Abb. 2.**32**). Der 2. Prämolar hat dann immer noch ausreichend Platz. Dieses Verfahren ist jedoch nur bei leichtem Platzmangel möglich und bedarf der weiteren Dentitionskontrolle. Verschiedentlich wird auch das mesiale Beschleifen des Milcheckzahns zur besseren Einstellung des seitlichen Schneidezahns, der aufgrund von Platzmangel rotiert oder im Außenstand durchbricht, empfohlen. Die regelrechte Einstellung erfolgt zu diesem Zeitpunkt auch noch leichter, da die Wurzel noch nicht vollständig ausgebildet ist und eine Derotation zu einem späteren Zeitpunkt wegen der stärkeren parodontalen Verankerung sehr rezidivgefährdet ist. Dem Vorteil dieser pro-

Abb. 5.**5**   **Einschleifen.** Beschleifen der oberen und unteren Eckzahnspitzen in Form schiefer Ebenen (beim Kreuzbiss mit Zwangsführung): Die Eckzahnspitzen werden in die regelrechte Position gebracht, die Zwangsführung wird aufgehoben.
a Vor dem Einschleifen.
b Nach dem Einschleifen.

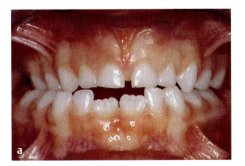
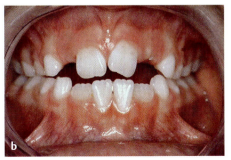

Einschleifen von Milchzähnen

phylaktischen Maßnahme steht der Platzverlust für den bleibenden Eckzahn gegenüber, weshalb in solchen Fällen unbedingt eine Platzbilanz für den Zahnbogen folgen muss. Bei allen Beschleifmaßnahmen muss auch bei fortgeschrittener Wurzelresorption eine Touchierung zur Desensibilisierung des freigelegten Dentins mittels eines Fluoridpräparates erfolgen.

Wie im Kapitel zur Dentition (S. 41) ausgeführt, ist die Gebrauchsperiode des Milchgebisses durch natürliche Abrasion gekennzeichnet, was einer Einstellung des Unterkiefers aus einer Distal- in eine Regelokklusion dienlich ist (Zielinsky-Modus). Unterbleibt dieses natürliche „Einschleifen", und dies ist vor allem bei permanenten Mundatmern der Fall, kann es durch Einschleifen der Milcheckzähne und Milchmolaren nachgeholt werden.

Kariesprophylaxe und Erhalt der Stützzone

Entsprechend des Dentitionsablaufs wird der Platz für den Durchbruch von Eckzahn und Prämolaren nach mesial vom lateralen Schneidezahn und nach distal vom 1. Molaren begrenzt, da diese schon etwa 2 Jahre früher durchbrechen. Durch kariöse Zerstörung und Extraktion wird diese sogenannte *Stützzone* von posterior durch die Mesialdrift des 1. und 2. Molaren eingeengt. Von anterior kippt der laterale Inzisivus in die Lücke und es kommt in der Folge zu einer Mittellinienabweichung zur betroffenen Seite hin. Baume (1968) meint, dass eine Zahnlücke zu 1 Drittel von anterior und zu 2 Dritteln von posterior geschlossen bzw. eingeengt wird. Die Folgen können sein:

- Durchbruchsbehinderung und -verzögerung
- Eckzahnaußenstand
- Palatinaldurchbruch des 2. Prämolaren im Oberkiefer
- Zahnretention von Eckzahn und 2. Prämolaren

Ein Erhalt der Milchzähne in ihrer vollen mesiodistalen Breite ist deshalb für Zahnwechsel und die Verhütung von Gebissanomalien – abgesehen von allen anderen negativen Kariesfolgen – sehr wichtig.

Hinsichtlich der Wirksamkeit dieser prophylaktischen Maßnahme muss einschränkend darauf hingewiesen werden, dass auch die Entstehung des sogenannten *sekundären Engstands* nach Einbruch der Stützzone durch vorzeitigen Milchzahnverlust immer durch *genetische Einflüsse* überlagert wird. Dazu gehören

- das Missverhältnis zwischen Zahn- und Kiefergröße,
- das Missverhältnis zwischen Milch- und bleibenden Zähnen sowie
- die individuell sehr unterschiedliche Lückeneinengungstendenz.

So beobachteten Ullmann und Scherf (1991) in einer Längsschnittstudie an 250 Schulkindern im Alter zwischen 7 und 15 Jahren nach vorzeitigem Milchzahnverlust eine durchschnittliche Lückeneinengung von 1,7 mm im Ober- und 1,9 mm im Unterkiefer. Bei Verlust von 2 Milchmolaren schwankte die Einengung zwischen 0,3 mm und 5,0 mm und korrelierte mit dem bereits vorhandenen Weit-

oder Engstand der bleibenden Schneide- und Milchzähne. Damit ist auch nicht in jedem Fall eine Lückenhalterprothese oder ein festsitzender Lückenhalter zum Halten der Stützzonenlänge indiziert. Dies entbindet jedoch nicht von kariesprophylaktischen Maßnahmen und der Füllungstherapie zur Erhaltung dieser Milchzähne, da weder Einengungstendenz noch Zahn- und Kiefergrößenmissverhältnis sicher zu prognostizieren sind. Zur Indikation sei hier auf die eigens verfasste Stellungnahme der Deutschen Gesellschaft für Zahn-, Mund und Kieferheilkunde hingewiesen (Harzer et al. 2003):

- Indikation bei erhöhtem Risiko für Lückeneinengung (Abb. 5.**6**, **a**):
- – MZ-Verlust vor Durchbruch des 1. Molaren
- – vorzeitiger Verlust des 2. Milchmolaren
- – Verlust von 2 – 3 MZ (OK)
- Faktoren, die zum Abwarten Anlass geben (Abb. 5.**6**, **b**):
- – stabile Neutralverzahnung der 1. Molaren
- – Verlust des 1. Milchmolaren nach Okklusionseinstellung des 1. Molaren

Die *Indikation für einen Lückenhalter* ist außerdem vom Zeitpunkt des Milchzahnverlusts im Verhältnis zum Durchbruch des Nachfolgers abhängig. Ein Jahr vor dem natürlichen Ausfall des Milchzahns hat die Krone des bleibenden Zahns schon die trennende Knochenlamelle aufgelöst und liegt unmittelbar unter dem Gingivaniveau, sodass dadurch das Halten der Stützzonendistanz bereits gewährleistet ist.

Folgende Möglichkeiten zum Erhalt der Stützzone sollten genutzt werden:

- *Kariesprophylaxe* durch ausreichende Mundhygiene, Reduzierung des Kohlenhydratkonsums und Fluoridapplikation
- *regelmäßige zahnärztliche Kontrolle* alle 6 Monate
- *Füllungstherapie und Überkronung* bei kariösen Defekten. Schon bei kleineren Defekten sollte die Karies entfernt und durch eine Füllung versorgt werden, da eine hohe Kariesprogression besteht und es wegen der geringen Hartgewebsdicke rasch zu einer Pulpitis kommt. Als endodontisches Verfahren ist die Amputation geeignet, um eine temporäre Erhaltung des Milchzahns bis zum

Kariesprophylaxe und Erhalt der Stützzone

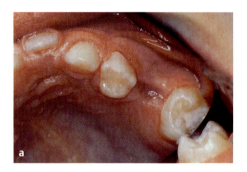

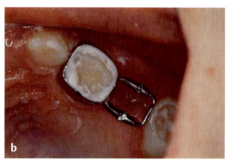

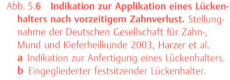

Abb. 5.6 Indikation zur Applikation eines Lückenhalters nach vorzeitigem Zahnverlust. Stellungnahme der Deutschen Gesellschaft für Zahn-, Mund und Kieferheilkunde 2003, Harzer et al.
a Indikation zur Anfertigung eines Lückenhalters.
b Eingegliederter festsitzender Lückenhalter.

Ausfall zu gewährleisten. Bei größeren kariösen Defekten eignen sich konfektionierte Stahlkronen zur Rekonstruktion der mesiodistalen Zahnbreite.

● Ist bereits eine Pulpanekrose oder -gangrän eingetreten, sollte der Zahn extrahiert werden, da er so ein Durchbruchshindernis darstellt und die verbleibenden Kronen- und Wurzelfragmente ihrer Platzhalterfunktion in keiner Weise mehr gerecht werden. Als Ausnahme ist das kurzzeitige Belassen eines 2. Milchmolaren vor Durchbruch des 1. Molaren gerechtfertigt.

Die *abnehmbare Lückenhalterprothese* ist besonders nach Verlust mehrerer Milchmolaren indiziert. Bei der Anfertigung ist darauf zu achten, dass so wenig wie möglich Halteelemente angebracht werden und der Kunststoff nicht nach bukkal übergreift. Das Wachstum des Alveolarfortsatzes darf durch den Lückenhalter in keiner Weise behindert werden. Es ist möglich, im Unterkiefer ganz auf Halteelemente zu verzichten, da die linguale und interdentale Retention häufig ausreichen.

Der *festsitzende Lückenhalter* ist besonders nach Verlust nur eines Milchzahns – speziell des 2. Milchmolaren – indiziert. Hierfür wird auf den 1. Molaren oder 1. Milchmolaren ein orthodontisches Band aufgesetzt, an das ein u-förmiger Draht zur Abstützung angeschweißt wird. Voraussetzung ist der vollständige Durchbruch des 1. Molaren. Ist dies

nicht der Fall, kann der Distanzdraht auch an einer konfektionierten Krone oder Band für den benachbarten Milchmolaren befestigt werden (Abb. 5.**6**, **b**). Auch festsitzende Lückenhalter sind regelmäßig zu kontrollieren, da es zum Verrutschen des u-Drahtes, zum Kippen der Ankerzähne und zur Verlängerung der Antagonisten in die Lücke kommen kann.

Deutet sich ein Missverhältnis zwischen Zahn- und Kiefergröße an oder ist die Lückeneinengung sehr umfangreich, sollte sich bald eine kieferorthopädische Diagnostik zur Entscheidung zwischen konservativer Platzbeschaffung oder Extraktionstherapie anschließen, da bei Letzterer der Lückenhalter zumeist kontraindiziert ist.

In die *kieferorthopädische Prophylaxe* müssen natürlich auch alle Maßnahmen zur *Vorbeugung gegen Karies und Parodontalerkrankungen* eingeschlossen werden und dürfen besonders während der kieferorthopädischen Behandlung, die durch eine Erschwerung der Mundhygiene gekennzeichnet ist, nicht vernachlässigt werden. Aus Platzgründen sei jedoch auf spezielle kinderzahnärztliche Publikationen und Literatur zur allgemeinzahnärztlichen Prophylaxe (Gülzow 1995) verwiesen, die eine sinnvolle Ergänzung zur Problematik darstellen.

Kieferorthopädische Prophylaxe muss immer in Bezug zur Dentition, zum Wachstum und zur psychischen Entwicklung eingesetzt werden. Sie dient
● dem Ausschalten von Störfaktoren für eine regelrechte Gebissentwicklung,
● der Förderung eines harmonischen Wachstums von Ober- und Unterkiefer sowie

Kariesprophylaxe und Erhalt der Stützzone

- der Hemmung der Progression einer Zahnstellungs- und Bisslageanomalie, da eine primäre Verhütung nicht möglich ist.
Kieferorthopädische Prophylaxe ist eine Ergänzung zu den allgemeinen Vorbeugemaßnahmen gegen Karies und Parodontalerkrankungen. Letztere sind besonders während einer kieferorthopädischen Behandlung zu intensivieren, da abnehmbare und festsitzende Apparaturen die Plaqueakkumulation fördern und die Mundhygiene erschweren.

Terminologie und Nomenklatur von Zahnfehlstellung und Okklusionsabweichung

Zahnfehlstellungen, Okklusionsabweichungen und die Kieferlagebeziehungen werden entsprechend der 3 Dimensionen als *sagittale, transversale und vertikale Abweichungen* benannt.

Sechs Schlüssel für die optimale Okklusion

Um einen Maßstab für die Richtung und das Ausmaß einer Zahnfehlstellung zu bekommen, müssen die morphologisch und funktionell optimal ausgerichtete Zahnstellung und Okklusion vorangestellt werden. Andrews (Andrews 1972) fasste sie in den „six keys of occlusion" (*6 Schlüssel der Okklusion*) zusammen:

- *Schlüssel 1:* Molarenrelation (Abb. 6.1)
- Die distale Fläche der distalen Randleiste des 1. Molaren im Oberkiefer (OK) okkludiert mit der medialen Fläche der mesialen Randleiste des 2. Molaren im Unterkiefer (UK) und berührt sie. Dadurch wird die Mesialdrift der UK-Molaren, speziell des 3. Molaren, durch die obere Seitenzahnreihe zusätzlich eingeschränkt, um einer Zunahme des frontalen Engstands im UK vorzubeugen.
- Der mesiobukkale Höcker des 1. Molaren im OK liegt innerhalb der Grube zwischen dem mesialen und mittleren Höcker des 1. Molaren im UK. Der mesiolinguale Höcker des 1. Molaren im OK sitzt in der mittleren Fossa des 1. Molaren im UK.
- *Schlüssel 2:* Kronenangulation (mesiodistaler Tip)
- Bei normal okkludierenden Zähnen liegt der gingivale Teil der Längsachse jeder Krone distal vom okklusalen Teil dieser Achse.
- Der Grad der Kippung ist je nach Zahntyp unterschiedlich (Abb. 6.2).
- *Schlüssel 3:* Kronenneigung (labiolingualer bzw. bukkolingualer „Torque")
- Kronenneigung oder Torque ist der Winkel zwischen einer senkrecht zur Okklusionsebene gezogenen Geraden und einer Tangente an die Mitte der labialen bzw. bukkalen Fläche der klinischen Krone (Abb. 6.3).
- Bei den OK-Schneidezähnen befindet sich der inzisale Teil der Kronenfläche labial zum gingivalen Teil. Bei allen anderen Zahnkronen befindet sich der okklusale Teil der labialen bzw. bukkalen Fläche lingual zum gingivalen Teil. Die linguale Kronenneigung ist bei den OK-Molaren etwas stärker akzentuiert als bei den Eckzähnen und Prämolaren.
- Im UK nimmt die linguale Kronenneigung von den Eckzähnen zu den Molaren hin progressiv zu. Sie wird auch durch die Wilson-Kaukurve repräsentiert.

Abb. 6.1 Molarenrelation. Die distale Fläche der distalen Randleiste des 1. Molaren im Oberkiefer okkludiert mit der medialen Fläche der mesialen Randleiste des 2. Molaren im Unterkiefer (Andrews LF. The six keys of occlusion. Am J Orthod 62; 1972).

Abb. 6.2 Kronenangulation. Mesiodistaler Tip: Bei normal okkludierenden Zähnen liegt der gingivale Teil der Längsachse jeder Krone distal vom okklusalen Teil dieser Achse (n. Andrews).

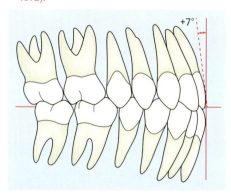

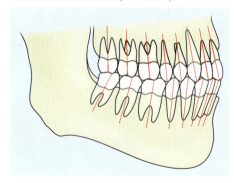

Terminologie und Nomenklatur von Zahnfehlstellung und Okklusionsabweichung

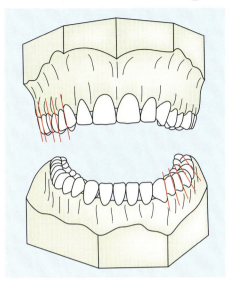

Abb. 6.3   Kronenneigung (labiolingualer bzw. bukkolingualer „Torque"). Kronenneigung oder Torque ist der Winkel zwischen einer senkrecht zur Okklusionsebene gezogenen Geraden und einer Tangente an die Mitte der labialen bzw. bukkalen Fläche der klinischen Krone (n. Andrews).

- *Schlüssel 4:* Rotation
- Die Zähne sollten keine Rotationen aufweisen.
- Molaren und Prämolaren nehmen in rotierter Stellung mehr, Schneidezähne weniger Platz ein. Beides wirkt sich nachteilig auf Okklusion und Mittellinienverhalten aus.
- *Schlüssel 5:* Enger Kontakt
- Sind keine Zahngrößenmissverhältnisse vorhanden, sollten die Kontaktpunkte eng sein.

- *Schlüssel 6:* Spee-Kurve
- Die Spee-Kurve sollte relativ flach sein. Bei den unbehandelten Idealfällen betrug der Abstand von einer Linie zwischen dem am weitesten herausragenden Höcker des 2. UK-Molaren und dem mittleren Schneidezahn zur tiefsten Stelle der Kurve nicht mehr als 1,5 mm.
- Eine tiefe Spee-Kurve bedeutet weniger Platz für die OK-Zähne, die dann nach mesial oder distal ausweichen. Außerdem kommt es während der Kaubelastung neben axialen Kräften zu seitlichen Vektoren, die zum Herausdrängen der unteren Schneidezähne und zur Engstandsentstehung beitragen.
Seitdem mit der *Edgewise-Technik* (s. S. 211 und S. 222) eine exakte Ausrichtung der Zähne möglich ist, können diese Vorgaben auch therapeutisch umgesetzt werden und finden sich in den *3 Ordnungen der Zahnbewegung* wieder (s. Biomechanik).
Den 6 Schlüsseln wird in der 1. Ordnung die Idealposition der einzelnen Zähne in labiolingualer Richtung zum Zahnbogen hinzugefügt. So muss z. B. der seitliche obere Schneidezahn aufgrund seiner geringeren Kronendicke weiter palatinal als Eckzahn und mittlerer Schneidezahn stehen, um mit den UK-Schneidezähnen okkludieren zu können. Außerdem sollten die Labialflächen der oberen 1. und 2. Molaren nach posterior konvergieren, um eine stabile Verzahnung mit den Antagonisten eingehen zu können. Damit müssen die oberen Molaren eine leicht gedrehte Idealposition haben (s. Biomechanik, S. 172).

Klassifikationen

Zur Zusammenfassung von Einzelmerkmalen und Einordnung in Diagnosegruppen sind in der Vergangenheit die unterschiedlichsten Klassifizierungen vorgenommen worden. Neben der Einteilung nach morphologischen Kriterien, wie die schon dargestellte *Angle-Klassifikation,* schlugen Kantorowicz und Korkhaus (1928) eine *entwicklungsbezügliche (biogenetische) Einteilung* vor. Sie meinten, dass es vererbte und erworbene Zahnstellungsanomalien gibt und unterteilten in 7 Hauptgruppen. Obwohl gezeigt werden konnte, dass alle Anomalien multifaktoriellen Ursprungs sind und der Anspruch einer alternativen biogenetischen Einteilung abgelehnt werden muss, soll diese *Klassifikation,* die später noch von Reichenbach und Brückl modifiziert wurde, wegen der auch heute noch verwendeten Dysgnathiebezeichnungen erwähnt werden:

1. Schmalkiefer
   a. mit Spitzfront (eng oder lückig)
   b. mit engstehender Front
2. Kreuzbiss
3. Progenie
4. Deckbiss
5. offener Biss
   c. lutschoffener Biss
   d. echter offener Biss (gnathisch)
6. Folgen vorzeitigen Zahnverlusts
7. sonstige einfach bedingte Anomalien (Über- und Unterzahl der Zähne, Zahnretention und Diastema)

Der Begriff der „Progenie" (3.) ist sprachlich unkorrekt, da die Übersetzung des griechischen Begriffes „vorstehendes Kinn" bedeutet, die Dysgnathie jedoch auf eine Überentwicklung des gesamten Unterkiefers zurückzuführen ist. Es sollte deshalb besser der Begriff „mandibuläre Prognathie" verwandt werden. Die zusätzliche Spezifizierung des Terminus Prognathie ist erforderlich, da auch der Oberkiefer eine Überentwicklung aufweisen kann, was als „maxilläre Prognathie" zu bezeichnen ist.

Ein weiterer allgemeiner Kritikpunkt liegt im Widerspruch zwischen der Einheitlichkeit des Begriffs und der großen Variationsbreite einer Dysgnathie, die z.B. bei der mandibulären Prognathie von der umgekehrten Ein-zelverzahnung bis zur umgekehrten sagittalen Frontzahnstufe von mehreren Millimetern reichen kann. So meint Schmuth (1994): „Es sollte vermieden werden, z.B. von der Behandlung der Angle-Klasse II/1 oder des Deckbisses oder der Progenie zu sprechen, denn alle diese Schlagworte bezeichnen nicht eine bestimmte Dysgnathie, sondern es sind damit unterschiedliche Fehlentwicklungen des Kauorgans gemeint, die allerdings in mancher Beziehung morphologisch und auch genetisch ähnlich sind."

Die aufgezeigten Schwierigkeiten bei der Zusammenfassung der morphologischen Vielfalt einer Dysgnathie in wenigen Diagnoseklassen haben dazu geführt, einzelne, das Anomaliebild und das therapeutische Vorgehen bestimmende Merkmale, die sogenannten *Leitsymptome* (Klink-Heckmann und Bredy 1991) herauszugreifen und zu systematisieren. Damit soll keine Klassifizierung der Anomalien im Sinne der Diagnose erfolgen, sondern in Zusammenfassung und Auswertung der Befunderhebung das *dominierende Symptom* herausgearbeitet und an vorderste Stelle der zu behandelnden Einzelabweichungen gestellt werden. Die Gefahr dieses Einteilungsprinzips, bei dem alles Nicht-erfassbare übergangen wird, besteht in der zu starken therapeutischen Konzentration auf dieses Leitsymptom – bei gegebener Komplexität einer Anomalie – und in der Schwierigkeit der Zuordnung bei Mischformen.

Morphologische Einteilung nach *Leitsymptomen* (Klink-Heckmann, Reichenbach, modifiziert Harzer):

- Platzmangel (Platzmangel im Schneidezahn-, Eckzahn- und Seitenzahngebiet)
- Platzüberschuss (Lückengebiss, Diastema)
- ausgeprägte sagittale Schneidekantenstufe (Protrusion und Retrusion der Schneidezähne mit und ohne Distalokklusion, maxilläre Prognathie, mandibuläre Retrognathie)
- unterer Frontzahnvorbiss (Vorbiss einzelner Frontzähne, Überentwicklung des Unterkiefers, Unterentwicklung des Oberkiefers)
- laterale Okklusionsstörung (ein- und beidseitiger Kreuzbiss im Seitenzahngebiet, buk-

Klassifikationen

kale und palatinale Non-Okklusion, Laterognathie)

- offener Biss (alveolär oder gnathisch offener Biss, frontal und/oder seitlich)
- steil oder invertiert stehende Schneidezähne (Steilstand oberer und/oder unterer Schneidezähne, einseitig/beidseitig, mit oder ohne Distalokklusion)
- falsch verzahnte Einzelzähne (Schneidezähne, Eckzähne, Prämolaren und Molaren, Transposition)
- fehlerhafte Zahnzahl (Zahnüberzahl [Hyperodontie], Zahnunterzahl [Hypodontie, Oligodontie], Retention von Zähnen)

- Tiefbiss (Schneidezähne abgestützt oder nicht abgestützt, mit und ohne Traumatisierung der palatinalen Schleimhaut)

MERKE

Die Variationsbreite und die morphologische und funktionelle Vielfalt von Zahnstellungsanomalien und Dysgnathien erlauben keine Klassifizierung in einige wenige Diagnosegruppen bzw. können durch diese nur unzureichend charakterisiert werden. Im Einzelfall sollte eine ausreichend umfassende verbale Beschreibung der Einzelsymptome für die Diagnosestellung erfolgen. Die Angabe der *Angle-Klasse* und der Gebrauch von *Leitsymptomen* sind im Sinne einer möglichst einheitlichen Dokumentation und Kommunikation sinnvoll und hilfreich.

Häufigkeit von Dysgnathien

Zahnstellungs- und Gebissanomalien haben eine große Verbreitung in der Population. Die Häufigkeit ist altersabhängig. Im Alter von 3 – 6 Jahren, der Nutzungsphase des *Milchgebisses,* dominiert bei etwa 30 % der Kinder der *offene Biss* oder die *vergrößerte sagittale Schneidekantenstufe.* Sie sind hauptsächlich als Folge von Lutsch- und anderen Habits anzusehen. Dieser hohe Prozentsatz verringert sich, vorausgesetzt die Parafunktionen werden eingestellt, bis zum Alter von 8 – 10 Jahren im *Wechselgebiss* auf 1 – 2 % für den *offenen Biss* und 12 % für die *vergrößerte sagittale Schneidekantenstufe.* Diese „Selbstausheilungstendenz" muss gegenüber der Progredienz anderer Dysgnathien als Ausnahme betrachtet werden und ist nicht überzubewerten. So zeigen die *mandibuläre Prognathie* und der *Kreuzbiss,* die ebenfalls schon zu 2 – 4 % im *Milchgebiss* auftreten, eine *Progredienz,* die Anlass zur prophylaktischen Intervention gibt.

Entsprechend der Altersabhängigkeit und der unterschiedlichen Maßstäbe für eine Behandlungsnotwendigkeit schwanken in der Literatur die Häufigkeitsangaben für die Gesamtheit der Dysgnathien zwischen 40 % und 80 %. Aus eigenen Untersuchungen an 6- bis 18-jährigen Schülern ergibt sich (bezogen auf ein Gesamtvorkommen von 65 % [= 100 %]) im Alter von 10 Jahren eine Häufigkeitsverteilung von (Harzer et al. 1985):

- 47,3 % Platzmangel, Zahnengstand
- 5,0 % Platzüberschuss
- 15,0 % vergrößerte sagittale Schneidekantenstufe (> 3,5 mm)
- 7,5 % Deckbiss mit steil oder invertiert stehenden Schneidezähnen
- 10,0 % Kreuzbiss
- 4,6 % Zahnunterzahl
- 1,0 % unterer Frontzahnvorbiss
- 2,6 % offener Biss
- 7,0 % lokale Zahnstellungsanomalien

Die Häufigkeitsangabe ist für das Alter zwischen 9 und 11 Jahren sinnvoll, da in den meisten Fällen in diesem Intervall mit der Therapie begonnen wird. Bei einem Patienten können mehrere der Symptome gleichzeitig vorkommen, z. B. Platzmangel und Zahnunterzahl. Die absolute Häufigkeit liegt in dieser Altersgruppe bei *65 % Zahnstellungs- und Bisslageanomalien.* Auch nach dem 10. Lebensjahr kommt es ohne Behandlung noch zu einem Ansteigen der Häufigkeit. Dies betrifft vor allem den Zahnengstand, den Deckbiss und den unteren Frontzahnvorbiss und steht im Zusammenhang mit der 2. Wechselgebissphase und dem pubertären Wachstumsschub.

ME

Bis auf wenige habitbedingte Anomalien, die nach Abstellen der Parafunktion eine Selbstausheilungstendenz zeigen, muss für alle anderen von einer ständigen Progredienz bis zum Abschluss der Dentition ausgegangen werden.

Ziel und Grenzen kieferorthopädischer Therapie

Andresen (1939) meint: „Jede kieferorthopädische Behandlung hat das Ziel, das individuelle, funktionelle und ästhetische Optimum zu erreichen". Dies bedeutet, dass in den meisten Fällen durch die Behandlung keine Idealgebissformen zu erzielen sind, da Wachstum und erblicher Hintergrund die Kieferumformung begrenzen.

Die Kriterien für das individuelle Optimum, die weitgehend den 6 Schlüsseln der Okklusion entsprechen, sind:

- wohlgeformter Zahnbogen ohne Engstand, Lücken und Rotationen
- optimale okklusale Abstützung und Höcker-Fissuren-Verzahnung bukkal und oral
- frontaler Überbiss 2 – 4 mm und Frontzahninklination, die eine ausreichende Frontzahnabstützung gewährleistet
- Eckzahnführung bei Laterotrusionsbewegung
  Die Ziele zum Erhalt und zur Verbesserung der Mundgesundheit sind:
- Ästhetik und Funktion

- Karies- und Parodontalprophylaxe durch die Beseitigung von Plaqueretentionsnischen und traumatischer Okklusion
- Konservierende und prothetische Behandlungsmaßnahmen lassen sich durch verbesserte Zugänglichkeit nach Auflösung eines Platzmangels besser durchführen.
- Die Verkleinerung des Interinzisalwinkels und die Bisshebung bei der Angle-Klasse II/2 verhindern die traumatische Okklusion und das Abscheren dünner keramischer Kronenränder am Gingivalsaum.

Trotz eindeutiger Ziele ist unklar, wie groß aus epidemiologischer Sicht der Anteil behandlungsbedürftiger Patienten ist. Da die Übergänge vom leichten zum schweren Engstand oder vom kleinen zum großen Overjet fließend sind, ist eine Begrenzung der Behandlungsnotwendigkeit schwer vorzunehmen. Das Vorkommen von Zahnstellungs- und Bisslageanomalien bei 9 – 11-jährigen Kindern wird mit etwa 60 % angegeben.

Tab. 8.1 Die Dental Health Component (DHC) des Index of Orthodontic Treatment Need (IOTN).

Grad	Behandlungsnotwendigkeit	
I	keine	extrem geringe Zahnstellungsanomalien
II	gering	• Overjet bis 6 mm • kompetente Lippen • prognathe Verzahnung • offener Biss bis 2 mm • Bisslageabweichung < ½ PB
III	grenzwertig	• Overjet bis 6 mm • inkompetente Lippen • prognathe Verzahnung bis 3,5 mm • Kreuzbiss, offener Biss bis 4 mm • Kontaktpunktabweichung 2 – 4 mm • Tiefbiss mit Einbissen in die Gingiva
IV	notwendig	• Hypodontie, Oligodontie • Overjet 6 – 9 mm • prognathe Verzahnung mit Kaustörung • Non-Okklusion, Tiefbiss mit Trauma • Kontaktpunktabweichung > 4 mm
V	groß	• Zahnretention, Oligodontie • LKGS • kraniofaziale Dysplasie • Ankylose von Milchzähnen

Ziel und Grenzen kieferorthopädischer Therapie

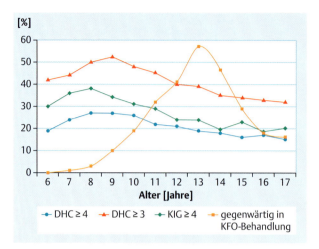

Abb. 8.**1 DHC und KIG.** Bei Kalkulation nach dem IOTN-Index liegt die Behandlungsnotwendigkeit – bei Ausgrenzung der Schweregrade 1 und 2 – zwischen 30 % und 50 %. Die Werte für den KIG liegen dazwischen (Harzer 1997). (s. Tab. 8.**1**).

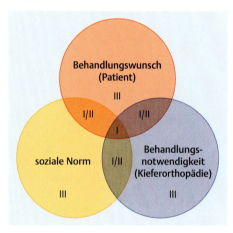

Abb. 8.**2 Festlegung der Behandlungsnotwendigkeit.**

Die *Behandlungsnotwendigkeit* wird nach ästhetischen, funktionellen und zahngesundheitlichen Kriterien vorgenommen. Dazu müssen die einzelnen Anomaliekomponenten gewichtet und bewertet werden. Aus einer Vielzahl von Bewertungsindizes findet zunehmend der *Index of Orthodontic Treatment Need (IOTN)* Anwendung (Shaw 1990). Er setzt sich zusammen aus einer ästhetischen patientenbezogenen Komponente, dem *SCAN-Index* (SCAN: Standardised Continuum of aesthetic Need), der auf der Einstufung intraoraler Fotos mit 10 Schweregraden fußt und dem *DHC-Index (Dental Health*

Component), mit welchem wiederum morphologische und funktionelle Abweichungen wie Überbiss, sagittale Schneidekantenstufe, Kreuzbiss, Engstand, Mittellinienabweichungen, kompetenter Lippenschluss und Kaustörungen bewertet werden (Richmond et al. 1993). Der IOTN stellte die Basis für die Aufstellung der kieferorthopädischen Indikationsgruppen dar, die für die kassenrechtliche Behandlungsnotwendigkeit zugrunde gelegt wurden (KIG, Tab. 4.**2**). Bei Kalkulation nach dem IOTN-Index liegt die Behandlungsnotwendigkeit bei Ausgrenzung der Schweregrade 1 und 2 zwischen 30 % und 50 %, d. h. über dem KIG (s. Tab. 8.**1** und Abb. 8.**1**) (Harzer et al. 1998).

Die *Grenzen* kieferorthopädischer Therapie werden von folgenden objektiven und subjektiven Faktoren bestimmt:

- *Schweregrad* der Zahnstellungs- und Bisslageanomalie → die wachstums- und apparatemäßige Adaptation wird durch das genetische Wachstumsmuster eingeschränkt.
- *Alter* des Patienten → schränkt vor allem kieferorthopädische Maßnahmen zur Bisslagekorrektur zwischen Ober- und Unterkiefer ein. Mit zunehmendem Alter verlängert sich auch die Behandlungszeit durch eine verlangsamte Zahnbewegung aufgrund gesenkter Turnover-Rate und höherem Mineralisationsgrad des Knochens.
- frühzeitiger *Zahnverlust*, ungenügende *Sanierung und Mundhygiene* → lassen auf eine

Ziel und Grenzen kieferorthopädischer Therapie

fehlende Motivation und Compliance schließen.

Neben diesen alters- und zahngesundheitlichen Faktoren spielen auch der Wunsch des Patienten nach ästhetisch-funktioneller Verbesserung und sozialökonomische Normvorstellungen eine entscheidende Rolle bei der Festlegung der Behandlungsnotwendigkeit. Aus der gänzlichen oder teilweisen Überlappung dieser verschiedenen Betrachtungsfelder können auch der Schweregrad und die Dringlichkeit für eine Therapie abgeleitet werden (Abb. 8.**2**).

Biologie und Mechanik der Zahnbewegung

Physiologie des Zahnhalteapparats

Ein Zahn wird durch seine parodontale Faseraufhängung (PDL = Parodontalligament = Desmodont) in der Alveole befähigt, auftreffende *Kaukräfte*, die zwischen 20 N und 300 N liegen, durch die eigene Auslenkung abzupuffern, sodass die starke Druckbelastung in abgeschwächter Form auf die funktionell ausgerichteten Trabekel der Knochenspongiosa weitergeleitet werden. Wegen des nur sehr *kurzen Einwirkens* der Kaukräfte sind die Dehnung oder die Kompression des PDL sowie die Alveolendeformierung *reversibel* und der Zahn kehrt in seine alte Position zurück.

Physiologische Reaktionen auf Krafteinwirkung sind:

● Kaukrafteinwirkung < 1 s: nur geringe Auslenkung des Zahns in der Alveole → Stoßdämpferwirkung der nicht komprimierbaren Flüssigkeit im parodontalen Spalt → Verbiegung des Alveolarfortsatzes → piezoelektrische Effekte im PDL und Weiterleitung in den alveolären Knochen → Ionenverschiebung und Stimulation zum Umbau der Trabekel der Spongiosa → Anpassung der Trabekelstruktur an die Funktion

● Kaukrafteinwirkung 1 – 2 s: → PDL-Flüssigkeit wird stärker zusammengepresst → stärkere Zahnbewegung

● Kaukrafteinwirkung 3 – 5 s: PDL-Flüssigkeit wird ausgepresst → Schmerzreaktion bei starkem Druck

Die Anzahl der Zahnwurzeln ist auf den Querschnitt der Kaufläche und damit die Größe der Kraftaufnahme während des Kauens und Beißens abgestimmt. Treffen den Zahn neben den erwähnten kurz dauernden Kaukräften solche, die lang anhalten oder in sehr geringen zeitlichen Abständen wiederholt einwirken, kommt es zu irreversiblen parodontalen Verformungen, denen Gewebereaktionen der Gefäße und Fasern im Parodontium sowie der Alveolenkortikalis und Spongiosa folgen. Im Ergebnis dieser Anpassungsreaktionen wird der Zahn in Richtung der Belastung bewegt. Schon mit geringen Dauerbelastungen zwischen 1,0 N und 2,0 N werden diese Reaktionen ausgelöst, wenn die Kraft nicht axial/okklusal, wie beim Zerkleinern des Speisebolus, sondern seitlich von labial, oral oder approximal auf die Zahnkrone auftrifft. Dieses Phänomen der weitgehenden Widerstandslosigkeit des Parodonts gegen unphysiologisch auftreffende Kräfte wird für die orthodontische Bewegung genutzt.

Biologie und Mechanik der Zahnbewegung

Tab. 8.**2** Parodontium.

Bestandteil	Details
Desmodont	
aus Kollagenfasern, Zellen, Nerven und Gefäßen (0,05 – 0,3 mm breiter Spalt), zwischen Endost des Alveolarknochens und Zahnzement	*Bindegewebsfaserbündel* → Hauptanteil am Desmodont
	eingelagerte Zellen, Gefäße und dieGrundsubstanz dienen als zusätzliches *Polster*
	Gefäßanteil am Desmodont beträgt ca. 3 %. Die Gefäße umgeben die Wurzel korbartig → Störungen in der Mikrozirkulation – durch Kompression oder Strangulation zwischen den auf Zug beanspruchten Kollagenfasern – haben eine wichtige Signalwirkung für Umbaureaktionen (Rahn 1991, Harzer 1991)

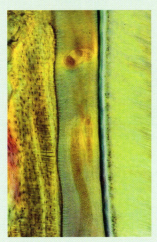

Abb. 8.**3** **Desmodont im Längsschnitt.** Bestehend aus Kollagenfasern, Zellen, Nerven und Gefäßen (0,05 – 0,3 mm breiter Spalt), zwischen Endost des Alveolarknochens **(links)** und Zahnzement **(rechts).** (Polarisationsmikroskopie) (mit frdl. Genehmigung Sammlung Klimm).

Nerven umgeben ebenfalls die Zahnwurzel geflechtartig und registrieren jede Veränderung des Zahns in seiner Aufhängung → intradesmale Drucksteigerungen durch Gasbildung bei Pulpagangrän → heftiger Schmerzreiz

Zellen sind in der Mehrzahl Fibroblasten, daneben Osteo- oder Zementoprogenitorzellen, aus denen sich zum Umbau von Knochen und Zement Osteoblasten und Osteoklasten bzw. Zementoblasten und Zementoklasten differenzieren

Wurzelzement ist dem Wurzeldentin aufgelagert und dient zur Retention der Desmodontalfasern. Es ist knochenähnlich und hat eine Stärke von ca. 0,1 mm. *Zementoblasten* und *Zementoklasten* liegen am Rande des Zements und können Zement von der Oberfläche her an- oder abbauen. *Zementozyten,* welche wie die Osteozyten von mineralisierter Hartsubstanz umgeben sind, können kollagene Fasern und Grundsubstanz auf- und abbauen → wesentliche Beteiligung am Umbau des Parodonts während der orthodontischen Bewegung

Fortsetzung ▸

Biologie und Mechanik der Zahnbewegung

Tab. 8.**2** *Fortsetzung*

Bestandteil	Details
	alveolärer Knochen ist auf die funktionelle Belastung des Zahns abgestimmt

Abb. 8.**4** **Alveolärer Knochen.** Alveolärer Knochen ist auf die funktionelle Belastung des Zahns abgestimmt bzw. generiert sich im Zuge der Heilung, hier als innige Anlagerung an ein Gaumenimplantat. **Rot:** Osteoid; **grün:** Faserknochen).

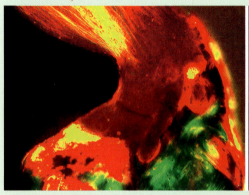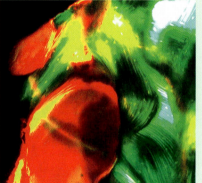

	Lamina cribriformis (ca. 0,3 mm) → Befestigung der desmodontalen Faserbündel → durch Gefäßreichtum rasche funktionelle Anpassung, die sich auf den gesamten Alveolarfortsatz ausbreitet (Diedrich 1991, Rahn 1991).
Gingiva	
durch kollagene Faserbündel am Zahnzement und in der Alveolenkortikalis verankert	folgt den knöchernen orthodontischen Umbauvorgängen nur sehr zögernd → Rezidiv

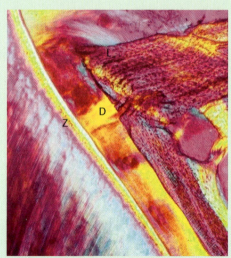

Abb. 8.**5** **Gingiva-Verankerung.** L: Limbus alveolaris; D: Desmodont; Z: Zement. (mit frdl. Genehmigung Sammlung Klimm).

Biologie und Mechanik der Zahnbewegung

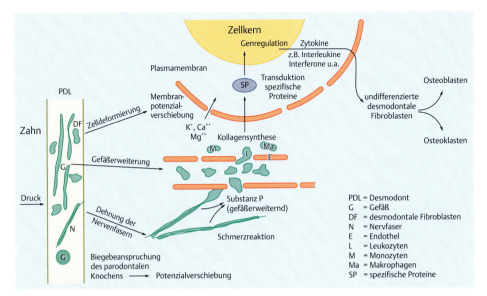

Abb. 8.6 Skizze zum Prinzip orthodontischer Bewegungen. Der knöcherne Teil des Periodontiums reagiert auf Druck- und Zugreize mit Resorptions- und Appositionsvorgängen, wobei alle Bestandteile des Desmodonts in die Reaktion einbezogen sind. **DF:** desmodontale Fibroblasten; **E:** Endothel; **G:** Gefäß; **L:** Leukozyten; **M:** Monozyten; **Ma:** Makrophagen; **N:** Nervenfaser; **PDL:** Desmodont; **SP:** spezifische Proteine.

Parodontium und orthodontische Belastung

Theoretische Konzepte zur Gewebereaktion auf die Zahnbewegung

Kieferorthopädische Maßnahmen, bei denen aktivmechanische Kräfte für gezielte Zahnbewegungen eingesetzt werden, basieren auf dem Prinzip, dass der knöcherne Teil des Periodontiums auf diese Reize mit Resorptions- und Appositionsvorgängen reagiert, wobei alle Bestandteile des Desmodonts in die Reaktion einbezogen sind (Abb. 8.6).
In Bezug auf die Frage nach den auslösenden Faktoren der unterschiedlichen Zellreaktionen haben sich in den letzten Jahren 2 unterschiedliche Kontrollmechanismen, der *piezoelektrische Effekt* und die *Druck-Zug-Regulation,* als Haupthypothesen herausgeschält (Profitt 2007, Nanda 2005). Beide Theorien schließen einander nicht aus, son-

dern können aus heutiger Sicht ohne Weiteres als synergistisch im spezifischen Sinn der Zahnbewegung und der unspezifischen Fernwirkung auf den gesamten Alveolarknochen betrachtet werden:

- Die *bioelektrische Theorie* macht für die Veränderung des Knochenmetabolismus elektrische Signale, die durch die bereits geschilderten Dehnungs- und Biegungsvorgänge im Alveolarknochen ausgelöst werden, verantwortlich:
- Die Eigenart der piezoelektrischen Impulse besteht bei Verformung in einem singulären kurzen Signal, das sofort Null durchläuft und in die entgegengesetzte Richtung ausschlägt.
- Auch bei länger anhaltender Kraft erfolgt keine weitere Signalaussendung. Es besteht zwischenzeitlich jedoch kein Zweifel, dass durch die funktionelle Belastung – verbunden mit der vielfachen Biegebeanspruchung des Knochens – zur Aufrechterhaltung der Vitalität beigetragen wird. Ohne diese Impulse würde es rasch zu atrophischen Prozessen kommen.
- Andererseits haben nach bisherigen Erkenntnissen elektrische Signale aufgrund der 1-maligen Generierung zu Beginn einer Knochenbelastung keinen nachhaltigen Einfluss auf die Zahnbewegung. Auch der Aufbau eines elektromagnetischen Feldes hat

Biologie und Mechanik der Zahnbewegung

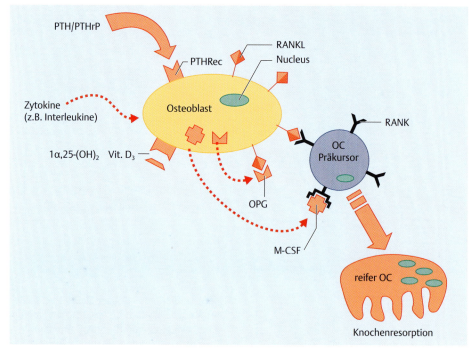

Abb. 8.7 Differenzierung der Osteoklasten aus Osteoblasten und Progenitorzellen nach verändertem Blutfluss. Nach 3 – 4 h kommt es zu einem Anstieg des cAMP und zur Differenzierung der Osteoklasten. Als auslösender Faktor wird der zur TNF-Familie gehörende Receptor Activator of nuclear Factor κB angenommen. **M-CSF:** koloniestimulierender Faktor des Monozyten-Makrophagen-Systems; **OC:** Osteoklast; **OPG:** Osteoprotegerin; **PTH:** Parathormon; **PTHrP:** Parathormone-related Proteine; **PTHRec:** PTH-Rezeptor; **RANK:** Receptor Activator of nuclear Factor κB; **RANKL:** Receptor Activator of nuclear Factor κB Ligand (aus Nandra R. Biomechanics and Esthetic Strategies in Clinical Orthodontics. Elsevier Saunders, St. Louis, Missouri 2005).

bisher nicht nachhaltig die Zahnbewegung beeinflussen können. Andererseits hat die Piezoelektrizität, wie gezeigt, grundlegende Bedeutung für die vitale Reaktion im gesamten System.

- Die *Druck-Zug-Theorie* stellt die durch den veränderten Blutfluss hervorgerufenen Zelldifferenzierungen, insbesondere die der Osteoklasten aus Osteoblasten und Progenitorzellen, in den Vordergrund. Bei *permanentem*

Druck kommt es initial zu den folgenden Reaktionen:

- < 3 – 5 s: Kompression der PDL-Flüssigkeit, Dämpfung der Zahnauslenkung und Deformation der Alveole
- < 60 min: Verlangsamung des Blutstroms in den Gefäßen, abhängig vom Druckgefälle zwischen Blutdruck in den Gefäßen (von ca. 25 – 50 mmHg) und der orthodontisch applizierten Kraft → Abnahme des Sauerstoffpartialdrucks → Aktivierung von Zytokinen und Prostaglandinen
- < 3 – 4 h: Anstieg des cAMP (Cyclo-Adenosinmonophosphat) und Differenzierung der Osteoklasten. Als auslösender Faktor wird der zur TNF-Familie (TNF: Tumor-Nekrose-Faktor) gehörende „receptor activator of nuclear factor κB ligand" (RANKL) angenommen (Nanda 2005) (Abb. 8.7).
- > 2 d: Zahnbewegung beginnt infolge der Remodellierung durch Osteoblasten- und Osteoklastenaktivität.
- > 5 d: *maximale Kompression des Desmodontalspalts* → die *Zirkulationsstörungen* sind histomorphologisch durch Dilation und

Biologie und Mechanik der Zahnbewegung

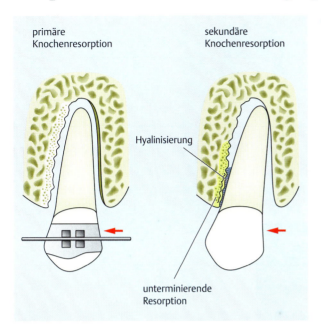

primäre
Knochenresorption

sekundäre
Knochenresorption

Hyalinisierung

unterminierende
Resorption

Abb. 8.8 Resorptive Phase.
Links: zunächst direkte Resorption vom PDL her; **Rechts:** Übergang zur indirekten Resorption.

Tab. 8.**3** Optimale orthodontische Kräfte für differenzierte Bewegungen eines Zahns.

Bewegung	Kraft (unterer Grenzwert für Schneidezähne, oberer für Molaren)
unkontrollierte Kippung	0,35 – 0,6 N
körperliche Bewegung (Translation)	0,7 – 1,2 N
Wurzelaufrichtung	0,5 – 1 N
Rotation	0,35 – 0,6 N
Extrusion	0,35 – 0,6 N
Intrusion	0,1 – 0,2 N (!)

Thrombosierung der Gefäße gekennzeichnet und werden als *Hyalinisationsphase* bezeichnet. In dieser Phase, die etwa 2 – 3 Wochen dauern kann, kann wegen des fehlenden Stoffwechsels die Zahnbewegung sistieren.

– 2 – 3 Wochen: *resorptive Phase* → zunächst direkte Resorption vom PDL her → Abtransport des nekrotischen Gewebes → totale Kompression des PDL → Übergang zur indirekten Resorption (Abb. 8.8) → Zirkulation kommt wieder in Gang und der Umbau des Zahnhalteapparats kann fortgesetzt werden. Diese Vorgänge sind von einer erhöhten Zahnbeweglichkeit begleitet. Im Rücken der

Bewegung, dort wo die desmodontalen Fasern einer erhöhten Spannung unterliegen (Zugzone): Osteoidproduktion und damit Knochenanbau durch Osteoblasten (Abb. 8.9). Die Angaben zum zeitlichen Rahmen der beschriebenen Umbauvorgänge beziehen sich auf das Kind und den Jugendlichen. Bei Erwachsenen sind die Zeiten wegen des verringerten Zell-Turnovers zu verdoppeln. Parallel zum Zellstress und zur Flüssigkeitsverschiebung kommt es durch Dehnung der *parodontalen Nervenfasern* zur Freisetzung der gespeicherten *Neuropeptide* mit *Schmerzreaktion* (s. Abb. 8.**6**).

Biologie und Mechanik der Zahnbewegung

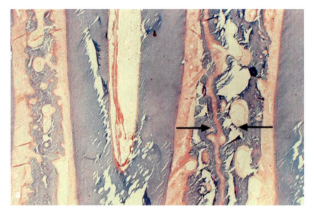

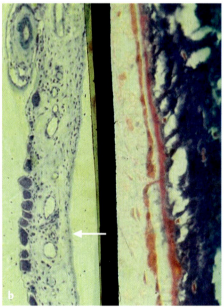

Abb. 8.**9** **Histologische Präparate: Bewegung von Schneidezähnen.**
a Bewegung von 2 Schneidezähnen (Beagle-Hund) zum Lückenschluss (→ ←). In Bewegungsrichtung sind zerklüftete Resorptionslakunen sichtbar.
b Detailbild, es wird nur der Desmodontalspalt beidseits des Zahns dargestellt! Im linken Spalt sind der Osteoklastensaum (große vielkernige Zellen) und die erweiterten, teilweise verschlossenen Gefäße zu sehen. Im Rücken der Bewegung (rechts) ist der rot angefärbte Osteoblastensaum und das Osteoid zu erkennen.
Pfeil: Richtung der Zahnbewegung.

Zusammenfassung und *Schlussfolgerungen* in Bezug auf die zu applizierenden Kräfte:
- Permanente Druckapplikation auf die Zahnkrone führt innerhalb von Stunden im PDL zu hämodynamischen Störungen, gefolgt von Zelldifferenzierungen (speziell von Osteoklasten).
- Die nachfolgende direkte und indirekte Knochenresorption an der Lamina cribrosa und die Remodellierung im Bereich der Zugzone stellt einen Gewebestress dar, der von umfangreichen Nekrosen begleitet wird. Letztere können bei zu hoher permanenter Druck-

applikation auf das Zahnzement, das zunächst resorptionsresistenter ist, übergreifen.
- In Abhängigkeit von der Zahl der Wurzeln und deren Oberfläche, ist der zu applizierende Druck generell bei Kindern und Jugendlichen auf $100\,g/cm^2$ ($1\,N/cm^2$) und bei Erwachsenen auf $50\,g/cm^2$ ($0,5\,N/cm^2$) Druckfläche der Wurzel zu begrenzen (Abb. 8.**10**).
- Da die Druckfläche der Wurzel von der Zahnbewegung, Kippung, körperlichen Bewegung, Extrusion etc. stark abhängig ist, muss der angegebene Wert gemäß Tab. 8.**3** modifiziert werden.

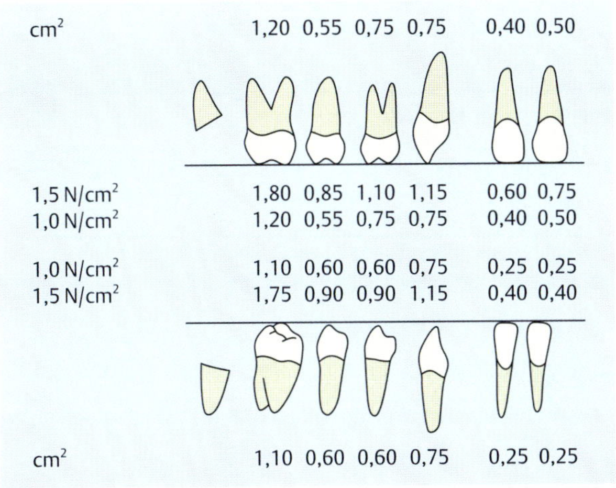

Biologie und Mechanik der Zahnbewegung

cm²	1,20	0,55	0,75	0,75		0,40	0,50
1,5 N/cm²	1,80	0,85	1,10	1,15		0,60	0,75
1,0 N/cm²	1,20	0,55	0,75	0,75		0,40	0,50
1,0 N/cm²	1,10	0,60	0,60	0,75		0,25	0,25
1,5 N/cm²	1,75	0,90	0,90	1,15		0,40	0,40
cm²	1,10	0,60	0,60	0,75		0,25	0,25

Abb. 8.10 Wurzeloberflächen [cm²] und Druck [N/cm²] (höherer Wert bei Kindern).

Verankerung gegen unerwünschte Zahnbewegung

Alle Maßnahmen, die ergriffen werden, um unerwünschte Bewegungen von Zähnen, die in ihrer Position verharren sollen, auszuschalten, fasst man unter dem Begriff *Verankerung* zusammen. Neben den Besonderheiten des exzentrischen Kraftangriffs ist das 3. Newton'sche Axiom *(actio = reactio)* bei jeder Zahnbewegung „allgegenwärtig". Eine ausreichend starke, *stationäre Verankerung* gegenüber den zu bewegenden Zähnen zu schaffen, ist nicht nur eine Grundregel für die Behandlungsplanung, sondern muss auch während der Therapie laufend kontrolliert werden. Darauf kann nur verzichtet werden, wenn bei der symmetrischen Kieferdehnung mittels Transversalplatte beide Kieferhälften bewegt werden. In diesem Fall ist der bewegte Kieferteil gleichzeitig Verankerung für den gegenüberliegenden Anteil, was als *reziproke Verankerung* bezeichnet wird. Selbst wenn beabsichtigt wird, die Extraktionslücke nach Prämolarenextraktion gleichmäßig von beiden Seiten zu schließen, muss der Widerstand der Wurzeln der zu bewegenden Zähne gegenüber gestellt werden (Abb. 8.11)
Für eine stationäre Verankerung kommen die in Tab. 8.4 genannten Arten, unterschieden nach Topografie, Stärke und Art zur Anwendung:
Hinsichtlich der *Verankerungsstärke*, das ist die Kraftgröße, die einer Mitbewegung der

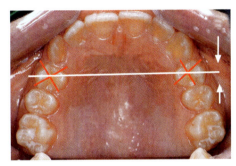

Abb. 8.11 Widerstand der Wurzeln der zu bewegenden Zähne. Hier: bei einem Lückenschluss nach Prämolarenextraktion (P₁) im OK. Der Widerstand der 2. Prämolaren (P₂) und der Molaren (M₁ + M₂) ist ca. doppelt so groß (Wurzeloberfläche [0,55 cm² + 1,2 cm² + 1,2 cm²] × 2 = 5,9 cm²) wie der des Frontzahnsegments mit I₁, I₂ und C (Wurzeloberfläche [0,4 cm² + 0,5 cm² + 0,75 cm²] × 2 = 3,3 cm²); vgl. Abb. 8.10. Dadurch wird die Lücke um 2 Drittel von anterior und 1 Drittel von posterior geschlossen. **Kreuz:** Extraktion.

Verankerungseinheit entgegengesetzt wird, unterscheidet man zwischen *minimaler, moderater* und *maximaler Verankerung*. Dabei entspricht die minimale der reziproken Verankerung, d. h. eine Lücke wird zu gleichen Teilen von anterior und posterior geschlossen. Soll dagegen zur Lückenkontraktion ausschließlich das anteriore Segment bewegt werden und der Molarenblock am Ort bleiben, werden für eine *maximale Verankerung* die *skelettale Verankerung, Transpalatinalbo-*

167

Biologie und Mechanik der Zahnbewegung

Verankerungsart	Gerät
intramaxillär	
dental	Transpalatinalbogen (Abb. 8.**12**, **a**)
	Quadhelix (Abb. 8.**12**, **b**)
	Lingualbogen (Abb. 8.**12**, **c**)
	Verankerungsbiegungen im Bogen („gabel bend", „tip back", „toe in", Lingual- oder Labialtorque der Wurzeln) (Abb. 8.**12**, **d**)
	Blockbildung im Einzelkiefer durch Ligaturen
skelettal nicht invasiv	Nance-Apparatur (Abb. 8.**12**, **e**)
	Lipbumper (indirekt über Lippenspannung) (Abb. 8.**12**, **f**)
skelettal invasiv	Minischraube (Abb. 8.**12**, **g**, Abb. 8.**12**, **n**)
	Gaumenimplantat (Abb. 8.**12**, **h**)
	Knochenanker („bone anchor") (Abb. 8.**12**, **i**)
intermaxillär	
	Klasse-II-, Klasse-III-Gummizüge (Abb. 8.**12**, **j**)
	Herbst-Scharnier, Jusper Jamper, Bite Fixer, s. Checkliste sagittale Stufe/Klasse II/1, S. 262
extraoral	
	Headgear (Abb. 8.**12**, **k**)
	Delaire-Maske (Abb. 8.**12**, **l**)
	Kopf-Kinn-Kappe (Abb. 8.**12**, **m**)

Tab. 8.**4** Verankerungsarten.

Abb. 8.**12** **Intra- und extraorale Verankerungsgeräte.**
a Transpalatinalbogen (TPA): Erhöhung des Widerstands gegen Rotation und Anteriorbewegung.
b Quadhelix: gleiche Wirkung wie TPA, zusätzlich kann sie zur OK-Expansion genutzt werden.
c Lingualbogen: Verhinderung der Mesialdrift und Anteriorkippung des 1. Molaren.
d Kortikale Verankerung der Schneidezahnwurzeln im UK durch Einbiegen eines lingualen Wurzeltorque. Die Schneidezahnwurzeln werden durch den Torque gegen die linguale Kortikalis gedrückt, ▶

wodurch – beim Schluss einer Extraktionslücke – eine Kippung der Krone nach lingual verhindert wird.
e Nance-Apparatur: Abstützung mit einer Pelotte am Gaumen, um bei der Molarendistalisation keinen Druck auf die Frontzähne auszuüben.
f Lipbumper: Er wird in die Headgearröhrchen des 1. Molaren geschoben. Durch den Lippendruck werden die 1. Molaren am Platz gehalten.
g Minischraube: skelettale Verankerung zur Unterstützung der dentalen Verankerung.

Biologie und Mechanik der Zahnbewegung

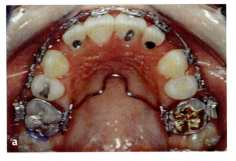

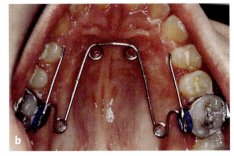

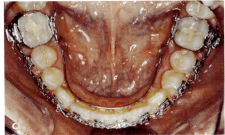

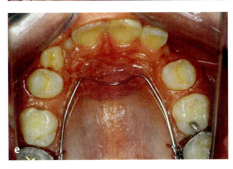

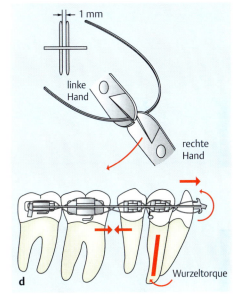

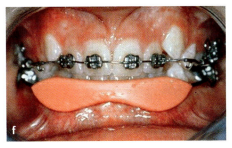

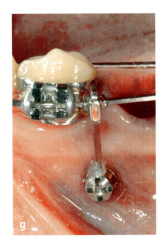

Abb. 8.**12** **Fortsetzung** ▶

Biologie und Mechanik der Zahnbewegung

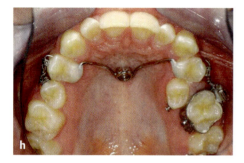

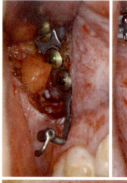

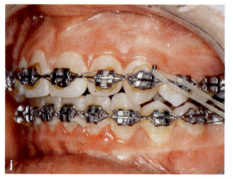

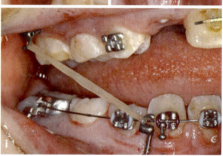

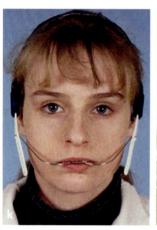

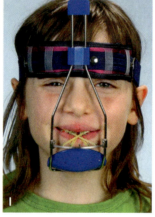

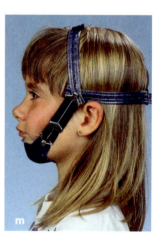

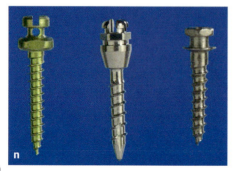

Biologie und Mechanik der Zahnbewegung

◀ Abb. 8.**12**   **Fortsetzung.**

h Gaumenimplantat: skelettale Verankerung für die Molarendistalisation oder -mesialisation (Headgearersatz), s. a. Abb. 8.**87**.

i Knochenanker (System Bollard, DeClerck): Ankerplatte mit 3 Schrauben hinter der Crista zygomatica im OK (oben links); Platte mit 2 Schrauben im UK (oben rechts); Klasse-III-Gummizug (unten) zur Wachstumsstimulation des rechten OK-Anteils nach traumatischer Kompresssionsfraktur (Patientin s. a. Abb. 4.**65**).

j Klasse-II-Gummizug: Stimulation des UK-Wachstums und intermaxilläre Verankerung zur Distalisation des Eckzahns zum Lückenschluss im OK nach Extraktionstherapie.

k Headgear mit parietalem Zug zur Molarendistalisation bei Tendenz zum offenen Biss ohne protrusive Wirkung auf die Frontzähne.

l Maske nach Delaire zur Wachstumsstimulation des OK-Komplexes ohne retrusive Wirkung auf die unteren Schneidezähne.

m Kopf-Kinn-Kappe zur Hemmung überschießenden UK-Wachstums (mandibuläre Prognathie).

n Minischrauben zu Abb. 8.**12**, **g**.

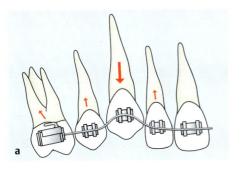

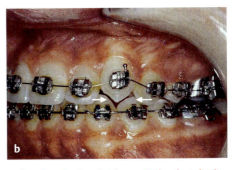

Abb. 8.**13**   **a** Eckzahnextrusion führt reaktiv zu intrusiven Kräften auf die benachbarten Zähne, es kann zu Wurzelresorptionen am Inzisivus und zu frontaler Öffnung des Bisses statt zur gewünschten Elongation kommen.

b Neben den beschriebenen Risiken besteht die Gefahr des Einklemmens des Eckzahnes durch Kippung der Nachbarzähne (Pfeile).

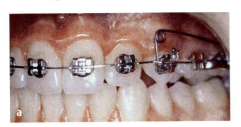

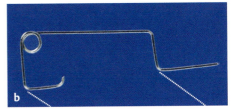

Abb. 8.**14**   **Verankerungslösung.** (s. Text und Abb. 8.**13**).

a In-out-Biegung, Bypass am Hauptbogen.

b Rechtes Ende: Hilfsröhrchen am 1. Molaren. Aktivierung: rechtes Ende zur Extrusion (- - -), linkes Ende zur Distal-Kippung der Wurzel des Eckzahnes.

gen, intermaxilläre Gummizüge und/oder Headgear benötigt.

Auch bei der Extrusion oder Intrusion einzelner Zähne müssen die Verankerungsprinzipien bedacht werden. Soll z. B. ein retinierter Eckzahn nach operativer Freilegung elongiert und mit einem durchlaufenden Bogen in die Zahnreihe eingeordnet werden, führt diese Extrusion reaktiv zu intrusiven Kräften auf die benachbarten Zähne. Da der seitliche Schneidezahn eine kürzere Wurzel und damit eine geringere parodontale Verankerung besitzt, kann es zu Wurzelresorptionen am Inzisivus und frontaler Öffnung des Bisses statt der gewünschten Elongation kommen (Abb. 8.**13**). Ein Teilbogen, ausgehend vom 1. Molaren, oder Transpalatinalbogen bzw. Implant ist die beste Verankerungslösung (Abb. 8.**14**).

Biologie und Mechanik der Zahnbewegung

Die Verankerungsprinzipien sind auch bei abnehmbaren Plattenapparaturen anzuwenden. Hier kann neben den Wurzeln und ihrer parodontalen Verankerung auch das Gaumengewölbe genutzt werden. Es muss vorausgeschickt werden, dass die Klammern und Halteelemente der Plattenapparaturen lediglich der Kraftübertragung, nicht aber der Verankerung im oben genannten Sinne dienen können. Diese wird durch die Segmentbildung (Sägeschnitt) und die Schraubeneinlagerung bestimmt:

- Transversalplatte: reziproke gleich starke Verankerung
- Y-Platte und Protrusionsplatte: stärkere Verankerung im Seitenzahngebiet, deshalb stärkere Protrusion der Schneidezähne als Distalisation der Seitenzähne (Abb. 8.**15**)
- Protrusionsplatte mit Gegenkieferbügel: zusätzliche intermaxilläre Verankerung
- Molarensegmentplatte: Segmentbewegung → restlicher Zahnbogenanteil als Verankerungsblock, jedoch keine absolute stationäre Verankerung

MERKE

Eine sichere stationäre Verankerung kann nur mit skelettalen Verankerungselementen außerhalb der Zahnreihe erreicht werden

Biomechanik der Zahnbewegung

Kraftangriff und Drehmoment

Entsprechend der diagnostisch erhobenen Zahnstellungsabweichungen müssen die einzelnen Zähne durch die kieferorthopädische Apparatur gezielt und ohne „Umwege" in die richtige Position bewegt werden. Die anzuwendende *Kraftgröße* muss auf die optimale Umbaubereitschaft des Parodonts abgestimmt werden und der *Kraftangriff* an der Zahnkrone sollte eine möglichst körperliche Bewegung ermöglichen.

Am Beispiel der Billardkugel wird deutlich, dass für eine körperliche translatorische Bewegung der Kraftvektor *durch* den *Massenschwerpunkt* gehen muss (Abb. 8.**16**). Sobald die Kraft *neben* diesem Punkt auftrifft, dreht sich die Kugel (*Drehmoment*) und weicht von der geradlinigen Bewegung ab. Bei einem Zahn, der mit seiner Wurzel im Knochen steckt, liegt der *Massenschwerpunkt* oder das sogenannte *Widerstandszentrum (CR = Centre of Resistance)* $^4/_{10}$ apikal des marginalen Alveolarrands (1-wurzliger Zahn) bzw. etwas mesial der Bifurkation (Molar) (Burstone und Pryputniewicz 1980). Bei horizontalem Knochenabbau (Erwachsenenbehandlung) liegt das Widerstandszentrum eines Zahns also weiter apikal als bei einem paradontal gesundem Zahn.

Jede Kraft, deren Wirklinie nicht durch das Widerstandszentrum geht, verursacht neben einer translatorischen immer auch ein Drehmoment. Die Größe dieses *Drehmoments M,* das auf den Zahn wirkt, ist abhängig von der *Kraftgröße F und dem senkrechten Abstand d der Kraftwirkungslinie vom Widerstandszentrum:*

$$M = F \times d$$

Jeder Punkt eines Zahns rotiert bei einem derartigen Kraftangriff um das Widerstandszentrum des Zahns, wobei sich dieses wiederum translatorisch bewegt. Insgesamt gesehen, kann die Bewegung auch als eine reine Rotation beschrieben werden. Die Drehachse, *Rotationszentrum (RC = Centre of Rotation),* um die der Zahn kippt, liegt bei einem Kraftangriff am Bracket leicht apikal des Widerstandszentrums.

Der Kraftangriff am Bracket, das auf der labialen Kronenfläche befestigt ist, führt räumlich betrachtet – bei einer Zugrichtung entlang der Zahnreihe (sagittal) – zu 3 Be-

Abb. 8.**15** **Wirkung einer sogenannten Y-Platte.** Der Frontzahnblock wird stärker nach anterior bewegt als die Seitenzahnsegmente, da deren Widerstand höher ist.

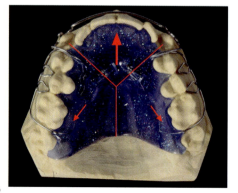

Biologie und Mechanik der Zahnbewegung

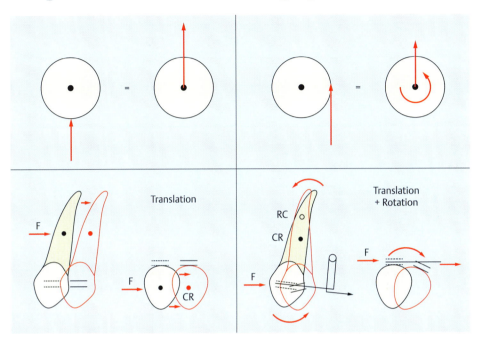

Abb. 8.**16** **Beispiel der Billardkugel. Oben links:** Kraftvektor geht durch den Massenschwerpunkt → körperliche translatorische Bewegung. **Oben rechts:** Kraft trifft neben diesem Punkt auf → Drehmoment → Abweichung von der geradlinigen Bewegung. Da der Kraftangriff zur Zahnbewegung nicht in der Wurzelmitte ansetzen kann **(unten links)**, sondern an der Krone, kommt es zur Kippung (Drehmoment) **(unten rechts)**. **F:** Kraft; **CR:** Widerstandszentrum; **RC:** Rotationszentrum (aus Mulligan Th E. Orthodontische Mechanik und gesunder Menschenverstand. American Orthodontics GmbH. East Kaler drive Phoenix 1982).

Abb. 8.**17** **Kraftangriff am Bracket (Wachsmodell).** Die Zugkraft (Zugrichtung sagittal) führt zu 3 Bewegungen: Zahnkippung, Zahnrotation, Zahnextrusion (s. Text).

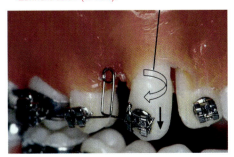

wegungen (wie im Wachsmodell in Abb. 8.**17** dargestellt):

- Zahnkippung in Richtung des Kraftangriffs
- Zahnrotation nach oral in Richtung des Kraftangriffs
- Zahnextrusion

Bei Übertragung dieses Prinzips auf den transversalen Kraftangriff bei der Kieferexpansion führt dies zur labialen Kippung der Seitenzähne und bei vertikalem Kraftangriff ebenfalls zur labialen Kippung und Intrusion. Da diese Komponenten bei der Zahnbewegung meistens unerwünscht sind, versucht man diese Kräfte zu neutralisieren. Dazu gibt es grundsätzlich 2 Möglichkeiten:

- Reduktion des Abstands der Kraftwirkungslinie zum Widerstandszentrum durch „power arms" (Abb. 8.**18**)
- Neutralisierung des Moments:
- Man erzeugt in diesem Falle ein *Kräftepaar* am Bracket, das dem von der Kraft erzeugten Drehmoment entgegenwirkt. Ein Kräftepaar nennt man 2 gleich große, aber entgegengesetzt gerichtete Kräfte. Diese bewirken *keine* translatorische Komponente, sondern haben lediglich die Eigenschaft, den Zahn um das Widerstandszentrum zu rotieren.

173

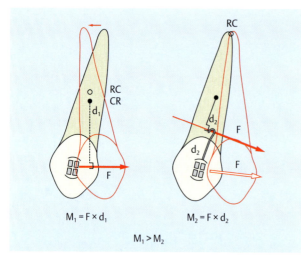

Abb. 8.**18** **Power Arms.** Durch Verlagerung des Kraftangriffs in Richtung Widerstandszentrum **CR** verringert sich das Drehmoment **M** und die Kippung (rechts). **d:** Weg, Hebelarm; **F:** Kraft; **RC:** Rotationszentrum.

$$M_1 = F \times d_1$$
$$M_2 = F \times d_2$$
$$M_1 > M_2$$

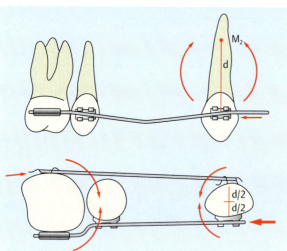

Abb. 8.**19** **Neutralisierung des Drehmoments durch ein Gegendrehmoment.** Bei einer Bewegung des Eckzahns nach links ($\leftarrow$) wird das Kippen der Krone in Bewegungsrichtung durch die Abwinklung des Bogens neutralisiert, da Letzterer durch seinen Schrägverlauf ein Gegendrehmoment M_2 erzeugt (oben). Die Rotation nach lingual kann durch einen Gegenzügel ebenfalls neutralisiert werden (unten). **d:** Weg, Hebelarm; **M:** Drehmoment.

– Die Größe des Drehmoments, das durch ein Kräftepaar erzeugt wird, ist immer gleich dem Produkt aus Kraftgröße und Abstand der beiden Kraftwirkungslinien, unabhängig davon, wo am Zahn das Kräftepaar angreift (Abb. 8.**19**).

– Das Verhältnis von Größe des Drehmoments, das die kippende Tendenz aufheben soll, und Größe der Kraft, die den Zahn bewegen soll, nennt man *Moment to Force Ratio*. Durch Variation dieses Verhältnisses kann das Rotationszentrum RC beliebig verschoben, d. h. kontrolliert werden *(kontrollierte Kippung).* Praktisch umgesetzt wird dies durch das Verwinden (Torque) des Vierkant-Stahlbogens und Erzeugen eines Drehmoments durch Einbringen in den Vierkant-Schlitz des Brackets (Schlüssel-Schloss-Mechanismus; Abb. 8.**20**).

Abb. 8.**20** **Erzeugung eines (Gegen-)Drehmoments.** Durch Einbringen des Bogens in den Vierkant-Schlitz des Brackets (Schlüssel-Schloss-Mechanismus) (Pfeil = Kraft).

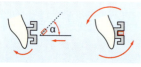

Biologie und Mechanik der Zahnbewegung

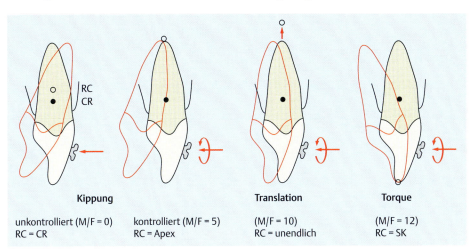

Kippung		Translation	Torque
unkontrolliert (M/F = 0) RC = CR	kontrolliert (M/F = 5) RC = Apex	(M/F = 10) RC = unendlich	(M/F = 12) RC = SK

Abb. 8.21 Unterschiedliche Drehmomente. Links: unkontrollierte Kippung → Zahn kippt bei einer nach oral gerichteten Kraft und M/F-Verhältnis von 0 um ein Rotationszentrum, das fast deckungsgleich mit dem Widerstandszentrum ist; **Mitte links:** kontrollierte Kippung → M/F > 0 → Einbiegen eines Torque in den Vierkant-Stahlbogen (ca. 15°) → M/F = 5 → Rotationszentrum liegt jetzt am Apex; **Mitte rechts:** körperliche Bewegung, M/F = 10 (ca. 30°-Torque) → Translation, Rotationszentrum = ∞; **Rechts:** Wurzeltorque, M/F=12 (ca. 40°-Torque) → Rotationszentrum liegt an der Schneidekante → alleinige Wurzelkippung. **CR:** Widerstandszentrum; **F:** Kraft; **M:** Drehmoment; **RC:** Rotationszentrum; **SK:** Schneidekante.

Dies lässt sich am besten am Beispiel der Enmasse-Schneidezahnretraktion zum Lückenschluss nach Prämolarenextraktion verdeutlichen (Abb. 8.21):

- Zahn kippt bei einer nach distal gerichteten Kraft und M/F-Verhältnis = 0 um ein Rotationszentrum, das fast deckungsgleich mit dem Widerstandszentrum ist → Retroinklination der Schneidezähne mit Bissvertiefung und fehlender Abstützung durch die unteren Schneidezähne (= unkontrollierte Kippung, Abb. 8.21 links)
- Reduzierung der Kippung → M/F-Verhältnis > 0 → Einbiegen eines Torque in den Vierkant-Stahlbogen (ca. 15°) → M/F = 5. Rotationszentrum liegt jetzt am Apex → noch immer Retroinklination, aber Wurzel bewegt sich nicht mehr entgegen der gewünschten Richtung (= kontrollierte Kippung, Abb. 8.21 halb links).

- M/F = 10 (ca. 30°-Torque) → körperliche Zahnbewegung (Translation, Abb. 8.21 halb rechts), Rotationszentrum = ∞
- M/F = 12 (ca. 40°-Torque) → Rotationszentrum liegt an der Schneidekante → alleinige Wurzelkippung. Dadurch können z. B. retroinklinierte obere Schneidezähne in einen physiologischen Frontzahnkontakt gebracht werden (Abb. 8.21 rechts: Torque).

CAVE

Mit der Erhöhung des M/F-Verhältnisses steigt der parodontale Widerstand gegen die Zahnbewegung, weshalb die zu applizierende Kraft erhöht werden muss. Dies wiederum erhöht das Risiko von Wurzelresorptionen, weshalb das Verhältnis schrittweise erhöht werden sollte.

Diese Wechselwirkung von angreifender Kraft und Drehmoment gilt für alle 3 Ebenen des Raums. So kommt es bei der Distalbewegung eines Eckzahns durch geradlinigen Zug am Bracket immer zu einer Kippung des Zahns nach distal und einer Rotation nach palatinal. Um auch hier zu kompensieren, müsste das Gegendrehmoment zur Aufhebung der Kippung 11 : 1 und zur Derotation 4 : 1 sein. Letzteres muss geringer sein, da der Abstand der Kraftwirkungslinie zum Widerstandszentrum, das in dieser Ebene etwa mit der Zahnlängsachse zusammenfällt, nur etwa halb so groß ist wie bei der seitlichen Betrachtung (Abb. 8.19). In der Praxis kann
- zur Kompensation der Kippung ein Kräftepaar erzeugt werden, indem man einen

Biologie und Mechanik der Zahnbewegung

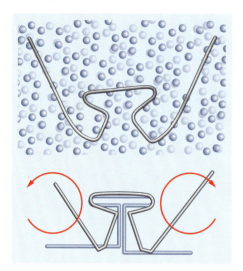

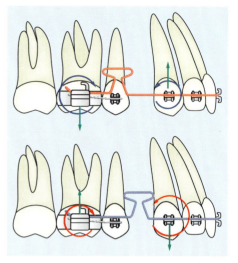

Abb. 8.22 Teilbogen für friktionsfreie Retraktion. Die Drehmomente zur körperlichen Bewegung werden in ein T-Loop eingebogen (rote Pfeile) (aus Nandra R. Biomechanics and Esthetic Strategies in Clinical Orthodontics. Elsevier Saunders, St. Louis, Missouri 2005).

Abb. 8.23 Kräftepaare. Das Kräftepaar, das man mit der Giebelbiegung oder einem T-Loop erzeugt, um die kippende Tendenz zu neutralisieren, fordert die Anwesenheit eines gleich großen, aber entgegengesetzt gerichteten Kräftepaars, damit die Summe im System null bleibt. Dieses Kräftepaar äußert sich im vorliegenden Fall in Abhängigkeit von der Lokalisation der Giebelbiegung bzw. der Platzierung des T-Loops in mehr oder weniger starken vertikalen Kräften und Drehmomenten auf Eckzahn und Molar (aus Nandra).

Knick in den Bogen („gable bend", Giebelbiegung) einbiegt, und

- zur Derotation ein elastischer Zug genutzt werden, der an den Palatinalflächen ansetzt (Abb. 8.19 oben).

Noch besser ist die friktionsfreie Retraktion mit einem Teilbogen, bei dem z. B. in ein T-Loop diese Momente eingebogen werden (Abb. 8.22, Abb. 8.23, Abb. 8.24). Es muss an dieser Stelle betont werden, dass alle Kräfte und Drehmomente, die erzeugt werden, nach dem 3. Newton'schen Gesetz entsprechende gegengerichtete Kräfte und Drehmomente hervorrufen. Die Summe aller Kräfte und Drehmomente eines Systems muss nämlich zu jeder Zeit gleich Null sein. So erzeugt z. B. eine den Eckzahn retrahierende Kraft eine gleich große, aber entgegengesetzt gerichtete Kraft, die den Molaren zu mesialisieren sucht. Auch das Kräftepaar, das man mit der Gable Bend oder einem T-Loop erzeugt, um die kippende Tendenz zu neutralisieren, fordert die Anwesenheit eines gleich großen, aber entgegengesetzt gerichteten Kräftepaars, damit die Summe im System Null bleibt. Dieses Kräftepaar äußert sich

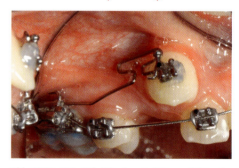

Abb. 8.24 Beispiel. Eckzahnretraktion und Extrusion mittels T-Loop und Gable Bend.

im vorliegenden Fall – in Abhängigkeit von der Lokalisation der Gable Bend bzw. der Platzierung des T-Loops – in mehr oder weniger starken vertikalen Kräften und Drehmomenten auf Eckzahn und Molar (Abb. 8.22, Abb. 8.23, Abb. 8.24).

Dieser Gleichgewichtskräfte muss man sich bei der Konstruktion orthodontischer Appa-

Biologie und Mechanik der Zahnbewegung

raturen immer bewusst sein. Alle Maßnahmen, die ergriffen werden, um unerwünschte Kräfte und Drehmomente auszuschalten, fasst man unter dem Begriff *Verankerung* (s. o.) zusammen. Selbst bei der Distalführung am relativ starren Stahlbogen führen die Drehmomente zu unerwünschten Nebenwirkungen. So verkantet das Bracket durch die Kippung des Zahns am Bogen und die Reibung (Friktion) wird wesentlich erhöht. Außerdem kommt es bei der Distalisierung eines oberen Eckzahns zu einer leichten Wellenbildung im Bogen (distal nach kranial, mesial nach kaudal), die wiederum eine Extrusion der Schneidezähne und Bissvertiefung zur Folge hat (Abb. 8.**25**, Abb. 8.**26**).

Abb. 8.25 Drehmoment-Nebenwirkung. Distalführung am relativ starren Stahlbogen → Kippung des Zahns am Bogen → Verkantung des Brackets. Die Reibung (Friktion) wird wesentlich erhöht. **WZ:** Widerstandszentrum.

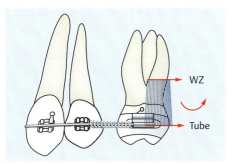

Abb. 8.26 Drehmoment-Nebenwirkung. Distalisierung eines oberen Eckzahns → leichte Wellenbildung im Bogen (distal nach kranial, mesial nach kaudal) → Extrusion der Schneidezähne und Bissvertiefung.

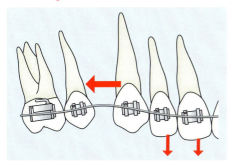

CAVE

Mit der Erhöhung des M/F-Verhältnisses steigt parodontale Widerstand gegen die Zahnbewegung, weshalb die zu applizierende Kraft erhöht werden muss. Dies wiederum erhöht das Risiko von Wurzelresorptionen, weshalb das Verhältnis schrittweise erhöht werden sollte.

Kraftgröße und Dauer der Einwirkung

Wie bereits ausgeführt, kann das Gebiss sehr große Kräfte bis zu 300 N aufnehmen und ohne Schaden kompensieren. Sie müssen nur den Zahn axial treffen und dürfen nicht von langer Dauer sein. So werden innerhalb von 24 h die hohen Kaudrücke von 20 – 300 N nur insgesamt 8 min wirksam. Treffen dagegen Kräfte von 1 – 2 N seitlich, d. h. nicht physiologisch, auf den Zahn und wirken über mehrere Stunden auf ihn ein, kommt es zur dargestellten Gewebereaktion. Auch die Hubhöhe der Kraft spielt eine Rolle. So wird beim Verstellen der Schraube an einer Transversalplatte eine relativ große Kraft mit einem kurzen Hub (kurzwegig) wirksam, während mit der Anlage eines Federbehelfs an der Zahnkrone eine geringe Kraft mit einem langen Hub (langwegig) übertragen wird.

MERKE

Bei physiologischer Einwirkung von Kaukräften, d. h. kurzzeitig und axial, werden diese bis zu 300 N schadlos toleriert. Wirkt die Kraft jedoch permanent und in unphysiologischer seitlicher Richtung auf die Zähne ein, führen schon geringste Kräfte von 1 N zu Umbaureaktionen.

Die Kalibrierung der Kräfte in beiden Fällen ist so bemessen, dass der Blutstrom im Desmodontalspalt nicht unterbrochen wird (s. Gewebeumbau, vgl. S. 29 u. S. 163). A. M. Schwarz (1956, 1961) hat als Maßstab für die optimalen Kraftgrößen den kapillaren Blutdruck im Desmodontalspalt von 0,25 N/cm² angesetzt und daraus die *4 biologischen Wirkungsgrade kieferorthopädischer Kräfte* abgeleitet:

- Der *1. biologische Wirkungsgrad* beinhaltet kieferorthopädisch unterschwellige Kräfte, da sie zu kurz dauernd sind oder durch andere

Biologie und Mechanik der Zahnbewegung

Kräfte kompensiert werden (Zungendruck ←→ Wangendruck).

● Die Kräfte des *2. biologischen Wirkungsgrades* üben einen Druck von ca. $0,2 \, N/cm^2$ seitlich belasteter Wurzeloberfläche aus und bleiben damit unter dem kapillaren Blutdruck. Dies kann einerseits durch die Vorspannung der anliegenden Federkraft reguliert werden. Andererseits ist die Gewindehöhe der Schraube in den Apparaturen geringer als die Breite des Desmodontalspalts (kurzwegige, starke Kraft).

● Die Kräfte des *3. biologischen Wirkungsgrades* liegen über dem kapillaren Blutdruck. Um sie therapeutisch zu nutzen, dürfen sie nur intermittierend wirken, d. h., einer kurzen Belastung folgt eine längere Entlastung. Dies findet bei funktionskieferorthopädischen Apparaturen Anwendung, die während des häufigen Leerschluckens mit den palatinalen Führungsflächen kurzzeitig gegen die Molaren gepresst werden.

● Die Kräfte des *4. biologischen Wirkungsgrades* liegen ebenfalls über dem kapillaren Blutdruck und führen bei Dauerapplikation zu ausgedehnten Gewebenekrosen und Wurzelresorptionen. Sie sollten vermieden werden, können jedoch besonders bei Anwendung festsitzender Apparaturen auftreten.

Um im Bereich des 2. biologischen Wirkungsgrades zu bleiben, ist es erforderlich, für jeden Zahn die auf Kompression belastete Wurzeloberfläche zu berechnen, um daraus den zu applizierenden Druck abzuleiten. Obwohl mit der Verformbarkeit der knöchernen Alveole und der unterschiedlichen Breite des Parodontalspalts weitere Einflussfaktoren hinzukommen, sind mit den von Bench (Abb. 8.**10**) vorgeschlagenen Werten Richtgrößen gegeben. Auch ist die einwirkende Kraft pro Flächeneinheit bei Intrusion und Extrusion gegenüber der Bewegung in sagittaler Bewegung stark zu reduzieren. Aus heutiger Sicht ist kritisch einzuschätzen, dass es – trotz der erweiterten Möglichkeiten, sehr geringe Kräfte zu applizieren – in den meisten Fällen zum Überschreiten des 2. biologischen Wirkungsgrades kommt und regelmäßig nach der Behandlung mit festsitzenden Apparaturen Resorptionen an der Wurzel zu finden sind (s. S. 180, Wurzelresorption).

Die optimale *Dauer der Krafteinwirkung* ist ebenfalls im individuellen Fall schwer festzulegen und von der Kraftgröße abhängig. Grundsätzlich sind Apparaturen mit intermittierender Einwirkungszeit, wie Platten mit Dehnschrauben und Aktivatoren, von den festsitzenden Geräten mit permanenter Einwirkung zu trennen. Der intermittierende Charakter bei den Plattenapparaturen kommt nicht allein durch die Tragepausen während des Essens und des Sports zustande, sondern auch durch einen relativ starken Druckabfall schon wenige Minuten nach dem Aktivieren der Schraube. Damit ist die Kraftstärke auch während des Tragens sehr unterschiedlich. Dieses Nachlassen der Kraftabgabe ist in geringerem Ausmaß auch bei den festsitzenden Apparaturen zu registrieren, da eine Stahlfeder oder federharter Stahlbogen im Rahmen seines Elastizitätsintervalls mit abnehmender Auslenkung auch weniger Kraft abgibt.

Von Petrovic und Stutzmann (1988) wird neben diesen niedrigen permanenten Kräften auch die intermittierende Druckapplikation favorisiert, da der Wechsel von Be- und Entlastung eine bessere Gefäßzirkulation und damit beschleunigten Stoffwechsel ermöglicht. Bei abnehmbaren Geräten dienen Tragepausen von 3 – 4 h pro Tag diesem Ziel und auch das Belassen eines passiven Bogens in den Brackets für einige Wochen sorgt für „Erholung" des Parodonts nach einer umfangreichen Zahnstellungsänderung. In keinem Fall sollte bei Sistieren der Zahnbewegung sofort mit erhöhter Druckapplikation reagiert werden, da dies die Hyalinisation des desmodontalen Gewebes und damit das Risiko irreversibler Schädigungen anzeigen kann. Die allgemeinen Reaktivierungs- und Tragezeiten für die einzelnen Gerätetypen sind in Tab. 8.**5** zusammengefasst.

Nebeneffekte orthodontischer Zahnbewegung

Die Gefäßkompression mit allen ihren Folgen – von der Prästase über die lokale Entzündungsreaktion bis hin zur Hyalinisation mit Ischiämie und Unterbindung des gesamten Stoffwechsels – ist der begrenzende Faktor

Biologie und Mechanik der Zahnbewegung

Gerätetyp	Aktivierungsintervall	Tragezeit/d
aktive Plattenapparatur	Stellschraube ¼ Umdrehung alle 5 – 7 d, Federbehelfe alle 3 – 4 Wochen	permanent, außer zu den Mahlzeiten und beim Sport
Aktivatoren	entfällt	16 – 18 h/d
Headgear	Kontrolle alle 4 Wochen	16 h, oder zur Verankerung nur nachts
festsitzende Apparaturen	Bogenwechsel alle 6 – 8 Wochen, Kontrollen und selektive Aktivierung alle 3 – 4 Wochen	permanent

Tab. 8.**5** Tragezeit und Aktivierungsrhythmus für kieferorthopädische Apparaturen.

für den Umbau und die Zahnbewegung. So wird zunächst mit ansteigender Kraftgröße auch die Zahnbewegung einschließlich der Gewebereaktion zunehmen. Je länger der Stoffwechsel sistiert, desto mehr nehmen die negativen Begleitreaktionen zu. Diese sind:
- Zahnlockerung
- Schmerzsensation
- Wurzelresorption
- Pulpareaktion

Zahnlockerung

Orthodontische Zahnbewegung ist nicht nur mit einem Umbau der knöchernen Alveole, sondern auch mit einer Reorganisation des Parodonts selbst verbunden. Die desmodontalen Fasern lösen sich vom Knochen und vom Zement und werden darin neu befestigt. Röntgenologisch dominiert ein erweiterter Parodontalspalt, was mit einer temporär erhöhten Beweglichkeit einhergeht. Diese erhöhte Lockerung ist umbaubedingt. Nimmt sie jedoch stark zu, ist dies auf
- zu hohe Druckapplikation und
- zunehmend unterminierende Resorption zurückzuführen.
  Bei weiterer Kraftsteigerung
- sistieren jedoch Stoffwechsel und Bewegung und werden erst nach einer entsprechenden Entlastung durch die indirekte Resorption von peripher fortgesetzt. Dies kann wiederum zu weiter erhöhter Beweglichkeit führen.
- Beim erwachsenen Patienten kann im parodontitisch geschädigten Gebiss eine weitere bakteriell entzündungsbedingte Resorption die Lockerung noch erheblich steigern.

- Auch kann durch traumatische Okklusion die Lockerung verstärkt werden. Besonders gefährlich ist der sogenannte *Jigglingeffekt,* bei dem der Zahn durch die Zahnbewegungsrichtung einerseits und die traumatische Okklusion andererseits ständig hin und her bewegt wird. In diesen Fällen kommt es auch zur verstärkten Wurzelresorption.

MERKE

Bei erhöhter Zahnlockerung während der orthodontischen Bewegung sind die applizierten Kräfte zu reduzieren, traumatische Okklusion zu beseitigen und parodontitisprophylaktische Maßnahmen zu ergreifen.

Schmerzsensationen

Direkt nach der Aktivierung orthodontischer Kräfte gibt der Patient kaum erhöhte Sensibilität an. Erst 4 – 6 h später kommt es zu Aufbiss- und leichtem Dauerschmerz. Dieser verschwindet nach etwa 2 – 4 d, wobei eine große Variation besteht. Erwachsene reagieren gegenüber Kindern schneller und sensibler. Die Ursache für Sensibilität und Schmerzen sind Ischiämie und einsetzende Nekrosen im Parodontium. Die am Apex auftretenden Zugspannungen können auch zu einer milden Pulpitis mit den begleitenden Schmerzen führen. Folgende Maßnahmen sind für die Schmerzreduktion bzw. -ausschaltung geeignet:
- Reduktion der applizierten Kraft. Bei Schmerzen am Einzelzahn Ligatur entfernen, um isoliert Kraft zu reduzieren.
- Schmerzmittelmedikation: Aspirin oder Ibuprofen, da es eine bessere zentrale Wirkung zeigt.

Biologie und Mechanik der Zahnbewegung

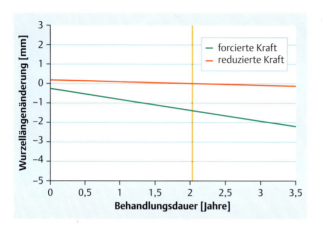

Abb. 8.**27** **Korrelationsstatistische Analyse der Wurzellängenänderung an OK-Schneidezähnen.** Bei einer Behandlungsdauer über 2 Jahre steigt das Risiko einer 2 mm übersteigenden Wurzelverkürzung.

Zur Aufhebung der Ischiämie und Verbesserung der parodontalen Durchblutung kann das Kauen weichen, zuckerlosen Kaugummis empfohlen werden (Profitt 2007).
Bei anhaltenden Schmerzen ist zu prüfen, ob allergische Reaktionen oder entzündliche Weichteilreaktionen die Ursache sind. Nickelallergien, welche an der Haut sehr häufig zu finden sind, kommen in der Mundschleimhaut wegen des Fehlens der sogenannten Langerhans-Zellen, die in der Haut für den Ablauf der allergischen Reaktion mitverantwortlich sind, sehr selten vor. Sollte sich dennoch ein Allergienachweis ergeben, wären Titanbrackets einzusetzen.

Wurzelresorptionen

Als Folge lang anhaltender Hyalinisationsperioden treten verstärkt Resorptionen am Wurzelzement mit Verkürzung des Apex auf. Prinzipiell muss es bei der Druckapplikation auf den Zahn neben dem Knochenabbau und Knochenumbau auch zu Resorptionen am Zahnzement kommen. Da dieser jedoch zunächst widerstandsfähiger ist, treten sie oft nur punktuell auf und werden nach der Zahnbewegung durch Zementauflagerungen im lateralen Wurzelteil wieder repariert. Kritisch sind dagegen Wurzelverkürzungen – wenn sie mehr als 2 mm betragen – zu sehen. Sie sind irreversibel und schwächen die parodontale Zahnverankerung. Als Ursachen für pathologische Wurzelresorptionen werden die folgenden Faktoren angegeben:

- ein Zusammenhang zwischen Wurzelresorptionen und dem Polymorphismus von IL-1α und TNF-α; dies konnte in Zwillingsstudien nachgewiesen werden (Al-Quawasmi et al. 2003).
- permanente hohe Kraftapplikation in allen 3 Richtungen
- Behandlungsdauer über 2 Jahre → Risiko für Wurzelverkürzung > 2 mm (Abb. 8.**27**)
- Jiggling-Effekt, d. h. der Zahn wird durch die applizierte Kraft und okklusale Kräfte bei Auftreffen auf den Antagonisten hin und her bewegt.
- traumatische Okklusion bei nicht achsgerechtem Auftreffen von Kaukräften
- Traumaanamnese
- flaschenhalsförmige Wurzelform
- Dichte des benachbarten trabekulären Knochens: Es gibt Anhalte für eine erhöhtes Risiko bei höherem Verkalkungsgrad der angrenzenden Knochentrabekula.

Ergeben sich anamnestische Anhaltspunkte für eine familiäre Häufung von Wurzelresorptionen, eine Traumavorschädigung oder zeigt das Wurzelende eine flaschenhalsförmige Morphologie, ist 8 – 12 Wochen nach Behandlungsbeginn eine Kontrollröntgenaufnahme indiziert. Die Behandlung mit einer festsitzenden Apparatur sollte nicht länger als 2 Jahre dauern, da das Wurzelresorptionsrisiko mit zunehmender Dauer steigt.

Biomechanik der Funktionskieferorthopädie

Es ist bis heute noch nicht gelungen, die Wirkungsweise funktionskieferorthopädischer Geräte im Detail nachzuweisen. Besonders kontrovers wird in diesem Zusammenhang die Reaktion der Kaumuskulatur auf den Einfluss funktionskieferorthopädischer Apparaturen diskutiert.

Als Therapieeffekte im skelettalen bzw. dentoalveolären Bereich bei der funktionskieferorthopädischen Behandlung einer Unterkieferrücklage werden folgende Veränderungen benannt:

- Zunahme der Unterkieferlänge
- anteriore Verlagerung der Mandibula
- Relokation der Fossa mandibularis
- Reduktion der wachstumsbedingten Anteriorverlagerung der Maxilla
- Zunahme der vorderen Gesichtshöhe
- Beeinflussung der Alveolarfortsatzhöhe
- Retrusion der oberen sowie Protrusion der unteren Schneidezähne
- Nivellierung der Spee-Kurve
- Hemmung der Mesialmigration der Zähne des Oberkiefers
- Mesialbewegung des unteren Zahnbogens

Wie diese morphologischen Veränderungen erzielt werden, ist bis heute nicht im Einzelnen nachvollziehbar. Das Wissen über die Glieder der Kausalkette zwischen Applikation des funktionskieferorthopädischen Geräts und Korrektur der Dysgnathie ist zu einem großen Teil hypothetisch. Biomechanisch wird bei der sogenannten Aktivatortherapie ein „Splint" zwischen die Zahnreihen geschoben, der über die Muskelkraft beim Schließen des Mundes und Schlucken permanent Impulse zur Anteriorverlagerung der Mandibula auf das neuromuskuläre System überträgt (Abb. 8.**28**).

Die *Schlüsselposition* hat unbestritten das *neuromuskuläre System* inne. Es ist einerseits der aktive, umgestaltende Faktor und andererseits ein Behandlungsobjekt, das strukturellen und funktionellen Anpassungsprozessen unterliegt. Die hypothetischen Ansätze zur muskulären Reaktion und zum eigenen Umbau sind vielfältig.

Die biomechanischen Aufgaben der Muskulatur sind es,

- Körperbewegungen zu ermöglichen,
- Körperhaltungen zu gewährleisten und
- skelettale Beanspruchungen herabzusetzen.

Diesen Funktionen werden die muskulären Strukturen durch die Eigenschaft der *Elastizität* und die Fähigkeit zur *Kontraktilität* gerecht, die eine Muskelverkürzung bzw. eine Spannungsentwicklung ermöglichen. Die aktiven, kontraktilen Elemente sind die Muskeleiweiße *Myosin* und *Aktin*, die im Sarkomer, der kleinsten funktionellen Einheit des Muskels, spezifisch angeordnet sind.

Die Kaumuskulatur gehört zur quer gestreiften Skelettmuskulatur. Hierbei unterscheidet man rote Muskeln, deren Fasern vorwiegend aus sogenannten *Typ-I-Fasern* bestehen, und weiße Muskeln, bei denen der Anteil der *Typ-II-Fasern* überwiegt. Unterschiedliche Muskelfasertypen weisen ein differenziertes Stoffwechselverhalten auf und unterscheiden sich in ihren funktionellen Charakteristika. Typ-I-Fasern zeigen eine relativ langsame und lang andauernde Muskelkontraktion, ihre Ermüdbarkeit ist gering. Typ-II-Fasern weisen dagegen eine rasche Kontraktilität, aber schnelle Ermüdbarkeit auf.

Die relativen Anteile der Fasertypen in einem Skelettmuskel sind genetisch determiniert, zeigen aber auch eine Abhängigkeit vom Alter, der physischen Belastung und der Dysgnathieform. So gibt es markante Differenzen in der Faserzusammensetzung und dem Muskelvolumen des M. masseter bei der Angle-Klasse II/2 mit Retrusion der Schneidezähne und Tiefbiss im Vergleich zum offenen Biss. So sind bei der Deckbissform ein größeres Muskelvolumen, mehr Typ-II-Fasern und eine höhere Kaukraft zu registrieren, während beim offenen Biss Volumen und Kaukraft geringer sind und der Typ I vorherrscht. Nach entsprechender Therapie, insbesondere der kombiniert chirurgisch-kieferorthopädischen, kommt es zur Anpassung der Myosine auf der mRNA- und Proteinebene (Faserzusammensetzung) und Kaukraftsteigerung (Gedrange et al. 2004, Harzer et al 2007).

Die molekulargenetischen Erkenntnisse zur Reaktion und Anpassung des neuromuskulären orofazialen Systems auf die Anwendung funktionskieferorthopädischer Apparaturen

Biomechanik der Funktionskieferorthopädie

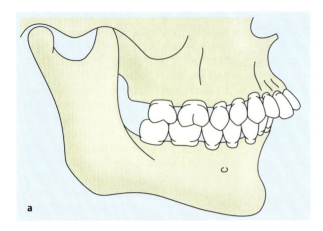

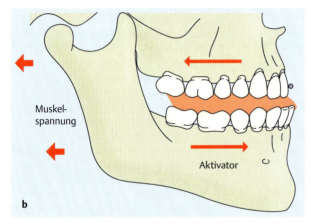

Abb. 8.**28 Aktivatortherapie.** Biomechanisch wird ein „Splint" zwischen die Zahnreihen geschoben (s. Text).
a Rücklage des UK mit Protrusion.
b Aktivator zwischen den Zähnen.

sind bisher jedoch sehr spärlich, sodass Empfehlungen für die Anwendungsdauer und -intensität nur auf empirischen Daten beruhen.

Erste spezifische Untersuchungen zur Reaktion der Kaumuskulatur auf den Einfluss des Aktivators wurden von Eschler (1952) mit elektromyografischen Methoden am M. masseter und am M. orbicularis oris durchgeführt. Eine gerätebedingte Aktivitätszunahme konnte für diese Muskeln nachgewiesen werden. Trotz der Versuchsbegrenzung auf die genannten Muskeln wurden die Resultate im Sinne der Andresen/Häupl'schen Arbeitshypothese als Ausdruck eines Aktivitätsanstiegs in allen Gruppen der Kaumuskulatur interpretiert. In sogenannten Kontaktversuchen registrierte Eschler (1952) am schla-

fenden, aktivatortragenden Probanden mehrere Minuten andauernde Kontakte zwischen bimaxillärem Gerät und Zahn. Er stellte eine Proportionalität zwischen dem Ausmaß der gerätebedingten Anteriorverlagerung des Unterkiefers und der Kontaktdauer sowie der Steigerung der Muskelaktivität fest. Diese Ergebnisse weisen auf den dominierenden Einfluss der Retraktorengruppe hin, die der Unterkiefervorverlagerung entgegenwirken. Zur Gewährleistung der angestrebten häufigen, kurz dauernden Kraftimpulse empfahl Eschler (1952) für Klasse-II/1-Fälle eine Konstruktionsbissnahme, mit der im Seitenzahnbereich ein interokklusaler Abstand von 4 – 6 mm und eine Unterkiefervorverlagerung um 3 – 4 mm nicht überschritten werden.

Biomechanik der Funktionskieferorthopädie

Als weiteres Konzept entstand das sogenannte *statische Konzept* der Funktionskieferorthopädie, das Herren (1980) auch als
das der *kontinuierlich wirkenden Tonuskräfte*
bezeichnete. Herren (1980) und Woodside
(1973) sind der Auffassung, dass die Aktiva-
torwirkungen mit dem apparativ erzwunge-
nen Ungleichgewichtszustand antagonistischer Muskelgruppen und den daraus resul-
tierenden Kräften zu erklären sind. Die
Überkompensation der abweichenden intermaxillären Beziehungen ist wesentliches
Kriterium ihrer Empfehlungen zu Konstruk-
tionsbissnahmen. Damit wird die Zielstellung
verbunden,

- effektive Kräfte zur Dysgnathiekorrektur zu
stimulieren,
- einen sicheren Sitz der Apparatur zu gewährleisten sowie
- ein Verhältnis von Intensität und Dauer der
kieferorthopädischen Behandlung zu schaffen, das der Kooperationsbereitschaft der
Patienten entgegenkommt.

Herren (1980) empfahl zur Behandlung von
Klasse-II/1-Fällen eine Verlagerung des Unterkiefers nach anterior um 3 – 4 mm über
die Neutralposition hinaus und nach kaudal
um den Betrag des Überbisses zuzüglich 3 –
4 mm. Woodside (1973), als extremer Ver-
treter dieser Modifikationen der Funktionskieferorthopädie, hält eine therapeutische
Unterkieferposition 3 mm hinter dem maximal möglichen Unterkiefervorschub und
12 – 15 mm unter der Ruheschwebelage für
günstig. Nach Herren (1980) zeigt die klinische Erfahrung deutlich, dass überkompen-
sierende Aktivatoren Bissanomalien sicherer,
rascher und vollständiger korrigieren. Im
Vergleich mit der konventionellen Aktivator-
gestaltung konnte die Quote der Behand-
lungserfolge von ca. 50 % auf 85 % erhöht
werden. Kritiker der Methode weisen darauf
hin, dass diese Aktivatormodifikationen ihre
Wirkung vor allem im dentoalveolären Bereich entfalten, wogegen skelettale Veränderungen von untergeordneter bzw. temporärer Bedeutung sind.

Das *Petrovic'sche Konzept* zum Modus ope-
randi der Aktivatoren ist in engem Zusammenhang mit seinen Untersuchungen zur
Steuerung des Unterkieferwachstums zu verstehen. Aus den Ergebnissen ihrer tierexpe-
rimentellen Studien entwickelten Petrovic et
al. (1979) ein kybernetisches Modell der
Wachstumskontrolle von Maxilla und Mandibula. Der M. pterygoideus lateralis wird in
diesem Modell als Element mit zentraler Bedeutung für die Steuerung des Unterkieferwachstums charakterisiert. Bei Abweichungen von der optimalen Relation zwischen
Ober- und Unterkiefer lösen die veränderten
Erregungen der periodontalen, artikulären
und muskulären Rezeptoren einen efferenten
Reiz aus, der die posturale Aktivität des
M pterygoideus lateralis erhöht bzw. verringert. Gleichzeitig erfolgt eine Spannungsän-
derung im Lig. meniscotemporocondylare.
Dieses Ligamentum wird von Petrovic und
Stutzmann (1988) als Vermittler des M. pterygoideus lateralis in seiner Wirkung auf die
Wachstumsquantität und -qualität des Kondylenknorpels gewertet. Die vom retrodiska-
len Gewebe ausgehenden mechanischen
Reize sind nach Petrovic und Stutzmann
(1988) für die lokale Steuerung des Unterkieferwachstums bestimmend. In tierexperi-
mentellen Studien konnte einerseits eine
Aktivitätserhöhung des M. pterygoideus lateralis durch eine Gerätestimulation nachgewiesen werden. Andererseits wurde nach
Resektion des Muskels der wachstumsstimu-
lierende Effekt des Geräts sehr gering. Aus
diesen Ergebnissen schlussfolgerten Petrovic
und Stutzmann (1979), dass dieser Muskel
auch für die Wirkung des Aktivators wesentliche Bedeutung hat. Bei Untersuchungen zur
Wirkungsweise von Aktivatoren registrierten
sie eine gerätebedingte Wachstumszunahme
des Unterkiefers nur, wenn die Apparatur
12 – 18 h getragen wurde. Eine Wachstumsstimulation war nicht zu verzeichnen, wenn
die Tragezeit verlängert wurde. Aus dieser
Beobachtung leiteten Petrovic et al. (1982)
die Hypothese eines *2-Stufen-Effekts* des Aktivators bei der Rückbissbehandlung ab. Die
beiden Stufen sind gegeben durch das Intervall des Gerätetragens sowie durch den gerätefreien Zeitabschnitt. Während des Gerätetragens führt die Vorschubhaltung des Unterkiefers zu einer Stauchung des M. ptery-

Biomechanik der Funktionskieferorthopädie

goideus lateralis, die beim wachsenden Individuum einen geminderten Zuwachs des Muskels zur Folge hat. Gleichzeitig entwickelt sich ein neues neuromuskuläres Funktionsmuster für die Unterkieferhaltung. Im gerätefreien Intervall verbleibt der Unterkiefer durch aktive muskuläre Leistung in einer anterioren Lage, wodurch auch das Lig. meniscotemporocondylare gespannt wird. Der an der Ansatzstelle des Ligamentums im posterioren Bereich des Kondylus entstehende mechanische Reiz stellt den erwünschten wachstumsstimulierenden Effekt auf das kondyläre Wachstumszentrum dar (Abb. 8.**29**).

Die reduzierte Zunahme der Muskellänge führten Oudet et al. (1987) auf die geringere Länge der einzelnen Sarkomere sowie auf die verminderte Zahl der neu gebildeten Sarkomere zurück. Weiterhin wiesen Oudet et al. (1987) nach, dass unter dem Einfluss des Aktivators eine Größenänderung der relativen Anteile der verschiedenen Muskelfasergruppen erfolgte. Der M. pterygoideus lateralis reagiert besonders in seinem kondylären Teil mit einer Zunahme schneller, nicht ermüdbarer Muskelfasern, sogenannte Typ-IIA-Fasern, sowie mit einer Änderung der molekularen Struktur des Muskeleiweißes Myosin. Die Autoren interpretieren diese Beobachtungen als einen geräteinduzierten Muskeltrainingseffekt, da ähnliche Befunde an Muskelbioptaten von Sportlern nach systematischem Muskeltraining gemacht wurden.

Die Auffassung von der dominierenden Kontrollfunktion des M pterygoideus lateralis über das kondyläre Wachstum der Mandibula wird nicht allgemein akzeptiert. Whetten und Johnston (1985) sowie Awn et al. (1987) konnten nach tierexperimenteller Ausschaltung des M pterygoideus lateralis keine negative Auswirkung auf das kondyläre Wachstum registrieren. Awn et al. (1987) nehmen eine Kompensation des experimentell provozierten Funktionsausfalls des M. pterygoideus lateralis durch andere mastikatorische Muskeln an. Kantomaa (1984) und Fränkel (1989) wiesen ebenfalls darauf hin, dass die Verantwortlichkeit für die posturale Position des Unterkiefers und das mandibuläre Wachstum nicht auf die Funktion des M pterygoideus lateralis reduziert werden kann. Ihre experimentellen bzw. klinischen Beobachtungen belegen die Bedeutung der gesamten orofazialen Muskulatur für die Position und das Wachstum des Unterkiefers. Fränkel (1984) und Falck (1985) vertreten die Auffassung, dass die Entstehung skelettaler Abweichungen im orofazialen Bereich auf *Dysbalancen* zwischen *antagonistischen Muskelgruppen* zurückzuführen ist. Auf dieser Grundlage formulierten die Autoren als zentrale Aufgabe ätiologisch orientierter funktionskieferorthopädischer Maßnahmen die Beseitigung muskulärer Ungleichgewichte

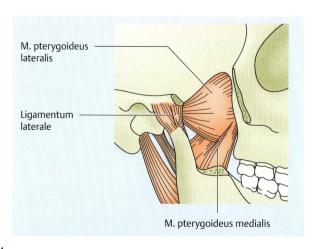

Abb. 8.**29** **Skizze zur Anatomie.** (s. Text).

M. pterygoideus lateralis

Ligamentum laterale

M. pterygoideus medialis

Biomechanik der Funktionskieferorthopädie

durch ein Training der funktionell schwachen Muskelgruppe. Mit diesem Behandlungskonzept wird primär das Ziel verfolgt, neuromuskuläre Funktionsmuster zu korrigieren, um damit die Voraussetzungen für eine harmonische skelettale und dentoalveoläre Entwicklung zu schaffen. Eine klinisch relevante Intensität des Muskeltrainings kann nach Fränkel (1984) und Falck (1985) mit dem Funktionsregler (FR) erreicht werden. Bei einer mandibulären Retrognathie soll mithilfe des Geräts die Physiologie des oralen Funktionsraums normalisiert und die Leistungsfähigkeit der Protraktoren trainiert werden. Um den angestrebten Trainingseffekt zu sichern und ein Umschlagen der normalisierten muskulären Funktion in eine harmonische skelettale Entwicklung zu gewährleisten, wird bewusst auf Abstützelemente im dentoalveolären Bereich der Mandibula verzichtet. Im Gegensatz zur Behandlung von Dysgnathien der Angle-Klasse II/1 mit überkompensierenden Aktivatoren mit ihrer Splintwirkung, die retraktorische muskuläre Kräfte therapeutisch nutzen bzw. stimulieren und gerichtet übertragen, steht bei der FR-Behandlung die Erhöhung der Leistungsfähigkeit protraktorisch wirkender Muskelteile im Vordergrund. Dieses Behandlungskonzept unterscheidet sich grundlegend von den vorher genannten aufgrund anderer Zielgruppen zu trainierender Muskeln sowie in der Stimulierung unterschiedlicher Qualitäten muskulärer Leistungen. Untersuchungsergebnisse von Ingervall und Bitsanis (1986) belegen, dass Aktivatorderivate in erster Linie Kräfte übertragen, die auf die Elastizität sowie auf die isometrischen Muskelkontraktionen der Retraktoren und Elevatoren zurückzuführen sind. Dies ist einem Krafttraining dieser Muskelgruppe gleichzusetzen. Bei der Funktionsreglerbehandlung dagegen sind langsam zunehmende Zyklen alternierender isometrischer und isotonischer Muskelkontraktionen im Sinne eines Ausdauertrainings wichtiges Element der Rückbissbehandlung. Entsprechend dieser unterschiedlichen muskulären Inspruchnahme wären differenzierte Reaktionen im muskulären, skelettalen und dentoalveolären Bereich zu erwarten.

Obwohl eine Reihe von empirischen Ergebnissen zum Problem der muskulären Reaktion auf funktionskieferorthopädische Interventionen vorliegen, kann nicht gesagt werden, wo, in welchem Ausmaß, welcher Art und von welcher Dauer morphologische und funktionelle Antwortreaktionen der Muskulatur erfolgen.

Funktionskieferorthopädische Apparaturen sind hinsichtlich ihrer Wirkungsweise und damit sicher auch in ihren therapeutischen Auswirkungen eine inhomogene Gerätegruppe. Unterschiede zwischen den Aktivatorderivaten werden dabei geringer sein als zwischen den Aktivatoren und dem Funktionsregler. Auch neuere Untersuchungen nach Therapie mit dem Herbst-Scharnier haben keinen Beweis hinsichtlich des dauerhaften kondylären Umbaues nach Klasse-II-Therapie erbracht (Pancherz 1982, Bock et al. 2010).

MERKE

Bei der funktionskieferorthopädischen Behandlungsplanung sollte – neben Kriterien wie skelettales und dentales Alter, Wachstumstyp und Kooperationsbereitschaft – die individuelle neuromuskuläre Situation, die sich aus der allgemeinen physischen Konstitution des Patienten ableitet, mehr als bisher berücksichtigt werden.

Kieferorthopädische Werkstoffe

Kieferorthopädische Drähte

Ein Draht der Länge L wird mit zunehmender Kraft auf Zug beansprucht. Die Spannung δ ist die auf die Flächeneinheit A wirkende Kraft F, in N/mm². Die Dehnung ε ist die Längenzunahme ΔL pro Längeneinheit (L), sie ist dimensionslos. Im 1. Teil der Kurve besteht Proportionalität zwischen Spannung und Dehnung ($\delta \sim \varepsilon$). Es gilt das Hook'sche Gesetz:

$$\delta = E \times \varepsilon$$

Der Proportionalitätsfaktor E wird als *Elastizitätsmodul* bezeichnet und ist für jeden

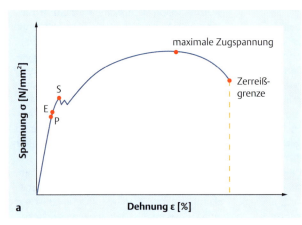

Abb. 8.30 Spannungs-Dehnungs-Diagramme.
a Bis zur Proportionalitätsgrenze **P** befindet sich das Material in der elastischen Phase. Darüber (plastische Bereich) tritt bleibende Verformung ein, bis es zum Bruch kommt.
E: Elastizitätsmodul;
S: Streck- oder Fließgrenze.
b Zerreißgrenzen verschiedener Materialien.

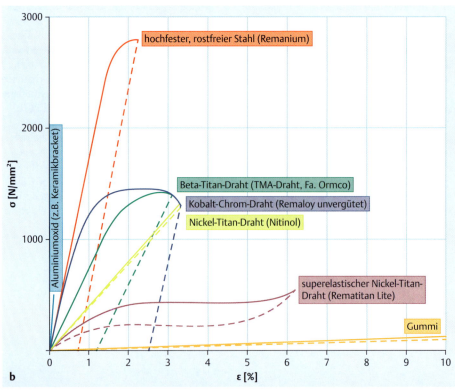

Kieferorthopädische Werkstoffe

Werkstoff charakteristisch. Bis zur Proportionalitätsgrenze P kann das Material ohne bleibende Verformung gedehnt werden. Es befindet sich in der elastischen Phase. Im darüber liegenden plastischen Bereich tritt bleibende Verformung ein bis es zum Bruch kommt. Diese Grenzen sind für die verschiedenen Materialien sehr unterschiedlich (Abb. 8.**30**).

Begriffserklärung:

- *Festigkeit:* Verformungswiderstand = Rigidität (Stiffness) =
- – Widerstand, den ein Werkstoff einer mechanischen Formveränderung entgegensetzt bzw. Kraft, die erforderlich ist, um den Werkstoff um einen bestimmten Betrag elastisch zu verformen. Sie ist dem Elastizitätsmodulmodul bzw. der Steilheit der Kurve proportional:
- – Festigkeit ~ Belastbarkeit/Dehnbarkeit
- *maximale Dehnbarkeit*: Duktilität = Plastizität = die höchste, zum Bruch führende Dehnung
- *maximale Belastbarkeit:* die höchste, zum Bruch führende Spannung
- *Elastizität:* Vermögen eines Körpers, nach einer Verformung wieder in seine ursprüngliche Form zurückzukehren

Der ideale orthodontische Draht sollte eine
- möglichst hohe maximale Belastbarkeit,
- geringe Festigkeit,
- große maximale Dehnbarkeit (Duktilität) und
- hohe Verformbarkeit (Materialeigenschaft) besitzen.

Tab. 8.**6** zeigt den Einfluss der Parameter Drahtdicke und Drahtlänge auf die die Eigenschaften von Drähten:

Beispiel: Will man z. B. einen Zahn, der weit außerhalb der Zahnreihe steht, einordnen, hat man bei *festsitzenden Apparaturen* folgende Möglichkeiten:

1. Verwenden eines dünnen Drahts, wobei die Festigkeit um die 4. Potenz des Drahtdurchmessers verringert wird: Die federnden Eigenschaften werden vergrößert, die maximale Belastbarkeit und damit Kraftabgabe zur Einordnung des Zahns wird stark herabgesenkt. Geht man z. B. von einem 0.016-Inch-Runddraht auf einen 0.014-Inch-Runddraht,so reduziert sich die Kraft um den Faktor 1,7 (71 % Abnahme der Festigkeit). Diese kann bei Stahlbögen nicht für eine Bewegung ausreichen, da die maximale Dehnbarkeit überschritten wird und es zur Verformung kommt. Deshalb werden Materialien mit höherer Dehnbarkeit verwendet oder die Drahtlänge zwischen den Brackets erhöht (s. u.).
2. Verlängerung des Drahts durch Loops: Die Festigkeit nimmt umgekehrt proportional zur 3. Potenz der Länge ab ($1/L^3$). Die maximale Belastbarkeit verringert sich in weit geringerem Maß ($1/L$). Die federnden Eigenschaften des Drahts werden durch seine Verlängerung vergrößert und die Kräfteabgabe wird nur unerheblich reduziert.
3. Verwendung hochelastischer Legierungen: Bei den Nickel-Titan-Legierungen (s. u.) wird der lineare Zusammenhang zwischen Spannung und Dehnung teilweise aufgehoben, sodass trotz abnehmender Dehnung die Spannung und damit die Kraftabgabe gleichbleibt. Dabei ist jedoch zu beachten, dass auch hier die Zusammenhänge zwischen Drahtquerschnitt und maximaler Belastbarkeit weiterhin gelten. (Abb. 8.**31**, vgl. Abb. 8.**13**).

Tab. 8.**6** Einfluss der Drahtdicke und -länge auf die Eigenschaften von Drähten.

Parameter		Festigkeit	maximale Belastbarkeit	maximale Dehnbarkeit
Drahtdicke	runde Drähte (d)	d^4	d^3	$1/d$
	Vierkant-Drähte (b, h)	$b \times h^3$	$b \times h^2$	$1/h$
Drahtlänge (einseitig eingespannter Draht)		$1/L^3$	$1/L$	L^2
b: Breite; d: Durchmesser (Dicke); L: Länge				

Kieferorthopädische Werkstoffe

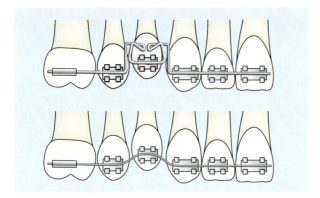

Abb. 8.**31** Bei Verlängerung des Drahts durch Loops (oben) nimmt die Festigkeit umgekehrt proportional zur 3. Potenz der Länge ab $(1/L^3)$. Die Belastbarkeit reduziert sich nur um $1/L$ (s. Text).

Drahtmaterial

Für die Kieferorthopädie werden Drähte üblicherweise in lösungsgeglühtem, kaltgezogenem Zustand angeboten. Durch ausgiebiges Biegen, also durch eine Kaltverformung von federharten Materialien bzw. hochelastischen Drähten in der Multibandtechnik, erhöht sich die Festigkeit und damit die Bruchgefahr. Es kommt zu Verzerrungen im Kristallgitter und zu inneren Spannungen. Der Draht wird dadurch im Bereich der Biegung härter, starrer und spröder. Während die Härtung erwünscht sein kann, ist Versprödung immer ein Nachteil, weil sie zu einer Erhöhung der Buchgefahr führt. Durch „Entspannen" bei Temperaturen zwischen 370 – 480 °C in einem thermostatgesteuerten Ofen für 3 – 10 min verbessern sich die Federeigenschaften deutlich. Der Draht wird wieder weicher.

Das Ausglühen (über 600 °C bei Edelstahl) ist fast immer unerwünscht. Es bewirkt, dass der Draht weich und unelastisch wird. In der Praxis wird empfohlen, die Enden eines Drahtbogens auszuglühen, um sie im Mund leichter umbiegen zu können.

Beim Bearbeiten von Drähten sollten an ein und derselben Stelle möglichst wenige Biegungen erfolgen. Kerben im Draht sollten vermieden werden, da sie die Bruchfestigkeit vermindern und die Korrosion erhöhen. Die im Handel erhältlichen Drahtquerschnitte für die klinische Anwendung sind rund, quadratisch oder rechteckig. Daneben gibt es verseilte Drähte (Twist Wire), die aus sehr

dünnen Drähten zusammengedreht sind (3- oder 6-fach verseilt) und eine hohe Flexibilität erreichen. Es gibt auch verseilte und geflochtene Drähte, die zu einem quadratischen oder rechteckigen Querschnitt zusammengedrückt wurden.

Legierungstypen

Hauptmeyer führte 1917 den nicht rostenden Stahl in die Zahnheilkunde ein. Vor dieser Zeit wurden für federnde Drähte Gold-Platin-Legierungen und für starre Bögen Neusilber verwendet. Heute werden hauptsächlich *Edelstahllegierungen* benutzt, wobei im Wesentlichen folgende zu unterscheiden sind:

Chrom-Nickel-Legierung 18/8 (18 % Chrom, 8 % Nickel, 2 % Mangan, 0,03 % Phosphor, Schwefel und Eisen) ist ein austenitisches Gefüge, d. h. beim Abkühlen der Schmelze bilden sich in einem bestimmten Temperaturbereich homogene Mischkristalle.

● Stahldraht kann gelötet und geschweißt werden.
● Chrom-Nickel-Stahldrähte haben
– eine hohe Elastizitätsgrenze (= kritische Grenzspannung, bei der erstmalig eine bleibende Dehnung eintritt),
– eine ausgeprägte Zugfestigkeit (= höchste bis zum Bruch des Drahts auftretende Nennspannung) und
– eine große Festigkeit (= Formänderungswiderstand, als Spannung δ definiert Kraft pro Fläche).

Kieferorthopädische Werkstoffe

- Der Bruchpunkt liegt etwa bei einer Dehnung von 3,5%.
- Ihre hohe Zugfestigkeit liegt bei 2100 N/mm², an dem steilen geraden Anstieg der Spannung-Dehnungs-Kurve zeigt sich ihr gestaltsunabhängiger Elastizitätsmodul, der als Maß für die Steifigkeit gilt (um 2000 kN/mm²) (Abb. 8.**30**). Die Steifigkeit ist also ein Maß des Drahtwiderstands gegen mechanische Verformung, unabhängig von der maximalen Spannung oder Länge. Ein Draht mit mehr Steifigkeit kann verhältnismäßig mehr Kraft auf einen Zahn ausüben.
- *Vorteile:*
- hohe Festigkeit und Steifigkeit
- geringe Friktion
- formbar und gut biegbar
- löt- und schweißbar
- preiswert
- *Nachteile:*
- relativ geringe Arbeitsbreite
- geringe Formbeständigkeit in dünnen Dimensionen
- *Anwendungen:*
- Hilfsgeräte (Quadhelix, Transpalatinalbogen [TPA]), Goshgarian
- Verankerungs-/Stabilisierungsbögen
- Führungsbögen, Justierungsbögen
- vorgeformte Bögen
  Chrom-Kobalt-Nickel-Molybdän-Legierungen (20% Chrom, 40% Kobalt, 15% Nickel, 7% Molybdän, 2% Mangan, 0,15% Kohlenstoff, 0,04% Beryllium) haben
- hervorragende Federeigenschaften und sind durch den Chrom- und Kobaltanteil sehr korrosionsresistent.
- Ihre Elastizitätsgrenze ist hoch, der Elastizitätsmodul liegt um 1800 kN/mm² und der Bruchbereich bei ca. 4,2% Dehnung.
- Dieses Material ist vergütbar (Aushärtung). Das bedeutet, dass es in einer relativ weichen, duktilen Form bearbeitet und anschließend durch Wärmebehandlung gehärtet werden kann. Die Vergütung erfolgt am besten im thermostatgesteuerten Ofen bei 482 °C für 7 – 12 min. Hierbei erhöht sich die Steifigkeit bis 170%.
- Außerdem lässt sich das Material schweißen und löten.

Nickel-Titan-Legierung (55% Nickel, 45% Titan, 3% Kobalt) ist unter dem Namen Nitinol bekannt (Fa. Inter-Unitek; Nickel Titan Naval Ordinance Laboratory).

- Sie zeichnet sich durch die extremen Dehnungswerte (Elastizität) aus, wobei allerdings der Elastizitätsmodul (ca. 340 kN/mm²) – und somit auch die Steifigkeit – sehr gering sind.
- Der Draht ist sehr gut verformbar. Er erlaubt eine große Deformation innerhalb seiner Elastizitätsgrenze. Daher ermöglicht er eine lange Bewegungsstrecke bei 1-maliger Adjustierung, aber entwickelt nur eine geringe Kraft (Spannung) auf die zu bewegenden Zähne. Nickel-Titan-Legierungen sind weder löt- noch schweißbar, nicht wärmebehandelbar und lassen Biegungen nur in geringem Umfang zu.
- 2 Eigenschaften der NiTi-Legierungen, der *Memory-Effekt* (= Formgedächtnis) und die sogenannte *Superelastizität*, machen diese Drähte interessant:
- *Memory-Effekt:* NiTi-Legierungen liegen in Abhängigkeit von Temperatur und mechanischer Spannung in *Hochtemperaturkristallstrukturen* (Austenit) oder in *Niedrigtemperaturkristallstrukturen* (Martensit) vor. *Austenit* zeichnet sich durch hohe Festigkeit, *Martensit* durch niedrige Festigkeit, also plastische Verformbarkeit, aus. Der Memory-Effekt beruht auf dem Prinzip, dass ein martensitischer Nickel-Titan-Draht, der eine plastische Deformation erfährt (z. B. beim Anligieren im Mund), sich durch das Steigen der Temperatur (von Raum- auf Körpertemperatur) in ein austenitisches Kristallgitter umwandelt und dabei in seine ursprüngliche Form zurückkehrt (Erinnerungsvermögen).
- *Superelastizität* ist durch das Erhalten einer gleichmäßigen Kraft (Spannung) bei Aktivierung (Belastung) und Deaktivierung (Entlastung) dieser Drähte charakterisiert. Im Spannungs-Dehnungs-Diagramm kommt diese Eigenschaft durch das *superelastische Plateau* zum Ausdruck. Eine Druck- oder Zugfeder aus einer solchen Legierung übt z. B. eine nahezu konstante Kraft bei Abnahme des Abstands aus (Abb. 8.**32**, Abb. 8.**33**) (Schneevoigt et al. 1999). Entscheidend für die Aus-

Kieferorthopädische Werkstoffe

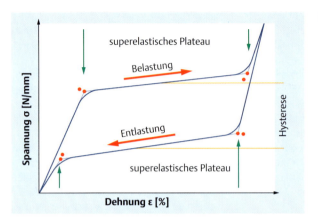

Abb. 8.**32 Superelastisches Plateau im Spannungs-Dehnungs-Diagramm.** Be- und Entlastungskurve mit Hysterese, bei der Entlastung nimmt die Spannung trotz Dehnungsrückgang nur unwesentlich ab.

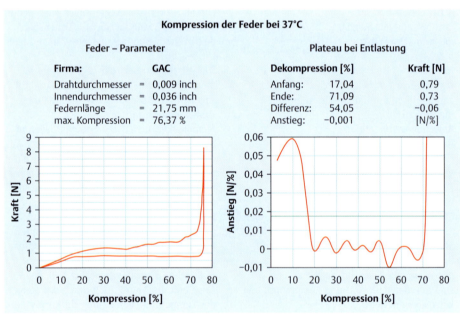

Abb. 8.**33 Superelastizität.** Ausübung einer nahezu konstanten Kraft bei Abnahme des Abstands: experimentelle Ergebnisse für die Superelastizität einer NiTi-Druckfeder, die über 55 % der Dekompressionsdistanz eine gleichbleibende Kraft abgibt.

prägung und Länge des superelastischen Plateaus ist die Übereinstimmung der Umwandlungstemperatur mit der Körpertemperatur.

● *Vorteile:*
– große Arbeitsbreite
– hohe Rückstellfähigkeit

● *Nachteile:*
– geringe Festigkeit
– nicht löt- oder schweißbar
– nur eingeschränkt biegbar
– hohe Friktion
– teuer

● *Anwendung:*
– Bögen in der Nivellierungsphase
– Zug- oder Druckfedern

Titan-Molybdän-Legierungen (77,8 % Titan, 11,3 % Molybdän, 6,6 % Zirkonium, 4,3 % Zinn) Sie wurden von Burstone und Goldberg (1980) für die Kieferorthopädie empfohlen.

Kieferorthopädische Werkstoffe

- Das Material soll hohe Elastizität mit guter Verformbarkeit verbinden, erreicht jedoch nicht die elastischen Eigenschaften des Nitinol.
- TMA (Titanium Molybdenium Alloy) kann nicht gelötet, jedoch geschweißt werden.
- *Vorteile:*
- kleines Elastizitätsmodul/hohe Dehngrenze
- formbar und biegbar
- schweißbar
- hohe Biokompatibilität

- *Nachteile:*
- sehr hohe Reibung
- teuer
- *Anwendungen:*
- Federn (Retraktion-, Aufrichte-, Eckzahneinordnungsfedern)
- Teilbögen
- bei Nickelallergie (in Kombination mit Keramik- oder Titanbrackets)

Kieferorthopädische Polymerisationskunststoffe

Werkstoffkundliche Grundlagen

Das für die Herstellung kieferorthopädischer Geräte verwendete Polyacrylat wird in verschiedenen Farben, denen auch Glitter und kleine Bildchen zugesetzt werden können, angeboten. Die Farben sind untereinander mischbar. Der Kunststoff ist sowohl anmisch- als auch streufähig. Das flüssige Monomer besteht aus Methacrylsäuremethylester mit geringem Anteil tertiärer Aminosäuren. Beim Polymer handelt es sich um Polymethylmetacrylat bzw. Polyäthylmetacrylat in Form feiner, kugelförmiger Perlen.

Polymerisation

Polimerisate entstehen aus ungesättigten Verbindungen durch Aufrichten der Doppelbindung und Verknüpfung der einzelnen Grundmoleküle zu Ketten:

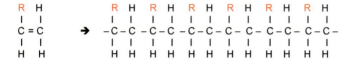

Es handelt sich um eine exotherme Reaktion, die durch Katalysatoren eingeleitet wird. Folgende *Schritte* sind zu unterscheiden:

1. Startreaktion:
- primäre Radikalbildung (Monomere enthalten stets reduzierend wirkende Zusätze als „Stabilisator" zur Verzögerung der primären Radikalbildung während der Lagerung)
- Zufuhr von Aktivierungsenergie zum Monomer, z. B. durch Wärme
2. Kettenreaktion → Wachstum des Makromoleküls (Polymethylmetacrylat)

Beispiel Polymethylacrylat:

$R' = -CH_3$

$R'' = -C - O - CH_3$

3. Abbruchreaktion: Die Kettenreaktion des wachsenden Makromoleküls wird abgebrochen und abgeschlossen. Dies kann z. B. durch 2 wachsende Ketten, die Radikalfunktion besitzen und miteinander reagieren, geschehen.

Kieferorthopädische Polymerisationskunststoffe

Verarbeitungshinweise

Die Herstellung kieferorthopädischer Geräte mit Kaltpolymerisat erfordert ein vorheriges, etwa 10-minütiges Wässern der Modelle.
Bei der *Sprühtechnik* wird abwechselnd Polymer-, Monomer-, Polymer usw. aufgetragen. Die Sprühtechnik eignet sich besonders gut für Modelle, die sich nicht im Fixator befinden.

- Das Gipsmodell wird so geneigt, dass die Bereiche, auf die zuerst Material aufgetragen werden soll, nahezu waagerecht liegen.
- Das Pulver wird von der palatinalen oder lingualen Zahnfläche her zur Mitte hin aufgetragen und anschließend sofort mit Flüssigkeit benetzt.
- Sobald die 1. Lage des Pulvers die Flüssigkeit vollständig aufgesaugt hat, wird das Modell wieder waagerecht gehalten und eine 2. Lage Pulver aufgestreut. Bei Flüssigkeitsüberschuss und dünnflüssiger Konsistenz des Pulver-Monomer-Gemischs wird so lange Pulver nachgestreut, bis das aufgetragene Material steht und nicht mehr verläuft.
- Es ist darauf zu achten, dass das aufgetragene Pulver-Monomer-Gemisch nicht zu dünnflüssig in den Drucktopf eingestellt wird. Es besteht sonst die Gefahr, dass die sorgfältige Materialschichtung wieder verläuft. Es hat sich bewährt, die Schichtung zum Abschluss mit Pulver zu bestreuen und mit dem sogenannten „Löschblatteffekt" überschüssige Flüssigkeit abzusaugen.
- Ein Trennschnitt kann mit einem geeigneten Instrument angedeutet werden.
- Danach kommt das Modell sofort in den mit 30 – 40 °C warmem Wasser gefüllten Drucktopf (2 bar Druck). Nach 5 – 8 min kann der Drucktopf geöffnet werden, um weitere Apparaturen nachzulegen. Die Gesamtverweildauer beträgt 30 min.
- Sehr dünn angemischtes Polymerisat bewirkt eine schwere Gängigkeit der Dehnschraube, während die Dehnschraube bei dick angemischtem Polymerisat leicht zu öffnen ist. In jedem Falle sollte die Dehnschraube möglichst bald nach der Entnahme aus dem

Drucktopf geöffnet werden. Je länger mit dem Öffnen der Schraube gewartet wird, desto fester haftet der Kunststoff am Spindelgewinde.

Die *Anteigmethode* wird bei bimaxillären Geräten angewendet:

- Hierzu werden Pulver und Flüssigkeit im Verhältnis 2 : 1 (= Polymer : Monomer) angemischt. 25 cm³ Polymer und 10 cm³ Monomer sind für eine Plattenapparatur ausreichend!
- Je nach Raumtemperatur kann das Mischungsverhältnis angepasst werden. Wird jedoch bei der Verarbeitung zu viel Monomer zugesetzt, erhöht sich die Schrumpfung. Ferner führt der Restmonomergehalt zu Inhomogenität, zu Korrosionen und zu zytotoxischen Reaktionen auf der Schleimhaut.
- Das gut durchgespatelte, blasenfreie Gemisch sollte ca. 5 – 7 min im abgedeckten Gefäß stehen bleiben, bis der modellierfähige Zustand erreicht ist. Die Drahtretentionen können vorher mit der Sprühtechnik ummantelt werden. Die Verarbeitungszeit des Materials beträgt etwa 10 min.
- Anschließend härten die mit Kunststoff beschickten Modelle etwa 30 min im mit 30 – 40 °C warmem Wasser gefüllten Drucktopf bei 2 bar Druck aus. Bei wesentlich heißerem Wasser und der Verwendung von Wachs als Platzhalter besteht die Gefahr der Eintrübung des Kunststoffs.
- Nach dem Erhärten des Kunststoffs wird die Apparatur ausgearbeitet. Die grobe Bearbeitung erfolgt mit Fräsen und Sandpapier. Danach erfolgt die Hochglanzpolitur mit Polierbürste, Polierschwabbel, Filzkegel und Bimsstein.

Bis zur therapeutischen Anwendung empfiehlt es sich, fertige kieferorthopädische Geräte in Wasser aufzubewahren. Verschiedene Untersuchungen haben ergeben, dass der Restmonomergehalt nach mehrtägiger Lagerung in Wasser von anfänglich bis zu 4 % auf etwa 1 % zurückgeht. Grundsätzlich ist der Restmonomergehalt bei Streutechnik niedriger als bei der Anteigtechnik.

Kieferorthopädische Apparaturen und Behandlungsmethoden

Mit kieferorthopädischen Apparaturen werden dosierte Kräfte auf das Parodontium übertragen, um einen Gewebeumbau auszulösen und damit eine Zahnstellungs- oder Bisslageänderung zu induzieren. Als *Kraftquellen* dienen sowohl artifizielle als auch Muskel- bzw. Kaukräfte. Im Einzelnen sind dies:

- Die *Kaukraft*, die durch Richtungsänderung mithilfe von Auf- oder Einbissen an einzelnen Zähnen oder Zahngruppen einen Umbau induziert (z. B. schiefe Ebene, Funktionskieferorthopädie).
- Der *Ruhedruck der Weichteile*, die von außen oder innen an den Zahnbögen anliegen (M. masseter, M. orbicularis oris, Zunge). Da sich der Oberkiefer im Druckgleichgewicht zwischen den Mm. masseterici und der Zunge befindet, kann mit der Elimination eines Vektors der andere Vektor eine Kieferumformung auslösen (z. B. Funktionsregler).
- Die *Schraubenkraft* vermittelt entsprechend ihrer Gewindehöhe einen kurzwegigen und starken Druck auf das Parodontium.
- Die *Federkraft* von Druck- und Zugfedern, von Drahtbögen an abnehmbaren und festsitzenden Apparaturen sowie von frei endenden Fingerfedern und Schlaufen an Plattenapparaturen greift direkt an der Zahnkrone an.
- Die *Zugkraft* gespannter Gummiringe oder Bänder wird intra- und extraoral eingesetzt (z. B. Elastics, intermaxilläre Gummizüge und Headgear-Nackenzug).
- Die *Magnetkraft* kleiner ummantelter Magnete aus einer Samarium-Kobalt-Eisen-Legierung hat je nach Polzuordnung eine anziehende oder abstoßende Wirkung (Zug oder Druck).
- Die *Anlagerung des Werkstoffs der Apparaturen* an den Zähnen wird als Widerlager (Hypomochlion) und damit reaktive Kraftquelle genutzt.

Folgende Gerätegruppen und Behandlungsmethoden sind zu unterscheiden:
- intraorale Geräte (s. Kap. 194 bis Kap. 234):
- abnehmbare Apparaturen und Geräte:
  - Plattenapparaturen
  - funktionskieferorthopädische Geräte
  - Aktivatoren
  - Funktionsregler

- festsitzende Apparaturen (einschließlich dentaler und skelettaler Verankerung)
- kieferorthopädische Extraktionsmethode
- extraorale Geräte (s. Kap. 243):
- Headgear
- Delaire-Maske
- Kopf-Kinn-Kappe

Abnehmbare Plattenapparaturen

Abnehmbare *Plattenapparaturen* (und funktionskieferorthopädische Geräte) werden vornehmlich in der Wechselgebissphase zur Frühbehandlung und Bissumstellung skelettaler Anomalien angewandt.
Im Folgenden sollen aus einer Vielzahl verschiedener Plattenarten und ihrer Modifikationen die wichtigsten in Aufbau, Wirkungsweise, Indikation und Herstellung beschrieben werden.

Transversalplatte

Die von Nord entwickelte abnehmbare Transversalplatte mit Dehnschraube dient der transversalen Erweiterung der Alveolarfortsätze. Die Schraubenspindel wird mit einem Stellschlüssel jeweils um 90° aufgedreht.
- Bestandteile:
- Die Acrylat-*Plattenbasis*, die den Gaumen oder die Lingualfläche des Unterkiefers bedeckt, dient zur Verankerung der Halteelemente, des Labialbogens und der Schraube. Sie überträgt außerdem die Expansionskräfte auf Zähne und Alveolarfortsatz.
- Die *Halteelemente*, das sind die Dreiecks-, die Adams- und die Pfeilklammer, verleihen der Platte einen festen Sitz, um ihre Druckwirkung voll entfalten zu können. Da sie aus federhartem Draht hergestellt werden, können sie auch für kleinere Zahnbewegungen genutzt werden (Abb. 8.**34**).
- Der *Labialbogen* dient einerseits dem besseren Halt im Schneidezahngebiet, andererseits können mit ihm Bewegungen der Frontzähne ausgeführt werden. Dies geschieht durch verstärkten Druck auf die Labialflächen, der bei einer Aktivierung in den U-Schlaufen und das Aufdrehen der Stellschraube entstehen. Für die Retrusion der Schneidezähne wird palatinal die Plattenbasis ausgeschliffen.

Kieferorthopädische Apparaturen und Behandlungsmethoden

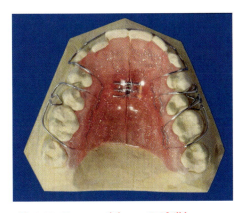

– Die *orthodontische Schraube* dient als Kraftquelle für die Expansion des Zahnbogens. Entsprechend der Größe des Gaumengewölbes und des Ausmaßes der Bewegung kommen verschiedene Größen und Ausführungen zur Anwendung. Dabei ist die Steigung der

Abb. 8.**35** **Biegeschritte für die Pfeilklammer.**
a Ansicht.
b 1. Schritt.
c 2. Schritt.
d 3. Schritt.
e 4. Schritt.
f 5. Schritt.
g 6. Schritt.
h 7. Schritt.

Gewindehöhe der Schraubenspindel ein wichtiges Charakteristikum. Sie schwankt zwischen 0,64 mm und 0,96 mm. Die Hubhöhe liegt bei jeder Teildrehung um 90° zwischen 0,08 mm und 0,12 mm pro Kieferseite und bleibt damit unter der Parodontalspaltbreite. Die Aktivierung erfolgt alle 5 – 7 d.

● Indikation:
– transversale Expansion und Auflösung eines geringgradigen frontalen Engstands
– transversale Zahnbogenerweiterung bei Schmalkiefer vor der Bisslagekorrektur bei Angle-Klasse II/1
– Behebung eines Kreuzbisses (in Kombination mit seitlichen Aufbissen)
– Retrusion protrudierter Schneidezähne mittels Labialbogen und palatinaler Hohllegung (mono- oder bimaxilläre Protrusion)
● Kontraindikation:
– alleiniges Behandlungsmittel bei mittlerem und starkem frontalen Engstand
– Zahnengstand im Unterkiefer nach Okklusionseinstellung des Eckzahns
● Nebenwirkung:
– Bukkalkippung der Seitenzähne
– Tendenz zur Bissöffnung
● Herstellung: *ABLAUF*
– Als Halteelemente werden Adams-, Dreiecks- und Pfeilklammern verwandt. Die *Pfeilklammer* wurde von A. M. Schwarz entwickelt und wird mit einer speziell dazu konstruierten Pfeilbiege- und Pfeilknickzange aus 0,7 mm starkem Draht gebogen. Die Pfeilklammer

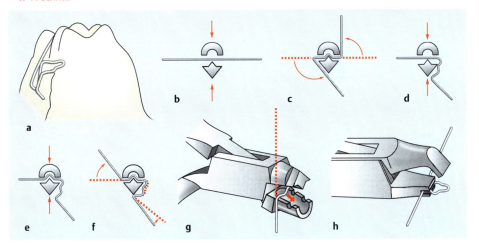

Kieferorthopädische Apparaturen und Behandlungsmethoden

kann für Plattengeräte im Milchgebiss, Wechselgebiss und permanenten Gebiss verwandt werden. Es empfiehlt sich, die Interdentalpapille um etwa 1 mm zu radieren. Die Pfeilklammer kann bei entsprechender Aktivierung der Pfeilspitzen nach mesial oder distal zum Einordnen der Prämolaren und/oder als Platzhalter verwendet werden. *Checkliste* zum Biegen der *Pfeilklammer* (Abb. 8.**35**):

– ausreichende Radierung im Bereich der Papillen
– horizontaler Teil der Pfeilklammer parallel zur Okklusionsebene
– 1 mm Platz zwischen Draht und Modell
– Überführung über Zahnreihen rechtwinklig zum Zahnbogen
– Überführung direkt über Kontaktpunkt

– Retention erst nach 2 – 3 mm umbiegen
– Retentionsanteil nicht zu kurz/lang
– Retentionen sollen sich nicht berühren
– Retentionen sollen Modell nicht berühren, jedoch nicht zu weit vom Modell entfernt verlaufen
– *Checkliste Labialbogen* (Abb. 8.**36**):
– Krümmung des horizontalen Anteils harmonisch
– Schlaufenschenkel parallel
– 1 – 2 mm marginal des Zahnfleischsaums,
– Überführung rechtwinklig
– Überführung im Bereich des Kontaktpunkts
– Retentionsanteil erst nach 2 – 3 mm eingeleitet
– Retentionsanteil nicht zu kurz/lang
– Retentionen sollen sich nicht berühren
– Retentionen sollen Modell nicht berühren, jedoch nicht zu weit vom Modell entfernt verlaufen
– Um eine korrekte Lage der *Schraube* im Kunststoff zu gewährleisten, wird diese auf einem kleinen Wachsbänkchen platziert. Die Schraube soll rechtwinklig zur Raphe-Median-Ebene verlaufen, diese kann zuvor mit

Abb. 8.**36** **Labialbogen.**
a Bogenanteil (a), U-Schlaufe zum Aktivieren (b), Retentionsteil (c).
b Labialbogen mit Rückholfeder.
c Labialbogen mit M-Schlaufe zur Palatinalbewegung des Eckzahns an Y-Platte.
d Die Überführung des Labialbogens sollte sehr eng anliegen, um die Okklusion nicht zu stören.

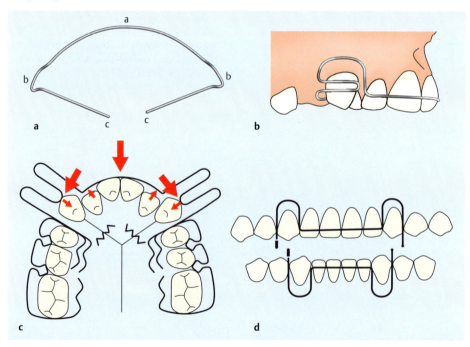

Kieferorthopädische Apparaturen und Behandlungsmethoden

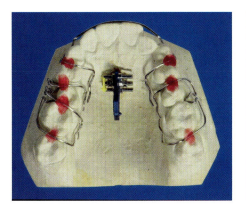

Abb. 8.**37** Fixierte Dehnschraube, Halteelemente und Labialbogen für Transversalplatte.

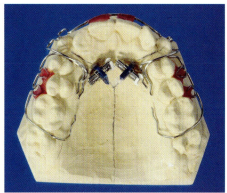

Abb. 8.**38** Symmetrische Positionierung von 2 Dehnschrauben für Y-Platte.

einem Symmetrografen eingezeichnet werden. Sie soll parallel zum Gaumengewölbe im Bereich der Prämolaren platziert werden.
Checkliste Schraube (Abb. 8.**37**):
– Wachsbänkchen nicht zu groß
– Einlagerung im Bereich der Prämolaren
– Einlagerung senkrecht zur Raphe-Median-Ebene (RME)
– parallel zum Gaumengewölbe
– genügender Abstand zum Gaumen
– *Checkliste Plattenbasis:*
– alle Zähne in ausreichender Höhe einbezogen
– Sägeschnitt entlang der RME
– Schraube beim Sägen nicht beschädigen
– keine Blasen im Kunststoff
– Schraube und Retentionen vollständig vom Kunststoff bedeckt
– Plattenstärke nicht zu stark
– Schraubenspindel freiliegend
– Funktionsfähigkeit der Schraube

Y-Platte
● Bestandteile:
– *Labialbogen* mit *M-Schlaufen*. Der Labialbogen dient zur Stellungskorrektur der Schneidezähne. Durch die M-Schlaufen ist eine Einordnung bukkal stehender Eckzähne möglich. Stehen diese zusätzlich mehr distal oder mesial von der geschaffenen Lücke, wird die Schlaufe horizontal gestellt.
– 2 doppelte *Pfeilklammern*, Dreiecks- oder Adamsklammern

– *Plattenbasis*
– 2 *Schrauben* (Abb. 8.**38**), die für den Platzgewinn in der Eckzahnregion sorgen. Bei *gleichzeitigem* Stellen der Schrauben aller 5 – 7 d geht die Platzbeschaffung im Eckzahnbereich zum überwiegenden Anteil auf Kosten einer Protrusion der Schneidezähne. Ist dies wegen der schon vorhandenen Protrusion dieser Zähne unerwünscht, kann durch *wechselseitiges* Stellen ein größerer Verankerungsblock für die distobukkale Bewegung der Seitenanteile geschaffen werden. Dieses Prinzip kann auch bei Asymmetrien zum Platzausgleich und zur Einstellung der Mittellinie genutzt werden.
● Indikation:
– Platzgewinn im Eckzahnbereich bei Zahnengstand
– Protrusion der Schneidezähne
– begrenzte Distalisierung der Molaren, dabei geringe transversale Expansion im Bereich der Seitenzähne
● Kontraindikation:
– transversale oder sagittale Überentwicklung des Oberkiefers
– starker Platzmangel
– vertikales Gesichtsschädelwachstum

CAVE

Die protrusive Wirkung der Y-Platte auf die Schneidezähne ist immer um ein Vielfaches grösser als die distalisierende auf die Molaren. Weshalb bei bestehender Protrusion der Schneidezähne und knappem Überbiss diese Platte kontraindiziert ist.

197

Kieferorthopädische Apparaturen und Behandlungsmethoden

- Nebenwirkung: Reduktion des Überbisses
- Herstellung:
- Zur Herstellung einer *doppelten Pfeilklammer* (als Halteelemente können je nach Dentitionsstand und Möglichkeiten für die Klammerüberführung auch Dreiecks- und Adamsklammern verwandt werden) wird zunächst ein einzelner Pfeil aus 0,7-mm-Draht in der bereits erläuterten Weise hergestellt. Nachdem dieser 1. Klammerpfeil ohne die Winkelung mit der Pfeilknickzange gebogen ist, wird er interdental am Modell angehalten. Die interdentale Mitte für die folgende Pfeilklammerspitze wird nun mit einem Markierungsstift auf den Draht übertragen. Zum weiteren Biegen wird der Draht so in die 1. Kerbe der Pfeilformzange eingesetzt, dass die Rundung der Zange vom Körper weg zeigt und die Markierung am rechten Zangenrand zu liegen kommt. Um eine Distalbewegung des Eckzahns nicht zu behindern, sollte die Überführung des Labialbogens der mesialen Fläche des 1. Prämolaren anliegen. Im vorderen Bereich sollte aus Platzgründen die Retention der Pfeilklammer so nah wie möglich an den Zahnreihen verlaufen, Mindestabstand jedoch 2 mm.
Checkliste doppelte Pfeilklammer:
  - Pfeilspitzen gleichmäßig
  - beide Pfeile sollen interdental gleichmäßig anliegen
  - Überführung berührt mesiale Fläche der 1. Prämolaren
  - platzsparender Verlauf der Retentionen
  - → siehe Transversalplatte
- Der *Labialbogen* wird wie bei der Transversalplatte aus 0,8-mm-Draht hergestellt. Im Frontzahngebiet liegt er den mittleren Schneidezähnen an. Retrudiert stehende Schneidezähne sollen keinen Kontakt mit dem Labialbogen haben. Das „M" der Ausgleichsschlaufe soll dem Eckzahn mittig aufliegen. Die Überführung des Labialbogens und der Pfeilklammer verlaufen übereinander.
- Vor der Einlagerung der *Schrauben* wird zunächst die Raphe-Median-Linie mit dem Symmetrografen eingezeichnet. Die beiden Schenkel des „Y" beginnen in der Mitte der Eckzähne und verlaufen annähernd recht-

winklig zum Zahnbogen. Sie treffen die RME im Bereich der Prämolaren. Die Einlagerung der Schrauben erfolgt wie bei der Transversalplatte auf einem kleinen Wachsbänkchen. Aus Platzgründen wird jedoch eine kleinere Ausführung mit nur einer Führung verwendet.
- Die Ausdehnung der *Plattenbasis* wird wie bei der Transversalplatte gestaltet. Nach der Ausarbeitung der Plattenbasis wird die Schnittführung vom Modell übertragen. Im inneren Bereich des „Y" muss die Schnittführung mit einem runden Sägeblatt erfolgen.

- Bestandteile:
- 1 oder 2 *Schrauben* und Sägeschnittführung. Bei trapezförmigem Protrusionssegment liegt *eine Schraube* mittig (Abb. 8.**39**). Da dies zu starker Beeinträchtigung der Sprachlautbildung führt, können bei entsprechend breitem Kiefer *zwei Schrauben lateral* eingelagert werden, damit der Artikulationsraum bleibt frei. Die 2 Sägeschnitte werden dann stufenförmig angelegt.
- Die *Plattenbasis* erfüllt die gleichen Aufgaben wie bei der Transversalplatte. Zusätzlich wird bei Rücklage des Unterkiefers im Frontzahngebiet ein *Vorbisswall* angebracht, mit welchem die Unterkieferzähne nach anterior geführt werden und in die Bisslagetherapie überleiten (Abb. 8.**40**).
- Die *Halteelemente* müssen einerseits der Platte einen festen Sitz vermitteln und andererseits die reaktiv nach distal wirkenden Kräfte auf die Seitenzähne übertragen. Um eine ausreichend starke protrusive Kraft auf die Schneidezähne zu erzeugen, müssen neben den 1. Molaren weitere Seitenzähne herangezogen werden. Dies können entweder die noch wenig resorbierten Milchmolaren oder die Prämolaren sein. Ein Beginn kurz vor oder während der 2. Wechselgebissphase schließt sich deshalb aus.
- Der *Labialbogen* kann je nach Eckzahnposition mit oder ohne M-Schlaufen hergestellt werden. Er kann als Halteelement an nicht zu protrudierenden Frontzähnen anliegen und damit gleichzeitig der Stellungskorrektur

Kieferorthopädische Apparaturen und Behandlungsmethoden

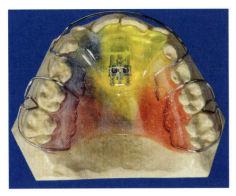

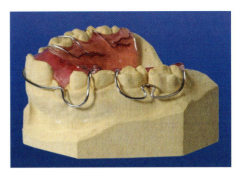

Abb. 8.**39** **Protrusionsplatte.** Mit trapezförmigem Segment und mittig liegender Schraube.

Abb. 8.**40** **Vorbisswall.** In die Transversalplatte kann zusätzlich – bei Rücklage des UK – im Frontzahngebiet ein Vorbisswall eingearbeitet werden, mit dem die UK-Zähne nach anterior geführt werden und damit die Aktivatortherapie vorbereitet wird.

einzelner Zähne dienen. Da beim Deckbiss ein sehr hoher Lippentonus besteht, wird er auch zur Druckelimination genutzt werden und steht dann von den Frontzähnen ab.
- Die *Schraube* kann mittig eingelagert werden. Da dies zu starker Beeinträchtigung der Sprachlautbildung führt, können bei entsprechend breitem Kiefer 2 Schrauben lateral eingelagert werden, damit der Artikulationsraum bleibt frei.
- Indikation:
- Aufrichtung und Protrusion steil oder invertiert stehender Schneidezähne (Angle-Klasse II/2)
- sagittale Expansion des Oberkiefers
- Verwendung als modifizierte Platte mit Gegenkieferbügel – statt des Labialbogens – zu Überstellung der oberen Schneidezähne bei progenem Zwangsbiss (s. u.)
- Kontraindikation: sagittale Streckung der Kiefer bei achsgerecht oder protrudiert stehenden Schneidezähnen
- Wirkungsspektrum:
- sagittale Streckung des Zahnbogens
- Protrusion der Schneidezähne
- Platzgewinn im Frontzahngebiet (1 mm Protrusion = 2 mm Platz im Zahnbogen)
- Bisshebung und Vororientierung des Unterkiefers durch Vorbisswall. Dies bereitet die funktionskieferorthopädische Behandlung vor. Durch die Bisssperre verlängern sich die Seitenzähne des Unterkiefers (Bisshebung). Die Unterkieferschneidezähne dürfen jedoch

nicht bereits nach labial gekippt stehen, da die Muskulatur den Unterkiefer nach dorsal zieht und damit diese Zähne protrudiert.
- Nebenwirkung:
- starke Belastung der Verankerungszähne
- Bei Deckbiss mit Retrusion der Schneidezähne besteht bereits eine große apikale Basis, weshalb durch inzisalen Kraftangriff bei Hohllegung des Segments eine körperliche Anteriorbewegung der Schneidezähne vermieden wird und die Schneidezähne mehr kippen.
- Herstellung:
- *Pfeilklammer*: siehe Transversalplatte
- Beim schmalen Deckbiss liegt der *Labialbogen* den seitlichen Schneidezähnen an, während er von den mittleren Schneidezähnen absteht. Weiter: siehe Transversalplatte
- Bei der Verwendung konfektionierter *Schrauben* entfällt die Platzierung auf einem Wachsbänkchen. Aus mechanischen Gesichtspunkten ist eine waagerechte Platzierung wünschenswert. Um den Tragekomfort zu erhöhen, kann man die Schraube leicht nach kranial geneigt einlagern. Die Fixierung erfolgt mit Wachs. Eine Funktionsprobe ist nicht erforderlich. Die Schraube wird parallel auf der Raphe palatina media platziert, diese kann zuvor mit einem Symmetrografen eingezeichnet werden.
- *Plattenbasis* mit Protrusionssegment: Da die steil stehenden Frontzähne möglichst kippend bewegt werden sollen, sind die

ABLAUF

199

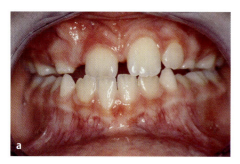
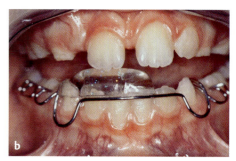

Abb. 8.**41** **Abnehmbare schiefe Ebene (Brückl).**
Zur Behandlung des umgekehrten Überbisses von
1 – 2 Schneidezahnpaaren.
a Progene Verzahnung von 11.
b Herausnehmbare UK-Apparatur mit schiefer
Aufbissebene für 11 und Labialbogen zur Retrusion
der Zähne 41 und 42 (linguale Hohllegung).

Schneidezähne *fast* bis zur *Inzisalkante* mit
Kunststoff bedeckt. Um Irritationen an der
palatinalen Schleimhaut zu vermeiden, wird
das Protrusionssegment in diesem Bereich
mit Wachs hohlgelegt. Zusätzlich wird ein
Vorbisswall im Bereich des Protrusionsseg-
ments angebracht. Die Stärke der Plattenbasis entspricht der der Transversalplatte.

Unterkieferplatte mit schiefer Ebene

Die abnehmbare schiefe Ebene (Brückl) ist
ein einfaches Gerät aus Kunststoff zur Behandlung des umgekehrten Überbisses von
1 – 2 Schneidezahnpaaren (Abb. 8.**41**).
● Bestandteile:
– *Plattenbasis* mit einem *schrägen Aufbiss* für
den/die falsch stehenden Zahn/Zähne des
Oberkiefers. Der Aufbiss an der Plattenbasis
wird schräg eingeschliffen, sodass beim Zu-
sammenbeißen die Oberkieferschneidezähne
auf eine *schiefe Ebene* auftreffen. Der progen
stehende untere Schneidezahn wird hohlgelegt, damit der Labialbogen ihn nach lingual
bewegen kann (Abb. 8.**42**).
– *Halteelemente* im Seitenzahngebiet
– *Labialbogen* mit U-Schlaufen (Abb. 8.**41**, **b**)
● Indikation: umgekehrter Überbiss und progener Zwangsbiss von 1 – 2 Schneidezahnpaaren. Der progene Zwangsbiss ist durch
den funktionellen Vergleich von retraler
(RKP, Retrale-Kontakt-Position) und maxi-

maler Interkuspidation (IKP) zu eruieren.
Beim Zwangsbiss besteht eine große Diskre-
panz zwischen beiden Unterkieferpositionen.
● Kontraindikation:
– umgekehrter Frontzahnüberbiss im gesamten
Frontzahngebiet
– vertikales Wachstum und offener Biss
– Platzmangel für die zu bewegenden Zähne
● Wirkungsspektrum:
– Überstellung von 1 – 2 Schneidezähnen beim
umgekehrten Frontzahnüberbiss durch:
– Protrusion der oberen Schneidezähne, die
auf schiefe Ebene auftreffen
– Retrusion der Unterkieferschneidezähne
durch Labialbogen
– Distalorientierung des Unterkiefers
● Nebenwirkung: Bisshebung durch Verlängerung der Seitenzähne im Oberkiefer (die
beim Zusammenbiss nicht in Okklusion
kommen, da nur Aufbiss im Frontzahngebiet)
Aus der Wirkungsweise und der Indikation
wird deutlich (s.d.), dass die herausnehmbare
schiefe Ebene sowohl eine *aktive Plattenapparatur* (= Retrusion der Unterkieferschneidezähne durch Labialbogen) als auch ein
funktionskieferorthopädisches Gerät ist
(= Protrusion der Oberkieferschneidezähne
nur beim Aufbiss auf die schiefe Ebene).
Die abnehmbare schiefe Ebene darf wegen
der drohenden Bisshebung nicht länger als
2 – 3 Wochen getragen werden.
● Herstellung:
– *doppelte Pfeilklammer:* siehe Y-Platte
– Der *Labialbogen* entspricht dem der Transversalplatte. Im unteren Frontzahngebiet
liegt dieser Bogen nur an dem im Kreuzbiss
stehenden Schneidezahn an.

Kieferorthopädische Apparaturen und Behandlungsmethoden

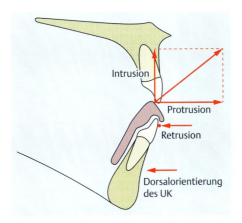

Abb. 8.**42** **Abnehmbare schiefe Ebene.** Skizze, vgl. Abb. 8.**41**. Die Neigung der schiefen Ebene sollte ca. 45°–55° betragen, um die intrusive Komponente nicht zu stark werden zu lassen.

– *Plattenbasis* mit *frontalem Aufbiss:* Die Aufbissfläche wird in einem Winkel von 45° zur Okklusionsebene gestaltet. Eine stärkere Neigung würde die Protrusionskraft erhöhen, eine zu flache Neigung würde die intrusive Komponente betonen (Abb. 8.**42**). Um die Retrusion des protrudiert stehenden Schneidezahns des Unterkiefers zu ermöglichen, ist eine linguale Wachshohllegung an diesem Zahn erforderlich.
– *Checkliste frontaler Aufbiss:*
  – Winkel 45°
  – nur der im Kreuzbiss stehende obere Schneidezahn soll aufbeißen
  – Bisssperre nicht mehr als nötig

Einzelbehelfe und Modifikationen von Plattenapparaturen

Aus einer Vielzahl entwickelter Behelfe und modifizierter Plattenapparaturen sollen die wichtigsten, geordnet nach der Behandlungsaufgabe, dargestellt werden.
● *Bewegung im Zahnbogen* (Lückenschluss, Lückenöffnung):
– *Interdental- oder Fingerfeder:* interdental liegender Dorn (0,6–0,7 mm, Stahldraht, rund), Mesial- oder Distalbewegung von Einzelzähnen, zervikaler Angriff um nahe am Widerstandszentrum anzugreifen. Ist dies wegen des lückenlosen Zahnkontakts nicht möglich,

wird sie zunächst in vertikaler Richtung aktiviert und separiert durch die Keilwirkung die Zähne.
– *überkreuzte Fingerfedern:* Federn liegen diagonal in einer Transversalplatte mit Dehnschraube und bewirken durch den Zug auf die mittleren Schneidezähne, der durch die Schraubenöffnung vermittelt wird, z. B. den Schluss eines Diastema mediale.
– *verdeckte Feder:* Fingerfeder hat einen verlängerten Federarm und besteht aus federhartem Stahldraht mit einem Durchmesser von 0,5 mm. Dieses Box-Loop liegt an der palatinalen Seite der Platte und ist nach oral abgedeckt. Durch die weiche Federkraft kann die Voraktivierung ca. 6 mm gegenüber 1–2 mm bei der Fingerfeder betragen. Sie ist vor allem für die Eckzahnbewegung geeignet.
– *Distalsegment mit Schraube:* Distalisierung des 1. Molaren mittels quadratischem Plattensegment. Dieser wird mit Adamsklammer gefasst und mit sagittal eingelagerter Schraube bewegt.

CAVE

Schraubenaktivierung führt zu starker reaktiver Kraft auf die Schneidezähne und protrudiert diese. Diese Nebenwirkung kann durch zusätzliche Headgearverankerung vermieden werden (Abb. 8.**43**).
– *Segment mit offener Schraube:* Mesial- oder Distalbewegung von 1–2 Prämolaren im Zahnbogen. In Richtung der Bewegung ist die Schraube weit geöffnet (Schraube und der entsprechend breite Spalt). Beim Schließen der Schraube wird das Segment mit den Zähnen im Zahnbogen geführt.
– *Bukkal- und Lingualbewegung:* Überwurfklammer/Protrusionsfeder
– *Kieferkompression* mit offener Schraube in der Transversalplatte. Alternativ bietet sich aus der festsitzenden Technik dazu die Quadhelix und für den Einzelzahn der Crisscross-Gummizug an (s Kreuzbiss).
● *asymmetrische Kieferdehnung:* Durch das Einbringen einer Fessel am distalen Abschluss einer Transversalplatte oder eine spezielle *Fächerdehnschraube* ist es bei anteriorer Kieferenge möglich, den Oberkiefer nur in der Eckzahnregion zu dehnen und die transversale Okklusion im Bereich der Molaren unverändert zu belassen.

Kieferorthopädische Apparaturen und Behandlungsmethoden

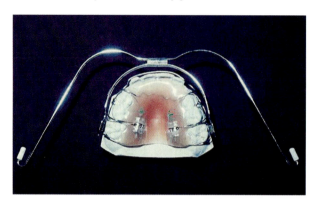

Abb. 8.**43** **Distalisierung des 1. Molaren mittels quadratischem Plattensegment und Headgear.**

- *intermaxilläre Abstützung:*
- *Protrusionsplatte* mit *Gegenkieferbügel* (siehe Protrusionsplatte)
- *Kombination von Platten mit Brackets oder Bändern* kann zur rationellen Behandlungsführung beitragen. So kann z. B. ein außen- oder hochstehender Schneide- oder Eckzahn zunächst mit einer Gummiligatur an den Zahnbogen heranbewegt werden oder der Labialbogen (bis 0,5 mm) kann bei Hochstand eines Schneidezahns direkt in den Bracketschlitz eingelegt werden und diesen elongieren.

Acrylschienen

Transparente Plastikschienen mit einer Stärke zwischen 1 und 2 mm werden im Tiefziehverfahren hergestellt und hauptsächlich nach Abschluss der Behandlung zur Retention des Ergebnisses eingesetzt. Da es sich in jüngster Vergangenheit erwies, dass man mit ihnen nach Setup auch noch kleinere Stel-

lungskorrekturen durchführen kann, wurden in der Folge spezielle Schienentherapieverfahren entwickelt.

- *Essix-Schienen:* Bei diesem thermoplastischen Verfahren werden mit einer speziellen Zange, die vorgewärmt wird, Druckpunkte in Form von Noppen und Rillen in die tiefgezogene Schiene eingepresst. Mit diesen können die Zähne gezielt in eine bestimmte Richtung bewegt oder gedreht werden (Abb. 8.**44**).
- *Invisalign-Verfahren* (Align Technology): Diesem Verfahren liegt der Einsatz von *multiplen Schienenpaaren* zugrunde, welche im Abstand von 2 Wochen gewechselt werden und bei denen Schritt für Schritt die Zahnstellungsänderung eingearbeitet ist. Die Schienen sind aus einem sehr robusten und dünnen Material (Abb. 8.**45**) und müssen nach Möglichkeit 24 h getragen werden. Die Invisalign-Methode ist besonders für die Behandlung leichter und mittlerer Zahnengstände bei erwachsenen Patienten indiziert. Hinsichtlich der zu erreichenden Angulation, des Torques und der Okklusion bleibt die Methode hinter den Möglichkeiten der festsitzenden Apparaturen zurück.

Die Herstellung der Schienen basiert auf einem hochtechnologischen Speziallabor-Prozess und soll einschließlich klinischer Vorarbeit und Anwendung kurz skizziert werden:

- Erstellung der diagnostischen Unterlagen einschließlich Röntgen und Fotostatus (intra- und extraoral)
- Silikon-Abformungen von Ober- und Unterkiefer einschließlich Zwischenbiss mit

Abb. 8.**44** **Essix-Schiene.** Mit einer speziellen Zange werden Druckpunkte eingepresst.

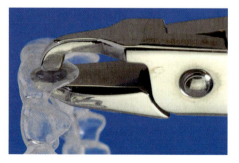

Kieferorthopädische Apparaturen und Behandlungsmethoden

höchster Präzision, da diese gescannt und elektronisch für die Erstellung des Behandlungsplans und Anfertigung der Schienen weiterverarbeitet werden. Klinisch hat sich dafür die 2-zeitige 2-Phasen-Abformung bewährt. Zur Erzielung einer einheitlichen Schichtstärke bei der Feinabformung mit der dünnfließenden Phase hat es sich bewährt, die Erstabformung mit einer eingesetzten dünnen Acrylschiene als Platzhalter zu nehmen, die dann aus dem Abdruck entnommen wird und Raum und gleichmäßigen Druck für die Feinabformungsmasse lässt.

- Versand der Abformungen und diagnostischen Unterlagen an Invisalign Technology
- Erstellung von virtuellen Modellen mit einer Computer-Workstation und Konstruktion des Modells für das Behandlungsziel, ähnlich einem Setup

- Aus den Differenzen der Zahnpositionen zwischen Anfangs- und Endmodell werden die Schienensequenzen extrapoliert – bis zu 30 Paar (Wechsel alle 2 Wochen).
- Das Berechnungsergebnis hinsichtlich Endresultat und Schienensequenz wird dem Behandler als sogenannter „ClinCheck" online zur Bestätigung zugesandt.
- Da Expansionen, Rotationen und vertikale Bewegungen nur bedingt mit den Schienen durchführbar sind, müssen an einige Zähne „abutments" angebracht werden und zum Platzgewinn, programmiert, approximale Schmelzreduktionen durchgeführt werden (Abb. 8.45).

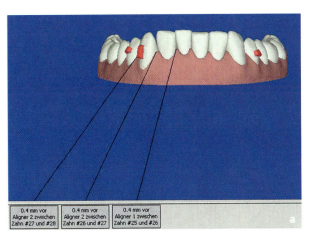

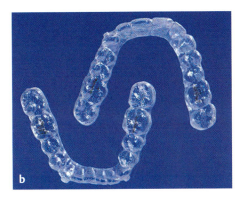

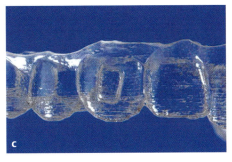

Abb. 8.45 **Invisalign-Verfahren.** Einsatz multipler Schienenpaare zur schrittweisen Änderung der Zahnstellung.
a Im virtuellen Modell wird – entsprechend der IT-Simulation – angegeben, wo und in welchem Ausmaß der Schmelz, um Platz zu gewinnen, approximal reduziert werden muss. Die zudem aufzupolymerisierenden Abutments sind hier rot markiert.
b Schienenpaar.
c Detail: (Zahnfarbene) Abutments sind für die Umsetzung von Rotationen und körperlichen Bewegungen erforderlich.

Kieferorthopädische Apparaturen und Behandlungsmethoden

Funktionskieferorthopädische Geräte

Aktivatoren

Wie auf S. 181 zur Reaktion der Muskulatur auf funktionell wirkende Geräte dargestellt, gibt es für die Wirkungsweise bisher nur hypothetische Ansätze. Der *Aktivator nach Andresen und Häupl* und seine zahlreichen Modifikationen werden hauptsächlich zur Behandlung einer *Rückbisslage des Unterkiefers* (Angle-Klasse II/1) eingesetzt. Allen diesen Geräten ist eine *Splintwirkung* zwischen Ober- und Unterkiefer gleich. Durch die mit dem Konstruktionsbiss vorgegebenen Einbisse für beide Zahnreihen, muss der Unterkiefer beim Schlussbiss in eine mehr anteriore Lage zum Oberkiefer gleiten. Umbau- und Anpassungsvorgänge werden erwartet:

- im Parodontium
- im Kiefergelenk
- in der Muskulatur

Der Aktivator nach Andresen und Häupl oder *Monoblock* macht wegen des Kunststoffverschlusses im Mundinnenraum das Sprechen unmöglich und kann nur nachts getragen werden. Dadurch verkürzt sich die mögliche Tragezeit auf ca. 8 h pro Tag und es besteht außerdem die Gefahr, dass unbewusst der Mund leicht geöffnet wird und so das Gerät wegen des Aussteigens des Unterkiefers seine Wirkung verliert.

Entwicklungen *skelettierter,* sogenannter *offener Aktivatoren* oder Konstruktionen, bei denen der vordere Kunststoffanteil durch Drahtbögen ersetzt wird oder seitliche Führungsflächen und Dorne integriert sind, ermöglichen das Sprechen und damit auch das Tragen am Tag. Außerdem kann die Verbindung zwischen den Seitenteilen elastisch gestaltet werden, um den Geräten die Starrheit zu nehmen und sie der Plastizität der Weichteile anzupassen.

Aus einer Vielzahl angewandter Aktivatortypen sollen im Folgenden Aufbau und Wirkungsweise des *elastisch-offenen Aktivators* (Klammt 1984) erläutert werden (Abb. 8.**46**). Der **elastisch-offene Aktivator (EOA)** hält durch Skelettierung den Mundinnen- und Zungenraum frei und hat durch eine Verbindung der palatinalen Kunststoffanteile mittels *Coffinfeder* und Labialbögen elastische Eigenschaften, welche die auftreffende Kaukraft beim Schlussbiss dämpfen und nachhaltig auf den Zahnhalteapparat weiterleiten. Die Splintwirkung des Aktivators verliert damit deutlich an Härte und die Abwehrschwelle gegen ein erneutes Zubeißen wird erniedrigt. Vereinfacht ausgedrückt, hat der Patient beim Tragen eines starren Aktivators das Gefühl, auf einen Kieselstein zu beißen, während auch andere elastische Modifikationen – wie der *Bionator* nach Balters (1953) und der *Gebissformer* nach Bimler (1967), s. Abb. 8.**50**, **e** – mehr dem Kaugummikauen nahekommen.

Der transversale Erweiterungs- und Extrusionseffekt wird bekanntlich nach Andresen und Häupl durch wiederholte kurzzeitige Auslenkung der Seitenzähne auf die nach außen geneigten Führungsflächen induziert (Erschütterungstheorie nach Petrik und Eschler). Bei einem starren Gerät kommt dieses beim Schlussbiss nur aufgrund des Einsinkens des Geräts in die resiliente Gaumenschleimhaut zustande. Beim elastischen Aktivator ist dagegen durch das zusätzliche federnde Nachgeben der Kunststoffführungsflächen der Auslenkungsprozess verlängert. Dadurch können 3 – 6 mm transversale Weitung erzielt werden. Da ein offener Aktivator schon beim 9- bis 10-jährigen Kind angewendet wird, um das Wachstum zu stimulieren und Weichteilfehlfunktionen umzustellen, muss auch der ungehinderten Sprachentwicklung Aufmerksamkeit geschenkt werden. Der Abschluss des Schneidezahnwechsels fällt in eine Phase des Übens und Erlernens artikulatorischer Sicherheit, eine Phase, die sensibel für störende Einflüsse ist. Aus diesem Grund ist es wertvoll, dass besonders der Artikulationsraum für die s-Laut-Bildung frei gehalten wird.

Der offene Aktivator hat ein Höchstmaß an Skelettierung und weist einen sicheren Sitz auf. *Bestandteile des elastisch-offenen und des starr-offenen Aktivators* (modifiziert nach Klammt) sind die folgenden Elementen (s. a. Abb. 8.**46** und Abb. 8.**50**, **a**):

Kieferorthopädische Apparaturen und Behandlungsmethoden

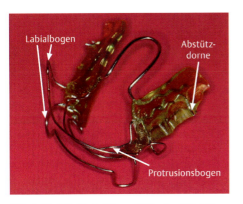

Abb. 8.**46**   **Elastisch-offener Aktivator.** (Modifikation Dresden).

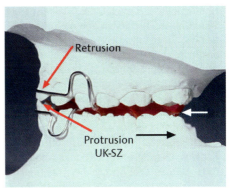

Abb. 8.**47**   **Abstützdorne** (s. Abb. 8.**46**). Abfangen reaktiver Kräfte auf die Schneidezähne (Retrusion im OK und Protrusion im UK).

- *Coffinfeder:* garantiert die Elastizität des Geräts, nach anterior oder posterior offen, entsprechend der gewünschten expansiven Erweiterung im Eckzahn- oder Seitenzahnbereich. Liegt dem Gaumen an und kann in der Mitte mit einer Kugel versehen werden, um logopädische Übungen zur Zungenlage am Gaumen zu unterstützen.
- *Labialbogen:* Abstützung sagittal und vertikal, zur Retrusion oberer Schneidezähne und Abstützung gegenüber den reaktiven Zugkräften auf den Unterkiefer nach posterior, Elimination des Lippendrucks (Abb. 8.**46**)
- *Protrusionsbogen* im OK, *Lingualbogen* im UK: Abstützung vertikal, Protrusion der Schneidezähne, wenn erforderlich
- *Abstützdorne* im OK vor den 1. Molaren, im UK hinter den 1. Molaren: Abfangen der reaktiven retrusiven Kräfte auf die oberen Schneidezähne und der protrusiven Kräfte auf die unteren Schneidezähne (Abb. 8.**46**, Abb. 8.**47**)

Die Seitenzahnreihe wird durch palatinale Führungsflächen gefasst. Diese werden an den bereits durchgebrochenen 1. Molaren und Prämolaren als schiefe Ebenen durch entsprechendes Ausfräsen angelegt. Durch das Ausschleifen sollen diese Zähne sich nach *okklusal, bukkal* und *distal* hin verlängern. Das bedeutet, dass der mesiale Anteil der Einbissmulde nicht ausgeschliffen wird. Dagegen wird der Kunststoff am Zahnhals und am interdentalen Septum zwischen Ober-

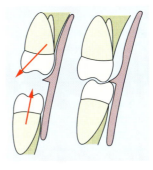

Abb. 8.**48**   **Palatinale Führungsflächen des EOA.** Sie werden an den bereits durchgebrochenen 1. Molaren und Prämolaren im OK als schiefe Ebenen eingeschliffen. Durch das Ausschleifen sollen diese Zähne sich nach okklusal, bukkal und distal verlängern.

und Unterkiefer entfernt, um eine Verlängerung der betreffenden Zähne nicht zu behindern.

Wenn das Gerät in dieser Art und Weise exakt eingeschliffen wurde, kommt es beim angestrebten Schlussbiss durch die federnden Eigenschaften des Aktivators zum punktförmigen Auftreffen der palatinalen Höcker der Seitenzähne auf die Führungsflächen (Abb. 8.**48**). Dabei wird der betreffende Zahn kurzzeitig nach bukkal ausgelenkt. Die gehäufte Wiederholung dieses Vorgangs führt bei gleichzeitigem Anstieg des Gewebeumbaus im Parodontium zu der bereits erwähnten Verlängerung der Seitenzähne (indirekte Bisshebung) und Bukkalbewegung. Das richtige Einschleifen und das ordnungsgemäße Tragen des Geräts kann man an den Glanz- oder Scheuerstellen am Punkt des Auftreffens der Zähne auf die Führungsflächen ablesen.

Die *reaktiven Muskelkräfte*, die durch die Abstützdorne abgefangen werden, sind beim EOA hoch, da die Bissnahme im Kopfbiss, also überkompensiert im Sinne des statischen Konzepts von Herren (1980) und Woodside (1973), erfolgt. Ein *Abfangen der intermaxillären Kräfte*, die mit jedem Millimeter Vorschub um etwa 1 N (100 g) ansteigen, ist deshalb bei Anwendung des offenen Aktivators besonders wichtig. Diese Kopfbisseinstellung führt gleichzeitig zu einer vertikalen Abstützung der Schneidezähne, deren Verlängerung während der Bisshebung immer verhindert werden muss. Ist eine Vorverlagerung des Unterkiefers über eine Prämolarenbreite hinaus notwendig, kann nicht in Schneidekantenbiss eingestellt werden. In diesem Fall wird der erforderliche vertikale Stopp durch Labial- und Palatinal- bzw. Lingualbögen gewährleistet. Die transversale Erweiterung ist allein – wie oben ausführlich geschildert – durch das Aufbeißen der Seitenzähne auf die Führungsflächen

zu erreichen. Die *Coffinfeder* wird nur im Sinne des Nachstellens aktiviert, wenn das Gerät zu locker im Munde liegt und die eingeschliffenen Führungsflächen keinen Kontakt mehr zu den Seitenzähnen haben. Dies kontrolliert man am Patienten, indem man bei geöffnetem Mund das Gerät an den Oberkiefer presst und so die Lagebeziehung der Zähne zu den Führungsflächen einschätzen kann. Im Wechselgebiss werden nur Führungsflächen für die bleibenden Molaren und die Prämolaren eingeschliffen. Milcheckzähne können zur vertikalen Abstützung genutzt werden.

Zur Herstellung der Federelemente werden folgende Drahtstärken verwendet:

- Labialbögen OK/UK: 0,8 mm (federhart)
- Protrusionsbögen OK/UK: 0,7 mm (federhart)
- Coffinfeder OK: 1,1 mm (federhart)
- Abstützdorne OK/UK: 0,7 mm (federhart)

Die Einzelbestandteile eines elastisch-offenen Aktivators und deren funktionelle Aufgaben sind in Tab. 8.7 zusammengefasst.

Konstruktionsbiss:

- Der Konstruktionsbiss wird bis zu einer Prämolarenbreite Vorschub (ca. 8 mm) im Schneidekantenbiss genommen. Mit dem Schneidekantenbiss wird der Unterkiefer in der Sagittalen über den Zielbiss hinaus

Tab. 8.7 Konstruktion und Funktion des elastisch-offenen Aktivators.

Bestandteil	Funktion im Oberkiefer	Funktion im Unterkiefer
Labialbogen	Abstützung vertikal und sagittal, Retrusion der Schneidezähne, Abhalten des Lippendrucks	Abstützung vertikal, Abhalten des Lippendrucks
Protrusions-/ Lingualbogen	Abstützung vertikal, durch inzisale Hochlage bei gleichzeitiger gingivaler Lage des Labialbogens Torquewirkung bei steil stehenden Schneidezähnen	Abstützung vertikal, Protrusion der Schneidezähne (wenn erforderlich)
Coffinfeder	Elastizität des Geräts; keine Aktivierung zur Dehnung, sondern nur zur spannungsfrei allseitigen Anlage des Geräts	wie OK
Abstützdorne	interdentale Lage zwischen 2. Milchmolaren und 1. Molaren, Abfangen der retrusiven Kräfte auf die Schneidezähne, Verhinderung einer Posteriorrotation des OK	distale Lage am 1. Molaren, Abfangen der protrusiven Kräfte auf die Schneidezähne des UK

Kieferorthopädische Apparaturen und Behandlungsmethoden

(überkompensiert) nach vorn eingestellt, um rascher die Bisslage zu korrigieren.

- Die Konstruktionsbissnahme erfolgt am Patienten. Er übt zunächst mit vorgehaltenem Spiegel die Schneidekanten- und Mittellinieneinstellung des Unterkiefers und führt sie dann selbstständig mit der auf die untere Zahnreihe aufgelegten Wachsrolle durch.

Die Konstruktionsbissnahme außerhalb des Mundes ist obsolet, da im Seitenzahnbereich durch den Kopfbiss bei bestehendem Tiefbiss eine sehr große vertikale Bisssperre entsteht, die eine große Abhängigkeit von der Gelenkbahnneigung zeigt. Würde man den Konstruktionsbiss außerhalb des Mundes einstellen, bliebe die artikuläre Führung unberücksichtigt und spätere Dysfunktionen könnten die Folge sein.

Einsetzen des Geräts und Tragehinweise

- Einsetzen des Geräts im Beisein eines Elternteils
- Führungsmulden zur Korrektur des Tiefbisses im Seitenzahnbereich evtl. bei der Einprobe korrigieren. Die Kontrolle über das ordnungsgemäße Einschleifen erfolgt am Modell und nach Einsetzen im Mund. Dabei drückt man das Gerät bei geöffnetem Mund an den Ober- und Unterkiefer, um so den exakten Sitz zu kontrollieren. Bei Kieferschluss wird der Zahnkontakt an den Schneidezähnen überprüft (s. o.).
- Belassen der Aufbisse bei noch vorhandenen Milchzähnen zur vertikalen Abstützung. Die Verlängerung der 1. Molaren ist am Klaffen der Milchmolaren ablesbar.
- Aufklärung zum Zeitpunkt des Einsetzens, um die Mitarbeitsbereitschaft besonders zu fördern
- Labial- und Lingualbögen sollten in der Regel spannungsfrei anliegen. Da der elastisch-offene Aktivator leicht verformbar ist, muss seinem exakten, spannungsfreien Sitz bei der Einprobe besondere Aufmerksamkeit gewidmet werden.
- Der EOA sollte in jedem Fall 4–6 h am Tag und nachts getragen werden. Vor dem nächtlichen Tragen sollte es eine Woche nur 2–3 h zum Eingewöhnen getragen werden. Die Tragezeit von 14–16 h ist am besten geeignet, in kürzester Zeit zu einem stabilen

Behandlungserfolg zu gelangen. Gestützt wird dies auch durch das Konzept des 2-Stufen-Effekts von Petrovic et al. (s. S. 181).

- Eine Kontrollmöglichkeit über das ordnungsgemäße Tragen besteht in der Registrierung von Glanzstellen am Ort des Auftreffens der Molaren auf die ausgeschliffenen Führungsflächen. Diese sollten bei jeder Kontrollsitzung sorgfältig mit der Kunststofffräse abgetragen werden, um so eine weitere Verlängerung der Zähne zur Basshebung zu ermöglich.
- Wenn die Bissumstellung erreicht ist, genügt das nächtliche Tragen des Geräts. In der folgenden Retentionszeit wird er stufenweise abgesetzt, das heißt, er wird jede 2. Nacht, jede 3. Nacht und dann nur noch 1-mal pro Woche getragen. Der straffe Sitz signalisiert immer ein Rezidiv, sodass dann die Tragezeit wieder heraufzusetzen wäre.

CAVE

Es gibt Behandlungsverläufe, die durch eine raschere Basshebung gegenüber der Bissverschiebung gekennzeichnet sind. In diesen Fällen muss eine weitere Verlängerung der Seitenzähne durch interokklusal aufgebrachtes Autopolymerisat gestoppt werden.

Der **starr-offener Aktivator** nach Klammt (Abb. 8.**50**, **b**, Abb. 8.**50**, **c**) ist wie der elastische Typ skelettiert, trägt jedoch statt der Coffinfeder einen palatinal eingelagerten Prothesenbügel.

Der **Bionator** nach Balters (Abb. 8.**50**, **d**) ist skelettiert und hat keine Führungsflächen, der Zungenbügel ist relativ starr.

Der **Gebissformer** nach Bimler zeigt ein Höchstmaß an Skelettierung und Elastizität. Im Unterkiefer sitzt nur eine Kunststoffkappe den Schneidezähnen auf und der Oberkieferanteil ist durch 2 Federschlaufen retromolar mit dem unteren verbunden. Ein gummiüberzogener Protrusionsbogen ermöglicht die Protrusion der Schneidezähne bei gleichzeitiger Bisslagekorrektur (Typ B oder A2) (Abb. 8.**50**, **e**).

Alle genannten *Aktivatoren* lassen sich auch mit einem *Headgear* oder einer *festsitzenden Apparatur* verbinden. Der Headgear dient der Verankerung und der Vermeidung der Posteriorrotation des Oberkiefers während der Behandlung einer Rückbissbehandlung. Mit

Kieferorthopädische Apparaturen und Behandlungsmethoden

einem Utility-Bogen im Unterkiefer können z. B. die protrudierten Unterkieferschneidezähne, die eine Regelbisseinstellung während der Distalbissbehandlung behindern, retrudiert werden (Abb. 8.**50**, **c**). Neben den Aktivatoren und Funktionsreglern (s. u.) dienen auch *geführte Platten* und festsitzende Apparaturen mit *intermaxillären Gummizügen* (Klasse-II-, Klasse-III-Gummizüge, s. Abb. 8.**12**, **j**) sowie spezielle Geräte wie der *Jasper Jumper* und die *Herbst-Apparatur* der Bissumstellung (Abb. 8.**50**, **i** und Abb. 8.**50**, **j**, Abb. 8.**50**, **k**) (vgl. S. 208, S. 242).

Die **Vorschubdoppelplatte** nach A. M. Schwarz und ihre Modifikation nach Sander besteht aus einer Ober- und Unterkieferplatte. 2 Führungsstege, welche an der Transversalschraube des Oberkiefers angebracht sind und schräg nach kaudal und dorsal verlaufen, greifen beim Mundschluss in eine ebenso geneigte Führungsebene auf der Lingualseite der Unterkieferplatte ein. Dadurch kann der Unterkiefer aus einem Rückbiss in eine neutrale Bisslage gebracht werden. Damit können durch diese Plattenkombination – neben intramaxillären Zahnstellungskorrekturen – hauptsächlich funktionskieferorthopädische Aufgaben erfüllt werden.

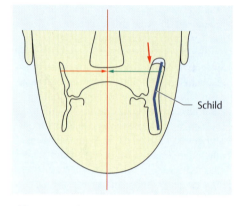

Schild

Abb. 8.**49** **Nachentwicklung bei mandibulärer Prognathie.** Der Funktionsregler Typ III (s. Abb. 8.**50**, **h**) kommt zur Nachentwicklung des Oberkiefers bei mandibulärer Prognathie zum Einsatz. Die transversale Erweiterung wird ausschließlich durch den Zug (Pfeil) des Seitenschildes auf das Periost erzielt.

Funktionsregler nach Fränkel

Funktionsregler wirken nach Fränkel (1992) nicht aufgrund ihrer Splintwirkung, sondern dienen dem Ziel, unterentwickelte *Muskelgruppen zu trainieren,* um ein *muskuläres Gleichgewicht* zwischen Adduktoren und Abduktoren zu erreichen. Dies wiederum garantiert einen *ausreichenden Ruhetonus* für

den M. orbicularis oris und einen *spannungsfreien Mundschluss.* Diese muskuläre Balance hat ihrerseits einen formenden Einfluss auf das Gesichtsskelett. Bei der Konstruktion der verschiedenen Funktionsreglertypen wird bewusst auf eine dentoaveläre Abstützung verzichtet und der Mundinnenraum bleibt weitgehend von Geräteanteilen frei, um die ausformende Stempelwirkung der Zunge auf den Gaumen zu ermöglichen. (Abb. 8.**50**, **f**, Abb. 8.**50**, **g**, Abb. 8.**50**, **h**). Die transversale Erweiterung wird nicht durch eine Schraube, sondern ausschließlich durch den Zug auf das Periost, der von den vestibulär extendierten Pelotten und Seitenschildern ausgeht, erzielt (Abb. 8.**49**). Im Gegen-

Abb. 8.**50** **Abnehmbare festsitzende funktionskieferorthopädisch wirkende Geräte.**
a Elastisch-offener Aktivator (EOA) nach Klammt (Modifikation Dresden).
b Starr-offener Aktivator nach Klammt: Ersatz der Coffinfeder durch einen Prothesenbügel zum Erhalt der Mittellinienstabilität (Modifikation Dresden).
c Kombination des EOA mit einem Utility-Bogen (statt Labialbogen) zur Vermeidung der reaktiven Protrusion während der Distalbissbehandlung.
d Bionator nach Balters.

e Gebissformer nach Bimler Typ B zur 1-phasigen ▶ Behandlung der Klasse-II/2-Anomalie (vgl. Therapie 2, S. 256).
f Funktionsregler nach Fränkel Typ I zur Behandlung des Distalbisses mit Protrusion der Schneidezähne (Angle-Klasse II/1) (mit frdl. Genehmigung Dr. Chr. Fränkel, Zwickau).
g Funktionsregler nach Fränkel Typ II zur Behandlung des Distalbisses mit Retrusion der Schneidezähne (Angle-Klasse II/2) (von Fränkel).
h Funktionsregler nach Fränkel Typ III zur Behandlung der mandibulären Prognathie (Angle-Klasse III) (von Fränkel).

Kieferorthopädische Apparaturen und Behandlungsmethoden

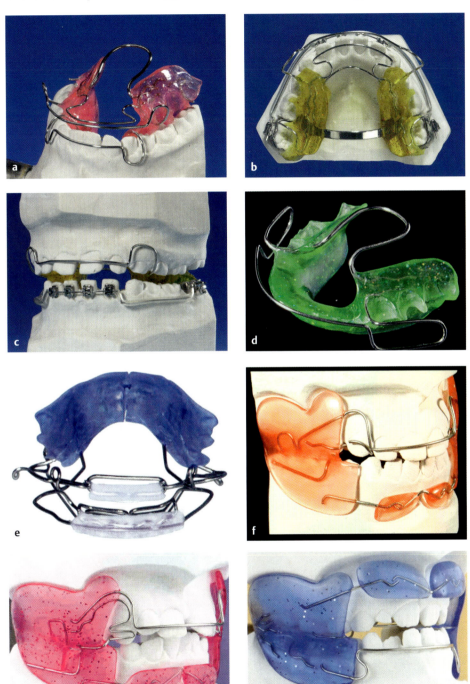

Abb. 8.**50** **Fortsetzung** ▶

Kieferorthopädische Apparaturen und Behandlungsmethoden

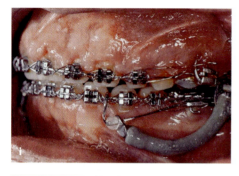

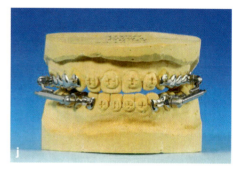

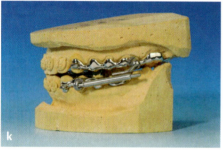

Abb. 8.50 Fortsetzung
i Jasper Jumper zur Distalbissbehandlung in Kombination mit festsitzenden Geräten

j Herbst-Scharnier zur Spätbehandlung des Distalbisses in Kombination mit festsitzenden Geräten
k Herbst-Scharnier, Seitansicht

satz zur Splintwirkung der Aktivatoren, durch die der Unterkiefer aus einer Rücklage in einen Regelbiss gebracht werden soll, wird dies beim Funktionsregler durch das Lingualschild, welches an der Innenfläche des unteren Alveolarfortsatzes liegt, erreicht. Regelkreis des Funktionsreglers nach Einsetzen:
- Die retraktorisch wirkenden Muskeln ziehen den Unterkiefer wieder in seine alte Lage nach dorsal zurück.
- Unangenehmes Druckgefühl am sensiblen lingualen Periost entsteht.
- Der Patient entgeht diesem Berührungsreiz durch aktiven Unterkiefervorschub und damit Training der protraktorisch wirkenden Muskeln.
- Die in das Vestibulum ausgedehnten Pelotten und Seitenschilder erzeugen durch ihre Extension einen Zug auf das Periost der Alveolarfortsätze von Ober- und Unterkiefer.
- Diese Zugapplikation bringt einerseits ebenfalls den Unterkiefer nach anterior und führt

andererseits zur Knochenapposition, der die Zahnkeime in Höhe der apikalen Basis folgen. Hinsichtlich ihrer Indikation für die unterschiedlichen skelettalen Anomalien werden *3 Funktionsreglertypen* unterschieden:
- Die *Funktionsregler Typ I und II* (Abb. 8.**50**) dienen der Behandlung einer Unterkieferrücklage (Angle-Klasse II). Bestandteile:
- *Pelotten* im vorderen Unterkiefervestibulum dienen der Knochenapposition und der Vorlage des Unterkiefers.
- Das *Lingualschild* fördert durch unangenehmen Berührungsreiz das aktive Vorhalten des Unterkiefers.
- *Seitenschilder*, die in das Vestibulum extendiert sind, führen durch Zugapplikation auf das Periost zur Knochenapposition und Erweiterung des Schmalkiefers. Dies wird auch durch Stempelwirkung der palatinal anliegenden Zunge unterstützt.
- Der *Labialbogen* dient der Rückführung protrudierter Schneidezähne im Oberkiefer.

Kieferorthopädische Apparaturen und Behandlungsmethoden

- Der *Palatinalbügel* hat okklusale Auflagen auf den oberen 1. Molaren und 2 Lingualdrähte oberhalb des Lingualschildes, welche den Sitz des Gerätes sichern (Abb. 8.**50**, **f** und Abb. 8.**50**, **g**).
● Der *Funktionsregler Typ III* dient der Nachentwicklung des Oberkiefers und speziell der Frühbehandlung einer mandibulären Prognathie oder maxillären Retrognathie (Progenie, Angle-Klasse-III). Bestandteile:
- *Extendierte, abstehende frontale Pelotten* und *Seitenschilder* erzeugen eine zirkuläre Zugapplikation auf das Periost im Vestibulum des Oberkiefers. Dies führt zur schon beschriebenen Apposition im Bereich der apikalen Basis. Die zum Zeitpunkt der Frühbehandlung noch nicht eruptierten permanenten oberen Schneidezähne können durch die Zugapplikation der Pelotten gleich in den regelrechten Vorbiss gelenkt werden.
- Die *Seitenschilder* im Unterkiefer liegen im Gegensatz zum denen im Oberkiefer straff an.
- Ein *Labialbogen* drückt gegen die unteren Schneidezähne.
- *Palatinalbogen* und *Längsdorne* auf den bukkalen Höckern der oberen 1. Molaren sichern den Sitz des Geräts im Oberkiefer
- Rechteckauflagen auf den unteren 1. Molaren sichern den Sitz im Unterkiefer (Abb. 8.**50**, **h**).

Aktivatoren und Funktionsregler können ihrer orthopädischen Wirkung zur Behandlung skelettaler Anomalien nur während des Kieferwachstums gerecht werden. Als bimaxilläre Geräte sind sie voluminöser und behindern mehr das Sprechen als Plattenapparaturen. Ein Höchstmaß an Skelettierung verbessert die Compliance und ermöglicht Tragezeiten von 14–16 h pro Tag. Bei habituell permanenter Mundatmung ist das nächtliche Tragen kontraindiziert.

Festsitzende Apparaturen

Die Bestandteile der Apparatur sind *Band*, *Bracket* (Klammer oder Greifer) und *Bogen*. Das **Bracket** wird mithilfe der Säure-Ätz-Technik und einem Komposit direkt auf dem Zahn befestigt oder zunächst auf einen Ring (Band) geschweißt, der dann auf die Krone aufgesetzt wird. Das Bracket hat einen horizontalen Schlitz (Slot) mit rechteckigem Querschnitt zur Aufnahme eines Drahtbogens. Wegen des 4-eckigen Querschnitts des Schlitzes am Bracket und des einzulegenden Kantbogens wird die Grundmethode auch als *Standard-Edgewise-Technik* bezeichnet. Die Höhe des Schlitzes ist entweder 0,457 mm (0,018 inch) oder 0,559 mm (0,022 inch) und die Tiefe 0,6 mm bis 0,7 mm. Es ist üblich, für die festsitzende Technik alle Masse in *Inch* anzugeben (Tab. 8.**8**).

Um den Bogen mit Ligaturen am Bracket zu befestigen sind Flügel (Wings) einfach oder doppelt (Twin-Bracket) angebracht. Es werden hinsichtlich des Materials *3 Grundarten* unterschieden (Tab. 8.**9**). Alle 3 Arten haben Vor- und Nachteile. Bracketsonderformen für spezielle funktionelle und ästhetische Anforderungen:

● *Lingualbrackets* werden, um die Band-Bogen-Apparatur für den Betrachter unsichtbar zu machen, lingual angebracht und bieten – neben den ästhetischen – auch biomechanische Vorteile hinsichtlich des günstigeren Kraftangriffs. Sie werden konfektioniert (Abb. 8.**51**) und individualisiert – der jeweiligen Palatinalfläche als Guss angepasst – angeboten (Abb. 8.**52**).
● Beim *selbstligierenden Bracket* wird der elastische Drahtbogen nicht – wie sonst üblich – mittels Drahtligatur oder Elastik befestigt, sondern mittels eines Federclips, der platten- oder krallenförmig ist, gehalten. Damit soll

Tab. 8.**8** Umrechnungstabelle (Millimeter → Inch)

Einheit

inch	0,015	0,016	0,017	0,0175	0,018	0,022	0,025
mm	0,381	0,406	0,432	0,445	0,457	0,559	0,635

Kieferorthopädische Apparaturen und Behandlungsmethoden

Art	Material	Vorteile	Nachteile
Metallbracket	relativ weiche Nickel-Stahl-Legierung	• beste Haltbarkeit • sind grazil • führen aufgrund der Verformbarkeit bei Abnahme nicht zu Schmelzausrissen • weisen eine relativ geringe Friktion auf • ermöglichen gutes Gleiten des Bogens im Slot	werden vor allem von erwachsenen Patienten ästhetisch als störend empfunden
Plastikbracket	Polymethyl-Metacrylat	• stören aufgrund der Transparenz ästhetisch weniger • sind gefahrlos zu entfernen	• können im Bereich der Wings brechen • verformen sich und weisen eine große Höhe auf → Druckstellen und Ulzera in der Mundschleimhaut • höchste Verlustrate während der Behandlung
Keramikbracket	poly- oder monokristallines Aluminiumoxid bzw. polykristallines Zirkoniumoxid	• ästhetisch sehr günstig • sind – gegenüber den Plastikbrackets – nicht bruchgefährdet	• schwer zu entfernen (aufgrund Sprödigkeit, fehlender Verformbarkeit und dem festen Verbund zwischen der silanisierten Oberfläche und dem Komposit) → Gefahr von Schmelzausrissen (Abhilfe: Sollbruchstelle zwischen den Wings) • höhere Friktion zwischen Bogen und Bracket (Abhilfe: Metallslot eingelassen)

Tab. 8.**9** Brackets-Grundarten (s. a. Abb. 8.**51**).

Abb. 8.**51** **Bracketarten.** Von links nach rechts: Metallbracket, Acrylbracket, Keramikbracket, Keramikbracket (selbstligierend), Metallbracket (selbstligierend), Metallbracket für Lingualtechnik.

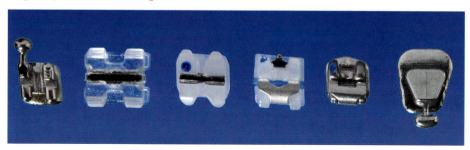

Kieferorthopädische Apparaturen und Behandlungsmethoden

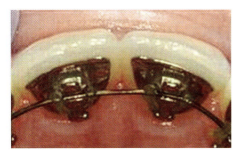

Abb. 8.**52** **Brackets.** Individuell gegossene Lingual-brackets (Incognito).

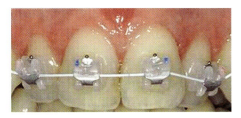

Abb. 8.**53** **Brackets.** Selbstligierende Keramik-brackets und teflonbeschichteter Bogen.

der Drahtbogen während der Zahnbewegung durch den permanenten Druck des Clips ständig nachgespannt bzw. in den Slot gedrückt werden (Abb. 8.**53**).

Das **Band** findet fast ausschließlich nur noch im Molarenbereich oder bei Zahnstruktur-anomalien (Amelogenesis imperfecta) Anwendung und trägt auf seiner Bukkalseite Röhrchen zur Aufnahme von Ganz- oder Teilbögen und Headgear und auf der oralen Seite ein Palatinal- oder Lingualschloss zum

Einschub von starren Bögen, die der Verankerung der Molaren dienen (Transpalatinalbogen, Quadhelix, Lingualbogen) (Abb. 8.**54**). Für die individuellen Kronendurchmesser wird aus einem Sortiment die passende Größe ausgewählt. Das Band muss eine sehr gute und straffe Passfähigkeit haben, da sich aus einem breiteren Spalt der Befestigungszement (Phosphat- oder Glasionomerzement) oder das Komposit auswaschen kann und relativ rasch im Schutz des Bandes eine tiefgreifende Glattflächenkaries entstehen kann. Mindestens 24 h vor dem Einsetzen werden anterior und posterior Separiergummiringe gesetzt, die durch permanente Separation des Approximalraums das Hineinschieben der Bänder erleichtern.

Der **Bogen** wird als Ganz- oder Teilbogen in die Molarenröhrchen eingeschoben und in den Brackets durch Draht- oder Gummiligaturen befestigt. Er hat einen runden, quadratischen oder rechteckigen Querschnitt und besteht aus Stahl-, Nickel-Titan- oder Titan-Molybdän-Legierungen. Die Kraftabgabe steigt mit zunehmendem Querschnitt und Abnahme der Drahtlänge zwischen den benachbarten Brackets (s. S. 192, werkstoffkundliche Grundlagen).

MERKE

Unabhängig von Material und Funktion des Brackets und des Bandes hat der 4-kantige Slot 2 verschiedene Dimensionen (0,018 inch und 0,022 inch) und ist im Verhältnis zur Basis bzw. in Richtung der 3 Raumachsen unterschiedlich angeordnet. Dies entspricht den sogenannten Bracketprogrammen der 1., 2. und 3. Ordnung, die für die Gerade-Bogen-Technik (Straight Wire Technique, SWA) erforderlich sind (s. S. 222, vgl. S. 226). Die Winkelwerte für die Angulation und den Torque variieren von Anbieter zu Anbieter und werden als spezielle Techniken ausgewiesen.

Abb. 8.**54** **Kieferorthopädisches Band.** Auf der Bukkalseite Röhrchen zur Aufnahme von Ganz- oder Teilbögen und Headgear, auf der oralen Seite ein Palatinal- oder Lingualschloss zum Einschub von TPA oder starren Bögen.

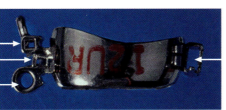

Teil oder Hilfsbogen

Hauptbogen

Headgear-Röhrchen

Palatinalschloss, z.B. für TPA

Kieferorthopädische Apparaturen und Behandlungsmethoden

Checkliste der Bebänderung und Bracketfixierung

Vorbereitung:

- Separieren minimal 24 h vor Bebänderung mesial und distal zur chronischen Separation (Abb. 8.**56**, **a**)
- Voranpassen der Bänder auf dem Modell
- Vorsortieren der Bänder und Brackets auf Brackettray (Abb. 8.**56**, **b**, Abb. 8.**56**, **a**)
- bei erhöhtem Speichelfluss evtl. Prämedikation von 1 Tbl. Atropin (0,5 mg) bis 2 h vor der Behandlung
- Reinigen der Zähne mit fluoridfreier Polierpaste (Abb. 8.**56**, **c**)
- Patienten in horizontale Lage bringen
- Absaugung und relative Trockenlegung mit Watterollen sichern
- zur besseren Trockenhaltung und Übersicht Lippenretraktor verwenden
  Bebänderung:
- ausgewähltes Band im Mund anpassen und Okklusion prüfen
- Tubes am Band mit Wachs abdecken, um Zusetzen mit Zement/Komposit zu verhindern (Abb. 8.**56**, **d**)
- Band auf schmalen Leukoplaststreifen mit dem okklusalen Rand auflegen und dann angemischten Zement oder Komposit einbringen (Abb. 8.**56**, **d**)

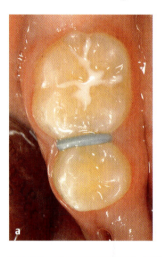

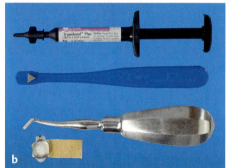

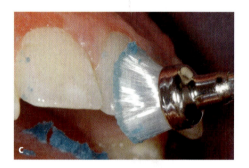

Abb. 8.55 Einsetzen eines Molarenbands. ▶
a Separiergummiringe (ca. 2 d vor Einsetzen des Bandes zur chronischen Separation legen).
b Set zum Bandsetzen: (von oben nach unten) lichthärtendes Komposit, Bandadaptoren, Band auf Hansaplaststreifen zur Verhinderung des Herauslaufens des Komposits.
c Reinigung.
d Einbringen des Komposits.

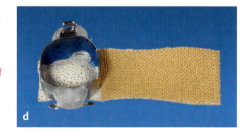

Kieferorthopädische Apparaturen und Behandlungsmethoden

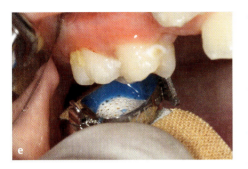

- Band zunächst mit dem Finger auf dem Zahn in Position bringen. Leukoplaststreifen entfernen und nachfolgend mit 2 Mershon-Bandandrückern adaptieren (Abb. 8.**55**, **e**, Abb. 8.**55**, **f**)
- oder mit Molarenbandaufsetzer unter Verwendung des Zusammenbisses Band gingivawärts schieben (Abb. 8.**55**, **g**)
- überschüssige Zement- und Kompositreste mit Wattestäbchen entfernen
- bei Zementierung:
- Zusammenbiss mit dazwischengelegter Watterolle für 5 min
- Entfernung des überschüssigen Zements mittels Zahnsteinentfernungsgerät und Scaler (ZEG)
- Komposit mit UV-Licht härten

Abb. 8.55   Fortsetzung
e Setzen des Bandes.
f Adaptieren (Mershon-Adapter).
g Adaptieren mittels Aufbeißen auf Adapter.

Kieferorthopädische Apparaturen und Behandlungsmethoden

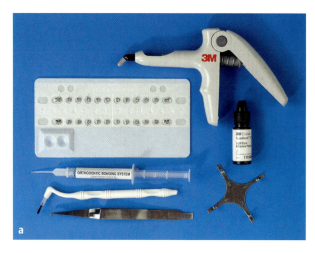

Abb. 8.56 Bracketfixation.
a Set zur Bracketbefestigung: (von unten) Klemmpinzette, Pinsel zur Primerapplikation, Phosphorsäure-Ätzgel, Brackettray mit Zuordnung des Einzelbrackets für jeden Zahn; Flasche mit Primer, Pistole zu Applikation des lichthärtenden Komposits, Messkreuz.
b Abspülen und Trocknen mit ölfreier Luft, der opake Ätzfleck sollte nicht größer als die Bracketbasis sein.
c Aufbringen des Primers.

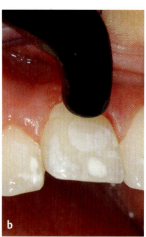

Direkte Bracketfixation (Abb. 8.**56**, **a**):

● Ätzen mit Phosphorsäure-Ätzgel für 30 s. Das geätzte Areal sollte nicht größer als die Bracketbasis sein (Abb. 8.**56**, **b**)
● Absaugen und danach Abspülen des Gels und ölfreie Trocknung. Danach jegliche Speichel- und Sulkusfluidkontamination vermeiden.
● Aufbringen des Primers bei Anwendung der 1-Phasen-Lichthärtung auf den opaken Ätzflecken und anschließendes Verblasen (Abb. 8.**56**, **c**, Abb. 8.**56**, **d**)
● Beschichten des Brackets mit Komposit

Kieferorthopädische Apparaturen und Behandlungsmethoden

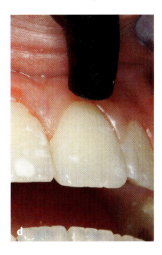

Abb. 8.56 Fortsetzung

d Verblasen, zum Eindringen in die durch die Ätzung aufgelockerten Schmelzprismen in Richtung inzisal (um Eindringen des Primers in den Sulkus zu vermeiden).

e Aufsetzen des Brackets mit Klemmpinzette mittig zur Zahnachse.

f Ausrichtung mit rückseitigem Ende der Pinzette, bei Prämolaren ist eine Betrachtung mit dem Spiegel von okklusal zur mittigen Ausrichtung angebracht.

g Vertikale Ausrichtung (für die Gerade-Bogen-Technik) mit dem Messkreuz.

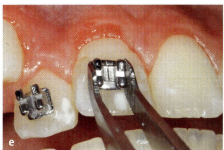

- Setzen der Brackets mit einer Klemmpinzette von der Schneidezahn- zur Prämolarenregion (Abb. 8.**56**, **e**)
- sofortiges Ausrichten (Angulieren) des Brackets mit der Setzhilfe am Ende der Klemmpinzette (Abb. 8.**56**, **f**)
- Bracketplatzierung mit Mess- oder Markierkreuz (Abb. 8.**56**, **g**), bei Anwendung der SWA mittig, entsprechend der Zahnachse, und vertikal, entsprechend der Kronenlänge, d. h. am oberen lateralen Schneidezahn mehr inzisal und am Eckzahn mehr gingival (empfohlene Richtwerte s. Tab. 8.**10**).
- Kontrolle des mittigen Sitzes der Eckzahn- und Prämolarenbrackets mit dem Spiegel
- Entfernung des überschüssigen Klebers
- Während der Bracketfixation ist die horizontale Lage des Patienten besonders vorteilhaft, da so die Brackets auf die waagerecht stehende Labialfläche gelegt werden können und ein „Wegschwimmen" vermieden wird.
- allseitige Aushärtung des Komposits mittels UV-Licht für 30 – 60 Sekunden
- Kontrolle der Okklusion

CAVE

Beim Verblasen (nach Aufbringung des Primers bei Anwendung der 1-Phasen-Lichthärtung auf den opaken Ätzflecken) → Luftstrom in inzisaler bzw. okklusaler Richtung, um Eindringen des Primers in den Sulkus zu vermeiden (da dies zu entzündlichen Reaktionen mit Gingivahypertrophie führen kann).

Kieferorthopädische Apparaturen und Behandlungsmethoden

empfohlene Bracketposition/Zahn	OK von inzisal [mm]	UK von inzisal [mm]
7	2,0	2,5
6	3,0	2,5
5	4,0	3,5
4	4,5	4,0
3	5,0	4,5
2	4,5	4,0
1	5,0	4,0

Tab. 8.**10**   Empfohlene Bracketpositionierung (Mittelwerte) für die Gerade-Bogen-Technik. (McLaughlin et al. 2002).

Indirekte Bracketfixation für die Lingualtechnik

ABLAUF

Für den umfangreichen Laborprozess sind die folgenden Schritte (vorbereitende Maßnahmen) erforderlich:

- Silikonabdruck von Ober- und Unterkiefer mit Zwischenbiss
- Modellherstellung
- Setup mit Aufstellung des Behandlungsziels (Abb. 8.**57**, **a**)
- Scannen der Ur- und der Setup-Modelle zur Herstellung der individuellen Bogensequenzen
- Herstellung der gegossenen Lingualbrackets (TOP Service)
- Aufkleben der gegossenen oder konfektionierten Brackets mit wasserlöslichem Kleber auf Urmodell und Herstellung der Übertragungsschiene/Tray (Abb. 8.**57**, **b**)
  Maßnahmen am Patienten:
- Reinigung der Zähne (s. o.)

- Trockenlegung mit spezieller Absaugung
- Teilung der Trays für Ober- und Unterkiefer zum besser kontrollierten Einbringen und Adaptation der Brackets an die Palatinalflächen
- Schmelzätzung, Spülung und Trocknung und Primeraufbringung (s. o.)
- Als Komposite werden entweder chemisch härtende Zweikomponentenkleber verwendet, da der Brackettray lichtundurchlässig ist, oder der Tray wird aus transparentem Silikon hergestellt und ein lichthärtendes Komposit kommt zur Anwendung. Falls einzelne Brackets nicht haften, muss dieses Segment aus dem Tray herausgeschnitten werden und singulär erneut mit dem Bracket auf die Zahnreihe aufgesetzt werden (Abb. 8.**57**, **c**). Die indirekte Klebetechnik kann auch für das bukkale Aufbringen der Brackets angewandt werden.

Kieferorthopädische Apparaturen und Behandlungsmethoden

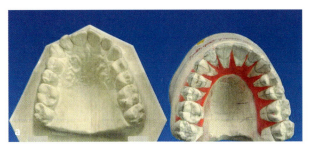

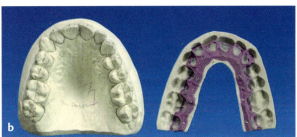

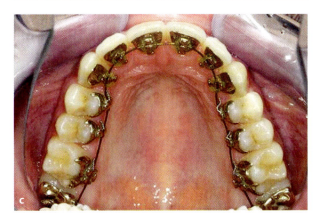

Abb. 8.**57 Indirekte Bracketfixation für die Lingualtechnik.**
a Setup mit Aufstellung des Behandlungsziels (Programmierung der Bogensequenz).
b Aufkleben der Brackets auf Urmodell und Herstellung der Übertragungsschiene/Tray.
c gegossene Lingualbrackets (TOP Service) mit Bogen in situ.

Präventionshinweise nach Bebänderung und Bracketfixierung

Die verstärkte Plaqueakkumulation in den Regionen zwischen Bracket, Bogen und Zahn führt bei mangelnder Mundhygiene zu Gingivitiden, Demineralisationen und zur Glattflächenkaries (Abb. 8.**58**, Abb. 8.**59**).
Aus diesem Grund sind die folgenden intensiven Zahnreinigungs- und Präventivmaßnahmen essenziell:

- 1- bis 2-mal wöchentlich Zähneputzen mit Elmex
- an den restlichen Tagen mindestens 2- bis 3-mal Zahnpflege mit einer fluoridhaltigen Zahnpasta
- Für die erschwerte Zahnreinigung hat sich eine modifizierte Charters-Technik bewährt. Dabei werden die Borsten der mittelharten Kurzkopfzahnbürste zunächst auf den Zähnen breitgedrückt und dann erst mit dem kreisförmigen Putzen begonnen. Durch die 1. Bewegung gelangen einzelne Borsten in die besonders schwer zugänglichen Nischen zwischen Bogen und Zahn nahe dem Bracket.

Kieferorthopädische Apparaturen und Behandlungsmethoden

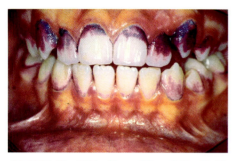

Abb. 8.58 Verstärkte Plaqueakkumulation (Anfärbung). Führt bei mangelnder Mundhygiene zu Gingivitiden.

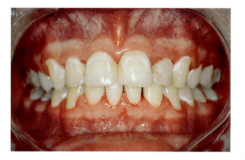

Abb. 8.59 Demineralisation und Glattflächenkaries.

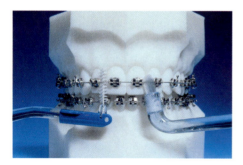

Abb. 8.60 Sorgfältige Reinigung der Zähne. Stielbürstchen und Zahnbürste mit v-förmigem Ausschnitt.

● Zahnbürsten mit einer ausgeschnittenen Längsrinne sind für die Zahnpflege besonders geeignet. Kurzgestielte Bürstchen (Flaschenbürstenprinzip) sind für die Reinigung unter dem Bogen geeignet (Abb. 8.60). Außerdem Reinigung mit Superfloss-Zahnseide zur Reinigung des Interdentalraums.

● Bei absehbar schlechter Mundhygiene kann die gesamte bukkale Kronenfläche mit einer dünnen Versiegler-Kompositschicht (z. B. Proseal) bedeckt werden, um so die Schäden der vermehrten Plaqueakkumulation zu vermeiden. Der Nachteil dieses Verfahrens ist die Ätzung der gesamten Kronenoberfläche und die Gefahr des Abplatzens der dünnen Versieglungsschicht. Dadurch steigt das Risiko für Demineralisationen noch mehr.

● Über einen Zeitraum von einigen Wochen können zur Plaquereduktion auch Chlorhexidinpräparate (Meridol, Chlorhexamed) eingesetzt werden.

● Nach Abnahme der Apparatur ist für die Remineralisation die Nutzung der Retentions-Miniplastschiene als Moulage für die 1- bis 2-mal wöchentliche Applikation von Elmex besonders geeignet. Dies dient insbesondere der Refluoridierung der oberflächlichen Schmelzschichten, welche durch den Bonding- und Debondingprozess abgetragen worden sind.

Bandentfernung und Debonding

Die Abnahme der Bänder geschieht mit der Bandabnahmezange (okklusal mit Gummikappe geschützt), anschließend Entfernung der Zementreste mit dem Scaler oder ZEG. Abnahme der Brackets:

● *Metall- und Plastikbrackets* werden mit der Bandabnahmezange, mit der gleichzeitig Kleberreste abgesprengt werden können, durch leichtes Komprimieren bei gleichzeitiger abscherender Rotationsbewegung von der Zahnoberfläche entfernt (Abb. 8.61).

● *Keramikbrackets* werden entweder wie oben beschrieben entfernt oder aber es ist – bei Schmelzausrissgefahr – ein hochtouriges Abschleifen indiziert.

● Kleberreste sind grundsätzlich mit den speziellen Kompositschleifern trocken zu entfernen. Diese sind weicher als der Schmelz und härter als das Komposit.

● Durch Metallabrieb am Kunststoff markieren sich die Kleberreste schwarz auf der Zahnoberfläche.

● Abschließend ist die Schmelzoberfläche mit Gummikegel (schleiferfrei) und Polierpaste zu reinigen (Abb. 8.62).

Kieferorthopädische Apparaturen und Behandlungsmethoden

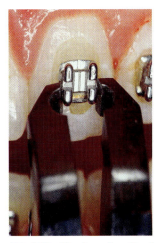

Abb. 8.61 Abnahme eines Brackets. Entfernen mit spezieller Zange zum Komprimieren der Wings, dadurch löst sich das Bracket vom Komposit und es werden Schmelzausrisse vermieden.

VE

Das Lösen des Brackets vom Zahn sollte immer an der Nahtstelle Bracket-Komposit erfolgen. Bei einem Ablösen zwischen Schmelzoberfläche und Komposit besteht ein erhöhtes Risiko für Schmelzausrisse. Dies ist besonders nach mehrfacher Wiederbefestigung gegeben (s. u.).

Wiederbefestigung von Brackets

Die Verlustrate von Brackets während der Behandlung liegt bei 7 %, wobei Prämolarenbrackets am häufigsten betroffen sind (Tang et al. 2000). Ursachen sind in der Feuchtigkeitskontamination und fehlender Retention zu suchen.

Im Falle des Verlusts gibt es alternative *Vorgehensweisen* mit und ohne wiederholte Säurekonditionierung:

- Ist nach Verlust noch mehr als die Hälfte der Klebefläche mit Komposit bedeckt, wird dieses eingeebnet und eine dünne Schicht auf der Krone belassen.
- Reinigung des alten Brackets mittels Salzabstrahlung oder Verwendung eines neuen Brackets
- *keine Ätzung der Klebefläche,* Aufbringen und Verblasen von Primer
- Beschichten des Brackets mit Komposit, Aufsetzen und Aushärten
- Hat sich das Bracket mit dem Kleber von der Krone gelöst oder ist weniger als die Hälfte der Oberfläche noch von Komposit bedeckt, ist alles zu entfernen und eine erneute Säurekondition durchzuführen und die normale Bondingprozedur zu wiederholen.

MERKE

Bei der Wiederbefestigung von Brackets kann auf eine erneute Säurekonditionierung bei ausreichender Kompositbedeckung der Kronenoberfläche verzichtet werden, da die Haftkraft der Komposit-Komposit-Verbindung ausreichend ist und durch erneute Ätzung das Risiko für Schmelzausrisse steigt (Rüger et al. 2010). Vorbereitend muss dann das bedeckende Komposit auf eine dünne Schicht reduziert werden, um die Entfernung der Zahnoberfläche zum Bracket konstant zu halten.

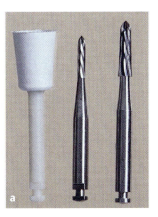

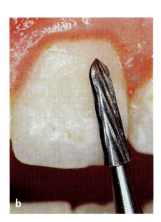

Abb. 8.62 Tray zur Entfernung der Kompositreste und Politur.
a Gummikelch und 2 Stahlfinierer mit abgestimmer Härte, um den Schmelz zu schonen.
b Verwendung eines Stahlfinierers.

Kieferorthopädische Apparaturen und Behandlungsmethoden

Behandlungstechniken und -methoden mit festsitzenden Apparaturen

Die Kraftabgabe der in die Brackets eingebundenen Drahtbögen und die Reaktion des Parodonts sind 2 Seiten einer Medaille (s. S. 160, Biomechanik der Zahnbewegung). Die direkte körperliche Bewegung eines Zahns vom Ausgangs- zum Bestimmungsort erfordert hohe, gerichtete Kräfte, eine starke Verankerung und birgt ein großes Risiko für irreversible Gewebeschäden in sich. Alternative geringere Kräfte geben dem Zahn die

Möglichkeit, durch Kippung und Rotation entsprechend der „parodontalen Bewegungsspielräume" sich so zu arrangieren, dass genügend Zeit und Freiraum für die Reaktion des Gewebes bleibt. Das Risiko für eine Gewebeschädigung wird damit gesenkt, aber im Gegenzug wird ein Umweg zum Bestimmungsort und eine zeitliche Verzögerung der Behandlung in Kauf genommen. Das Finden eines Kompromisses zwischen diesen beiden Beziehungspolen hat die bisherige Entwicklung der festsitzenden Technik geprägt und zur Herausbildung verschiedener

Tab. 8.**11** (Weiter-)Entwicklung der Behandlungstechniken.

Angle (1907)	starrer Außenbogen mit Ligaturen, die den Zahn annähern; plastisch-elastische Goldbögen („ribbon arch"), die in den vertikal gestellten Schlitz eingehängt wurden
Angle (1918)	Einführung der Edgewise-Technik des Vierkantdrahts im Vierkantslot → wegen Rigidität des Bogenmaterials und starker Expansion in der Folge dramatische Wurzelresorptionen
Johnson (1932)	2 parallel laufende 0,25 mm dicke Rundbögen statt Kantbogen → Twin Arch, um bei weit entfernt stehenden Zähnen nur 1 Bogen einzubinden und damit die Kraft zu reduzieren
Begg-Technik	Beseitigung des Zahnengstands immer durch Extraktion und zunächst Entlangführen der Zähne am Bogen, um sie später mit Federn aufzurichten. Der Zahn soll dadurch zunächst mehr „Bewegungsfreiheit" haben (Booy 1963). Dieses Prinzip findet heute noch einen gewissen Niederschlag in der sogenannten „tip edge technique".
Jarabak (1970)	„Light-wire techniqe" mit rundem statt kantigem Bogen zur Kraftreduktion. Rundbogen erlaubt mehr Spiel und eingebogene Loops führen zur Verlängerung des Bogens zwischen den Brackets und damit zu einer wesentlichen Kraftreduktion (Festigkeitsabnahme, $1/L^3$) → horizontale und vertikale Loops werden auch heute noch als Extraelemente zur Einzelzahnbewegung angewandt (Abb. 8.**63**).
Ricketts (1988)	Kompromiss zwischen rundem Multi-Loop-Bogen und der Edgewise-Technik → Loops in Teil- oder Ganzbögen mit quadratischem Querschnitt. Ricketts empfahl, schon im Wechselgebiss wegen hoher Reaktionsbereitschaft zu beginnen und Zahnbogensegmente (Schneidezähne, Eckzahn) getrennt zu bewegen → bioprogressive Technik (Abb. 8.**64**).
Burstone (1980)	konsequente Weiterführung der Segmentierung der Zahnbewegung, um Kräfte und Drehmomente in einer Zahn-zu-Zahn-Beziehung umzusetzen. Damit sollte vor allem dem unkontrollierten Hin-und-her-Bewegen von Zähnen („round tripping"), das besonders im parodontal geschädigten Gebiss des Erwachsenen fatale Folgen hat, begegnet werden.

Kieferorthopädische Apparaturen und Behandlungsmethoden

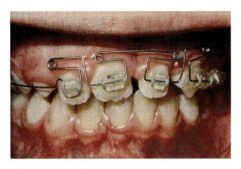

Abb. 8.**63**   Eingebogene Loops führen zur Verlängerung des Bogens zwischen den Brackets und damit zu einer wesentlichen Kraftreduktion.

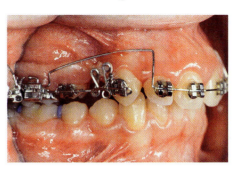

Abb. 8.**64**   Extreme Bogenverlängerung und Kraftreduktion mittels Ricketts-Loops im Retraktionsteilbogen für den Eckzahn.

Behandlungstechniken und Materialentwicklungen geführt.

Die bereits erwähnte *Edgewise-Technik* (Angle, Tweed), d. h. das völlige Ausfüllen des Bracketschlitzes durch den Stahl-Kantbogen, mit welchem die körperliche Bewegung voll umgesetzt wird, findet auch heute noch in der Schlussphase einer Behandlung, in der nur noch geringe Bewegungen (Justierungen) des Zahns auszuführen sind, Anwendung. Sie war die Basis für alle weiteren Entwicklungen, die vor allem der Reduzierung der Gewebeschädigung und der zielgerichteten, zeitoptimierten Behandlung dienten. Sie sollen kurz tabellarisch aufgeführt werden (Tab. 8.**11**).

Am Ende aller Techniken mit teils kippenden und letztlich körperlichen Zahnbewegungen steht die Forderung nach der gebissphysiolo-gisch und ästhetisch *optimalen Zahnposition.* Sie wird im **3-dimensionalen Idealbogenkonzept** mit den *Biegungen der 1., 2. und 3. Ordnung,* in die Edgewise-Schlussbögen einzufügen sind, erreicht:

● **Biegungen 1. Ordnung:** Diese bezieht sich auf die horizontale Stellung der Zähne im Zahnbogen. Sie werden auch als **In-out-Biegungen** bezeichnet, da die einzelnen Zähne wegen ihrer unterschiedlichen orovestibulären Dicke und des Kauflächenreliefs in Okklusion nach bukkal hervor- oder zurücktreten (Abb. 8.**65**). So muss der seitliche Schneidezahn gegenüber dem mittleren und dem Eckzahn deutlich weiter palatinal stehen, um mit seinem Antagonisten zu okkludieren *(Inset-Biegung).* Dagegen muss der Eckzahn mehr bukkal *(Offset-Biegung)* und der 1. Molar nach innen rotiert stehen *(Toe in).*

Abb. 8.**65**   **In-out-Biegung 1. Ordnung (rechts).**
Umsetzung im SWA-Programm durch verschiedene Stärke der Basis (links).

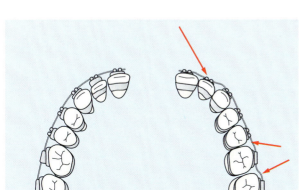

Kieferorthopädische Apparaturen und Behandlungsmethoden

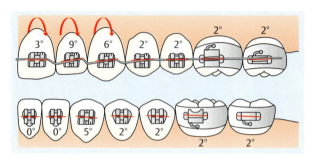

Abb. 8.**66 Biegungen 2. Ordnung.** Die Zahnachsenstellung wird in mesiodistaler Richtung zur Kauebene anguliert (SWA-Programm).

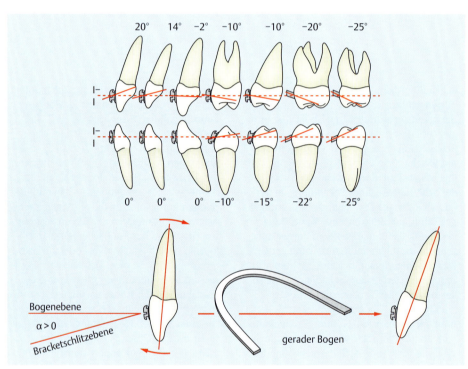

Abb. 8.**67 Biegungen 3. Ordnung.** Verwindung einzelner Bogenabschnitte gegeneinander (Torquen). Schrägstellen des Slots für geraden Bogen (SWA-Programm)

● **Biegungen 2. Ordnung:** Mit dieser Biegung wird die Zahnachsenstellung in mesiodistaler Richtung beeinflusst und damit zur Kauebene *anguliert*. Durch die sogenannten *Artistik*-Biegungen werden die Wurzelspitzen nach distal gekippt, um eine optimale Okklusion zu erreichen (Abb. 8.66). Weitere Biegungen 2. Ordnung, die im Seitenzahngebiet auch als Verankerung eingesetzt werden, sind:

– *Tip back*: Biegung vor dem Molaren nach kranial, um seine Anteriorkippung beim Lückenschluss zu vermeiden
– *Step down und Step up:* Parallelversetzen des Bogens
– *Sweep:* Verstärkung oder Abschwächung der Spee-Kurve durch Krümmung des Bogens in die jeweilige Richtung. Abflachung der Spee-Kurve durch gegenläufige Krümmung des Drahtbogens (Anti-Spee).
– *Gable Bend (Giebelbiegung):* Mit dieser wird beim Lückenschluss benachbarter Zähne ein Gegendrehmoment erzeugt (s. S. 160).

Kieferorthopädische Apparaturen und Behandlungsmethoden

Biegungen 1. und 2. Ordnung entfalten ihre Wirkung auch im runden Bogen. Klinisch vorteilhafter sind jedoch Kantbögen, da mit ihnen Rotationen im Röhrchen oder Bracketschlitz und damit Kraftangriffsverfälschungen vermieden werden können.

- **Biegungen 3. Ordnung:** Dies betrifft die *Verwindung einzelner Bogenabschnitte* gegeneinander, das **Torquen** (Abb. 8.**67**). Der Zahn erhält ein Drehmoment und wird dadurch mit seiner Wurzel in labiolingualer Richtung bewegt. Die Rotationsachse liegt dabei in Höhe der Zahnkrone. Der Winkelwert für den einzubiegenden Torque orientiert sich an einem Normwert, gebildet aus einer Tangente an der Kronenlabialfläche und der Zahnachse, die zur Okklusionsebene orientiert ist. Im Oberkieferschneidezahngebiet wird er mit einem positiven Vorzeichen versehen, da die Kronen mehr bukkal gegenüber den Wurzeln stehen, während er an den übrigen Zähnen mit negativem Vorzeichen angegeben wird, da hier die Wurzeln gegenüber den Kronen mehr vestibulär stehen.

Gerade-Bogen-Technik (Straight wire appliance, SWA):

Andrews (1972/1989) hat im Zusammenhang mit den 6 Okklusionsregeln für die Idealokklusion (s. S. 152) die **Straight-wire-appliance (SWA)** vorgestellt. Bei dieser Gerade-Bogen-Technik werden die Biegungen 1., 2. und 3. Ordnung durch unterschiedliche Bracketbasis-Dicke und 2-dimensionale Schrägstellung des Slots im Bracket programmiert (Abb. 8.**65**, Abb. 8.**66**, Abb. 8.**67**). Damit erübrigen sich die aufwendigen 3-dimensionalen Biegungen und ein gerader elastischer Bogen, der zunächst aufgrund der schrägen Slots deformiert wird, bringt bei seiner Entspannung in die gerade Ausgansposition die Zähne in ihre Idealstellung.

Jeder Zahn erhält sein *spezifisch gestaltetes Bracket*, das nicht mit anderen vertauscht werden darf. In den Bracketsets sind tabellarisch alle In-out-, Angulations- und Torquewerte angegeben.

Wie erwähnt, werden die 3 Biegungsarten erst in den letzten Edgewise-Phasen mit dem slotfüllendem Vierkantbogen voll wirksam. Zuvor sollten gewebeschonende Bewegungen und Kippungen mit dünneren, runden elastischeren und/oder Multi-Loop-Bögen durchgeführt werden. Andrews und auch die Materialhersteller übertrugen das Prinzip des geraden Bogens auf die gesamte Behandlung und empfahlen für den Beginn der Behandlung, wenn die Zähne noch weit vom Bestimmungsort entfernt sind, statt der Loop-Bögen feinelastische Nickel-Titan-Bögen, die auch bei großer Auslenkung ihre Elastizität nicht verlieren und trotzdem keine zu großen Kräfte abgeben sollen. Diese *Gerade-Bogen-Technik von „A-Z"*, die sich im Praxisalltag weitgehend durchgesetzt hat, erscheint auch vor dem Hintergrund der Entwicklung superelastischer Nickel-Titan-Legierungen zunächst als starke Vereinfachung der Behandlungsführung und durch den Wegfall der Loops, die Druckstellen und Ulzera an der Schleimhaut verursachen, eine Erhöhung des Komforts für den Patienten.

Analysiert man bei Einsatz der SWA die auftreffenden Kräfte am Einzelzahn, so sind Kräfteungleichgewichte, Verankerungsverluste, Round Tripping und andere negative Begleiterscheinung nach wie vor vorhanden und zu berücksichtigen. Die physikalischen Zusammenhänge zwischen Drahtlänge und -dicke bleiben trotz Einsatz von Bogenmaterial mit geringster Festigkeit und höchster Belastbarkeit erhalten (vgl. Abb. 8.**63**).

Beispiel: Im Fall eines zu elongierenden Eckzahns sollten zur Schonung des seitlichen Schneidezahns zusätzliche Loops eingebogen werden oder der 1. Molar als Kraftquelle genutzt werden. Der durchlaufende gerade Bogen könnte in diesem Fall zu hochgradigen Wurzelresorptionen am seitlichen Schneidezahn und 1. Prämolaren führen, da die Extrusionskräfte reaktiv intrusiv auf die Nachbarzähne wirken (Abb. 8.**68**).

Auch das Mitbewegen bereits richtig stehender Zähne muss vermieden werden, indem sie verblockt werden, bzw. zeitweilig oder ganz aus dem Bogenverband ausgespart werden und/oder die falsch stehenden Zähne über eine Teilapparatur isoliert bewegt werden. Es ist deshalb erforderlich, in der *Bogensystematik* (s. u.), d. h. bei der schrittweisen Ausformung des Zahnbogens durch Stei-

Kieferorthopädische Apparaturen und Behandlungsmethoden

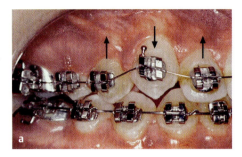

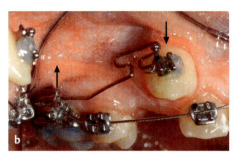

Abb. 8.68 Beispiel: zu elongierender Eckzahn.
a Durchlaufender gerader Bogen → Gefahr hochgradiger Wurzelresorptionen am seitlichen Schneidezahn und 1. Prämolaren.

b Mit dem Teilbogen vom Molaren zum Eckzahn
wird dieses Risiko umgangen.

gerung der Drahtsteifigkeit das Prinzip des
ungeteilten geraden Bogens zu verlassen und
zu sektionieren bzw. verschiedene Hilfsbie-
gungen zu nutzen.

> Vor Anwendung der Gerade-Bogen-Technik
> müssen Basiskenntnisse zur Biomechanik der
> Standard-Edgewise-Technik erworben wer-
> den, um ungünstige Nebenwirkungen und
> Überlastungen für das parodontale Gewebe
> gezielt ausschalten zu können.

Behandlung mittels festsitzender Apparaturen (SWA modifiziert)

Voraussetzung für die Stabilität des Behand-
lungsresultats ist die Erzielung eines mor-
pho-funktionellen Gleichgewichts. Funktionelle Dysharmonien sollten wegen der besseren Anpassungsfähigkeit von Kiefergelenk
und Muskulatur in der Wechselgebissphase
durch Myotherapie und Funktionskieferorthopädie ausgeschaltet werden.
Auswahl von Bracketsystem und Bogenform:

- Für die Gerade-Bogen-Technik werden alternativ *2 Bracketslotbreiten,* 0.018 inch
(0.45 mm) und 0.022 inch (0.55 mm), angeboten. Das 0.022-Slot-System hat zu Beginn
und am Ende der Behandlung Vorteile. Zu
Beginn hat der Zahn mehr Bewegungsfreiheit
und die applizierten Kräfte sind geringer. Am
Ende können die stärkeren Vierkantstahl-
drähte das Bracketprogramm noch besser
umsetzen. Auch ist bei bogengeführtem Lückenschluss die störende Deflektion beim
stärkeren Bogen (0.019 × 0.025) im 0.022-Slot

geringer als beim 0.016 × 0.022-Bogen im
0.018-Slot. Die häufige Anwendung des
0.018-Slot ist auf die geringere Bogensequenz
und damit Verkürzung der Behandlungszeit
zurückzuführen.

- Eine weitere Spezifizierung der SWA-Bra-
cketsysteme ist mit den unterschiedlichen
Angulations- und Torquewerten gegeben. Die
von Roth (1993) angegebenen Werte sind die
höchsten und werden von vielen Behandlern
bevorzugt, da hiermit der ohnehin vorhandene Angulations- und Torqueverlust (s. u.)
geringer ausfällt.

- Auswahl der geeigneten Bogenform (ovoid,
elipsoid etc.) entsprechend der Bogenform im
Abdruck oder des Modells. Während die Bogenform in der Nivellierungsphase (s. u.) noch
keine Rolle spielt, ist sie im weiteren Verlauf,
vor allem im Eckzahnbereich, von Bedeutung.
Die Systematik der Behandlungsschritte bei
Anwendung der SWA ist im Folgenden dargestellt.

Nivellierungsphase

In dieser *1. Phase* werden die Zähne mit geringen Kräften bei langem Hub an den
Zahnbogen herangeführt (Abb. 8.**69**). Die
Zahnbewegungen sind umfangreich und bedürfen einer ständigen Verankerungskontrolle sowie der Überwachung von Reaktionen auf nicht zu bewegende Zähne.

- Aufgaben:
- Korrektur vertikaler Abweichungen → Extrusion, Intrusion

Kieferorthopädische Apparaturen und Behandlungsmethoden

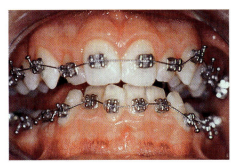

Abb. 8.**69** **Nivellierungsphase.** Dünne Bögen mit geringer Festigkeit, hoher Belastbarkeit und geringer Kraftabgabe.

– Korrektur horizontaler Abweichungen → Rotation, Korrektur der Bogenform
– Auflösung von Engständen
– Korrektur der Zahnachsen
– Nivellieren der Spee-Kurve
– Verankerungskontrolle → Transpalatinalbogen im OK bei Extraktionsfällen, Tip back an den 1. Molaren oder Einziehen der 2. Molaren, wenn durchgebrochen.
● Bögen, die in Folge benutzt werden können (Verwendung von Brackets mit 0.018-Slot; Angaben in Inch):
– Nitinol, geflochtene Bögen: 0.014, 0.015, 0.016 × 0.022 (geflochten)
– Stahl: 0.016
– Nitinol: 0.016 × 0.016
– Stahl: 0.016 × 0.016
● Verankerung:
– Blockbildung mit 8-Ligaturen
– Transpalatinalbogen
– Quadhelix
– Lingualbogen
– Headgear

Praktische Tipps zum rationellen Vorgehen und Vermeidung unerwünschter Nebenwirkung:
● Bei Abweichungen von der Zahnbogenmitte muss durch Blockbildung mittels Ligaturen die Auflösung in Richtung Mittellinie erfolgen.
● Die Blockbildung durch Ligaturen oder Umbiegen des Bogens hinter dem letzten Zahn ist auch erforderlich, um ungewünschte Protrusion der Schneidezähne bzw. Anteriorbewegung der Seitenzähne zu vermeiden. Diese kommt durch die Angulation des Slots (2. Ordnung) zustande, da bei Einligieren des Bogens zunächst die Wurzel nicht nach distal kippt, sondern die Krone nach anterior ausweicht. Durch „Fesselung" mit der Ligatur wird dies vermieden (Abb. 8.**70**, Abb. 8.**71**).
● Die Angulation, speziell der Eckzahnbrackets, führt auch zu einer Bissvertiefung an den Schneidezähnen. Dies kann vermieden werden durch (Abb. 8.**70**)
– Herauslassen des Eckzahns aus dem Bogen (Bypass; Abb. 8.**72**, Abb. 8.**73**),
– Extraaufrichtung des Eckzahns vor dem Einbinden,
– Intrusions-Base-Arch oder Utility-Bogen zur Neutralisierung.
● Auch durch approximale Schmelzreduktion und Lückennutzung im Seitenzahngebiet kann Protrusion im Schneidezahngebiet vermieden werden.
● Bei Engstand der unteren Schneidezähne:
– Kontaktpunktauflösung durch Separier-Elastics
– Protrusion und Engstandsauflösung mit Utility-Bogen
– zunächst nur Einlegieren der bukkal stehenden Zähne (Abb. 8.**74**)

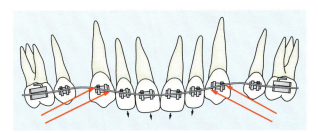

Abb. 8.**70** Die Angulation, speziell der Eckzahnbrackets, führt auch zu einer Bissvertiefung an den Schneidezähnen, da Eckzahnwurzel noch zu weit mesial steht.

Kieferorthopädische Apparaturen und Behandlungsmethoden

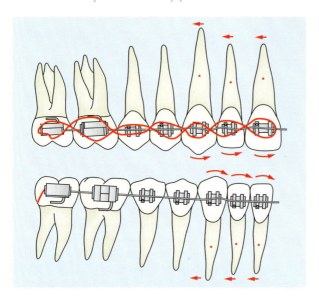

Abb. 8.**71** Um ungewünschte Protrusion der Schneidezähne bzw. Anteriorbewegung der Seitenzähne zu vermeiden, wird mittels Ligatur oder Tip back eine „Fesselung" bzw. Begrenzung der Zahnreihe erreicht.

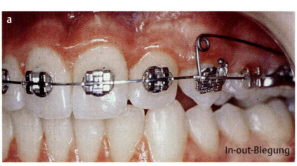

In-out-Biegung

Abb. 8.**72 Herauslassen des Eckzahns aus dem Bogen (Bypass). a** Extraaufrichtung des Eckzahns mittels Teilbogen, der am 1. Molaren verankert ist.
b Feder passiv, Aktivierung des kurzen Schenkels (rot).

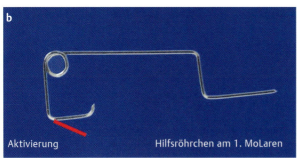

Aktivierung   Hilfsröhrchen am 1. MoLaren

- Die Nivellierung der Spee-Kurve ist mit einer Schneidezahnprotrusion verbunden (1 mm vertikale Abflachung = 1 mm Protrusion) → Vermeidung durch approximale Schmelzreduktion (s. Abb. 4.**76**).
- Derotation von einzelnen Zähnen durch asymmetrisches Bonding des Brackets in Richtung der Rotation, 2-Zügel-Methode oder Derotationsmodul (Abb. 8.**75**).

Da es bei der Nivellierung in sagittaler Richtung zur Bissvertiefung kommen kann, ist bei Tiefbissfällen die Nivellierung in der Vertikalen der in der Sagittalen vorzuziehen.

Kieferorthopädische Apparaturen und Behandlungsmethoden

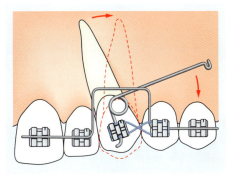

Abb. 8.73 Aufrichteteilbogen für den Eckzahn. Mit Verankerung am Molaren.

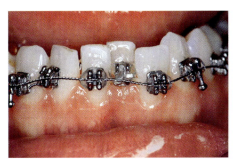

Abb. 8.74 Bei großer Entfernung und Platzmangel für die Einordnung eines Zahns → diesen (wie hier) zunächst herauslassen und evtl. Annäherung durch zusätzliche Elastics.

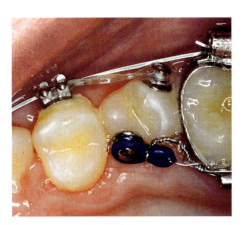

Abb. 8.75 Derotation eines Prämolaren. Mit 2 elastischen Zügeln.

CAVE

Die Nivellierungsphase erscheint in der Ausführung einfach und im Ergebnis durch die umfangreichen Zahnbewegungen sehr eindrucksvoll und erfolgreich. Sie ist jedoch für den Zahnhalteapparat nicht ungefährlich und sollte nicht beschleunigt werden.

MERKE

Während die geflochtenen Bögen noch nicht dem später zu erreichenden individuellen Zahnbogen entsprechen müssen, ist eine entsprechende Anpassung aller weiteren Ganzbögen erforderlich. Dabei ist die Eckzahndistanz Maß für den UK-Bogen. Der OK-Bogen sollte eng anliegend den unteren umfassen.

Führungsphase

Die Aufgabe in dieser *2. Phase* besteht in der Herstellung der Klasse-I-Beziehungen im Eckzahnbereich. Richtwert ist die fernröntgenologisch bestimmte Position des Unterkiefer-Eckzahns in Relation zur Schneidezahnposition (s. S. 114, Fernröntgen, und S. 127, Modelldiagnostik). Bei Extraktionsfällen muss in den meisten Fällen eine Distalisierung der Eckzähne durchgeführt werden.

- Aufgaben:
- – Führung der Eckzähne in die Neutralverzahnung → Eckzähne des Unterkiefers werden in direktem Anschluss an die achsgerecht und engstandsfreien Schneidezähne positioniert → danach Ausrichtung des oberen Eckzahns
- – achsgerechte und vertikale Einstellung der Schneidezähne
- – Mittellinienkorrektur
- – Harmonisierung des Overjet und des Overbite der Schneidezähne
- Bögen:
- – Nitinol: 0.016 × 0.016
- – Stahl: 0.016 × 0.016
- – Nitinol: 0.016 × 0.022
- – Stahl: 0.016 × 0.022 oder 0.017 × 0.025

Praktische Tipps zum rationellen Vorgehen und Vermeidung unerwünschter Nebenwirkung:

- Retraktion der Eckzähne kann bogengeführt oder friktionsfrei erfolgen. Die Führung am Bogen hat den Vorteil des einfacheren Handling und den Nachteil der Friktion. Letztere ist abhängig vom Bracket- und Bogenmaterial, von Bogen- und Bracketdimen-

Kieferorthopädische Apparaturen und Behandlungsmethoden

sionen und der Oberflächenbeschaffenheit beider.

- Beim 0.018-Slot, sollte die Führung am 0.016 × 0.022-Stahlbogen und beim 0.022-Slot am 0.019 × 0.025-Stahlbogen erfolgen.
- Um der ständigen Kippung der Krone beim distalen Zug die Wurzel folgen zu lassen, ist ein ständiges Nachziehen der Ligaturen erforderlich. Dies verhindert auch eine Extrusion der Schneidezähne durch die anteriore Slotneigung bei der Kronenkippung.
- Kraftquellen für den bogengeführten Lückenschluss:
- Gummiketten (intramaxillär) → zur Verankerungsverstärkung des 1. Molaren können neben den angegebenen Möglichkeiten Klasse-II-Gummizüge eingehängt werden
- einzelne Separierelastics mit Ligatur, sogenanntes Power Set
- Drahtligaturen, die ständig nachaktiviert werden
- Nickel-Titan-Zugfedern mit gleichmäßiger Kraftabgabe (Pseudoelastizität)
- Das Wirkungsspektrum der einzelnen Zugelemente ist unterschiedlich (Tab. 8.**12**) und von Vor- und Nachteilen geprägt. Elastic-Ketten sind preiswert und leicht zu erneuern. Sie lassen jedoch in ihrer Kraftabgabe rasch nach und sind „Plaquefänger". NiTi-Zugfedern sind teuer, geben jedoch eine konstante Kraft ab.
- Ein ständiger Nachteil der bogengeführten Retraktion ist die Friktion, die ca. einen 40%-igen Effektivitätsverlust bedeutet.
- Für die friktionsfreie Distalisierung des Eckzahns werden Teilbögen, ausgehend vom 1. Molaren, mit T-Loop zur körperlichen Bewegung empfohlen. Diese können auch noch parallel – während der anschließenden Kontraktionsphase – weiterverwendet werden.

- Nach Eckzahndistalisierung, bogengeführt oder friktionsfrei, ist oft eine erneute Nivellierung erforderlich→ korrekte Angulation und Derotation.
Sonderformen des bogengeführten Lückenschlusses unter Einsatz skelettaler Verankerung:
- In Fällen, bei denen eine große Lückendistanz zu schließen ist oder der Lückenschluss hauptsächlich von posterior erfolgen soll, haben sich Minischrauben und Gaumenimplantate als sichere skelettale Verankerung bewährt.
- Dies ist besonders bei Aplasie der 2. Prämolaren im Unterkiefer und der lateralen Schneidezähne im Oberkiefer bei retrudiert stehenden zentralen Schneidezähnen indiziert (s. Leitsymptom Zahnunterzahl, S. 154 u. S. 304).

Die Führungsphase muss mit einer korrekten Angulation der Eckzähne, weitgehender Mitteneinstellung und Torque der Schneidezähne abgeschlossen werden. Belassene Fehlstände pflanzen sich fort, werden teilweise verstärkt und ermöglichen letztlich keine optimale Okklusion und stabiles Resultat.

Kontraktionsphase

In der *3. Phase* erfolgt ein En-masse-Lückenschluss, hauptsächlich zwischen den Schneidezahn- und den Seitenzahnblöcken. Durch die Kontraktion kommt es durch den exzentrischen Kraftangriff zu folgenden Problemen:
- Steilstellung der Schneidezähne durch Retrusion
- programmierter Torque in den Brackets reicht nicht aus → optimale Okklusion wird unmöglich (Abb. 8.**76**)
- erneute Vertiefung des Überbisses

Tab. 8.**12** Wirkung der Zugelemente.

	aktivierte Stahlligatur	Gummikette	NiTi-Zugfeder
Lückenschluss/Woche [mm]	0,35 ± 0,23	0,58 ± 0,3	0,81 ± 0,51
Lückenschluss/Monat [mm]	1,4 ± 0,91	2,33 ± 1,18	3,23 ± 2,02

Kieferorthopädische Apparaturen und Behandlungsmethoden

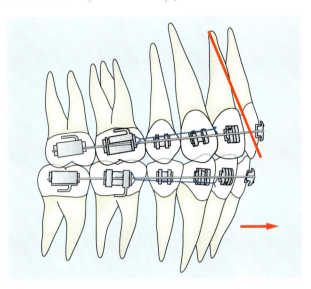

Abb. 8.**76** Torque reicht nicht aus, optimale Okklusion wird unmöglich.

Praktische Tipps zum rationellen Vorgehen und Vermeidung unerwünschter Nebenwirkung:

● Die Kontraktion mit Restlückenschluss kann wiederum bogengeführt oder friktionslos erfolgen. In beiden Fällen werden zunächst Zahngruppen ohne Lücken durch Ligaturen zu Blöcken zusammengefasst.

– Zur bogengeführten Kontraktion (Bogenstärke wie bei Führungsphase) werden im Bereich der Lücken Häkchen festgekrampt (OP-Häkchen oder Tubes mit Häkchen). Der Zug zum 1. oder 2. Molaren erfolgt über Elastikketten, Power Set oder – am besten – mit Zugfedern. Um einer Bissvertiefung vorzubeugen ist in den Bogen ein Sweep einzuformen. Es kann auch, begrenzt auf den Schneidezahnblock, ein zusätzlicher Torque (s. u.) eingebogen werden. Die Schneidezähne sind in jedem Fall mit Drahtligaturen einzubinden → Torquewirkung. Trotz dieser Maßnahmen kommt es zu den Problemen.

– Der friktionsfreie Lückenschluss mit dem Kontraktions-Loop-Stufenbogen weist gegenüber dem bogengeführten verschiedene Vorteile auf (Abb. 8.**77**). Mit der Stufe zwischen Schneidezahn- und Seitenzahnblock erfolgt eine Bisshebung, die der Bisssenkung vorbeugt. Der zusätzliche Torque im Schneidezahnblock neutralisiert die Retrusion. Der Bogen sollte in den Kontraktionsloops nie

mehr als 2 – 3 mm aktiviert werden. Dies geschieht durch Herausziehen des Bogens am distalen Ende des Röhrchens und Umbiegen (Toe in und Tip back zur Verankerung; falls erforderlich). Der Lückenschluss erfolgt gegenüber der massiven Friktion bei der Bogenführung rascher (30 – 40 % Zeitersparnis).

– In der Kontraktionsphase besteht letztmalig die Möglichkeit, unter Nutzung der Restlücken Mittellinienabweichungen zu korrigieren. Dies ist ebenfalls mit dem Loop-Bogen mittels Schließ- und Öffnungsloop (Abb. 8.**78**) rationeller durchzuführen als bogengeführt, da hier zeitaufwendige Einzelzahnbewegungen oder complianceabhängige intermaxilläre Gummizüge zum Einsatz kommen.

– Im Unterkiefer kann während des Restlückenschlusses als zusätzliche Verankerung ein bukkaler Kronentorque im Bereich der Schneidezähne eingebogen werden. Dadurch werden die Wurzeln gegen die linguale Kortikalis gedrückt → kortikale Verankerung (Abb. 8.**12**, **d**).

● Am Ende der Kontraktionsphase kann wie bei der Führungsphase eine erneute Ausnivellierung mit dem Schwerpunkt der Torquekontrolle notwendig sein. Die in den Brackets programmierten Torquewerte werden durch das Spiel des Bogens im Slot (Tab. 8.**13**) nicht erreicht, sodass ein Extratorque eingebogen werden muss (Abb. 8.**12**, **d**).

231

Kieferorthopädische Apparaturen und Behandlungsmethoden

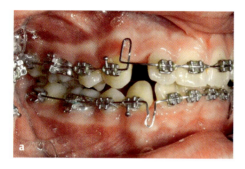
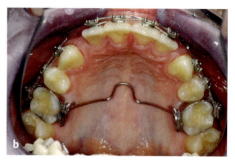
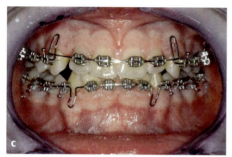
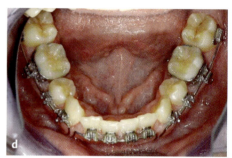

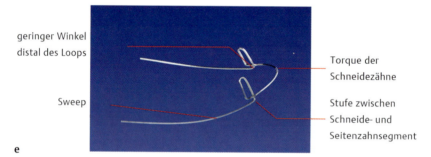

geringer Winkel
distal des Loops

Sweep

Torque der
Schneidezähne

Stufe zwischen
Schneide- und
Seitenzahnsegment

e

Abb. 8.77   Friktionsfreier Lückenschluss. Kontraktions-Loop-Stufenbogen.
a vor Beginn des Lückenschlusses.
b Verankerung mit TPA.
c Frontalansicht.

d Lückenschluss Im UK.
e Stufe zwischen Schneidezahn- und Seitenzahnblock (→ Bisshebung) und zusätzlicher Torque im Schneidezahnblock (→ neutralisiert die Retrusion).

Abb. 8.78   Schließ- und Öffnungsloop.

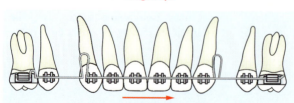

Kieferorthopädische Apparaturen und Behandlungsmethoden

Bogen [inch]	Spiel des Bogens im Slot [°]
Slot 0.018 inch	
16 × 16	8,0
16 × 22	5,5
17 × 17	3,5
17 × 22	2,7
18 × 22	0
18 x 25	0
Slot 0.020 inch	
16 × 16	31,5
16 × 22	18
17 × 17	21,3
18 × 25	11,5
21 × 25	2,4
21 × 28	2,1

Tab. 8.**13** Spiel des Bogens im Slot (Reduktion des effektiven Torque).

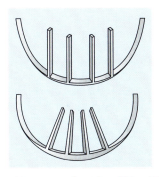

Abb. 8.**79** **Radspeicheneffekt.** (oberer Schneide-zahnbereich).

● Der eingebogene Torque hat folgende Ne-benwirkungen:
– Bissvertiefung durch Extrusion im Schneide-zahn- und Intrusion im Molarenbereich → Neutralisierung durch Verankerung und bisshebende Maßnahmen
– *Radspeicheneffekt* im oberen Schneidezahn-bereich, d. h. beim Bukkaltorque mit Rotati-onsachse im Bereich der Krone kippen die Wurzeln nach palatinal und mesial

(Abb. 8.**79**) → Einbiegen von Angulationsbie-gungen nach distal.
– Beim alleinigen Bukkaltorque der Schneide-zähne werden reaktiv die Eckzähne nach palatinal gekippt → Gegenbiegung oder spä-ter nachjustieren.

Justierungsphase

In dieser Phase müssen die Zähne entspre-chend der 3 Ordnungen eingestellt sein und die Okklusionsbeziehungen bzw. intermaxil-lären Beziehungen optimiert werden.
● Aufgaben:
– Achseneinstellung in der Front (Interinzisal-winkel) und im Eckzahnbereich (s. o.)
– Eckzahnführung kontrollieren (vertikal und transversal)
– Verbesserung der Okklusion im Prämolaren-gebiet
– Restlückenschluss
● Bögen:
– Nitinol: 0.018 × 0.018
– Stahl: 0.017 × 0.025 bzw. 0.019 × 0.025
Praktische Tipps zum rationellen Vorgehen und Vermeidung unerwünschter Nebenwir-kung:
● Zum besseren Finden der Zähne in Okklusion sind vertikale intermaxilläre Gummizüge angebracht → Up-and-down-Elastics (Abb. 8.**80**).
● Zur besseren Einstellung der Okklusion kön-nen die Bögen zwischen Schneidezahn- und Seitenzahnsegment durchtrennt oder in einem Kiefer ein flexibler Bogen (0.016 × 0.022, geflochten) eingebunden werden.
● Besteht nach Herstellen der Okklusion eine Neigung der Okklusionsebene nach rechts oder links, kann dies mit einem Federrota-tionsoverlay-Bogen korrigiert werden (Abb. 8.**81**).

MERKE

Folgende Maßnahmen verbessern die Lang-zeitstabilität:
● optimale Okklusion entsprechend der 6 Schlüssel nach Andrew
● Überkorrektur von Derotationen
● Beibehalten der interkaninen Distanz
● Erhaltung der ursprünglichen Bogenform
● Korrektur des Interinzisalwinkels
● lange Retention mit stufenweiser Verkürzung

233

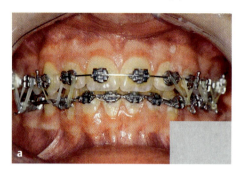

Abb. 8.**80** **Up-and-down-Elastics.**
a Vertikale intermaxilläre Gummizüge.
b Skizze zu **a.**

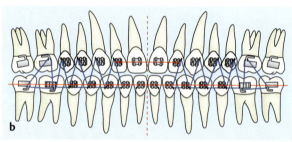

Retentionsphase

Hauptziel dieser *5. Phase* ist die Stabilitäts-
überwachung des Therapieresultats. Außerdem sollte die „Gesundung" des Parodonts,
speziell der Gingiva, kontrolliert werden.
Retentionsgeräte sind

- Plattenapparaturen,
- Tiefziehschienen,
- Retainer im Ober- und/oder nur Unterkiefer-
frontzahngebiet (Abb. 8.**82**).
Vor Abnahme der Apparatur und Beginn der
Retentionsphase sollte eine fernröntgenolo-
gische Kontrolle und die Überprüfung des
Wachstumsalters die Regel sein.
Die Tragezeit abnehmbarer Retentionsgeräte
sollte stufenweise reduziert werden:

- 3 Monate Tag und Nacht
- 3 Monate halbtags und nachts
- 6 Monate nachts
- weiter jede 2. Nacht, jede 3. Nacht, 1-mal
wöchentlich und weiter „passend" tragen
Für das Verbleiben des geklebten Retainers
gibt es noch keine Langzeiterfahrungen. Er
sollte mindestens 5 Jahre verbleiben und
über die Zeit des Durchbruchs der 3. Molaren.

Festsitzende Apparaturen für spezielle Behandlungsaufgaben

Molarendistalisation und -mesialisation

Zum Platzgewinn bei Zahnengstand oder
Lückenschluss von distal bei Aplasie oder
Extraktion sind zur Vermeidung ungünstiger
Nebenwirkungen auf die Schneidezähne Apparaturen mit spezieller Verankerung einzusetzen. So kann zur Umgehung der Extrakti-
onstherapie bei konkavem Profil und fehlendem Platzgewinn durch Protrusion der
Schneidezähne durch die Distalisierung der
Molaren zusätzlicher Platz gewonnen werden. Einerseits kann dieser Platz durch den
Headgear geschaffen werden (s. S. 243, extraorale Geräte). Alternativ ist es möglich,
mittels intraoraler festsitzender Geräte und
skelettaler Verankerung oder *Verankerung am
Gaumen*, unabhängig von der Compliance des
Patienten, Molaren zu distalisieren.
Die Verankerung erfolgt, wie im Kap. Biomechanik (S. 160) bereits aufgeführt, nicht parodontal über die Zähne, sondern unabhängig davon am Gaumengewölbe oder direkt
im alveolären Knochen (skelettal). Aufgrund
ihrer zunehmenden Aktualität und Bedeu-

Kieferorthopädische Apparaturen und Behandlungsmethoden

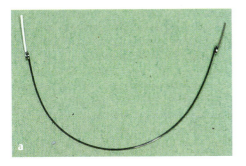

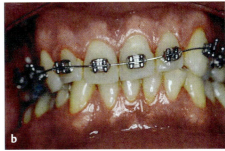

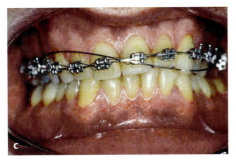

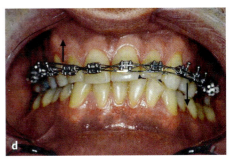

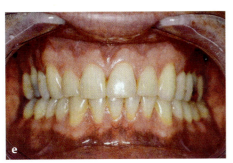

Abb. 8.**81**   **Federrotationsoverlay-Bogen.** Korrektur einer Okklusionsebenen-Neigung.
a Bogen rechts tip back, links: tip down.
b Seitliche Okklusionsneigung.
c Bogen passiv.
d Bogen aufgebunden, ↑ ↓ (rechts, links).
e Behandlungsergebnis.

Abb. 8.**82**   **Retainer.** (Unterkieferfrontzahngebiet).

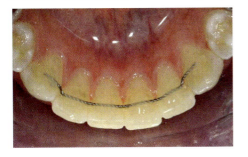

tung sollen die Elemente der skelettalen Verankerung in ihrer Anwendung und Differenzialindikation vorgestellt werden:
Minischrauben („temporary anchorage device", TAD) sind modifizierte Osteosyntheseschrauben aus Titan mit einem Durchmesser von 1,2 – 2,0 mm und einer Länge zwischen 6 mm und 12 mm. Sie besitzen einen speziellen Kopf mit einem Kreuzschlitz zur Aufnahme eines orthodontischen Vierkantbogens und unterhalb befindet sich ein Loch zur Befestigung einer Ligatur. Das Gewinde ist poliert und kann selbstschneidend sein (Abb. 8.**83**).

Kieferorthopädische Apparaturen und Behandlungsmethoden

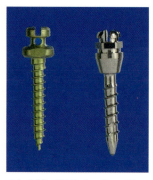

Abb. 8.**83**   **Minischrauben.** Titan; Kopf mit Kreuz-schlitz, unterhalb Loch zur Ligaturbefestigung. **Links:** Lomas (Mondeal); **rechts:** Tomas (Dentau-rum).

- Indikationen:
– Lückenschluss, speziell bei Aplasie der unteren 2. Prämolaren und Lückenschluss (s. S. 304, Zahnunterzahl)
– Molarenextrusion
– Molarenintrusion

– Molarendistalisation (→ nur bedingt → 2 Schrauben oder Gaumenimplantat)
– lokale Angaben
   Insertion einer Minischraube:
- Mit Stanze Gingiva entfernen (2 mm Durch-messer, Abb. 8.**84**, **a**) oder kurze Inzision bis auf das Periost durchführen.
- Da von der Primärstabilität der inserierten Minischraube maßgeblich die Verlustrate abhängig ist, muss die *Pilotbohrung beson-ders sorgfältig* vorgenommen werden (Abb. 8.**84**, **b**).
– Kombinationen für Pilotbohrung und Schraubendurchmesser:
   – 0,9/1,2 mm
   – 1,0/1,3 mm
   – 1,6/2,0 – 2,3 mm
– Länge der Pilotbohrung: 1,3/1,6 mm, 8 mm tief → 200 g Belastung (15 % Verlust) → 5 – 10 N Eindrehmoment
– Optimum der Pilotbohrung: 0,2 – 0,5 mm weniger als Durchmesser
- Positionierung der Schraube in befestiger Gingiva (Abb. 8.**84**, **c**)

Abb. 8.**84**   **Insertion einer Minischraube.**
   a Ausstanzen der Gingiva.
   b Pilotbohrung.
   c Positionierung der Schraube.

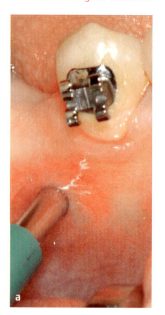
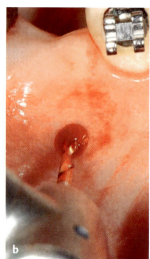
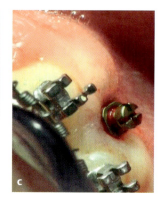

Kieferorthopädische Apparaturen und Behandlungsmethoden

- Bei zu geringer Pilotbohrung entstehen Drucknekrosen, die die Erfolgsrate erniedrigen (Kompakta).
- Die Pilotbohrung sollte nur die Kortikalis penetrieren.
- Entscheidende Unterschiede zwischen selbstschneidend und Pilotbohrung sind nicht festzustellen.
- Belastungsgrößen, Erfolgsrate und Stabilität:
- Die Belastung bis ca. 2,5 N kann direkt oder indirekt durch Teilbogen von der TAD zum Hauptbogen erfolgen (Abb. 8.**85**, Yan et al. 2009).
- Bei Sofortbelastung droht bis 25% Verlust, mit hoher Verlustrate im posterioren Bereich.
- 100–200 g (1–2 N) bei direkter Belastung nicht überschreiten:
  - Lockerung in Abhängigkeit der Belastungsgröße
  - hohes Risiko für Bewegung bei Insertion in der Raphe palatina media
- Höhere Festigkeit bei indirekter gegenüber direkter Belastung ist gegeben.
- Mindestlänge im Knochen sollte > 6 mm sein.
- Die Knochendichte hat entscheidenden Anteil am Erfolg.

Minischrauben werden aufgrund ihrer unkomplizierten Insertion trotz geringen Ausmaßes eine verlässlichere Verankerung zugeschrieben. Ausschlaggebend für eine sichere skelettale Verankerung sind Primärstabilität und eine Belastung von weniger als 250 g (2,5 N).

Zur Molaren*distalisation* sind Minischrauben nur bedingt geeignet. Auch bei Verankerung mit 2 TAD kommt es zur Lockerung und reaktiven Bewegung von 1,5 mm ± 0,8 mm (Abb. 8.**86**) (Kinzinger et al. 2009). Dies birgt ein Infektions-, Nekrose und höheres Verlustrisiko in sich. In diesen Fällen ist das Gaumenimplantat das Mittel der Wahl (s. u.). Das spezielle **Ortho-Gaumenimplantat** (Straumann SLA) für die *skelettale Verankerung im Gaumendach* hat eine Länge von 4,2 mm und einen Durchmesser von 4,1 mm. Über die SLA-Oberfläche (SLA: „sand-blasted, large grit, acid-etched", grob sandgestrahlt, säuregeätzt) hat das Implantat trotz der geringen Oberfläche eine ausreichende Stabilität. Sie ist wegen der Osseointegration um

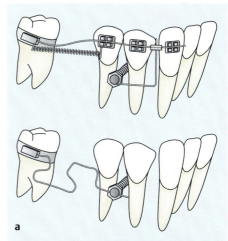

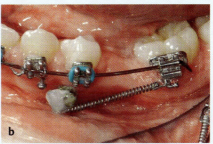

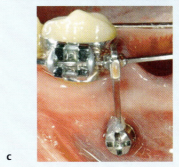

Abb. 8.**85 Belastung einer Minischraube.**
a Indirekte Belastung (oben), direkte (unten).
b Direkte Belastung zum Lückenschluss.
c Indirekte Belastung.

Kieferorthopädische Apparaturen und Behandlungsmethoden

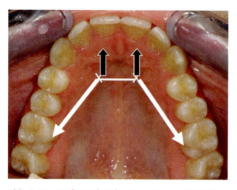

Abb. 8.**86** **Molarendistalisation.** Auch mit 2 TAD kommt es zur Lockerung und reaktiven Bewegung.

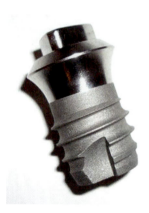

Abb. 8.**87** **Ortho-Implantat.** Über die SLA-Oberfläche erfolgt eine Osseointegration.

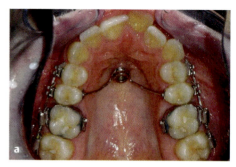

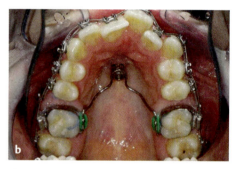

Abb. 8.**88** **Verbindung des Gaumenimplantats für die Molarendistalisation.**
a Transpalatinalbogen zur Palatinalfläche der Prämolaren als Widerlager für die Molarendistalisation mittels Druckfeder.
b Umsetzung des TPA auf die Molaren → Bewegung der restlichen Zähne ebenfalls nach distal.

ein Mehrfaches höher als die von TADs mit gleicher Oberfläche, da diese poliert sind (Abb. 8.87). In neueren Untersuchungen konnte nachgewiesen werden, dass eine Sofortbelastung zu keinem Nachteil gegenüber der üblichen Wartezeit von 12 Wochen führt. In der Regel erfolgt die Verbindung vom Gaumenimplantat mittels Transpalatinalbogen zur Palatinalfläche der Prämolaren, als Widerlager für die Molarendistalisation. Der TPA wird nach Erreichen einer genügenden Distalbewegung auf die Molaren umgesetzt, um die restlichen Zähne ebenfalls nach distal zu bewegen (Abb. 8.88).

● Indikationen:
– Molarendistalisation → complianceunabhängig als Alternative zum Headgear
– Molarenmesialisation mit ausschließlichem Lückenschluss von posterior
– Elongation retinierter Eckzähne, speziell mit Dilazeration der Wurzel, da die Zugrichtung optimal eingestellt werden kann

Insertion eines Ortho-Implantats (Abb. 8.**89** und Abb. 8.**90**):
● Anästhesie: Papilla inzisiva, Foramen palatinum majus rechts und links
● Lage der Bohrung in Höhe der 1. Prämolaren auf der Raphe palatina media
● Ausstanzen der Gingiva mit 5-mm-Stanze
● Körnung mit Rosenbohrer
● Pilotbohrungen: 2,2 mm, 2,8 mm
● definitive Bohrung: 3,5 mm
● Spülen und Achten auf Bohrrand-Sauberkeit (BG)
● Aufnehmen des Implantats (Straumann SLA 4,2 mm, Durchmesser 4,1 mm) aus steriler

Kieferorthopädische Apparaturen und Behandlungsmethoden

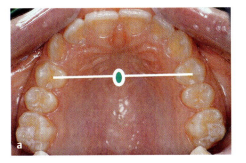

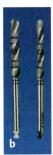

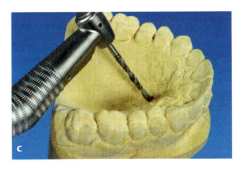

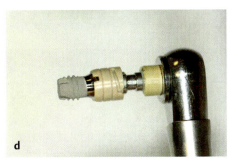

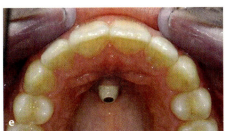

Abb. 8.**89**   **Insertion eines Ortho-Implantats.**
a Lage der Bohrung.
b Pilotbohrer: 2,8 mm (links), 2,2 mm (rechts).
c Definitive Bohrung: 3,5 mm.
d Aufnehmen des Implantats mit dem Ratchet.
e Aufdrehen einer Abdeckkappe bis zur Befestigung der Verankerungsverbindung.

Kapsel mit Ratchet und Eindrehen bis merkbarer Widerstand
- Entfernen der Eindrehhilfe/Steckschlüssel
- Übertragung der Implantatposition über Aufsteckkappe → Abformung → Modell mit Laborimplantat → Anfertigung des TPA mit Aufschraubkappe (Abb. 8.**90**; vgl. Abb. 8.**88** → Befestigung intraoral)
Entfernung mittels aufgeschraubtem Führungszylinder und Trepan (nur 2 mm in den Knochen versenken) → Implantat herausbrechen

Aus einer Vielzahl von intra- und intermaxillär wirkenden Apparaturen für die **Suprakonstruktion mit skelettaler und dentaler Verankerung** sowie **Abstützung am Gau-**mengewölbe sind im Folgenden die heute gebräuchlichsten aufgeführt:
- Die *NiTi-Druckfeder*, welche zwischen Prämolaren und 1. Molaren entlang eines 0,016 × 0,022-Stahlbogens komprimiert wird, ist eine einfache Möglichkeit. Als Verankerung dienen das Gaumenimplantat oder die Nance-Apparatur. Kippung und Rotation des Molaren führen zu einer diskontinuierlichen Distalisierung durch eine erhöhte Reibung (Friktion) des Molarenröhrchens am Bogen.
- Eine friktionslose Distalisation ist mit der *Pendulumapparatur* (Abb. 8.**91**) möglich. Für diese können ebenfalls die Nance-Apparatur oder das Gaumenimplantat als Verankerung dienen. Zusätzlich zur Verankerung im Gau-

Kieferorthopädische Apparaturen und Behandlungsmethoden

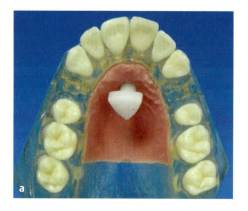

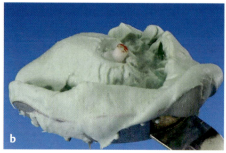

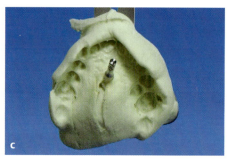

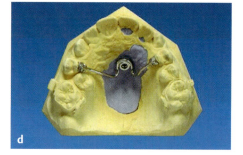

Abb. 8.90 Anpassung Transpalatinalbogen.
a Übertragung der Implantatposition über Aufsteckkappe.
b Abformung.
c Modell mit Laborimplantat.
d Anfertigung des TPA mit Aufschraubkappe.

**Abb. 8.91 Friktionslose Distalisierung mit der
Pendulumapparatur.**

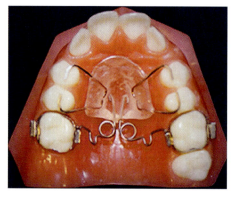

mengewölbe werden Ausleger der Nance-
Apparatur an den 1. Prämolaren befestigt.
- Der *Distaljet* (Abb. 8.**92**) wirkt ebenfalls über
eine in das Palatinalschloss des 1. Molaren
eingeschobene federnde Schubstange, die zur
Distalisierung des Molaren führt. Mit einer
verschieb- und arretierbaren Hülse wird die
Feder gespannt. Die Verankerung erfolgt über
die Nance-Apparatur, das Gaumenimplantat
und die Einbeziehung der 1. Prämolaren.
- Auch mit dem *bimetrischen Distalisierungsbogen nach Wilson* (Abb. 8.**93**) kann simultan
eine Molarendistalisation auf beiden Seiten
des Oberkiefers erreicht werden. Diese Apparatur besteht aus einem starren Oberkieferbogen, der an den Schneidezähnen befestigt wird. Vor dem Molaren sitzt eine Druckfeder, die mithilfe eines Ω-Loops aktiviert
wird. Die Verankerung erfolgt über einen
Lingualbogen im Unterkiefer, der über Klasse-II-Gummizüge mit dem Oberkieferbogen
verbunden ist.
- Mit dem *Lipbumper* (Abb. 8.**12**, **f**) können geringe Molarendistalisationen, hauptsächlich

Kieferorthopädische Apparaturen und Behandlungsmethoden

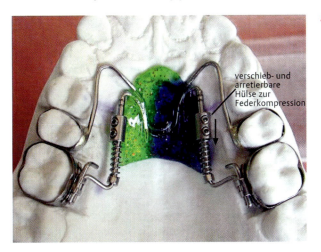

Abb. 8.**92**   **Distaljet.**

verschieb- und arretierbare Hülse zur Federkompression

durch die kippende Aufrichtung, erreicht werden. Er besteht aus Pelotten, die auf einem starren Bogen sitzen und in den Molarenröhrchen verankert sind. Da die vestibulären Schilde von der Schleimhaut des Alveolarfortsatzes abstehen, führt der Druck des M. orbicularis oris zu einem distalisierenden Druck auf die Molaren. Lipbumper dienen hauptsächlich der Verhinderung der Mesialmigration und Kippung der Molaren im Unterkiefer.

Oberkieferdehnung und forcierte Gaumennahterweiterung

- Die *Quadhelix* ist für die Erweiterung des Oberkiefers als Alternative zur Transversalplatte in Kombination mit einer festsitzenden Apparatur im permanenten Gebiss geeignet. Sie liegt im Gaumen, wird in die Palatinalschlösser an den 1 Molaren eingeschoben und besitzt durch ihre 4 Helices eine hohe Federkraft (s. Abb. 8.**12**, **b**). Seitenarme liegen den Prämolaren und gegebenenfalls Eckzähnen an. Neben ihrer expansiven Wirkung dient sie auch als Verankerung für die 1. Molaren gegen Kippung und Rotation.
- Bei einem hochgradigen Schmalkiefer mit Kreuzbiss kann auch die *forcierte Gaumennahterweiterung* (Derichsweiler) Anwendung finden. Diese Apparatur, deren Hauptbestandteil eine robuste Transversalschraube (Hyraxschraube) ist, kann als Acrylplatte mit

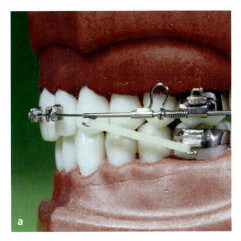

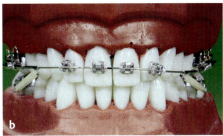

Abb. 8.**93**   **Bimetrischer Distalisierungsbogen nach Wilson.** (s. Text).
a Kompression der Druckfeder durch Klasse-II-Gummizüge.
b Öffnen der Omega-Schlaufe zur Unterstützung der Molarendistalisation.

Kieferorthopädische Apparaturen und Behandlungsmethoden

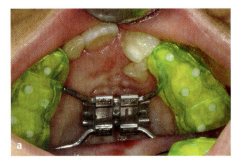

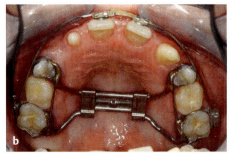

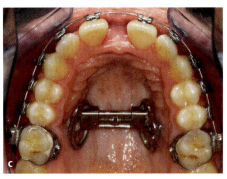

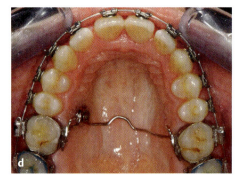

Abb. 8.94 Apparatur für die forcierte Gaumennahterweiterung.
a Als Acrylplatte mit Aufbissen auf den Zähnen zementiert.
b Mittels Bändern an Prämolaren und Molaren befestigt.
c Direkte Verankerung (skelettal) im Gaumengewölbe.
d Skelettale Verankerung im Gaumengewölbe nach Gaumennahterweiterung (Pat. C), da hohe Rezidivneigung.

Aufbissen auf den Zähnen zementiert, mittels 4 Bändern an den Prämolaren und Molaren befestigt oder direkt im Gaumengewölbe fixiert werden (skelettale Verankerung). Die Hyraxschraube wird 2–4-mal tgl. (2 × 2 Vierteldrehungen) aufgedreht. Durch diese exzessive Erweiterung von 0,5 – 0,8 mm pro Tag kommt es zu einem Zerreißen der Sutura palatina media, äußerlich durch ein Diastema mediale – das reversibel ist – sichtbar. Beim Erwachsenen (> 17. Lj.), bei dem ein hoher Verzahnungs- und Mineralisationsgrad der Gaumennaht besteht, wird eine präventive chirurgische Knochen-

schwächung paramedian und im Bereich der Alveolarfortsätze – aber ohne Durchtrennung des Pterygoids – vorgenommen (Abb. 8.94). Zur Vermeidung eines Rezidivs muss die Apparatur mindestens 12 Wochen, bis zum Schluss des Diastemas, verbleiben und sofort nach Entfernung durch eine Retentionsapparatur ersetzt werden, da die Mineralisation 6 Monate nach der Gaumennahterweiterung erst zu 50 % erfolgt ist (Petrick 2010).
Bei der dentalen Verankerung besteht das Risiko
- von Wurzelresorptionen an den stark belasteten Befestigungszähnen und
- der Fenestration der bukkalen Knochenbedeckung.

Dies kann mit der skelettalen Verankerung vermieden werden.

Bisslagekorrektur mit festsitzenden Geräten

- Die *Herbst-Apparatur* ist eine festsitzende Apparatur zur Korrektur einer Unterkieferrücklage. Beidseitig ziehen von den oberen 1. Molaren zu den unteren 1. Prämolaren *Teleskopgeschiebe*, welche beim Schlussbiss

Kieferorthopädische Apparaturen und Behandlungsmethoden

den Unterkiefer in eine mehr anteriore Lage zwingen. Zur Vermeidung von Überlastungen an den Ankerzähnen werden diese mit weiteren durch zementierte Modellgussschienen verblockt. Pancherz (1982) gibt Behandlungszeiten von nur 6 – 8 Monaten an, da sich das Gerät ständig im Mund befindet und nicht wie bei den Aktivatoren von der Compliance abhängig ist. Sie empfehlen einen Behandlungsbeginn nach Abschluss der Dentition und beschreibt Stimulationseffekte auf

– das sagittale Unterkieferwachstum,
– die Distalbewegung der oberen 1. Molaren,
– die Mesialbewegung der unteren Zahnreihe,
– eine Protrusion und Intrusion der unteren Schneidezähne und
– eine Verlängerung der unteren 1. Molaren (Abb. 8.50, **j**, Abb. 8.50, **k**).

● Der *Jasper Jumper* dient ebenfalls als festsitzendes Gerät der Klasse-II-Behandlung. Im Gegensatz zum Herbst-Scharnier, welches starre Teleskope besitzt, ermöglichen die beweglichen *intermaxillären Federstäbe* mehr Freiheit bei der Unterkieferbewegung und eine allmähliche Mesialverlagerung. Bei dieser Apparatur erfolgt die Verblockung über Ganzbögen im Ober- und Unterkiefer. Als zusätzliche Verankerung dienen Transpalatinal- und Lingualbogen. Zur Entlastung des unteren Eckzahns und 1. Prämolaren sollte der Federstab auf einer zusätzlichen Teilapparatur (Bypass) befestigt und zusätzlich ein Lingualbogen eingesetzt werden (Abb. 8.50, **i**). Jasper gibt 6 – 9 Monate für die aktive Behandlung an und beschreibt die gleichen Effekte wie für die Herbst-Apparatur.

Extraorale Geräte

Die Bewegung von Einzelzähnen und Zahngruppen wird vielfach durch die unzureichende Möglichkeit der Verankerung im Restgebiss begrenzt, d. h. die reaktiven Kräfte können nicht vollständig abgefangen werden. Dies kann einerseits durch die skelettale Verankerung verhindert werden oder andererseits indem die Kraftquelle außerhalb des Mundes und nicht im Alveolarfortsatz gesucht wird. Als Abstützungspunkte, die der

Distal- oder Mesialbewegung von Zahngruppen dienlich sind, bieten sich dorsale Halsseite, das Hinterhaupt, Scheitelbeine, Stirn und Kinn an. Daneben werden die extraoralen Geräte auch ausschließlich zur Zahnbewegung und Beeinflussung der Alveolarfortsätze und des Kieferwachstums genutzt. Anwendung finden *Headgear, Kopf-Kinn-Kappe* und *Delaire-Maske*:

Headgear

Der *Headgear* besteht aus dem *Gesichtsbogen*, dem *extraoralen Zug* als Kraftquelle und dem *Innenbogen* (a) (Abb. 8.95). Der Innenbogen ist 1,0 – 1,3 mm dick und wird in ein spezielles Bukkalröhrchen am Band des 1. Molaren gesteckt. Diese Röhrchen können auch an Klammerelementen abnehmbarer Plattenapparaturen und in der Sperrzone von Aktivatoren befestigt werden. Um die Kraft auf den Zahnbogen zu übertragen, müssen Stopps vor den Bukkalröhrchen in Form von U-Schlaufen, Bajonett-Abknickung oder ein aufgeschweißter Ring angebracht werden. Die Lötstelle zwischen Innen- und Außenbogen soll 5 – 8 mm vor den Schneidezähnen liegen. Bei geschlossenem Mund müssen die Lippen spannungsfrei anliegen. Der Außen-

Abb. 8.95 **Headgear.** Bestandteile: Gesichtsbogen (**A**), extraoraler Zug (**B**), Innenbogen (**a**), Außenbogen (**b**).

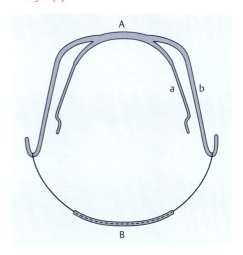

bogen läuft ebenfalls drucklos an den Wangen entlang.

Entsprechend der Länge und Angulation des Außenbogens im Verhältnis zum Innenbogen werden 6 Typen unterschieden:

- *kurze, mittlere* und *lange Arme,*
- Angulation *parallel* zur Kauebene, *nach kranial* und *nach kaudal.*

Entsprechend der Zugrichtung zur Kraftquelle werden

- der *parietale* Headgear,
- der *okzipitale* Headgear und
- der *zervikale* Headgear unterschieden.

Die Zugkräfte am Außenbogen liegen zwischen 2 N und 10 N. 3 N pro Seite galt bisher als Grenzwert zwischen orthodontischem und orthopädischem Headgear, da es bei zu starken Kräften zur Hyalinisation im Parodontium und damit zum Stillstand der Zahnbewegung kommt, was wiederum zur Krafteinleitung auf den gesamten Oberkiefer führt. Zur Molarendistalisation werden 3 – 4 N benötigt, für orthopädische Wirkung 6 – 10 N. Die Tragezeit sollte zwischen 8 und 16 h pro Tag liegen. Die beste Beeinflussung liegt während des pubertären Wachstumsschubs. Generell sollte eine lange Einwirkungsdauer mit geringerer Kraft der kurzen mit starker Kraft vorgezogen werden.

Der Headgear muss seit einigen Jahren – wegen der Verletzungsgefahr – immer mit Sicherheitsmodulen versehen sein und sollte nicht in der Schule getragen werden. Diese Module lösen bei starkem Ziehen nach vorn das Nackenband vom Bogen.

Headgearmechanik:

- Wegen der polyvalenten Wirkung des Headgears ist eine Fernröntgendiagnostik unerlässlich. Für die Wirkung des Headgears auf den 1. Molaren ist der Verlauf der Kraftlinie im Verhältnis zum Widerstandszentrum von ausschlaggebender Bedeutung (Abb. 8.**96**).
- Neben der Posteriorbewegung der 1. Molaren kommt es je nach Verlauf der Kraftlinie zu folgenden Nebeneffekten:
- Extrusion
- Intrusion
- Kippung nach mesial oder distal
- Kompression des Zahnbogens
- Palatinalkippung der Kronen (Rollen), besonders beim zervikalen Headgear und Abwinklung des Außenarms nach kranial (Abb. 8.**97**)
- Der **zervikale Headgear** wird am häufigsten angewandt und hat folgende Indikationsbereiche (Schwarze 1990; Abb. 8.**98**):
- *Indikation* (zervikaler Headgear mit langen nach *unten* abgewinkelten Außenarmen): Rückführung bzw. Aufrichtung mesial gekippter Molaren in distaler Richtung bei dentoalveolärer Klasse II

Abb. 8.**96**   **Headgearmechanik.** Verlauf der Kraftlinie am Beispiel des zervikalen Zugs.

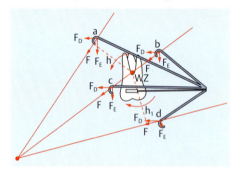

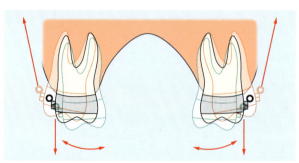

Abb. 8.**97**   **Palatinalkippung der Kronen.** Dieses „Rollen" ist eine unerwünschte Nebenwirkung des Headgears (aus Schwarzee CW in Schmuth G (Hrsg). Kieferorthopädie II. Urban und Schwarzenberg, München 1988).

Kieferorthopädische Apparaturen und Behandlungsmethoden

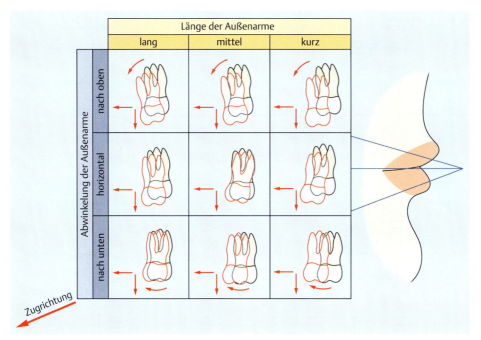

Abb. 8.**98** **Zervikaler Headgear.** Unterschiedliche Wirkungen je nach Abwinklung und Länge der Außenarme. **Rot:** Distalisierung und Extrusion (aus Schwarzee).

- *Nebenwirkungen:*
  - leichte Extrusion der Molaren
  - Verschmälerung des transversalen Molarenabstands
  - Rotation der Molaren um die Zahnlängsachse
- *Kontraindikation:*
  - offener Biss
  - clockwise- bzw. vertikales Gesichtswachstum
- Um eine insgesamt körperliche Molarendistalisation zu erreichen, wird dieser Headgear fraktioniert eingesetzt:
  - 1. Phase: Außenarme werden gegenüber der Ebene des Innenbogens um 10 – 20° nach *kaudal* abgebogen. Durch die zervikale Zugrichtung an den nach unten abgewinkelten Außenarmen wird der Zahn nach dorsal aufgerichtet → Zahnkrone wird nach dorsal bewegt, während Wurzel in ihrer ursprünglichen Position verharrt.
  - 2. Phase: Der Headgear wird um 180° gedreht eingesetzt → Außenarme sind jetzt gegenüber der Ebene des Innenbogens um 10 – 20° nach *kranial* abgebogen. Die Wurzel wird jetzt nach distal nachgeführt.
- Da die Kraftquelle im Nacken kaudal des Kraftansatzes der Molarenröhrchen liegt, kommt es neben der Distalführung gleichzeitig zu einer Extrusionsbewegung der Molaren. Diese Nebenwirkung kann z. B. beim Tiefbiss erwünscht sein. Hier wird die extrudierende, bisshebende Wirkung sogar therapeutisch positiv wirksam. Beim offenen Biss hingegen ist diese Wirkung unerwünscht, weil hierdurch eine weitere Bissöffnung eintreten kann.
- Bei gewissenhafter Mitarbeit des Patienten wird man bei einer täglichen Tragedauer von 10 – 16 h und einem Zug von 2 – 5 N nach wenigen Monaten eine Aufrichtung der Molaren bzw. eine Verbesserung der Okklusion erkennen können.
- Der Headgear ist besonders zur Frühbehandlung nach vorzeitigem Milchzahnverlust zur Lückenöffnung und Engstandsbehandlung geeignet, da die alternative skelettale intraorale Verankerung erst ab dem 12. Lebensjahr eingesetzt werden kann.

245

Kieferorthopädische Apparaturen und Behandlungsmethoden

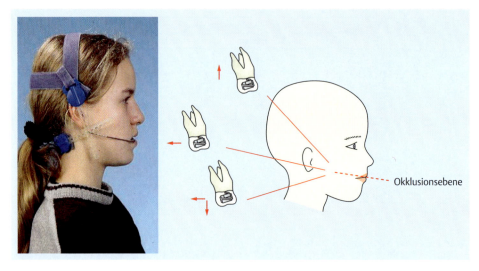

Okklusionsebene

Abb. 8.99 Lenkung des Distalzugs stark nach kranial.
a Hochzug-Headgear.
b Parietal-, Okzipital- und Zervikalzug (von oben nach unten)

- **Kombination** des zervikalen Headgears mit abnehmbaren Plattenapparaturen und mit funktionskieferorthopädischen Geräten:
- In Kombination mit Distalisierungssegmenten an Oberkieferplatten kann die reaktive Wirkung auf die Schneidezähne vermieden werden.
- Der Headgear verstärkt in Kombination mit funktionskieferorthopädischen Geräten deren orthopädischen Effekt und reduziert die unerwünschten dentalen Nebenwirkungen, Protrusion der unteren und Retrusion der oberen Schneidezähne.
- Neben der Posteriorbewegung der Maxilla kann je nach Zugrichtung auch eine Schwenkung der Okklusionsebene im Sinne der Anterior- oder Posteriorrotation erreicht werden.
- Durch die reaktive Abstützung des Labialbogens an den Schneidezähnen bei Klasse-II/1-Behandlung kommt es häufig zu einer Posteriorrotation der Maxilla. Dies kann mit einem Headgear, dessen Arm nach kranial anguliert ist, kompensiert werden.
- **parietaler oder Hochzug-Headgear:** In Fällen mit vertikalem Wachstum, offenem Biss oder sehr knappem Überbiss muss der Distalzug stark nach kranial gelenkt werden, um die Molaren zu distalisieren und zu intrudieren (Abb. 8.99).
- **asymmetrischer Headgear** (Abb. 8.100): Eine Verlängerung des Außenbogens auf einer Seite verstärkt die dorsal gerichtete Kraft auf dieser Seite, führt aber auch zu einer größeren palatinal gerichteten Kraftkomponente. Die nach distal und medial gerichteten Kraftvektoren P_D (s. Abb. 8.101) bilden Tangenten an den Nacken, deren Schnittpunkt bei einem sogenannten unilateralen Headgear zur Gegenseite verschoben ist. Halbiert man den von den Tangenten gebildeten Winkel, so erhält man die resultierende Kraft P_R. Diese teilt die Verbindungslinie C der Innenbogenenden in die ungleichen Strecken C_1 und C_2:
- Summe der Momente M, die im Punkt A wirken (R bewirkt kein Moment):

$$\sum\nolimits_{M_A} = P_D \times C_1 - R_2 \times C = 0$$

$$R_2 = \frac{P_D \times C_1}{C}$$

- Summe der Momente M, die im Punkt B wirken (R_2 bewirkt kein Moment):

$$\sum\nolimits_{M_B} = P_D \times C_2 - R_1 \times C = 0$$

$$R_1 = \frac{P_D \times C_2}{C}$$

Kieferorthopädische Apparaturen und Behandlungsmethoden

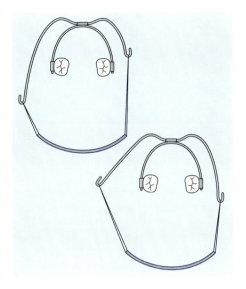

Abb. 8.**100 Asymmetrische Headgears.** Abstehender Außenbogen oder Verlängerung verstärkt die dorsal gerichtete Kraft auf dieser Seite, führt aber auch zu einer größeren palatinal gerichteten Kraftkomponente (s. Abb. 8.**101**).

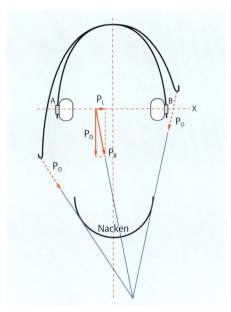

Abb. 8.**101 Gelenk-Headgear.** (s. Text).

- → wenn $C_2 > C_1$, dann ist $R_1 > R_2$
- Noch günstigere Verhältnisse für die einseitige Distalisierung erhält man mit dem *Gelenk-Headgear*, dessen Drehpunkt in Richtung A verlagert ist (Abb. 8.**101**).

Kopf-Kinn-Kappe

Sie dient der *Wachstumshemmung des Unterkiefers*. Die Kopfkappe besteht aus Gurtzügen, welche die Scheitelbeine einschließen und parallel zur Kranz- und Lambdanaht verlaufen. Gummibänder ziehen vom Schnittpunkt über den Ohren schräg nach vorn zur Kinnkappe, die aus Acrylat besteht (Abb. 8.**12**, **m**, Abb. 8.**102**). Beide Artikel werden konfektioniert angeboten. Wegen der unterschiedlichen Kinnmorphologie und zur Vermeidung von Druckstellen können ein Kinnabdruck und die individuelle Fertigung der Kappe angezeigt sein.

Die Kopf-Kinn-Kappe wird zur *Frühbehandlung einer mandibulären Prognathie* (Progenie) angewandt. Durch den Gummizug, der zwischen 5 N und 10 N liegen sollte, wird das Kiefergelenk komprimiert und es wird er-

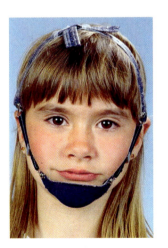

Abb. 8.**102 Kopf-Kinn-Kappe.** Hemmung des UK-Wachstums bei mandibulärer Prognathie (s. a. Abb. 8.**12**, **m**).

wartet, dass dadurch das kondyläre Wachstum verlangsamt wird.

Die Kopf-Kinn-Kappe sollte 14 – 16 h pro Tag getragen werden und dient auch als zusätzliche *Verankerung für intraorale Geräte*, wie

Kieferorthopädische Apparaturen und Behandlungsmethoden

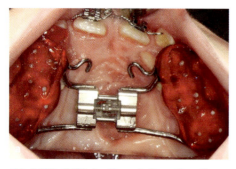

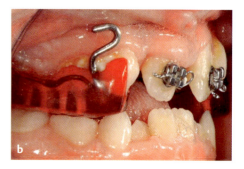

Abb. 8.**103** Frühbehandlung des hypoplastischen Oberkiefers kombiniert mit einer forcierten Gaumennahterweiterung (Patientin mit Delaire-Maske, siehe Abb. 8.**12**, **l**).
a Forcierte Gaumennahterweiterung.
b Einhängung der Gummizüge (vgl. Abb. 8.**12**, **l**).

der Progenieaktivator oder die Protrusionsplatte mit Gegenkieferbügel.
Sie wird auch zur *Behandlung des offenen Bisses* empfohlen. In diesem Fall muss die Kopf-Kappe durch einen Gurtzug über die Stirn erweitert werden und der Gummizug muss als Hochzug direkt neben und über den Augen an der Kappe ansetzen. Sie ist auf das Dentitionsalter zu beschränken.

Gesichtsmaske nach Delaire

Sie dient der *Nachentwicklung des Oberkiefers* und besteht aus 2 vertikal und paramedian verlaufenden Drahtbügeln, die sich an einer Kinn-Kappe und an der Stirn abstützen. In Höhe der Mundspalte verlaufen Gummizüge von den Drahtbügeln zur festsitzenden Apparatur oder einer Platte im Oberkiefer (Abb. 8.**12**, **l**, Abb. 8.**103**).

Delaire gab sie ursprünglich zur Oberkiefernachentwicklung bei Lippen-Kiefer-Gaumen-Spalten an. Neben dieser Indikation wird sie auch bei *progener Verzahnung* und *Hypoplasie des Oberkiefers* aufgrund fehlenden Wachstums oder Zahnunterzahl angewandt. Eine Frühbehandlung ab dem 5. Lebensjahr kombiniert mit einer forcierten Gaumennahterweiterung wird als besonders effektiv eingeschätzt.
Die Gummizüge können an den 1. Molaren zur Beeinflussung des gesamten Alveolarfortsatzes oder nur an den Eckzähnen zur Anteriorbewegung des Frontzahnsegments eingehängt werden. Die Zugstärke sollte je nach Alter, Dentitionsstand und der Größe zu bewegender Zahnbogensegmente zwischen 3 N und 10 N liegen.
Die Anwendung extraoraler Apparaturen bedarf einer sorgfältigen Indikationsstellung und eines Höchstmaßes an Compliance. Ihre konsequente Applikation ist jedoch in der Effektivität, besonders des Headgears, von keiner intraoralen Apparatur zu übertreffen.

Kieferorthopädische Apparaturen und Behandlungsmethoden

Nachdem in den vorangegangenen Kapiteln zum Wachstum, zur Gebissentwicklung, zur Prophylaxe, zur Diagnose und zu den therapeutischen Mitteln die Voraussetzungen für die Aufstellung eines Behandlungsplans und Durchführung der Therapie vermittelt wurden, soll im Folgenden das rationelle Vorgehen bei der Behandlung unterschiedlicher Anomaliengruppen unter Einschluss der typischen Ätiologie, Morphologie und Diagnostik dargestellt werden. Behandlungsbeispiele und Checklisten sollen die praktische Umsetzung erleichtern helfen.

Entsprechend des begrenzenden zeitlichen Fensters für die *Therapie im Milchgebiss* und orthopädische Maßnahmen zur *Bissumstellung während des Wachstums* werden diese Themen der Darstellung der Behandlungssystematik für die einzelnen Anomalien *vorangestellt*, da auch in der Therapieabfolge die orthopädische immer vor der orthodontischen Behandlung rangiert.

Therapie im Milchgebiss

Prophylaxemaßnahmen zum Abstellen von Habits, zur Ausschaltung ungünstiger Wachstumseinflüsse und die Steuerung der Dentition sind jeder apparativen Therapie im Milchgebiss voranzustellen. Nur bei Kieferanomalien mit starker Progredienz und intermaxillären Wachstumsbehinderungen ist die apparative Frühbehandlung gerechtfertigt. Dies betrifft:

- die *mandibuläre Prognathie (Progenie),* bei der das stark erblich gebundene überschießende Unterkieferwachstum durch das Übergreifen der unteren über die oberen Schneidezähne das Oberkieferwachstum stark behindert. Hier wird z. B. mit einem Funktionsregler Typ III versucht, schon im Alter von 5 – 6 Jahren das Oberkieferwachstum zu stimulieren, um einen regelrechten Überbiss zu erreichen (s. S. 208 und S. 263, Progenie). Die Therapie wird durch das Tragen einer Kopf-Kinn-Kappe und das Beschleifen progener Milchzähne unterstützt (s. Abb. 2.**29** und S. 147).

- den *Kreuzbiss,* bei dem der Unterkiefer im Seitenzahngebiet den Oberkiefer übergreift und bei Letzterem ebenfalls zu Wachstumsbehinderung führt. Mit dem Beschleifen der falschen Verzahnung kann eine Zwangsführung behoben und eine regelrechte Kieferlage erreicht werden (Abb. 9.**1**). Ein weiterer Grund für das frühe Eingreifen ist die asymmetrische Führung des Unterkiefers beim Mundschluss durch die Fehlverzahnung. Dies führt bei Belassen des Kreuzbisses auch zu Wachstumsasymmetrien im Kiefergelenk. Deshalb ist eine Expansion des Oberkiefers mit einer Transversalplatte und allseitiges Übergreifen der oberen über die unteren Schneidezähne schon im Milch- oder frühen Wechselgebiss anzugehen. Bei starken Seitabweichungen kann auch ein funktionskieferorthopädisches Gerät mit überkompensiertem Konstruktionsbiss eingesetzt werden (s. Kreuzbiss, S. 294).

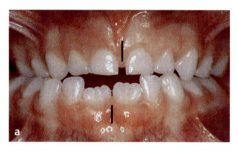

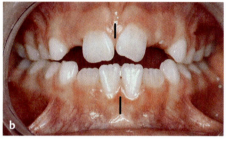

Abb. 9.**1 Behebung der Zwangsführung bei Kreuzbiss.**
a Kreuzbiss.
b Regelrechte Kieferlage nach Beschleifen der falschen Verzahnung.

Bei anderen Bisslageabweichungen, wie z. B. der Klasse-II-Anomalie, sollte mit der Mundvorhofplatte oder myofunktionellen Übungen einer weiteren Verstärkung vorgebeugt werden. Dies gilt auch für den offenen Biss, wobei die Beendigung des Habits erste Voraussetzung für eine mögliche Selbstausheilung der Anomalie ist.

Bei allen Zahnstellungsanomalien – wie Engstand, sagittale Schneidezahnstufe mit oder ohne Tiefbiss – ist eine apparative Therapie im Milchgebiss nicht angezeigt, da in den meisten Fällen trotz dieses frühen Eingreifens die Anomalie im permanenten Gebiss wieder auftritt.

Therapie von Bisslageanomalien

Der Zeitpunkt für den *optimalen Behandlungsbeginn* wird nach wie vor kontrovers diskutiert. Zum einen wird der pubertäre Wachstumsschub als die beste Periode für eine rasche Besserstellung bezeichnet, während andererseits ein frühes Eingreifen nach Abschluss der 1. Wechselgebissphase zum raschen Ausgleich muskulärer Dysbalancen und zur schnelleren funktionellen Adaptation führen soll.

Während des Zahndurchbruchsintervalls können Anpassungsreaktionen in den Alveolarfortsätzen besser erzielt werden als im Laufe des Wachstumsspurts. Leighton (1978) bezeichnet Ersteres als „sensible Phase" für günstige und ungünstige Einflüsse. Andererseits wird der Vorteil eines frühen Behandlungsbeginns durch den langen Betreuungszeitraum und die nachlassende Mitarbeitsbereitschaft der Patienten immer wieder infrage gestellt. In eigenen Nachuntersuchungen an Patienten im Alter zwischen 8,2 – 14,5 Jahren mit einer dentalen und skelettalen Angle-Klasse II/1 und Tiefbiss ergab sich ein optimaler Behandlungsbeginn für Mädchen mit 10 – 11 Jahren und Jungen mit 11,5 – 12,5 Jahren (vgl. Abb. 2.**7**).

Ein weiterer Vorteil der frühen Behandlung besteht in der geringeren Schwere der Anomalie zu Therapiebeginn. So vergrößert sich die sagittale Schneidekantenstufe auch nach dem kompletten Durchbruch der permanenten Inzisivi weiter um 2 – 4 mm.

Distalbiss (Angle-Klasse II)

Morphologische und funktionelle Bedingungen vonseiten des Patienten sind wesentlich für das Erreichen eines stabilen Therapieziels (Abb. 9.**2**).

Günstige Voraussetzungen sind
- eine Protrusion der OK-Schneidezähne,
- eine Retrusion der UK-Schneidezähne und
- eine Anteriorrotation des Oberkiefers,
  da eine Abstützung eines Aktivators und der Muskelzug reaktiv zum Normalisieren dieser Symptome führen.

Ungünstig einzuschätzen sind dagegen
- die entgegengesetzten Zahnachsen-Neigungen und

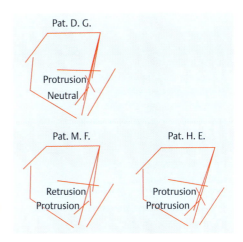

Abb. 9.**2** **Schneidezahnachsenpositionen.** Reaktive Kräfte führen bei der Anwendung funktionskieferorthopädischer Geräte zu einer Retrusion der oberen und Protrusion der unteren Schneidezähne, weshalb man bei der Ausgangssituation (vor Behandlung) von günstig (oberes Teilbild) und ungünstig (untere Teilbilder) spricht.

- die umgekehrte Oberkieferbasisneigung.
  Dies bedeutet nicht etwa eine Kontraindikation für die funktionelle Behandlung, sondern, dass besondere Maßnahmen zur Kompensation in die Überlegungen einzubeziehen sind. Dies gilt auch für den Wachstumstyp, die Gelenkbahnneigung, das Profil und die Weichteilfunktion.

Beim Distalbiss befindet sich der 1. Molar des Unterkiefers distal von der Neutralbeziehung (s. Kap. Dentition, S. 41). Die sagittale Beziehung der Schneidezähne und deren Inklination können in diesem Fall sehr unterschiedlich sein. Entweder sie sind stark protrudiert – auch als Angle-Klasse II, Unterdivision 1 bezeichnet – oder sie sind im Gegenteil stark zurückgekippt (retrudiert), was mit Angle-Klasse II, Unterdivision 2 belegt wird. Beide Variationen weisen zudem einen tiefen Biss auf.

Therapie von Bisslageanomalien

Angle-Klasse II/1

Synonyme:
- Rückbiss
- Angle-Klasse II
- ausgeprägte sagittale Schneidekantenstufe
Morphologie und Klinik:
- Symptome in den Zahnbögen und Kiefern:
  - Protrusion der Oberkieferschneidezähne
  - Retrusion der Unterkieferschneidezähne
  → *sagittal*
  - Unterkieferrücklage
  - Oberkiefervorlage
  - Schmalkiefer (OK)   → *transversal*
  - Tiefbiss (Schneidezähne verlängern sich, da ohne Abstützung)   → *vertikal*
- Symptome in der Weichteilmorphologie:
  - offener Mund, Mundatmung
  - Tonusschwäche des M. orbicularis oris
  - Unterlippe hinter OK-Schneidezähnen → potenziell inkompetente Lippen
  - Gesichtsprofil → schief nach hinten
  - ästhetisch nachteiliger Gesichtsausdruck durch offenen Mund und protrudierte Schneidezähne
Gesundheitliche Folgen:
- Infekthäufigkeit
- Karies
- Schnarchen
Ätiologie:
- Vererbung → Inspektion von Eltern und Geschwistern
- Parafunktion:
  - Lutschhabit
  - Lippenbeißen und -saugen
  - Mundatmung:
    – verlegte Nasenatmung (adenoide Vegetationen)
    – habituelle Mundatmung → dolichozephaler Schädel → inkompetenter Lippenschluss, 3-facher Mundschluss gestört
- ätiologischer Circulus vitiosus (s. S. 60, orofaziale Funktionsabläufe)
Diagnostik:
- klinische Untersuchung:
  - Profilverlauf, Asymmetrien, vertikale Proportionen
  - Prüfung des zwanglosen Mundschlusses → M. mentalis-Hyperaktivität beim inkompetenten Mundschluss → Überweisung zum HNO-Arzt (bei fehlender Nasendurchgängigkeit)

  - Impressionen an Lippen, Zunge und palatinaler bzw. bukkaler Gingiva
- funktionelle Proben:
  - Sprechprobe, UK-Vorschub in Funktion
  - Mittellinienabweichungen in Okklusion und bei Mundöffnung
  - Tiefbissprobe (interokklusaler Ruheabstand)
- Zahnstatus
- Gingiva- und Mundschleimhautbefund
- Röntgenanalyse:
  - OPG → Durchbruchsfolge, Anlage der Weisheitszähne, Lage der Eckzähne
  - Kephalometrie:
    – ANB-Winkel (Norm: 1–5° in Abhängigkeit vom Gesichtstyp)
    – SNA ↑ Prognathie Oberkiefer
    – SNB ↓ Retrognathie Unterkiefer
    – +1 NA (22°) ↑ Protrusion, ↓ Retrusion
    – –1 NB (25°) ↑ Protrusion, ↓ Retrusion
  - Wachstumsrichtung → Prognose für Behandlungsfortschritt → bei sagittalem Wachstum bessere Prognose (für rasche Bissverschiebung) als bei vertikalem
  - Hand-Röntgenaufnahme zur Bestimmung des skelettalen Wachstums
  - Auswertung der Fotostataufnahme und Überprüfung der klinischen Profilanalyse und kephalometrischen Messdaten

Die Abweichungen der Inklination von Ober- und Unterkieferschneidezähnen sind auf das Normmaß zu *rekonstruieren*, um damit die sagittale Stufe auf die Bisslageabweichung der Kiefer zu reduzieren. 3° Inklination bedeuten 1 mm Pro- oder Retrusion. Aus dieser Berechnung kann das therapeutisch notwendige Zahnkippungs- und Bissverschiebungsausmaß quantifiziert werden.

- Modellanalyse:
  - Platzanalyse; 3° Protrusion = 1 mm notwendige Retrusion → entspricht ca. 2 mm Platzverlust im Zahnbogen
  - Mittenvergleich
  - Distalokklusion durch Kephalometrie in dentale und/oder skelettale Klasse II differenzieren
  - Rekonstruktion der Okklusion unter Einbeziehung von:
    – Leeway Space → Bestimmung im Eckzahnbereich im Wechselgebiss

Therapie von Bisslageanomalien

– Wanderungen durch vorzeitigen Milch-
zahnverlust
– UK-Rotation
– Bestimmung des Überbisses und der Schnei-
dekantenstufe
Prophylaxe:
● Beruhigungssauger, Mundvorhofplatte, Um-
wickeln des Lutschfingers, psychologische
Einflussnahme (Lutschkalender)
● Myotherapie:
– Spatelübungen
– Mundvorhofplatte (Hotz)
– Flötenspiel
– Mundbinde zur Unterstützung der Nasenat-
mung
Therapie:
● Transversalplatte zur Behebung des Schmal-
kiefers → mit Vorbissebene oder -rille zur
Mesialorientierung des Unterkiefers
● Aktivator zur Bissumstellung und indirekten
Bisshebung durch Extrusion im Seitenzahn-
gebiet → Bissöffnung (Twinblock, elastisch
offener Aktivator nach Klammt (EOA), Funk-
tionsregler nach Fränkel Typ II)
Bissöffnung → Cave vertikales Wachstum.
– Mit dem EOA kann durch gezieltes Aus-
schleifen eine transversale Erweiterung des
OK bis zu 3 mm erreicht werden.
– weitere abnehmbare Geräte zur Bissumstellung: Bionator (Balters), Gebissformer
(Bimler), Vorschubdoppelplatte (Schwarz/
Sander)
– festsitzende Geräte: Jasper Jamper, Herbst-
Apparatur, Sabagh-Feder, Klasse-II-Gummizüge in Kombination mit festsitzender Apparatur
● Distalisation der 1. Molaren im Oberkiefer bei
Prognathie und engstehender Protrusion
mittels Headgear oder Gaumenimplantat
● *Erwachsene:*
– keine Bissverschiebung möglich → Extraktion
von 2 Prämolaren im Oberkiefer rechts und
links, wenn Profil nicht nachteilig beeinflusst
wird → Retrusion OK-Schneidezähne
– festsitzende Apparatur mit Ausgleich der
ausgeprägten Spee-Kurve und Bisshebung
durch Intrusion im Frontzahngebiet
– bei nachteiliger Profilveränderung durch Extraktion → Dysgnathieoperation (monoma-
xillär → Obwegeser/DalPont)

● extremer Schmalkiefer → forcierte Gaumennahterweiterung mit Knochenverankerung
Retention mit Aktivator oder Platten, bis stabile Okklusion erreicht ist.
Rezidivgefahr besteht in einem Doppelbiss,
fehlender Interkuspidation und Weiterbestehen eines Habits.
Die *Prognose* ist gut bei zeitgerechter Nutzung des Wachstums, frühzeitigem Abstellen
von Habits und sicherer Okklusion.

Therapie von Bisslageanomalien

(Abb. 9.**3**, Abb. 9.**4** und Abb. 9.**5**.)

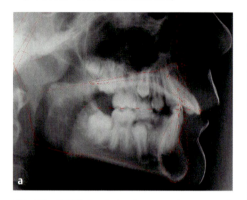

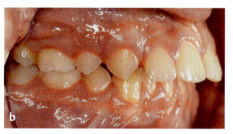

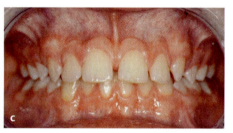

Abb. 9.**3** **13-jährige Patientin.** Vergrößerte sagittale Schneidekantenstufe, Protrusion der Schneidezähne und Distalbiss um eine halbe Prämolarenbreite.
a Ausgangsbefund im FR.
b ½ PB Distalokklusion im Seitenbild.
c Frontalansicht, Tiefbiss.

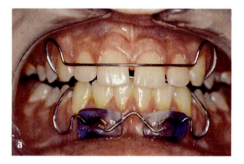

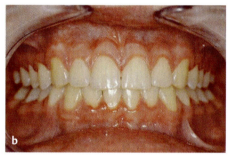

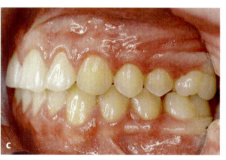

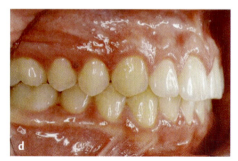

Abb. 9.**4** Behandlung der Patientin aus Abb. 9.3 mit dem elastisch offenen Aktivator (für ein Jahr) und Einstellung in die Neutralokklusion.

a EOA mit UK-Pelotten in situ.
b Behandlungsergebnis, frontal.
c Neutralokklusion, Seitenansicht, links.
d Seitenansicht, rechts.

Therapie von Bisslageanomalien

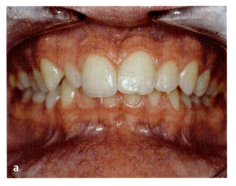

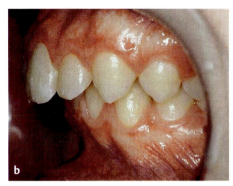

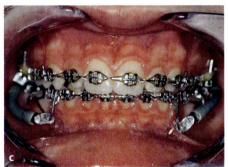

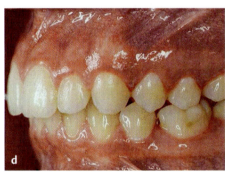

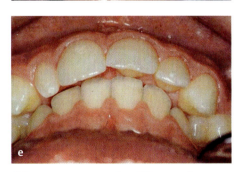

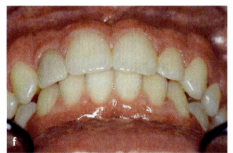

Abb. 9.5   Vergrößerte Schneidekantenstufe, Retrusion und Engstand der Schneidezähne, Distalbiss um 1 PB und Aplasie 35 (a, b). Einstellung in Neutralokklusion mit Jasper-Jumper (c, d). Im Einblick von kaudal ist die Reduktion der sagittalen Stufe und des Überbisses zu sehen (e, f). g: Überlagerung der Fernröntgenseitenbilder mit 13 Jahren (blau) und 17 Jahren und 5 Monaten (rot). Die Patientin vor der Behandlung (13-jährig) mit inkompetentem Mundschluss (h) und nach der Behandlung (17,5-jährig) mit mühelosem Lippenschluss (i).

a Frontalansicht, Tiefbiss.
b Einblick von links, sagittale Stufe.
c Jasper-Jumper zur Einstellung in Neutralokklusion.
d Einsicht von links, Aplasie 35.
e Einblick von kaudal vor Therapie mit Jasper-Jumper.
f Beseitigung der sagittalen Stufe.

Abb. 9.5   Fortsetzung g–i ▶

Therapie von Bisslageanomalien

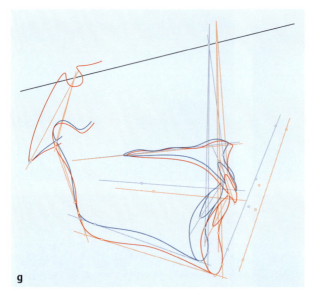

Abb. 9.**5** Fortsetzung
g – **i** siehe oben.

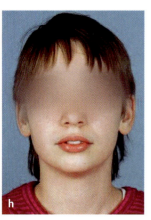

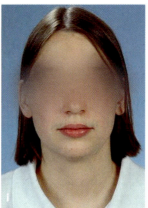

Angle-Klasse II/2

Synonyme:
- Deckbiss
- steil oder invertiert stehende Schneidezähne
- Steilbiss

Morphologie und Klinik:
- *steil oder invertiert stehende Schneidezähne* im Oberkiefer: dies nimmt auch nach dem Durchbruch der Schneidezähne bis zum 12. Lebensjahr noch zu.
- *schmaler Deckbiss*: nur die mittleren Schneidezähne stehen retrudiert und die seitlichen protrudiert

- *breiter Deckbiss*: alle 4 oder 6 Frontzähne stehen retrudiert
- vergrößerter Interinzisalwinkel
- große apikale Basis des Oberkiefers in sagittaler und transversaler Richtung bei gleichzeitiger Verkürzung und Abflachung des frontalen Zahnbogenanteils
- *Distalbisslage* des Unterkiefers bei regelrechter Inklination der UK-Schneidezähne
- seltener Neutralbisslage des Unterkiefers bei Retrusion der UK-Schneidezähne (U1/NB < 25°)

Therapie von Bisslageanomalien

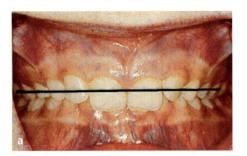 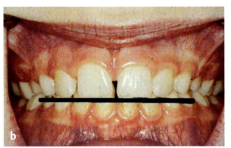

Abb. 9.6   Lage der Mundspalte. Beim Deckbiss **(a)** liegt die Unterlippe *auf* den Labialflächen der oberen Schneidezähne. **(b)** Nach der Bisshebung trifft die Mundspalte die obere Schneidekante → Elimination des Unterlippendrucks.

- Spee-Kurve im Unterkiefer verstärkt, im Oberkiefer umgekehrt
- Tiefbiss > 4 mm
- Lage der Mundspalte zu den Labialflächen der Schneidezähne: Beim Deckbiss liegt die Unterlippe auf den Labialflächen der oberen Schneidezähne und übt einen hohen Ruhedruck aus (Abb. 9.**6**) (s. u. Ätiologie)
- Einbisse in palatinale (OK) und bukkale Gingiva (UK)
  Funktionelle Proben:
- interokklusaler Ruheabstand (echter und Pseudotiefbiss, s. Abb. 4.**26**)
- Sprechprobe zur Differenzierung eines Zwangsdistalbisses
- Verlauf des interokklusalen Spalts bei Schneidekantenbiss gibt Auskunft über Gelenkbahnneigung im Verhältnis zur Schneidezahnführung. Bei einer steilen Gelenkbahn divergiert dieser Spalt nach dorsal, bei einer flachen konvergiert er (Abb. 4.**31**).
  Fernröntgenbefund:
- verkleinerter Inklinationswinkel für OK-Schneidezähne (Norm: + 1/Na = 22°, < 20° Zahnachse zur NA-Linie) und vergrößerter Interinzisalwinkel (Norm: +1/– 1 = 131° ± 5°) 140° bis 180°.
- B-Winkel < 20° (Norm: 21°) verkleinert
- Gonion-Winkel < 123° verkleinert
- horizontales Wachstumsmuster
- SNA-Winkel häufig vergrößert, Spina nasalis anterior prominent

- Index der oberen zur unteren Gesichtshöhe: über 84 % (Norm: 79 %)
- Hand-Röntgenaufnahme zur Bestimmung des Wachstumsgipfels
  Profil (typisch für Deckbiss):
- starke Sagittalentwicklung des Mittelgesichts, wodurch die Nase auf der prominenten Spina nasalis anterior aufsitzt („Großnasentyp")
- kleines Untergesicht
- tiefe Supramentalfalte, dadurch dominiert das spitze Kinn und die kräftige nach außen gerollte Unterlippe
- nach hinten schiefes Profil (Fotostat)
- transversal breit ausladende Jochbögen mit deutlich hervortretender Kaumuskulatur („Temporaliskauer" → durch steile dentale und Gelenkführung ist nur eine hackende, stanzende Kaubewegung möglich)
  Modellanalyse:
- Zahnbogenform und -breite
- Überbiss, interdentale Abstützung oder Einbisse in die palatinale Gingiva (Einblick von dorsal in den Zungenraum)
- Okklusion nach Rekonstruktion
- Platzanalyse
- Spee-Kurve in OK und UK

CAVE

Platzanalyse: Cave extractionem, da zumeist große apikale Basis.
Folgen:
- Beeinträchtigung der Ästhetik besonders durch die unregelmäßige Zahnstellung beim schmalen Deckbiss → Gefahr der Kronenfraktur und Luxation bei Unfällen
- parodontaler Abbau durch progrediente Bissvertiefung, Freilegung bukkaler Wurzelanteile im Unterkiefer und palatinaler Wurzelanteile im Oberkiefer → Zahnlockerung und vorzeitiger Zahnverlust

Therapie von Bisslageanomalien

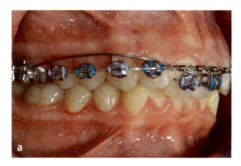
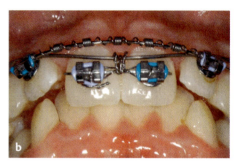

Abb. 9.**7** Isolierte Protrusion der mittleren Schneidezähne mit einem Base Arch **(a)**. Die Lücke zum
Durchtritt wird mit einer Druckfeder geöffnet **(b)**.

- erhöhte Kariesfrequenz durch Nischenbil-
dung
- ungünstige Belastungsbedingungen für Kro-
nen- und Brückenersatz
- schlechtere Nahrungszerkleinerung wegen
eingeschränkter Mahlbewegung
- Risikopatienten für Eckzahnretention
Ätiologie:
- *multifaktoriell-polygenetische Vererbung*
- Angle-Klasse II/2 wird als komplementäre
Anomalie zur mandibulären Prognathie angesehen, da bei dieser der Unterkiefer ver-
größert ist, während beim Deckbiss der
Oberkiefer eine Überentwicklung zeigt.
Fränkel meint, dass bei der Deckbissentste-
hung der M. orbicularis oris, besonders die
Unterlippe, die bei diesen Patienten einen
hohen Tonus aufweist, eine wesentliche Rolle
für die retrudierte Steilstellung der Schnei-
dezähne aufweist.
Prophylaxe: nicht möglich
Behandlung erfolgt in 2 Phasen:
- *Phase 1: Aufrichtung* und *Protrusion der
Schneidezähne* mittels *Protrusionsplatte* oder
Utility-Bogen.
- Bei einem breiten Kiefer können bilateral
2 Schrauben in die Platte eingesetzt werden,
um den mittleren Bereich für die s-Laut-Bil-
dung freizuhalten.
- Bei schmalem Deckbiss mit ausschließlicher
Retrusion der mittleren Schneidezähne soll-
ten diese auch isoliert mit einem Base Arch
protrudiert werden, um nicht die bereits

richtig stehenden seitlichen Schneidezähne
zusätzlich zu bewegen (Abb. 9.**7**).
- Bei bereits starker Überdeckung der Schneidezähne des Oberkiefers über die des Unterkiefers und Einleitung einer direkten Bisshebung im Unterkiefer, kann dies mit einem auf
die 4 Bukkalflächen aufgeklebten Retainer-
draht und angekoppeltem Ganzbogen begonnen werden, ohne dass Brackets aufge-
klebt werden müssen und eine Bisssperrung
erforderlich wird.
- *Beginn*:
  - Nach der Okklusionseinstellung aller
  Schneidezähne, um als Widerlager für die
  Protrusion neben den Molaren die noch festen Milchmolaren heranzuziehen,
  - *oder* nach Durchbruch der 1. Prämolaren.
- *Phase 2:* Nach Erreichen der normalen Inklination ist eine sagittale Schneidekantenstufe
entstanden, die zur *Bissverschiebung mit dem
Aktivator* genutzt wird.
- Vorher sollten 6 Monate Pause eingeschoben
werden, um ein Rezidiv durch den Labialbogen des Aktivators zu verhindern.
- Falls die Protrusion mit einem Utility-Bogen
erfolgte, kann dieser während der gesamten
Bissumstellungsphase belassen werden
(Abb. 8.**50**, **c**).
- Am Aktivator werden die Mulden für die Seitenzähne ausgeschliffen, um deren Verlängerung und damit eine Bisshebung zu erreichen.
Diese indirekte Bisshebung ist mit einer Posteriorrotation des Unterkiefers verbunden
(1 mm = 2,5° Öffnung ML/NL) und sollte bei
vertikalem Wachstumsmuster *nicht* vorgenommen werden. In diesen Fällen empfiehlt
sich eine *Intrusion der Schneidezähne* mit
festsitzenden Apparaturen (Abb. 9.**8**). Dabei

Therapie von Bisslageanomalien

werden gleichzeitig die Spee-Kurven in Ober- und Unterkiefer nivelliert.

Behandlungsziel ist es, die oberen Schneidezähne dem Druck der Unterlippe durch die Bisshebung zu entziehen.

Die Bissumstellungsphase dauert gegenüber der bei einem Distalbiss mit Protrusion der Schneidezähne häufig länger und die ANB-Reduktion fällt geringer aus. Ursache dafür können die steilere Gelenkbahn und der damit verbundene größere Umbau im Kiefergelenk sein. Auch ist von einer längeren Adaptation in der Kaumuskulatur, die einen höheren Tonus als bei anderen Bisslageanomalien aufweist, auszugehen.

Die 2-phasige Behandlung kann bei spätem Beginn *auch in 1 Phase* mittels festsitzender Apparatur oder mit dem *Gebissformer nach Bimler Typ B* erfolgen. Die Protrusion der Schneidezähne und die Bissumstellung erfolgen bei Letzterem gleichzeitig. Bei Behandlung mit *festsitzenden Apparatur* werden mit dem Utility-Bogen die Schneidezähne protrudiert und mit *Klasse-II-Gummizügen* die Bisslagekorrektur vorgenommen. Obwohl damit die Behandlungszeit reduziert wird, kann bei spätem Beginn die artikuläre und muskuläre Anpassung wesentlich erschwert werden, sodass ein Herbst-Scharnier oder Jasper Jumper erforderlich wird.

Liegt kein Distalbiss vor und ist der Deckbiss auf die Retrusion der oberen und unteren Schneidezähne zurückzuführen, sollte die Protrusion und Ausformung beider Kiefer mit festsitzenden Apparaturen erfolgen (z. B. Utility-Bogen, Ricketts 1988).

Obwohl aus der Retrusion der Schneidezähne in manchen Fällen ein erheblicher Platzmangel resultiert, ist der Platzgewinn durch die Protrusion und transversale Erweiterung aufgrund der großen apikalen Basis ausreichend, um die Zahnreihe engstandsfrei auszuformen. Eine Extraktion ist deshalb nur in absoluten Ausnahmefällen indiziert.

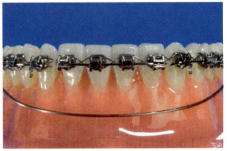
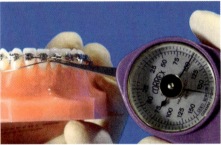
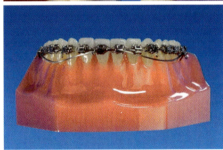

Abb. 9.**8** Einsatz des Base Arch zur Intrusion des Schneidezahnsegments im Unterkiefer. Die Kraft sollte nicht mehr als 1 N (100 g) betragen

Retention und Prognose:
Aufgrund des starken muskulären Einflusses in der Ätiologie muss eine Retentionsphase von ca. 2 Jahren der apparativen Behandlung folgen. Ein geklebter Lingualretainer an den Unterkieferfrontzähnen ist in jedem Fall erforderlich: Die *Prognose* ist besonders bei großem Ausmaß und spätem Behandlungsbeginn unsicher. Aufgrund der Progredienz der Anomalie und der erheblichen parodontalen Folgeschäden gibt es keine Alternative zur kieferorthopädischen Therapie.
Eine prothetische Bisshebung hat oft nur temporären Charakter, da wegen fehlender

Therapie von Bisslageanomalien

Protrusion der Schneidezähne bzw. Bissverschiebung keine scherenmäßige Abstützung
der Frontzähne erfolgt und diese sich wieder
verlängern können.

Falldemonstration Angle-Klasse II/2
(Abb. 9.**9** und Abb. 9.**10**)

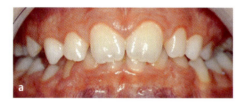

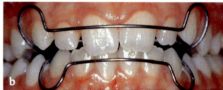

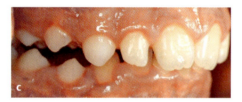

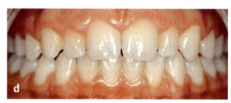

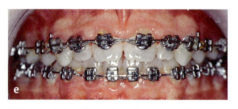

Abb. 9.9   Behandlung eines breiten Deckbisses.
Mit EOA und festsitzender Apparatur.
a Ausgangsbefund.
b EOA in situ.
c Vor Bisshebung.

d Bisshebung durch Extrusion der Seitenzähne.
e Festsitzende Apparatur zur Feineinstellung.
f Behandlungsabschluss vor Retention.

Therapie von Bisslageanomalien

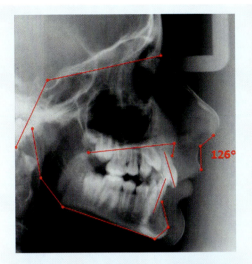

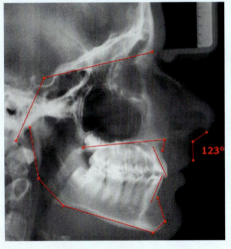

Messungen		08.02.00	24.06.03
SNA		84,9	82,5
SNB		78,8	79,0
ANB		6,1	3,5
SnPg		80,7	81,0
NSBa		128,3	128,2
$Gn - T_{go} - Ar$		119,1	116,2
Interincisal		140,5	132,2
O_1NA		11,1	19,3
U_1NB		22,3	24,9
O_1NA	[mm]	−0,4	1,0
U_1NB	[mm]	2,1	3,0
PgNB	[mm]	3,2	3,6
NL − NSL		6,0	8,1
ML − NSL		30,7	29,5
ML − NL		24,7	21,4
N − Sp`	[mm]	48,9	52,0
Sp` − Gn	[mm]	51,3	53,7
Index	[%]	95,4	96,8

Abb. 9.**10** **Stimulation des Unterkieferwachstums (ANB 6,1° → 3,5°) und Aufrichtung der Schneidezähne (11,1° → 19,5°) im Ober- und Unterkiefer.**

261

Therapie von Bisslageanomalien

Checklisten Klasse II/1 und Klasse II/2

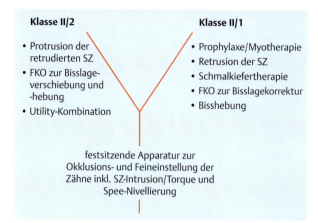

Klasse II/2

- Protrusion der retrudierten SZ
- FKO zur Bisslageverschiebung und -hebung
- Utility-Kombination

Klasse II/1

- Prophylaxe/Myotherapie
- Retrusion der SZ
- Schmalkiefertherapie
- FKO zur Bisslagekorrektur
- Bisshebung

festsitzende Apparatur zur Okklusions- und Feineinstellung der Zähne inkl. SZ-Intrusion/Torque und Spee-Nivellierung

Abb. 9.**11** **Management der Klasse-II/2- und Klasse II/1-Therapie.**

ABLAUF

Checkliste für die Behandlung der Klasse II/1 (Schmalkiefer mit Schneidezahnprotrusion):
- ● Diagnostik (ausgewählte Kriterien):
- – Befunderhebung: Parafunktion, Mundschluss, apikale Basis, Zahnungs- und Knochenalter
- – Funktionsanalyse: Vorbissmöglichkeit, Sprechprobe → Vorschub, Mittellinienverhalten
- – Fernröntgenanalyse: Wachstumsrichtung, Interinzisalwinkel, Schneidezahnachsen, vertikale Proportionen, sagittale Relation
- – Modellanalyse: Rekonstruktion → Okklusion, Bisslage, Platzbilanz, Asymmetrien
- ● Vorbehandlungen:
- – Erzielen eines spannungsfreien Mundschlusses (permanente Nasenatmung) → Myotherapie
- – Schmalkiefertherapie bei großem transversalem Defizit > 3 mm → Transversalplatte
- – Orientierung des Unterkiefers nach anterior bei regelrechtem Stand der unteren Schneidezähne durch Vorbissebene oder -rille
- ● Eingliederung des elastisch-offenen Aktivators (EOA):
- – Anzeichnung der Bisslage am Modell
- – Konstruktionsbiss im Kopfbiss (< 1 PB Rückbiss)
- – Konstruktionsbiss immer am Patienten, Einprobe jeder Korrektur
- – nach Fertigstellung im Labor → Führungsflächen für Seitenzähne so einschleifen, dass

diese nach *bukkal, posterior* und *kaudal* geleitet werden
- – Labial- und Protrusionsbögen sollten in Abhängigkeit von der gewünschten Bewegung aktiviert oder spannungslos angelegt werden (s. Geräte, S. 204). Die reaktiven Kräfte des Geräts auf die Frontzähne bei Unterkiefervorverlagerung müssen berücksichtigt werden. Sie sind durch Abstützdorne an den 1. Molaren abzufangen.
- – mindestens 14 h Tragezeit (6 h am Tag und in der Nacht), d. h. Tragezeit >50 % eines gesamten Tag-Nacht-Zeitraums
- ● Behandlungsverlauf:
- – Beginn: nach 1. Wechselgebissphase, spätestens S-Stadium (Hand-Röntgenaufnahme)
- – Bisshebung immer an Bisslageverschiebung koppeln
- – 4-wöchige Kontrollintervalle mit Korrektur der Führungsflächen → Ausschleifen der Glanzstellen/Führungsflächen des Twinblocks
- – Blockierung im Seitenzahngebiet, wenn Bisshöhe erreicht und Bissverschiebung noch nicht abgeschlossen. Wenn Zielbiss gewohnheitsgemäß erreicht ist → nur noch nächtliches Tragen erforderlich.
- – Multibandbehandlung (MB) zur Ausformung des Zahnbogens und achsgerechte Einstellung aller Zähne kann angeschlossen werden. Für Feineinstellung ohne MB werden Füh-

Therapie von Bisslageanomalien

rungsflächen und Abstützdorne am Aktivator entfernt.

– Retentionszeit alle 6 – 8 Wochen stufenweise reduzieren (jede Nacht, jede 2. Nacht, 3. Nacht usw.).

– Passfähigkeit des Retentionsgeräts muss gewahrt bleiben, sonst wieder Erhöhung der Tragezeiten.

– Kombination der Bisslageverschiebung mit festsitzender Apparatur:
  – Klasse-II-Gummizüge
  – Herbst-Scharnier, Jasper Jumper oder Sabagh-Feder bei spätem Beginn → nach DP3 u (Hand-Röntgenaufnahme)

Checkliste für die Behandlung der Klasse II/2 (Deckbiss):

● Diagnostik (ausgewählte Kriterien):

– Befunderhebung: Steilstellung der Frontzähne, Berührung der palatinalen Gingiva im OK und der bukkalen im UK durch Tiefbiss, *schmaler Deckbiss* (nur mittlere Schneidezähne stehen steil), *breiter Deckbiss* (alle Schneidezähne im Steilstand); Bisslage im Normalfall → distal, bei Neutralbiss → Retrusion der UK-Schneidezähne → ungünstige Prognose

– Funktionsanalyse: Differenzialdiagnostik zwischen Pseudo- und echtem Tiefbiss, Sprechprobe → Vorschub, Zwangsrücklage

– Fernröntgenanalyse: Wachstumsrichtung meist horizontal, großer Interinzisalwinkel, vertikale Proportion und sagittale Relation

● Vorbehandlung: im Sinne der Prävention nicht möglich
Die *Therapie* ist in Abhängigkeit vom Alter 1- oder 2-phasig durchführen.

● 2-Phasen-Behandlung:

– 1. Phase:
  – Aufrichtung der OK-Schneidezähne mit Protrusionsplatte → Kraftangriff mehr inzisal, um größere Kippung nach labial zu erreichen
  – Orientierung des UK in Regelbiss durch Vorbissrille oder -wall
  – Beginn der Behandlung direkt nach Einstellung der OK-Schneidezähne (1. Wechselgebissphase), bei späterem Beginn auf Durchbruch der 1. Prämolaren zur besseren Abstützung warten!

– 2. Phase: Einstellung des UK in Regelbiss und Bisshebung mit elastisch-offenem Aktivator (s.o).

● 1-Phase-Behandlung:

– Nach Abschluss der 2. Wechselgebissphase mit festsitzender Apparatur oder/und Klasse-II-Gummizügen durchführen → mit diesem Gerät können OK-Schneidzahnprotrusion, Bisshebung und Bisslageverschiebung gleichzeitig erfolgen.

– Sehr gute Mitarbeit (Einhängen der Klasse-II-Gummiringe) ist jedoch Voraussetzung für den Therapieerfolg.

● Behandlungsverlauf:

– Beginn: 1. oder 2. Wechselgebissphase, spätestens S-Stadium (Hand-Röntgenaufnahme)

– Bei großer M.-mentalis-Aktivität muss früh begonnen werden, Retention ist bis zum Durchbruch der 2. Molaren erforderlich. Nur eine gute Verzahnung und die Elimination des Unterlippendrucks auf die oberen Schneidezähne sichert das Ergebnis. Der M. orbicularis oris behält seine hohe Aktivität bei UK-Retainer.

Mandibuläre Prognathie – Progener Formenkreis

Synonyme:
● Progenie
● Mesialbiss
● Angle-Klasse III
● unterer Frontzahnvorbiss
● frontaler Kreuzbiss

Dieses Anomaliebild zeichnet sich durch eine sehr *große Variationsbreite* aus, die vom falschen Überbiss eines Schneidezahnpaars bis zum vollständigen Übergreifen des Unter- über den Oberkiefer reicht. Diese Vielfalt unterschiedlicher Anomaliebilder hat Bimler im „Progenen Formenkreis" zusammengefasst, der in modifizierter Form auch als Gliederung für die Darstellung von Morphologie, Ätiologie, Diagnostik und Therapie dienen soll. Bereits an anderer Stelle wurde auf die fehlerhafte Bezeichnung der Überentwicklung des Unterkiefers mit Progenie hingewiesen, da der Wortstamm „geneion" Kinn bedeutet. Der korrekte Terminus würde „mandibuläre Prognathie" lauten, da durch das überschießende

Therapie von Bisslageanomalien

Wachstum der Unterkiefer in toto vorverlagert wird.

Progener Formenkreis

Progener Zwangsbiss (falscher Überbiss von 1 – 2 Schneidezahnpaaren):
- Morphologie:
- Diese Zähne treten bukkal oder palatinal aus der Zahnreihe heraus.
- Im Seitenzahngebiet besteht zumeist Regelbiss, während der Schließbewegung kommen die Zähne zunächst in Kantenbiss, gleiten aber dann in die progene Situation → progener Zwangsbiss
- Ätiologie (lokale Zahnstellungsunregelmäßigkeiten):
- palatinaler Durchbruch der oberen oder bukkaler der unteren Schneidezähne wegen Platzmangel
- Milchzahnreste persistieren, die die oberen Schneidezähne nach palatinal verdrängen
- schnellerer vertikaler Durchbruch als labiale Aufrichtung der oberen Schneidezahnkeime
- Folgen:
- Der obere Schneidezahn schiebt sich wie ein Keil zwischen die unteren und verursacht dadurch eine seitliche Fehlbelastung, die unter Plaqueeinfluss zu einer *massiven Gingivaretraktion* führen kann.
- Nach Überstellung kann dies ausheilen, da mit dem weiteren Zahndurchbruch die klinische Krone sich auch an den Nachbarzähnen verlängert.
- Prophylaxe:
- Entfernung persistierender Milchzahnwurzeln
- *Spatelübungen* vor Erreichen des falschen Überbisses. Dabei wird der Spatel wie ein Hebel auf den unteren Schneidezahn aufgesetzt und gleichzeitig der obere nach bukkal bewegt (Abb. 9.**12**). Wegen des noch unvollständigen Wurzelwachstums und der weitmaschigen Knochenspongiosa besitzen die Zähne noch eine hohe Beweglichkeit und können durch die mehrfach auftreffende Hebelwirkung in ihrer Durchbruchsrichtung verändert werden. Die Spatelübungen sollten für 15 min 3-mal am Tag erfolgen.
- Nach Erreichen eines Kopfbisses kann der Unterkiefer mit leichtem Druck nach distal

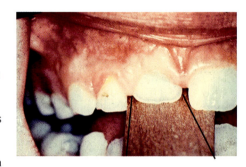

Abb. 9.**12**   Spatelübung.

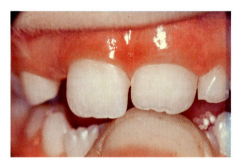

Abb. 9.**13**   Bei Kopfbiss und unvollständigem Durchbruch kann mittels Fingerdruck der Unterkiefer und der untere Schneidezahn aufgrund der hohen Elastizität in eine geringe Überbisssituation gebracht werden. Diese Position muss dann für 2 h mit einem Kopfverband gesichert werden.

geführt werden. Der so erreichte Überbiss sollte mit einem Kopfverband einige Stunden gesichert werden (Abb. 9.**13**).
- Behandlung: Bei einzelnen Zahnpaaren sollte so schnell wie möglich eine Überstellung erreicht werden, um eine Vertiefung des falschen Überbisses zu vermeiden.
- *abnehmbare* oder *festsitzende schiefe Ebene* (Abb. 8.**41**, Abb. 8.**42**): Sie hat eine ähnliche Hebelwirkung wie der Spatel. Durch das Auftreffen des oberen Zahns auf die schiefe Ebene wird er nach bukkal ausgelenkt, während der Labialbogen den unteren Schneidezahn nach lingual drückt. Wegen des fehlenden Seitenzahnkontakts darf das Gerät maximal 3 Wochen getragen werden, da sonst durch Extrusion der Seitenzähne ein offener Biss entsteht. In dieser Zeit sollte versucht werden, sie auch beim Essen zu tragen.

Therapie von Bisslageanomalien

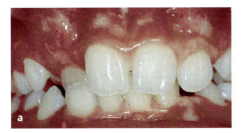

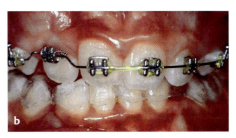

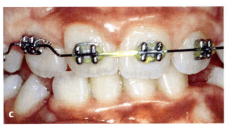

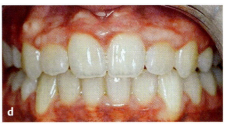

Abb. 9.**14**   Nach mehrmonatigem erfolglosem Versuch der Überstellung des 12 mit abnehmbarer Aufbissplatte und Protrusionsfeder → Behandlung mit festsitzender Apparatur. Der Zahn 12 wird mit dem elastischen Bogen zunächst intrudiert und dann protrudiert. Für die notwendige Bisssperre wird im Unterkiefer eine Acrylschiene eingesetzt, die im Bereich des 12 ausgeschliffen wird.

a Ausgangssituation.
b Mit Schiene.
c Ohne Schiene im Kopfbiss.
d Abschluss der Behandlung.

– *Oberkieferplatte* mit *Protrusionsfeder* oder *-segment*. Wichtig ist die Anbringung von Aufbissen im Seitenzahngebiet, damit eine Bisssperre im Frontzahngebiet entsteht, die eine Überstellung des palatinal stehenden Zahns ermöglicht.

– Als letztes Mittel ist eine *festsitzende Apparatur* anzuwenden. Mit dieser kann der obere Schneidezahn zunächst intrudiert und dann nach labial überstellt werden. Die Bisssperre zur schnelleren Überstellung kann durch eine Aufbissschiene im Unterkiefer, welche in diesem Bereich ausgeschliffen wird, erreicht werden (Abb. 9.**14**).

● Retention und Prognose: Nach Überstellung und Erreichen eines Überbisses von 2 mm ist eine weitere Retention nicht notwendig und die Rezidivgefahr ist äußerst gering.

Die progene Verzahnung einzelner Zähne ist möglichst rasch aufzulösen, um Wachstumshemmungen und parodontale Schäden zu verhinder (Abb. 9.**15**).

Zwangsprogenie *mit* Schneidekantenbiss-Möglichkeit (mehr als 2 Schneidezahnpaare im falschen Überbiss; Kopfbiss möglich):

● Morphologie und Funktion:

– *Mehr* als 2 Schneidezahnpaare zeigen einen falschen Überbiss, ein Schneidekantenbiss in der Öffnungs- und Schließbewegung ist noch möglich.

– Die Zwangsführung nach mesial wird häufig durch nicht abradierte Milcheckzähne unterstützt.

– Es besteht eine Regel- oder leichte Mesialokklusion.

● Ätiologie: Die genetisch geprägte Verstärkung des Unterkieferwachstums und/oder Hypoplasie des Oberkiefers haben ätiologisch eine gleich große Bedeutung wie lokale Zahnstellungsunregelmäßigkeiten durch Platzmangel und persistierende Wurzelreste.

● Folgen:

– Hemmung des Oberkieferwachstums in sagittaler Richtung

– parodontale Schäden

– Gingivaretraktionen

Therapie von Bisslageanomalien

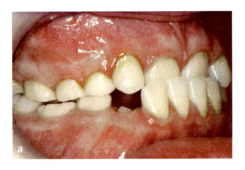
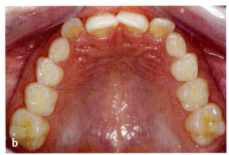
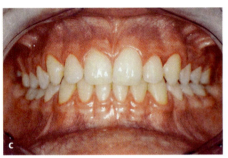
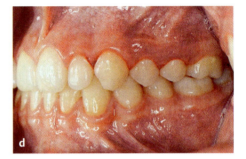

Abb. 9.**15 Progene Verzahnung von 11 und 21.** Überstellung mit abnehmbarer Platte mit Protrusionssegment und seitlichen Aufbissen.

a Ausgangssituation.
b OK-Einblick mit retrudierten SZ.
c Abschluss, frontal.
d Abschluss, linke Seite.

● Prophylaxe:
– Beschleifen der Milcheckzähne, um Zwangsführung aufzuheben
– Entfernung persistierender Wurzelreste
● Behandlung:
– *Protrusionsplatte* mit seitlichen Aufbissen und Gegenkieferbügel
– *Y-Platte* bei sagittalem und transversalem Defizit
● Retention und Prognose:
– Trotz gesicherten Überbisses muss die weitere Gebissentwicklung überwacht werden, da isolierte Unterkieferwachstumsschübe zum Rezidiv führen können.
– Wenn keine lokalen Störfaktoren offensichtlich sind, ist Prognose als unsicher einzuschätzen.
 Zwangsprogenie *ohne* Schneidekantenbiss-Möglichkeit (mehr als 2 Schneidezahnpaare im falschen Überbiss; Kopfbiss *nicht* möglich):
● Morphologie und Funktion: wie bei vorangegangener Gruppe, jedoch ohne Schneide-

kantenbissmöglichkeit in der Öffnungs- und Schließbewegung
● Ätiologie: Genetisch bedingte Verstärkung des Unterkieferwachstums oder Oberkieferhypoplasie dominieren gegenüber lokalen Störfaktoren. Die Zwangsführungskomponente tritt in den Hintergrund.
● Folgen:
– Hemmung des Oberkieferwachstums
– Anpassung in Gelenk und Muskulatur
● Prophylaxe: nicht möglich
● Modell- und Fernröntgenanalyse: wie bei Progenie (s. u.)
● Behandlung:
– *Protrusionsplatte* mit seitlichen Aufbissen und Gegenkieferbügel, wenn Zahnachsen der OK-Schneidezähne normal oder retrudiert stehen.
– Bei schon vorhandener Protrusion sollte Funktionsregler Typ III Anwendung finden (s. u.).
● Retention und Prognose:
– Retention und Kontrolle des Überbisses bis zum Abschluss der Gebissentwicklung.

Therapie von Bisslageanomalien

- Kritische Phasen für isolierte Wachstumsschübe auf den Unterkiefer sind der Schneide- und Eckzahndurchbruch sowie die Pubertät.
- Prognose unsicher → Wachstumskontrolle mit Hand-Röntgenaufnahme
  Mandibuläre Prognathie (echte Progenie):
- Morphologie der Zahnbögen und Kiefer (klinische Symptomatik):
- sagittale und häufig auch transversale Überentwicklung des Unterkiefers (Alveolarfortsatz und basaler Anteil)
- alle Frontzähne im falschen Überbiss
- negative sagittale Stufe
- Lücken im Milchgebiss
- Mesialbiss
- Kreuzbiss im Seitenzahngebiet
- vertikal offener Biss möglich
- keine Schneidekantenbiss-Möglichkeit
- verfrühter Durchbruch der permanenten Zähne im Unterkiefer, da Platzüberschuss im Alveolarfortsatz
- vergrößerte Zunge mit seitlichen Impressionen durch Molaren → beim Herausstrecken kann mit der Spitze das Kinn oder Nase erreicht werden.
- Röntgen- und Fernröntgenbefund:
- große Lücken zwischen den Zahnkeimen im UK im OPG
- Vergrößerung des Kieferkörpers und Verlängerung des Astes (Norm: UK-Basis : Ast = 7 : 5, UK-Basis = N – Se + 3 mm, nach A.M. Schwarz)
- Gonion-Winkel > 123°
- ANB-Winkel (Norm: 2° ± 2°) < 0°
- SNB-Winkel (Norm: 80° ± 3°) vergrößert
- Mandibuläre Prognathie kann sowohl mit mehr horizontalem oder vertikalem Wachstum verbunden sein, Differenzierung durch ML-NL-Winkel und weitere Wachstumskriterien erforderlich.
- Protrusion der OK- und Retrusion der UK-Schneidezähne ist *Ausdruck natürlicher Kompensation der Bisslageanomalie.*
- Hand-Röntgenaufnahme zur Bestimmung des Wachstumsgipfels
- Profil:
- vorspringendes Kinn
- positive Lippentreppe
- abgeflachter Kieferwinkel

- Profilverlauf schief nach vorn (Fotostat)
- verlängertes Untergesicht, verstärkt bei vertikalem Wachstum
- Mittelgesicht erscheint unterentwickelt → Differenzialdiagnose zur Oberkieferhypoplasie (kleiner SNA, normaler SNB)
- Modellanalyse:
- Okklusion nach Rekonstruktion
- Messung der negativen Schneidezahnstufe
- Messung des Überbisses oder offenen Bisses
- Mittellinienabweichung
- gesundheitliche Folgen:
- ästhetische Entstellung → psychische Belastung → Psychosomatik
- funktionelle Einschränkungen, fehlende Abbissmöglichkeit
- parodontaler Abbau aufgrund fehlender Kaubelastung
- Kiefergelenksdysfunktionen
- ungünstige Krafteinleitungsbedingungen auf Alveolarfortsätze für Totalprothetik
- Ätiologie:
- *multifaktoriell-polygenetisch*
- Vererbung steht im Vordergrund, in Ausnahmefällen kann *monogener Erbgang* vorliegen. Differenzialdiagnostisch muss in diesen Familien das Anomaliebild bei den Betroffenen sehr ähnlich sein (Habsburger Unterlippe) und nicht so stark variieren wie im beschriebenen progenen Formenkreis.
- Prophylaxe: nicht möglich
- Behandlung:
- Milchgebiss: *Kopf-Kinn-Kappe* (ab dem 4. Lebensjahr)
- Wechselgebiss:
  - nach Durchbruch der 1. Molaren im UK → *Funktionsregler Typ III* (FR III) (Abb. 8.**49** und Abb. 8.**50**, **h**)
  - Durch den Zug der Oberkieferpelotten können die Schneidezähne im Durchbruch überstellt werden und damit auch die *apikale Basis* des Oberkiefers *sagittal* und *transversal* im Wachstum stimuliert werden.
- permanentes Gebiss:
  - FR III, alle Platten- und Aktivatormodifikationen wirken mehr dental und verstärken die schon bestehende Inklination der Schneidezähne. Dies trifft auch für die festsitzende Apparatur in Kombination mit Klasse-III-Gummizügen zu.

Therapie von Bisslageanomalien

– Der Behandlungserfolg, messbar an der Überstellung der oberen Schneidezähne, wird häufig durch erneute Wachstumsschübe zunichtegemacht.

– Neben der Kopf-Kinn-Kappe kann auch mit dem Unterkiefer-Headgear versucht werden, das überschießende Wachstum zu hemmen.

● Retention und Prognose:

– Die Retention muss unbedingt bis zum Abschluss der Dentition und die Überbisskontrolle bis zum Durchbruch der 3. Molaren erfolgen.

– Die Prognose bleibt bis zum Wachstumsabschluss unsicher.

MERKE

> Die mandibuläre Prognathie sollte so früh wie möglich und solange als nötig behandelt werden.

CAVE

● Wenn bis zur Okklusionseinstellung der 2. Molaren kein sicherer Überbiss erreicht worden ist, sollte dem Patienten die chirur-gische Korrektur nach dem 18. Lebensjahr vorgeschlagen werden. Der weitere Versuch, eine Überstellung der Schneidezähne zu erreichen, führt zu einer noch stärkeren Schneidezahninklination und Fehlbelastung der Schneidezähne.

● Die Extraktion von Prämolaren im Unterkiefer, als Versuch der Wachstumshemmung oder als Ausgleich zu einer Prämolarenextraktion wegen Platzmangels im Oberkiefer, muss bei einer ausgeprägten mandibulären Prognathie als ärztlicher Kunstfehler angesehen werden, da die Unterkieferbasis unbeeinflusst bleibt und durch die Verkleinerung des Alveolarfortsatzes das Kinn spitzer und prominenter wird.

Falldemonstration progener Formenkreis

(Abb. 9.**16**, Abb. 9.**17**, Abb. 9.**18**, Abb. 9.**19**, Abb. 9.**20** und Abb. 9.**21**)

Abb. 9.16 Kopfbiss und progene Verzahnung der oberen Milchschneidezähne mit den unteren Schneidezähnen. Behandlung mit dem Funktionsregeler Typ III. Durch den Zug der Oberkieferpelotten **(blau)** erfolgt über den Zug am Periost ein alveolärer Anbau, der die permanenten Schneidezähne in regelrechter Position durchbrechen lässt.

a Ausgangsbefund, Kopfbiss.
b Frühbehandlung mit FR III.
c Durch Pelottenzug brechen die SZ regelrecht durch.
d Gesicherter Überbiss.

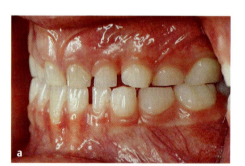

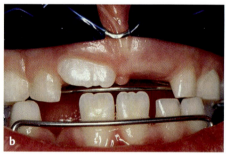

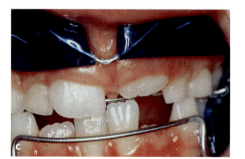

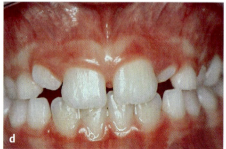

Therapie von Bisslageanomalien

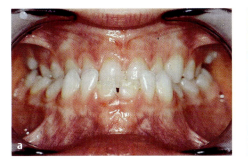

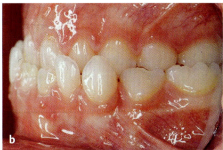

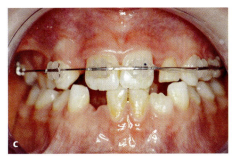

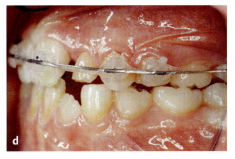

Abb. 9.**17** **Zirkuläre Überentwicklung des Unterkiefers und Hypoplasie des Oberkiefers bei 6-jährigem Jungen.** Nach anfänglicher Behandlung mittels Funktionsregler Typ III → weitere Überstellung der Schneidezähne mit festsitzender Apparatur.

a Ausgeprägte Progenie im Milchgebiss.
b Seitenansicht Prognathie des UK.
c Überstellung der SZ mit festsitzendem Apparat.
d Seitenansicht (von **c**)

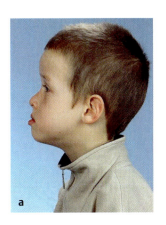

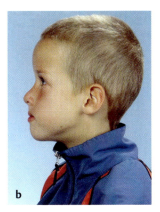

Abb. 9.**18** **Patient aus** Abb. 9.**17.** Deutliche Wachstumsstimulation des Oberkiefers und des Mittelgesichts bei Prognathie des UK.
a Alter 6,0 Jahre.
b Alter 7,4 Jahre.

Therapie von Bisslageanomalien

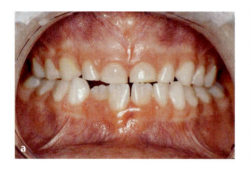
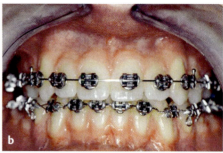
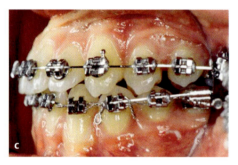
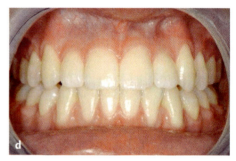
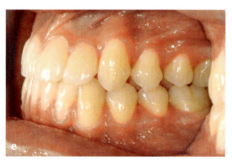
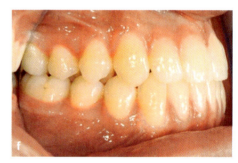

Abb. 9.**19** **Behandlungsverlauf bei Patientin mit progressiver mandibulärer Prognathie.** Kopfbiss und progene Einzelverzahnung im frühen Wechselgebiss im Alter von 7 Jahren und 11 Monaten **(a)**. Zunächst Behandlung mittels FR III und später mit festsitzender Apparatur, dadurch konnte der Überbiss der Frontzähne erreicht und stabilisiert werden **(b, c, d)**. Die Mesialokklusion am Ende der Behandlung ist jedoch Hinweis auf das anhaltende Unterkieferwachstum **(e, f)** (s. Fernröntgenprotokoll, Abb. 9.**20**).

Therapie von Bisslageanomalien

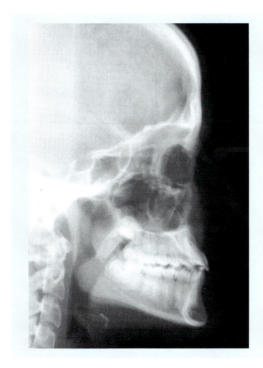

	AM	ZM	SM
SNA	73,5°	75,6°	76,6°
SNB	74,3°	77,9°	78,6°
ANB	−0,8°	−2,3°	−3,1°
WITS	−6,8 mm	−5,3 mm	−6,1 mm
NL-NSL	9,9°	11,8°	12,3°
ML-NSL	36,8°	29,2°	27,0°
ML-NL	26,9°	16,7°	17,3°
ArTgoGn	121,3°	116,0°	113,6°
O1-NA	17,2°	30,1°	33,5°
O1-U1	149,0°	133,4°	130,2°
U1-NB	14,6°	18,8°	18,3°
Index	88,4	90,0°	92,8°

Abb. 9.**20** **Fernröntgenprotokoll (zu** Abb. 9.**19).** Analysen zum Zeitpunkt des Anfangsmodells **(AM)**, des Zwischenmodells **(ZM)** und des Schlussmodells **(SM).** Das exzessive Unterkieferwachstum ist am ANB-Winkel, der sich von − 0,8° auf − 3,1° verschlechterte, zu erkennen (Norm: + 2,0°). Die dentale Kompensation ist am ansteigenden Winkel O1/ NA (von 17,2° auf 33,5°) ablesbar (Norm: 22°).

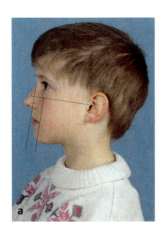
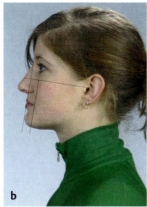

Abb. 9.**21** **Patientin aus** Abb. 9.**19.** Im Profil ist eine Verschiebung vom geraden Verlauf zum Verlauf schief nach vorn ablesbar.
a Alter 7 Jahre 11 Monate.
b Alter 14 Jahre 2 Monate.

Therapie von Bisslageanomalien

Maxilläre Mikrognathie (unechte Progenie) – Hypoplasie des Oberkiefers:
- Morphologie der Zahnbögen und Kiefer (klinische Symptomatik):
- – sagittale und transversale Unterentwicklung (Hypoplasie) des Oberkiefers bei normal ausgeprägtem Unterkiefer (Synonym Pseudoprogenie)
- – alle Frontzähne im falschen Überbiss
- – negative sagittale Stufe
- – Zahnengstand im Oberkiefer
- – Neutral- oder Mesialbiss
- – Kreuzbiss im Seitenzahngebiet
- – keine Schneidekantenbiss-Möglichkeit
- Röntgen- und Fernröntgenbefund:
- – engstehende Zahnkeime im Oberkiefer
- – verkürzte Oberkieferbasis im Verhältnis zur Unterkieferbasis und zur vorderen Schädelbasis (Norm: OK : UK = 2 : 3, OK-Basis ≈ N – S × $^2/_3$)
- – ANB-Winkel 0, negativ
- – SNA-Winkel (Norm: 82,3°) verkleinert, dagegen SNB = Norm: 80,3°
- – vertikale Proportionen und Schneidezahninklinationen variieren
- Profil:
- – konkaves Profil (schief nach vorn)
- – hypoplastisches Mittelgesicht
- – kurze Oberlippe, positive Lippentreppe
- Modellanalyse:
- – Okklusion nach Rekonstruktion
- – Messung der negativen Schneidezahnstufe
- – Messung des Überbisses
- – Platzbilanz, Bestimmung des Engstandsgrades im Oberkiefer, Zahnbogenlängen und -breitenbestimmung
- – Mittellinienabweichung
- Folgen:
- – ästhetische Beeinträchtigung wie bei mandibulärer Prognathie
- – funktionelle Einschränkungen
- – Plaquenischen → erhöhte Karies- und Gingivitisfrequenz aufgrund des Zahnengstands im Oberkiefer
- – ungünstige Bedingungen für Totalprothetik (s. o.)

- Ätiologie:
- – Neben der *multifaktoriell-polygenetischen* Vererbung des hypoplastischen Oberkiefers wird die gleiche Symptomatik auch durch die *multiple Aplasie von Zahnkeimen* und bei *Lippen-Kiefer-Gaumen-Spalten* verursacht.
- – Auch der massive vorzeitige Milchzahnverlust im Oberkiefer kann ein Wachstumsdefizit im betroffenen Alveolarfortsatz bewirken. Maxillofaziale Dysplasien sind ebenfalls mit Oberkieferhypoplasien verbunden.
- Prophylaxe:
- – Ist nur bei den lokalen Ursachen durch Lückenhalter bei Aplasie und Zahnerhaltung bei hoher Kariesintensität möglich.
- – Eine optimale Operationstechnik und Wahl des Zeitpunkts bei LKGS-Spalten können zur Normalisierung des Oberkieferwachstums beitragen.
- Behandlung:
- – *Protrusions-* oder *Y-Platte* bei geringem Ausmaß der negativen Schneidezahnstufe und normaler oder retrudierter Inklination der Schneidezähne
- – *Gesichtsmaske nach Delaire* ist nach Durchbruch der 1. Molaren und Schneidezähne das Mittel der Wahl. Dem sagittalen Zug wird eine forcierte Gaumennahterweiterung vorgeschaltet.
- – *Funktionsregler nach Fränkel Typ III* ist ebenfalls als Frühbehandlungsgerät und im permanenten Gebiss geeignet.
- – Mit einer *Ausgleichsextraktion im Unterkiefer* bei Aplasie im Oberkiefer kann ebenfalls eine Bisslageharmonisierung erreicht werden. Auch hier sollte – wie bei mandibulärer Prognathie – die Zahnachsenstellung der unteren Schneidezähne in die Indikationsstellung einbezogen werden.
- Retention und Prognose:
- – Da es sich, anders als bei mandibulärer Prognathie, um ein Wachstumsdefizit handelt, muss bei sicherer Überstellung die Retentionszeit nicht so lang ausgedehnt werden. Eine Kontrolle bis zum Abschluss der Dentition ist auch hier angezeigt.
- – Die Prognose ist vom Ausmaß der Mikrognathie abhängig.

Therapie von Bisslageanomalien

**Falldemonstration
Oberkieferhypoplasie**
(Abb. 9.**22**, Abb. 9.**23** und Abb. 9.**24**)

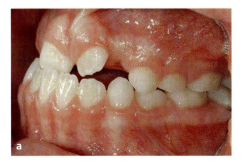
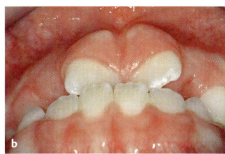
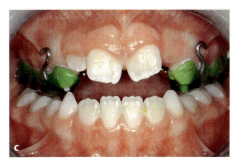
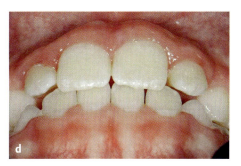

Abb. 9.**22   Oberkieferhypoplasie (bei 7-jährigem Jungen).** Nach Behandlung mit Delaire-Maske und vorgeschalteter forcierter Gaumennahterweiterung konnte eine stabile Überstellung der Schneidezähne erreicht werden.

a Ausgangsbefund, OK-Hypoplasie.
b Einblick von unten.
c Einzementierte OK-Platte zur transversalen und sagittalen Nachentwicklung (Delaire-Maske).
d Resultat.

273

Therapie von Bisslageanomalien

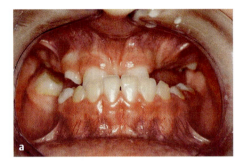
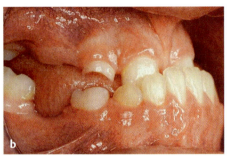

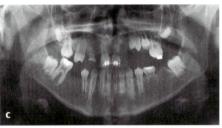
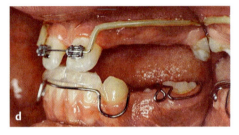

Abb. 9.**23 Oberkieferhypoplasie aufgrund einer hochgradigen Zahnunterzahl.** Oligodontie bei 8-jährigem Mädchen. Die progene Verzahnung ist auf das Fehlen der lateralen Schneide- und der Eckzähne im Oberkiefer zurückzuführen, da diese Zähne im Unterkiefer vorhanden sind. Behandlung mittels abnehmbarer Apparatur im Unterkiefer zur Retrusion der Schneidezähne und Bisssperre. Im Oberkiefer wird zur Überstellung der Schneidezähne ein Utility-Bogen genutzt.

a Ausgangsbefund Oligodontie und OK-Hypoplasie.
b Seitenansicht.
c Oligodontie. Es fehlen 2 Prämolaren im UK, 5 Zähne im OK.
d Überstellung mit UK-Utility und UK-Platte.

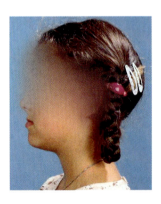
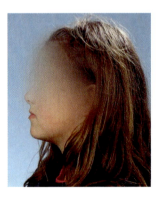

Abb. 9.**24** Verbesserung des Profils der Patientin (Abb. 9.**23**) durch Stimulation des Oberkieferwachstums.

Therapie von Bisslageanomalien

Checkliste mandibuläre Prognathie

Checkliste für die Behandlung einer mandibulären Prognathie (Progenie) mit dem Funktionsregler Typ III nach Fränkel:

● Diagnostik (ausgewählte Kriterien):
– Befunderhebung:
  – Überentwicklung UK oder Unterentwicklung OK
  – Kreuzbiss
  – Zahnungs- und Knochenalter
  – Zungengröße,
  – lückiger oder engstehender Zahnbogen
  – Kieferwinkel
– Funktionsanalyse:
  – Kopfbiss möglich?
  – maximaler Rückbiss
  – Zunge an Nasenspitze?
  – interokklusaler Ruheabstand → Kompensation des progenen Profils
  – Mundschluss
– Fernröntgenanalyse:
  – Kieferwinkel
  – Basiswinkel
  – sagittale Relationen der Kiefer zur Schädelbasis und der Kiefer zueinander
  – Schneidezahnachsen
● Frühbehandlung:
– Mundschluss
– Beschleifen von Milchzähnen, die progen verhakt sind
– Kopf-Kinn-Kappe und Aktivator im Milchgebiss
– Überstellung einzelner bleibender Zähne, die in progener Stellung durchbrechen, mithilfe von Spatelübungen, der schiefen Ebene oder einer Protrusionsplatte
● Eingliederung des Funktionsreglers Typ III (Fränkel):
– frühestens nach Durchbruch der 1. Molaren im UK
– Konstruktionsbiss in maximaler UK-Rücklage
– Radierung der Umschlagfalte auf dem Modell für Pelotten und Seitenschilder (2 – 3 mm)
– OK-Pelotten müssen vorgestellt werden können
– Eintragen 2 h pro Tag für 4 Wochen. Danach alle 2 Wochen um 2 h erhöhen, bis Tragezeit von 8 h täglich und nachts nach 8 Wochen erreicht ist.

● Behandlungsverlauf:
– Beginn mit 6 – 7 Jahren → verlängerte Behandlungszeit
– Druckstellen beseitigen (häufig an Frenula)
– Weiterführung mit festsitzender Apparatur
– Retention mindestens bis nach der Pubertät; Hand-Röntgenaufnahme
– wenn bis zum Abschluss der Gebissentwicklung keine Überstellung der Schneidezähne → Dysgnathieoperation

Offener Biss

Nach der Ätiologie und Topografie werden *2 Arten* des offenen Bisses unterschieden (ergänzende Differenzierung):
● alveolär offener Biss
● skelettal offener Biss
  Während die eine Form sich auf den Alveolarfortsatz beschränkt, ist beim skelettal offenen Biss der gesamte Gesichtsschädelaufbau betroffen. In der Systematik werden deshalb beide Arten jeweils gegenüber gestellt (Tab. 9.**1**).
● Morphologie und Klinik:
– vertikales Klaffen der Zahnreihen, *Fehlen des Überbisses* < 0 mm,
– Angabe der Zahnpaare ohne Okklusion
– *frontal und seitlich* offener Biss
– Schneidezähne können sowohl protrudiert als auch regelrecht stehen
– Zahnengstand im Oberkiefer
● Differenzialdiagnose: Tab. 9.**1**
● funktionelle Probe: permanenter Mundschluss, um Verlegung der Nasenatmung auszuschließen
● Modellanalyse:
– Anzahl der kontaktlosen Antagonistenpaare im Front- und/oder Seitenzahnbereich
– Messung der lichten Distanz in Okklusion
– Platzbilanz
– Okklusion nach Rekonstruktion
– Spee-Kurve OK und UK
– Symmetrievergleich sagittal, transversal und vertikal
● Folgen:
– ästhetisch nachteilig durch verlängertes Untergesicht, zumeist massives Kinn und offener Mund

Therapie von Bisslageanomalien

alveolär offener Biss	skelettal offener Biss
Schneidezahnintrusion oder fehlender Durchbruch	–
Abstand vom Okklusionsplanum zur Schneidekante + 1 und zu + 6 steht im Verhältnis < 4 : 4 (Norm: 6 : 4)	Verhältnis 6 : 4
normale Gesichtsproportion	Untergesicht vergrößert (Index < 74 %)
B-Winkel im Normbereich (21°)	B-Winkel vergrößert (> 25°)
Gonionwinkel in der Norm	Gonionwinkel vergrößert (> 130°)
alle Wachstumsarten	vertikales Wachstum, Posteriorrotation der Mandibula
ausgeprägte Spee-Kurve im OK	normale oder verstärkte Spee-Kurve im UK
stärkere Ausbildung des Alveolarfortsatzes im Eckzahn- als im Frontzahnbereich	–
Parafunktionen (Lutschen, Zungenpressen)	–
Profil *gering* schief nach hinten	Profil *ausgeprägt* schief nach hinten
Mundatmung und kurze Oberlippe	
Sigmatismus (s-Lautbildungsstörung)	

Tab. 9.**1**   Differenzialdiagnose zwischen den beiden Formen des offenen Bisses (Morphologie, Fernröntgen und Profil).

– gesundheitliche Folgen der Mundatmung:
  – fehlende Luftreinigung → erhöhte Infektneigung
  – vermehrte Karies und Parodontalerkrankungen durch Austrocknung der Schleimhäute und der Schmelzoberfläche (Störung der Remineralisation)
– Störung der s-Lautbildung: Zunge kann sich für die Lautbildung nicht hinter den Schneidezähnen anlegen, sondern rutscht zwischen die Zahnreihen, wodurch der typische Lispelzischlaut erzeugt wird.
– Störung der Abbiss- und Kaufunktion
● Ätiologie:
– Beiden Arten des offenen Bisses liegt eine multifaktoriell-polygenetische Vererbung zugrunde. Beim *alveolär offenen* Biss stehen jedoch *exogene* Faktoren wie *Lutschhabits und Zungenpressen* im Vordergrund, während beim *skelettal offenen Biss die erbliche Komponente* eindeutig überwiegt.

– Eine Sonderform, die nur bei Mangel an Vitamin D und Systemerkrankung auftritt, ist der *rachitisch offene Biss*, der morphologisch dem skelettal offenen Biss gleicht und auf die unterschiedlichen Muskelzugrichtungen bei erhöhter Verformbarkeit durch fehlende Mineralisation zurückzuführen ist. Der verstärkte Zug der Mm. geniohyoidei, Mm. genioglossii et biventer digastrici bewegt im frontalen Bereich den Unterkiefer nach kaudal und die Mm. masseterici et temporales, die im Kieferwinkel angreifen, üben einen kranialen Zug aus. Der M. orbicularis oris hat in diesem Fall einen zu geringen Tonus.
● Prophylaxe ist nur durch Ausschaltung der exogenen Faktoren, die hauptsächlich den alveolär offenen Biss verursachen, möglich:
– Mundvorhofplatte als Ersatz für Beruhigungssauger und Lutschfinger
– Mundvorhofplatte mit Zungenschild oder lingual geklebte Spikes zur Eindämmung des Zungenpressens

Therapie von Bisslageanomalien

- Oberkieferplatten mit palatinal angebrachten Mulden oder Kugeln zur Umorientierung der Zungenspitze an den Gaumen
- Abgewöhnen des Lutschens (s. S. 143, Prophylaxe)
- myofunktionelle Übungen zum Lippenschluss und Umstellung auf permanente Nasenatmung
- Behandlung:
- mesiales Beschleifen oder Extraktion der Milcheckzähne, um Behinderung der bleibenden Schneidezähne beim Durchbruch aufzuheben, da sie wie in einem Tonnengewölbe oder gotischen Bogen zueinander stehen.
- *Kopf-Kinn-Kappe* mit Hochzug
- *Transversalplatte* bei frontalem Engstand und Schmalkiefer; Labialbogen kann nach kaudal aktiviert und in Brackets oder Klebeknöpfchen auf Frontzähnen eingelegt werden. Diese Extrusion der Schneidezähne ist nur bei der alveolären Form sinnvoll.
- Beim seitlich offenen Biss können an die Platte, zur Hemmung der Einlagerung von Wangenschleimhaut, *Seitenschilder* angebracht werden.
- *Funktionsregeler nach Fränkel Typ I* zum Training des Mundschlusses und Anteriorrotation des Unterkiefers
- *Headgear* mit *parietalem* oder *vertikalem Zug* zur Intrusion der Molaren. Dazu ist eine Kopfkappe nötig.
- Mit *skelettal verankerten Minischrauben* ist wie bei Supraokklusion eine Molarenintrusion und damit eine Bisssenkung durch die sogenannte Autorotation der Mandibula möglich → sie kann mehr in Richtung Okklusion schwenken (Abb. 9.**25**).

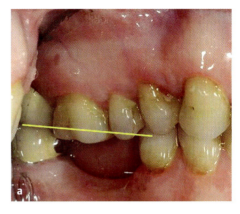

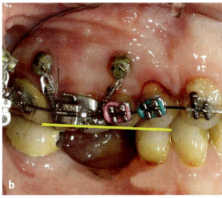

Abb. 9.**25 Molarenintrusion.** Intrusion von 1,5 mm nach 8 Wochen mittels skelettaler Verankerung durch Minischrauben bei Supraokklusion.
a Supraokklusion von 16 und 15 bei erwachsener Patientin.
b Präprothetische Intrusion mit zwei Minischrauben.

Die Extraktion der 1. Molaren zur Bisssenkung ist nur bei fehlender Erhaltungswürdigkeit dieser Zähne indiziert, da durch die nachfolgenden 2. Molaren die alte Bisshöhe wieder hergestellt wird und damit der „skelettal" offene Biss nur unwesentlich beeinflusst wird.
Die Extrusion der Schneidezähne mit festsitzenden Apparaturen ist beim skelettal offenen Biss ebenfalls nicht indiziert, da die zu kurze Oberlippe der vertikalen Verlängerung nicht folgt und die Ästhetik durch das zunehmende „gummy smile" eher nachteilig beeinflusst wird.
- Der skelettal offene Biss ist in vielen Fällen nicht mit konservativen Mitteln zu therapieren. Die alternative Behandlung besteht in der *Dysgnathieoperation.* Dabei muss durch eine kraniale Schwenkung der Maxilla im Molarenbereich nach kranial die Möglichkeit zur Autorotation des Unterkiefers geschaffen werden.

MERKE

Bei allen prophylaktischen und apparativen Maßnahmen kommt der Zungenlage in Ruhe und beim Schlucken eine besondere Bedeu-

Therapie von Bisslageanomalien

tung für den Therapieerfolg oder das Rezidiv und Progredienz zu.

● Retention und Prognose:

– Nach Schließen des alveolär offenen Bisses und Wegfall der hauptsächlich verursachenden Habits, erübrigt sich eine Retention. Dagegen sind alle vertikalen Zahnbewegungen, wie Intrusion und Extrusion, rezidivgefähr-

det und bedürfen einer längeren Retention (geklebte Retainer, Miniplastschienen).

– Die Prognose ist beim skelettal offenen Biss sehr unsicher und hängt auch wesentlich von den Weichteilfunktionen ab.

Falldemonstration offener Biss
(Abb. 9.**26**, Abb. 9.**27** und Abb. 9.**28**)

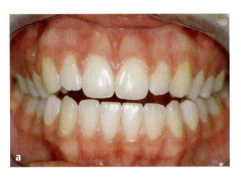
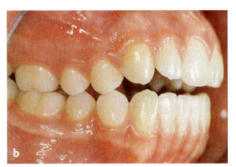
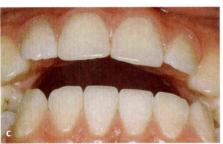
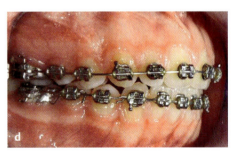
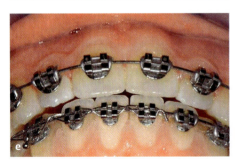

Abb. 9.26 Skelettal und dental offener Biss. Behandlung mit Hochzug-Headgear und festsitzender Apparatur (s. a. Abb. 8.**99**, **b**).
a – c Ausgangszustand, offener Biss und Schmalkiefer bei 15-jähriger Patientin.
d, e Schluss des offenen Bisses mit festsitzender Apparatur in Kombination mit Hochzugheadgear.

Therapie von Bisslageanomalien

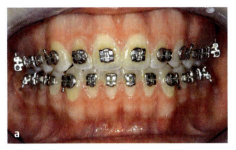

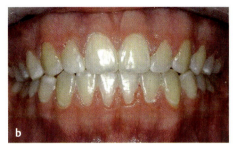

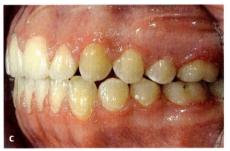

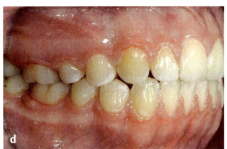

Abb. 9.**27** **Abschluss der Behandlung.**
(s. Abb. 9.**26**) Es konnte ein ausreichender Schluss des offenen Bisses erreicht werden.

Abb. 9.**28** **Fernröntgenanalyse.** Die Analyse (vgl. Abb. 9.**26**, Abb. 9.**27**) zeigt eine Schwenkung der Maxilla (posterior nach kranial) durch den Hochzug-Headgear, es erfolgte jedoch auch eine weitere Posteriorrotation der Mandibula, sodass das Schließen des Bisses dentalen Effekten zuzuschreiben ist.

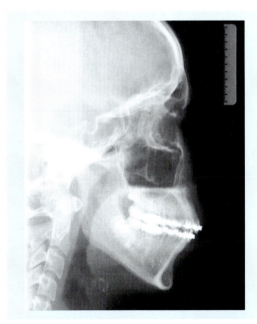

	Anfang	**Ende**
SNA	83,0°	80,5°
SNB	75,1°	73,3°
ANB	7,9°	7,3°
NL-NSL	7,9°	9,3°
ML-NSL	43,3°	46,0°
ML-NL	35,3°	36,7°
ArTgoGn	131,1°	135,9°
O1-NL	72,8°	75,5°
U1-ML	90,4°	88,8°
O1-U1	127,8°	127,6°
SNPg	75,5°	73,1°
N-Winkel	57,2°	62,0°
Index	80,6 %	80,0 %

Therapie von Bisslageanomalien

MERKE

Zusammenfassung und *Schlussfolgerungen* zur Therapie von Bisslageanomalien:

- Die Behandlung von Bisslageanomalien ist nur in einem Zeitfenster des beschleunigten Wachstums und der Gebissentwicklung möglich und hat deshalb das Primat bei Indikationsstellung und Therapieplanung.
- Therapiemethoden zur Stimulation des Oberkieferwachstums sind früher zu applizieren als die für den Unterkiefer.
- Die funktionskieferorthopädische Behandlung des Distalbisses ist immer eine Kombination von skelettalen und dentalen Effekten.
- Die Hemmung überschießenden Wachstums ist nur sehr begrenzt möglich.
- Die konservative Behandlung des skelettal offenen Bisses ist aufgrund des sehr stark erblich geprägten vertikalen Wachstums sehr häufig nicht erfolgreich.

Zahnstellungsanomalien

Der Fehlstand von Zähnen führt neben der ästhetischen Beeinträchtigung zur Falschverzahnung, die eine Fehlbelastung zur Folge hat und die gemeinsam mit erhöhter Plaquebelastung das Risiko für Karies und parodontale Erkrankungen erhöht. Zahnstellungsanomalien sind häufig mit Bisslageanomalien geringeren Ausmaßes verbunden, die – wie beschrieben – im Therapieplan Priorität besitzen.

Zahnengstand

Der Zahnengstand ist mit ca. 60% die *häufigste Zahnstellungsanomalie* im kieferorthopädischen Patientengut. Ist mit dieser Anomalie keine Bisslageabweichung verbunden, sollte mit *apparativen Maßnahmen* erst *nach* Durchbruch *aller* Zähne begonnen werden. Eine 1. Diagnostik sollte jedoch – wegen möglicher Extraktionen und Ausnutzung des Zahndurchbruchs – schon am Ende der *1. Wechselgebissphase*, spätestens am Beginn der 2. erfolgen. Da es in der Praxis eine sehr große Variationsbreite in der Entscheidung für oder gegen eine systematische Prämolarenextraktion gibt (20 – 60%) und die Entscheidung für die Entfernung von 4 gesunden Zähnen unumkehrbar ist, werden im Folgenden die differenzialdiagnostischen Kriterien sehr ausführlich dargestellt. Dies soll der Entscheidungssicherheit dienen.

- synonyme Begriffe und Definitionen:
- Leitsymptom des Platzmangels
- Schmalkiefer mit engstehender Front
- Missverhältnis zwischen Zahn- und Kiefergröße
- Disproportion zwischen Platzangebot und Platzbedarf im Zahnbogen
- primärer, sekundärer und tertiärer Platzmangel (s. Ätiologie).
- Morphologie und Klinik: Zahnengstand kommt im Milchgebiss weit seltener als im bleibenden Gebiss vor. Man findet häufiger ein lückenloses oder lückiges als ein engstehendes Milchgebiss. Aus diesen Konfigurationen lassen sich jedoch nur in manchen Fällen Prognosen für das bleibende Gebiss ableiten.

- Topografie des Zahnengstands:
- Schneidezahnregion:
  - *Torsions-* oder *Staffelstellung:* Während bei der Torsionsstellung die Zähne rotiert zueinander stehen (/\/\- oder \/\/-Form), ordnen sie sich bei der Staffelstellung hintereinander an (_–_–). Letztere lässt sich therapeutisch besser und weniger rezidivgefährdet beeinflussen als die Torsionsform.
  - Neben diesen beiden typischen Konfigurationen gibt es Mischformen und weitere Variationen.
- Eckzahnregion:
  - Außen- und/oder Hochstand (bukkal)
  - Palatinalstand
  - Retention (Quer- oder Schräglage), → Dystopie
- Prämolarenregion:
  - im Oberkiefer *Palatinalstand* des *2. Prämolaren* → Tripelstellung im Verhältnis zu 1. Prämolaren und 1. Molaren
  - im Unterkiefer Retention oder *Lingualstand* des 2. Prämolaren

- Molarenregion:
  - Verhakung des 1. Molaren am 2. Milchmolaren
  - Außenstand des 2. Molaren (bukkale oder palatinale Non-Okklusion)
  - Retention des 3. Molaren (Dentitio difficilis)

Die Engstandssymptomatik ist in der Regel im Oberkiefer stärker als im Unterkiefer ausgeprägt.

- spezielle Symptome und Befunde:
- Hypoplasie des Ober- oder Unterkiefers
- Schmalkiefer
- verkürzter Zahnbogen, Steil- oder Invertstellung der Schneidezähne
- kleine apikale Basis
- deutliche Diskrepanz zwischen Milchzahnbreite und der der bleibenden Zähne → beim Durchbruch eines bleibenden Zahns werden

Zahnstellungsanomalien

2 Milchzähne ausgestoßen (z. B. Verlust des seitlichen Milchschneide- <u>und</u> des Milcheckzahns beim Durchbruch des lateralen Schneidezahns)

- Zahnüberzahl (Hyperdontie)
- Alveolarfortsatzdefekte durch Trauma, Tumor oder LKGS-Spalten
- Lückeneinengung nach Milchzahnverlust
- Überbisshöhe variiert:
  - bei ausgeprägterem UK-Engstand → Tiefbiss
  - bei stärkerem OK-Engstand → knapper Überbiss → apikale Basis und Bisslage beachten!
- verstärkte Spee-Kurve bei Tiefbiss
- variable Okklusion → Rekonstruktion
- dentoalveoläre Mittellinienverschiebungen und Mesialverschiebungen der Prämolaren und Molaren kommen regelmäßig bei Außen- oder Palatinalstand einzelner Zähne vor und müssen in die Rekonstruktion einbezogen werden → Modellanalyse
- ● funktionelle Proben:
- Registrierung des interokklusalen Ruheabstands zur Differenzierung des echten und des Pseudotiefbiss (Abb. 4.**26**).
- Mittellinienabweichung in Okklusion und bei Mundöffnung zum Ausschluss dentaler Zwangsführungen (Abb. 4.**29**).
- ● Röntgen- und Fernröntgenbefund:
- Diagnostik am OPG:
  - Anlage aller Zähne einschließlich 3. Molaren
  - Durchbruchsfolge von Eckzahn und Prämolaren
  - Lage der Zahnkeime, lückig oder gedrängt
  - Keimdrehungen und Dystopien → Wurzelresorptionen an Nachbarzähnen, follikuläre Zysten
  - Zustand des Parodonts; Verlauf des Parodontalspaltes, Knochenabbau
  - Kariesdiagnostik (soweit nicht klinisch möglich)
  - Zustand endodontischer Füllungen → periapikale Veränderungen, radikuläre Zysten
- Fernröntgenbild, Kephalometrie: Die meisten kephalometrischen Messwerte haben bei einem ausgeprägten Engstand Bedeutung für die Differenzialdiagnostik zwischen Non-ex und Extraktionsentscheidung.

- ANB-Winkel (Norm: 2° ± 2) → Ausschluss notwendiger Bisslagekorrektur
- Kiefer-Basen-Winkel (ML-NL, Norm; 20 – 25°) bei Tiefbiss oder knappem Überbiss
- ML-NSL und NL-NSL zur Differenzierung der Einzelkieferrotation
- Wachstumstyp (Kriterien nach Björk)
- Schneidezahnachsenstellung zur Schädelbasis und zu den Kieferbasen für konservativen Platzgewinn → Übertragung der kephalometrischen Bilanz auf die Platzbilanz
- ● Profil und En-face-Analyse:
- Bei Abweichung vom geraden Profil ist der apparativen Ausformung der Zahnbögen eine Bisslagekorrektur vorzuschalten oder parallel zu planen.
- konkaves oder konvexes Mundprofil → Extraktionsentscheidung
- Naso-Labial-Winkel
- Kollmann'sche Proportionen (en face)
- ● allgemeine Befunderhebung am Patienten:
- Gebissbefund (DMF-Index)
- Mundhygiene (OHI/S)
- Gingivitis, Parodontitis (Papillen-Blutungs-Index [PBI], SBI), Einbisse in die Gingiva
- Ansatz der Lippenbändchen, Breite der befestigten Gingiva
- Größe der apikalen Basis sagittal und transversal
- Höhe des Gaumens
- Index nach Izard
- Sichtbarkeit der Oberkieferschneidezähne bei leicht geöffnetem Mund und beim Lachen
- ● Modellanalyse:
- *Platzbilanz* im Wechselgebiss nach Moyers, im bleibenden Gebiss Segmentanalyse nach Lundström. Bei Diskrepanz der Zahnbogenlängen von Ober- und Unterkieferlänge sollte Bolton-Analyse genutzt werden. Entsprechend des *Ausmaßes des Platzdefizits* im gesamten Zahnbogen wird unterteilt in:
  - Engstand leichten Grades < ½ Prämolarenbreite (PB)
  - Engstand mittleren Grades > ½ PB
  - Engstand schweren Grades > 1 PB
- *Symmetrievergleich* der Kieferhälften (Symmetrograf), Registrierung von Zahnwanderungen in der Sagittalen
- Einzeichnung der *Raphe-Papillen-Transversale* (RPT) und Registrierung des Betrags um

den der Eckzahn anterior oder posterior dieser Linie steht

- starke lokale Lückeneinengungen
- Supra- und Infraokklusion einzelner Zähne
- Okklusionsbeziehung an den 1. Molaren, im Wechselgebiss an den Milcheckzähnen, Rekonstruktion der Mittellinienverschiebung und Zahnwanderungen
- Mittellinienabweichung
- Überbiss und sagittale Schneidezahnstufe
- Abstützung der Schneidezähne und Verzahnung der lingualen Höcker bei Einblick in die Modelle von posterior
- Ausprägung der Spee-Kurve
- gesundheitliche Folgen:
- starke ästhetische Beeinträchtigung bei Engstand der Schneidezähne und Eckzahnaußenstand
- erhöhte Kariesintensität durch Schmutznischen, die für Zahnreinigung schwer zugänglich sind → erhöhte Plaquebelastung → Erhöhung der Gingivitis- und Parodontitisfrequenz → vorzeitiger Zahnverlust
- erschwerte Bedingungen für Kavitätenpräparation im Approximalbereich → Risiko für mangelhafte Füllungsränder und Sekundärkaries, gleiches gilt für die Kronen- und Brückenprothetik
- Ätiologie: *multifaktoriell-polygenetische Vererbung;* entsprechend des Überwiegens genetischer, exogener und entwicklungsbezüglicher Faktoren in der Ätiologie werden die folgenden Begriffe genutzt:
- *Primärer Zahnengstand* ist auf das Missverhältnis zwischen Zahn- und Kiefergröße zurückzuführen.
- *Sekundärer Zahnengstand* entsteht durch den vorzeitigen Milchzahnverlust, gefolgt von Lückeneinengung für die bleibenden Zähne durch Mesialdrift der Molaren, wobei das Ausmaß der Lückeneinengung wiederum von erblichen Faktoren beeinflusst wird und die Engstandshäufigkeit bei vollem Erhalt der Stützzone insgesamt nur um etwa 10 – 20 % reduziert werden kann (Ullmann und Scherf 1991).
- *Tertiärer Engstand* entsteht mit dem Abschluss von Dentition und Wachstum (18.–20. Lebensjahr) durch folgende Faktoren:

- Mesialschub aller Seitenzähne → die 3. Molaren haben nur einen begrenzten Einfluss, werden jedoch fälschlicherweise hauptsächlich verantwortlich gemacht, da sie zeitgleich mit der Entstehung des tertiären Engstandes durchbrechen.
- Modellierende Resorption in der Supramentalfurche führt zu einer Verkleinerung des Zahnbogens.
- Die Ausprägung der Spee-Kurve, da die Kaukräfte nicht nur axial sondern auch seitlich weitergeleitet werden, spielt eine wesentliche Rolle.
- Im Vordergrund ätiologischer Faktoren steht die Disproportion zwischen Zahn- und Kiefergröße sowie Größe der Milch- und bleibenden Zähne. Ursachen dafür sind in der Phylogenese zu suchen, da mit der Primatenentwicklung die Kiefergröße eine stärkere Reduktion als die der Zähne erfahren hat.
- Prophylaxe:
- Eine Prophylaxe für den *primären Engstand* gibt es nicht,
- dem *sekundären Engstand* kann durch die konsequente *Erhaltung der Milchzähne,* speziell im Stützzonenbereich begegnet werden. Falls bereits ein Milchmolar extrahiert werden musste, ist bei progredienter Lückeneinengung ein Platzhalter einzufügen. Die übermäßige Extension von Füllungen an den Nachbarzähnen in die Lücke hinein (Rucksackfüllung) ist nicht sinnvoll und behindert den Durchbruch der Nachfolger.
- Anteriores Beschleifen der 2. Milchmolaren zum Platzausgleich des temporären Platzmangels beim Durchbruch des Eckzahns (s. Kap. Dentition, S. 41, und Prophylaxe, S. 147) ist praktikabel.
- Dem Risiko für einen tertiären Engstand im unteren Frontzahngebiet wird nach Abschluss der kieferorthopädischen Behandlung mit einem Lingualretainer Rechnung getragen.

CAVE

Die Extraktion aller 3. Molaren *als generelle Prävention* gegen den tertiären Engstand ist obsolet, da es keine wissenschaftliche Basis für den ursächlichen Zusammenhang gibt. Sie ist angezeigt, wenn

Zahnstellungsanomalien

- eine konservative Zahnengstandsbehandlung mit einem Platzmangel > 6 mm vorausgegangen ist oder
- ein Durchbruch des 3. Molaren unmöglich erscheint und
- ohne Entfernung das Risiko für Infektionen und weitere pathologische Folgen besteht (Kahl-Nieke 2001).

Entsprechend der diagnostizierten Schwere des Platzmangels, sollen in der Folge die *therapeutischen Möglichkeiten* dargestellt werden. Dabei ist nicht nur das Platzdefizit, sondern sind auch die individuelle Morphologie und Funktion in alternative Therapieentscheidungen einzubeziehen.

Behandlung bei Engstand leichten Grades

Bei Engstand leichten Grades (< ½ PB Platzmangel, < 4 mm) kann

- mit aktiven Plattenapparaturen ausreichend Platz gewonnen werden, sofern die apikale Basis normal ausgeprägt ist. Bei Engstand im Schneidezahngebiet wird die *Transversalplatte* und bei Platzmangel im Eckzahngebiet die *Y-Platte* angewandt. Bestehen zusätzlich Rotationen und Kippungen einzelner Zähne, kann dies mit dem exzentrischen 2-Punkt-Angriff von Labialbogen und palatinal oder lingual angreifendem Federbehelf behoben werden.
- Sind mehrere Zahnbogensegmente betroffen und kommen noch *vertikale Abweichungen (Tiefbiss)* hinzu, empfiehlt es sich, dies mit einer *festsitzenden Apparatur* zu behandeln.
- Auch wenn nur 1 Kiefer vom Engstand betroffen ist, darf in der Behandlungsplanung die *Okklusion* nicht außer Acht gelassen werden. Sie soll durch eine gute Verzahnung der Antagonisten das Ergebnis sichern helfen. Dies gilt nicht nur für Bewegungen in sagittaler Richtung und im Zahnbogen, sondern auch für transversale Erweiterungen. Sind die Bewegungen kleineren Ausmaßes, kann man vor allem im wachsenden Gebiss von einer Mitbewegung und Anpassung der Antagonisten durch die bestehen bleibende Verzahnung ausgehen. Sobald jedoch diese Interkuspidation verlassen wird, dies passiert sehr schnell durch den geraden Bogen der

festsitzenden Apparatur, der in allen 3 Ebenen eine nivellierend Wirkung hat, sollte man den Gegenkiefer unbedingt in die apparative Behandlung einbeziehen, um die Möglichkeiten einer optimalen Okklusion wie sie Andrews (1970) mit seinen „6 Schlüsseln" fordert, ausschöpfen zu können.

Für die *Vertikal- oder Horizontalbewegung einzelner Zähne* im Rahmen der Engstandstherapie hat sich

- die Kombination von Einzelelementen der festsitzenden Technik *(Klebebrackets* und *-knöpfchen)* mit *abnehmbaren Plattenapparaturen* bewährt. So kann z. B. beim Hochstand eines Schneidezahns dieser extrudiert werden, indem der Labialbogen mit entsprechender Vorspannung in ein Bracket eingelegt wird.
- Auch kann mit einem horizontalen Gummizug, der sich zwischen den U-Schlaufen des Labialbogens ausspannt, eine retrudierende Wirkung erzeugt werden.
- Derartige Plattenmodifikationen sollten auf Einzelzahnbewegungen begrenzt werden.

Behandlung bei Engstand mittleren Grades

Vor dem Behandlungsbeginn bei Engstand mittleren Grades (> ½ PB, < 1 PB, 4 – 7 mm) muss die alternative Entscheidung zwischen der Platzbeschaffung auf konservativem Weg (Non-Ex) oder mittels systematischer Extraktion getroffen werden. Sie muss durch das Zusammentragen der verschiedensten differenzialdiagnostischen Kriterien getroffen werden, die in Tab. 9.2 zusammengestellt sind. Besondere Bedeutung für die Bewertung haben dabei

- *das Profil* und der *Nasolabialwinkel:* Mit zunehmendem Alter flacht sich das Mundprofil durch die modellierende Resorption in der Supramentalfalte, das Spitzenwachstum von Kinn und Nase und durch die Streckung des Gesichtsschädels ab (Abb. 4.**15**, Abb. 4.**16**). Ein konkaves Profil würde durch die Extraktion und das Wachstum unvorteilhaft verstärkt („dish face"). Die Eckzahnprominenz verstreicht bei Distalisierung dieses Zahns in die

Zahnstellungsanomalien

KE

Prämolarenlücke hinein und verstärkt ebenfalls die Konkavität.

Extraktion ist indiziert, wenn das Profil neben der wachstumsmäßigen Abflachung einer zusätzlichen Konkavisierung bedarf und die Eckzahnlücke von distal eingeengt ist.

● die Schneidezahninklination: Die Platzbilanz im Zahnbogen bedarf der Einrechnung des Verlusts oder Gewinns durch die achsgerechte Einstellung der Schneidezähne.
– Als Orientierungswerte gelten:
  – 3° Kippung im Fernröntgenbild = ca. 1 mm
  – 1 mm Kippung (Protrusion oder Retrusion) = ca. 2 mm Platzgewinn oder -verlust im Zahnbogen.
  – Beispiel: Beträgt der U1/NB-Winkel 20°, so können die Schneidezähne bis zum Normwert 25° um etwa 2 mm nach labial gekippt werden, was einem Platz von knapp 4 mm im

Zahnbogen entspricht. Beträgt dagegen der gleiche Winkel 28°, müssen die Schneidezähne um 1 mm retrudiert werden und es fehlen 2 mm Platz im Zahnbogen → Extraktion?
– Inklination der Unterkieferschneidezähne ist die Stellgröße, da deren Bewegungsausmaß durch den schmalen Alveolarfortsatz begrenzt ist.
– Steiner und Hasund und Segner haben darauf hingewiesen, dass sowohl die Lage der Kieferbasen, prognath und retrognath, als auch ethnische Unterschiede eine Individualisierung der Schneidezahnachsen erfordern (s. Abb. 4.**61**, Abb. 4.**62**, Abb. 4.**63** und Abb. 4.**64**).
Die Veränderung der Schneidezahnachsenposition hat weit mehr Einfluss auf die Zahnbogenmorphologie als auf das Weichteilprofil.

Tab. 9.**2** Entscheidungskriterien für oder gegen eine Extraktionstherapie bei mittlerem bis schwerem Platzmangel.

Kriterium	konservativer Platzgewinn	Extraktion
Platzmangel	< 1 PB	> 1 PB
Proportion SI : Stützzone	32 mm : > 21 mm	32 mm : < 19 mm
Einengung der Eckzahnlücke im Verhältnis zur RPT	von mesial	von distal
Neigung der Eckzahnwurzel	nach mesial	nach distal
Hypodontie?	Fehlen der 3. Molaren	Anlage aller Zähne, einschließlich der 3. Molaren
apikale Basis	groß	klein
	Kreuzbiss	bukkale Non-Okklusion
Überbiss	tief	gering
Spee-Kurve	ausgeprägt	flach
Wachstumsrichtung	horizontal	vertikal
Profil	konvex	konkav
Izard-Verhältnis JBB : ZBB	Izard > 2 : 1	Izard < 2 : 1
Mundhygiene, Gebiss	gute Mundhygiene, saniertes Gebiss	Karies; Wahl anderer Zahngattung oder Ausschluss einer Behandlung
Gebissentwicklung	nicht abgeschlossen	abgeschlossen; Erwachsene

Zahnstellungsanomalien

Der Einsatz skelettaler Verankerung hat die Möglichkeiten der Non-Ex-Therapie maßgeblich erweitert. Dennoch müssen die individuellen Grenzen der Gewebeanpassung eingehalten werden.

- Limitation des Gewebeumbaus:
- Molaren sind im Unterkiefer maximal um 1 mm und im Oberkiefer um 4 – 5 mm zu distalisieren. Bei Distalisierung des oberen 1. Molaren ist ein Mindestabstand zur Pterygoid-Vertikalen (PTV) nicht zu unterschreiten (Mindestwert: Alter + 3 mm, Abb. 9.**29**)
- Protrusion der unteren Schneidezähne wird durch die dünne labiale Knochenwand auf 2 – 3 mm begrenzt
- Approximale Schmelzreduktion an allen Zähnen schafft im Unterkiefer maximal 3 mm Platz.

Die aufgezählten Faktoren sind immer im Zusammenhang mit allen weiteren zu wichten und zu werten, um erst in der Summe eine Entscheidung zu fällen.

Apparative Maßnahmen zur konservativen Platzbeschaffung sind

- Platzgewinn transversal:
- Transversalplatte
- Quadhelix, einseitig durch Kürzen des Arms zu den Prämolaren
- Transpalatinalbogen
- Platzgewinn sagittal:
- Protrusionsplatte
- Y-Platte (auch transversale Wirkung)

- Segmentplatte mit Distalsegment oder offener Schraube zur Mesialisierung
- Utility-Bogen
- Headgear
- Wilson-Apparatur, Jones-Jig, Lipbumper, abstoßende Magneten (Verankerung s. u.)
- Druckfeder am Bogen (→ Verankerung gegen zu starke Schneidezahnprotrusion durch Nance-Apparatur oder skelettal (TAD, Gaumenimplantat)
- Pendulum-Apparatur und Distaljet
- Jasper Jumper in Kombination mit Bisslageausgleich

Mit den festsitzenden Apparaturen kann besser als mit den abnehmbaren eine Bisshebung und Abflachung der Spee-Kurve erreicht werden, da der Zahnengstand sehr häufig mit einem Tiefbiss verbunden ist. Zur Erzielung einer guten Okklusion und Einstellung der Mittellinien ist auch bei Platzmangel in nur einem Kiefer die Bebänderung des Gegenkiefers indiziert.

Die Entscheidung zwischen systematischer Extraktion oder konservativem Platzgewinn ist besonders bei einem Zahnengstand mittleren Ausmaßes (4 – 7 mm) schwer zu treffen. Durch die erweiterten Möglichkeiten des konservativen Vorgehens durch den Einsatz skelettaler Verankerung tritt das absolute Platzdefizit im Zahnbogen etwas in den Hintergrund und Kriterien wie Profil, Wachstumsrichtung, Bisslage und Harmonie der

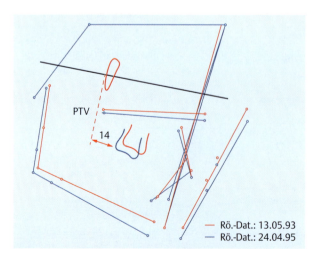

Abb. 9.29   Limitation der Molarendistalisation. Überlagerung von Fernröntgen-Aufnahmen mit Einzeichnung der Molarendistalisation: Ein Mindestabstand zur PTV ist nicht zu unterschreiten (Mindestwert: Alter + 3 mm). Der Patient war zu Beginn der Behandlung 10 Jahre alt.

PTV

14

Rö.-Dat.: 13.05.93
Rö.-Dat.: 24.04.95

Zahnstellungsanomalien

Gesichtsschädelproportionen können mehr als ausschlaggebende Indikatoren herangezogen werden.

Behandlung bei Engstand schweren Grades

Der Engstand schweren Grades (> 1 PB pro Kiefer) kündigt sich bei einem Missverhältnis der bleibenden Zähne zur Kiefergröße oder zur Breite der Milchzähne schon in der 1. Wechselgebissphase an. Das Ausstoßen des 2. oberen Milchschneidezahns und des Milcheckzahns bei Durchbruch des seitlichen Schneidezahns ist ein deutliches Zeichen für diese schwere Form des Platzmangels. Auch Durchbruchsverzögerung und -behinderung sowie dystoper Durchbruch sind Hinweise dieser Disproportion.

In der Regel wird der Platzgewinn von mehr als 7 mm im Zahnbogen nur noch über die *Extraktion bleibender Zähne* zu erzielen sein. Eine Ausschlussdiagnostik zum konservativen Vorgehen, auch unter Einsatz skelettaler Verankerung und Berücksichtigung aller Platzreserven, sollte dennoch in jedem Fall entsprechend der Kriterien – wie sie beim Engstand mittleren Grades dargestellt wurden – durchgeführt werden.

Ist die Entscheidung für das Extraktionsverfahren gefallen, werden *bei Regelbiss systematisch alle 1. Prämolaren entfernt.*

Wenn schon am Ende der 1. Wechselgebissphase abzusehen ist, dass trotz ausstehenden Kieferwachstums Eckzähne und Prämolaren nicht im Zahnbogen Platz finden können, besteht die Möglichkeit, durch *zeitlich koordinierte Extraktionen* (Hotz 1954, Zahndurchbruchssteuerung mittels Extraktion) auch ohne Apparatur die Auflösung des Engstandes zu ermöglichen (Nachteile dieses Vorgehens s. u.).

Anzeichen für einen schweren Zahnengstand zum Abschluss der 1. Wechselgebissphase sind:
- Ausstoßen des seitlichen Milchschneidezahns *und* des Milcheckzahns bei Durchbruch des permanenten seitlichen Schneidezahns
- minimale Lücke zwischen seitlichem Schneidezahn und 1. Milchmolaren

- Summe der Oberkieferschneidezähne (SI) > 35 mm bei einer Länge der Stützzone < 20 mm. In der Regel sollte bei einer SI von 32 mm die Stützzone eine Länge von 21 mm haben.

Weitere Kriterien für oder gegen eine Extraktion wurden in der Behandlungssystematik zum Zahnengstand beschrieben (s. S. 281).

ABLAUF

Behandlungsschritte der *Zahndurchbruchssteuerung mittels Extraktion* (Hotz):

1. *Extraktion der 4 Milcheckzähne* nach Durchbruch aller permanenten Schneidezähne. Dadurch kommt es zur spontanen Auflockerung der eng stehenden Schneidezähne, da sie zum einen noch eine kurze Wurzel besitzen und zum anderen der noch bestehende Durchbruchsdruck die regelrechte Einstellung in die Zahnreihe begünstigt.

2. *Extraktion der 4 ersten Milchmolaren* zur Durchbruchbeschleunigung der 4 ersten Prämolaren

3. *Extraktion der 4 ersten Prämolaren* nach nochmaliger Überprüfung der Extraktionsindikation. Der Zeitpunkt für die Entfernung wird entsprechend des Durchbruchsstands und der Durchbruchsreihenfolge gewählt:

- Bricht der Eckzahn vor dem 2. Prämolaren durch, extrahiert man den 1. Prämolaren, wenn sich die Krone des Eckzahns zwischen den Wurzeln des lateralen Schneidezahns und des Prämolaren deutlich palpieren lässt.

- Bei früherer Eruption des 2. Prämolaren wird dessen Durchbruch abgewartet und erst danach extrahiert. Eine zu frühe Extraktion würde in diesem Fall die Gefahr der weiteren Lückeneinengung für den später durchbrechenden Eckzahn durch die Mesialdrift von 1. und 2. Molaren in sich bergen.

Das Verfahren der Zahndurchbruchssteuerung mittels Extraktion wurde von Hotz in der Mitte des letzten Jahrhunderts in der Schweiz eingeführt und war damit ein Meilenstein in der flächendeckenden rationellen kieferorthopädischen Betreuung von Kindern ohne zusätzliche Anfertigung von Regulierungsapparaturen.

Aus gebissphysiologischer Sicht und vor dem Hintergrund erweiterter therapeutischer Möglichkeiten sprechen die folgenden *Kri-*

Zahnstellungsanomalien

tikpunkte für eine eingeschränkte Indikation dieses Verfahrens:

- Das alveoläre Wachstum ist an das Vorhandensein von Zahnkeimen und deren Entwicklung gekoppelt. Die frühzeitige Entfernung von Milch- und bleibenden Zähnen ist mit einem geringeren Wachstum bzw. der Atrophie alveolären Wachstums gekoppelt. Dies findet seine besondere Ausprägung im Verstreichen der Eckzahnprominenz, der verstärkten Konkavisierung des Mundprofils und in der Verschmälerung der Lippen (→ „dish face").
- Mit der Extraktion von insgesamt 12 Zähnen ist eine starke psychische Belastung und Traumatisierung des Kindes durch die Vielzahl von Lokalinjektionen in einem frühen Alter verbunden.
- Trotz früher Extraktion und Steuerung des Zahndurchbruchs kommt es regelmäßig zur Kippung des Eckzahns nach distal und des 2. Prämolaren nach mesial. Dies kann durch Fehlbelastung zu verstärktem vertikalem Knochenabbau Anlass geben.
- Die fehlende Angulation der Eckzähne und Prämolaren birgt das Risiko einer mandibulären Dysfunktion in sich. Eine zusätzliche Behandlung mit festsitzender Apparatur ist deshalb in den meisten Fällen essenziell.

MERKE

Fazit ist: Trotz der praktischen Vorteile des Verfahrens, die in der Einfachheit der Durchführung und fehlenden Notwendigkeit apparativer Intervention liegen, sind die Ergebnisse als nicht ausreichend und risikobehaftet zu bewerten. Es sollte deshalb einzelnen Fällen mit fehlender Compliance und Engstand mit massiver Durchbruchsbehinderung vorbehalten sein.

In der Regel wird nach Durchbruch der Prämolaren eine *Diagnostik der Platzmangelsymptomatik* einschließlich aller beschriebenen Zusatzanalysen durchgeführt und bei Indikation Platzgewinn mittels *Zahnentfernung* diese systematisch (s. u., Checkliste) durchgeführt.

- Zur *Retention* eignen sich abnehmbare Platten und Miniplastschienen. In den meisten Fällen wird zur Verhütung des tertiären Engstands ein *Eckzahn-zu-Eckzahn-Lingualretainer* im Unterkiefer geklebt. Er sollte aus einem dünnen geflochtenen Stahldraht bestehen und an die Lingualflächen adaptiert werden, um die natürliche Zahnbeweglichkeit nicht völlig zu unterbinden (Dies würde zu Parodontatrophie führen). Er kann bei entsprechender Mundhygiene und Zahnsteinentfernung ohne Weiteres 5 Jahre im Munde belassen werden.
- Die *Prognose* für die Stabilität des Behandlungsergebnisses ist sowohl nach konservativer als auch Extraktionstherapie relativ unsicher und zeigt eine Altersabhängigkeit. Besonders instabil sind transversale Erweiterung im Unterkiefereckzahngebiet und übermäßige Schneidezahnprotrusionen. Die Platzbeschaffung mittels Extraktion ist kein Garant gegen einen späteren tertiären Engstand im Unterkiefer, da der Platzmangel nur einen Faktor für dessen Ätiologie darstellt. Ein früher Behandlungsbeginn, Langzeitretention und -kontrollen können am ehesten ein Rezidiv verhindern helfen.

Checkliste Extraktion von Prämolaren

AB

Checkliste zur systematischen Extraktion von Prämolaren bei *stark* ausgeprägtem Zahnengstand:

- Der Modellbefund und speziell das *Platzdefizit* im Zahnbogen ist *nur ein Faktor* für die Entscheidungsfindung. Weitere wichtige Befunde sind die apikale Basis, das Profil, der Nasolabialwinkel, die Wachstumsrichtung, die Frontzahnachsenstellung, die Limitation der Zahnbewegung und die Zahnanlagen einschließlich der 3. Molaren.
- Extraktion sollte am *Ort des größten Platzmangels* erfolgen. Dabei ist unbedingt auf die *Gebisssymmetrie und Größenharmonie beider Kiefer* zu achten, d. h. Zahnbogenmitte muss mit der Gesichtsmitte übereinstimmen. Ist z. B. nur die Eckzahnlücke in der rechten Oberkieferhälfte stark eingeengt, so weicht auch die Zahnbogenmitte sehr häufig nach rechts ab und würde nach Extraktion des 14 noch stärker in diese Richtung wandern. Dieser Mittellinienverschiebung, die nicht nur ästhetisch sehr störend ist, sondern auch Okklusionsprobleme schafft, kann nur durch eine Gegenextraktion oder mit einer einsei-

Zahnstellungsanomalien

tigen Distalisation (asymmetrischer Headgear oder Gaumenimplantat) begegnet werden.

- Auf einer Kieferseite immer *gleich breite Zähne extrahieren*, um eine gute und stabile Okklusion zu erreichen.
- Eine *Bisssenkung* kann durch *„versetztes Extrahieren" vermieden* werden (z. B. im Oberkiefer 1. Prämolar, im Unterkiefer 2. Prämolar – nicht umgekehrt, da dies bei Lückenschluss der Extraktionslücken Schwierigkeiten bereitet).
- Vor der Extraktion ist zu entscheiden, ob die geschaffene Lücke von *anterior* oder *posterior geschlossen* werden muss, da ein Lückenschluss von vorn eine maximale Verankerung des Molarenblocks erfordert. Als Orientierung dient die Eckzahnposition, die sich aus der regelrechten Achsenstellung der unteren Schneidezähne ergibt.
- *Wahl der Zahngattung* für die Extraktion:
- Da Schneidezähne und Eckzahn aufgrund ihrer ästhetischen und funktionellen Wertigkeit nicht infrage kommen, ist der *1. Prämolar* wegen seiner Nähe zum Engstandszentrum das Extraktionsobjekt der Wahl. Eine hohe funktionelle Wertigkeit hat auch der *1. Molar,* der im Kauzentrum steht und ebenfalls ein wichtiger Pfeiler für prothetische Restaurationen darstellt. Im Gegensatz zu Eckzahn und Schneidezähnen zeigt er jedoch eine sehr hohe Kariesfrequenz, sodass er allein aus diesem Grund als Extraktionsobjekt infrage kommt.
- So kommen als Zahngattungen für die Extraktion fast ausschließlich die *Prämolaren* und nachgeordnet die *2. Molaren* infrage.
- Bei einem *erhöhten Tonn-Wert* und Behandlung mittels Extraktion im *Erwachsenenalter* kann im Unterkiefer zur Umgehung der Extraktion zweier Prämolaren als Kompromiss nur ein *Schneidezahn* entfernt werden. Zur Umgehung der temporären, ästhetisch störenden Lücke, kann die Krone des extrahierten Zahns mithilfe eines Brackets am Bogen der festsitzenden Apparatur fixiert und entsprechend des fortschreitenden Lückenschlusses approximal verschmälert werden. Als Nachteil müssen sehr häufig Disharmonien in der Okklusion in Kauf genommen werden.

- In Fällen mit *Distalokklusion* und fehlender Möglichkeit oder Notwendigkeit des Ausgleichs werden nur die *1. Prämolaren im Oberkiefer* extrahiert. Eine ausschließliche Extraktion der 1. Prämolaren im Unterkiefer bei Mesialokklusion ist dagegen sehr kritisch zu sehen, da in diesen Fällen meistens eine mandibuläre Prognathie vorliegt und durch den Lückenschluss mit Retrusion der Schneidezähne die ästhetisch ungünstige Kinnprominenz noch verstärkt wird.
- Der 1. Prämolar sollte bei einer Durchbruchsfolge 435 entfernt werden, wenn sich eine deutliche Eckzahnprominenz in der Umschlagfalte palpieren lässt. Bricht dagegen der 2. Prämolar vor dem Eckzahn durch, muss vor der Extraktion auf die Einstellung des Ersteren gewartet werden, damit er nicht während des Durchbruchs durch seine Mesialdrift die Eckzahnlücke einengt.
- Bei *konkavem Profilverlauf* und Grenzfällen zwischen konservativem und Extraktionsverfahren kann durch die Extraktion der 2. Molaren die Distalisierung der 1. Molaren erleichtert werden.

MERKE

Zur Beibehaltung einer *neutralen Bisslage* und symmetrischen Zahnbogenform sind immer in *allen Quadranten die 1. Prämolaren* zu extrahieren, auch wenn der Platzmangel nur auf einer Seite oder nur im Oberkiefer dominiert. Bei *distaler Bisslage sollte im Wachstumsalter eine funktionskieferorthopädische Einstellung* in den Regelbiss vorausgehen. Da bei *Erwachsenen* dieser Bissausgleich nicht mehr möglich ist, werden bei ihnen unter Inkaufnahme des nachteiligen Profilverlaufes (→ Alternative Dysgnathieoperation?) *nur die 1. Prämolaren im Oberkiefer* extrahiert.

Zahnstellungsanomalien

Falldemonstration Zahnengstand

(Abb. 9.**30**, Abb. 9.**31**, Abb. 9.**32**, Abb. 9.**33**, Abb. 9.**34** und Abb. 9.**35**)

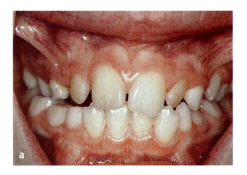
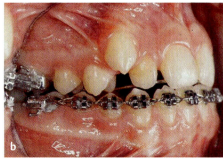
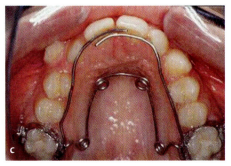
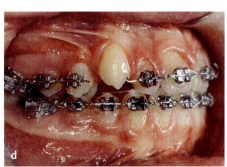
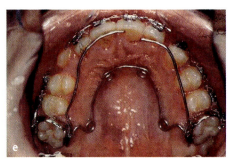
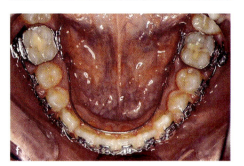

Abb. 9.30 Hochgradiger Engstand und progene Verzahnung. Die 9-Jährige zeigte besonders im Oberkiefer einen hochgradigen Engstand mit totaler Lückeneinengung von 13 und progener Verzahnung bei 12 und 22. Obwohl eine Extraktionstherapie vom Ausmaß des Platzmangels her indiziert war, wurde aufgrund des flachen Profilverlaufes (vgl. Abb. 9.**32**) mit einem asymmetrischen Hochzug-Headgear (langer Arm auf der rechten Seite) die Lücke für 13 geöffnet.

a Kreuzbiss und progene Verzahnung.
b Lückeneinengung 13.
c OK-Expansion mittels Quadhelix.
d, e Lückenöffnung 13 durch Headgear.
f Lingualbogen im UK.

Zahnstellungsanomalien

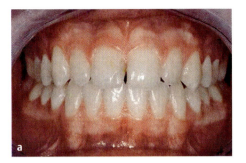
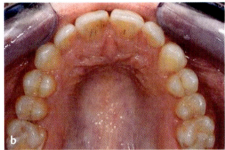
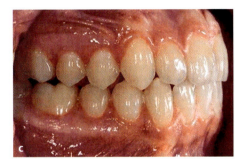
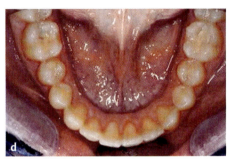

Abb. 9.**31** Zu Abb. 9.**30.** Es konnten engstandsfreie
Zahnreihen erreicht werden, wobei der knappe
Überbiss und die Mesialokklusion auf die dentale
Kompensation und das verstärkte Unterkiefer-
wachstum hinweisen.

Abb. 9.**32** Das harmonische Profil (Patientin aus
Abb. 9.**30**, Abb. 9.**31**) bestätigt die Entscheidung
für das konservative Vorgehen.

a Profil mit 9 Jahren.
b Asymmetrischer Headgear, langer Arm rechts.
c Profil mit 14 Jahren.

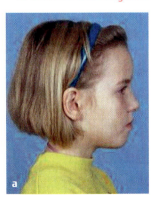
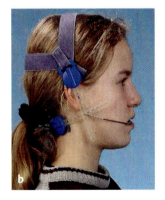
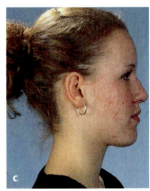

Zahnstellungsanomalien

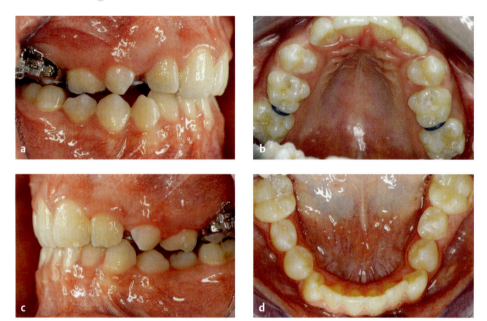

Abb. 9.**33** Hochgradiger Engstand im Oberkiefer mit totaler Lückeneinengung für 13 und 23, Kreuzbiss und geringer Engstand im UK.

Zahnstellungsanomalien

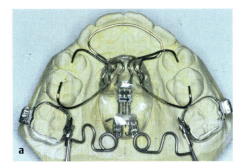

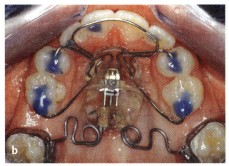

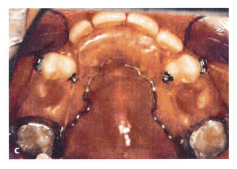

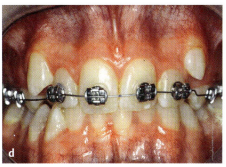

Abb. 9.**34** Zu Abb. 9.**33.** Aufgrund der Steilstellung der Schneidezähne und des flachen Profils wurden mit einer Pendulumapparatur die Molaren distalisiert. Das Nachstellen der Apparatur wird über eine Distalschraube ermöglicht. Nach erreichter Distalisation wurden die Molaren mit einer Nance-Apparatur am Platz gehalten und die ektopischen Eckzähne eingeordnet.

a Pendulum-Apparatur auf Modell.
b Lückenöffnung, Distalisierung 16/26.
c Nance-Apparatur.
d Vor Einordnung der Eckzähne.

Zahnstellungsanomalien

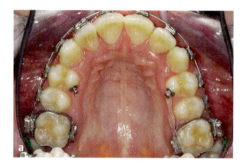
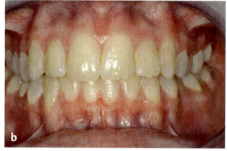
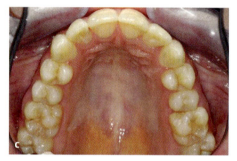
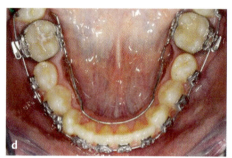
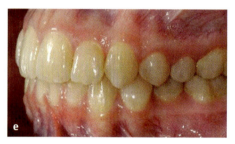
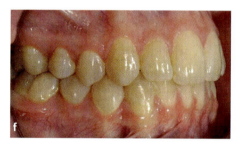

Abb. 9.**35** Zu Abb. 9.**34.** Es konnte eine gute Ausformung der Zahnreihen und Okklusion geschaffen
werden.

Kreuzbiss

- *Synonym: laterale Okklusionsstörung* → zu
  diesem allgemeinen Überbegriff gehören
  neben dem *Kreuzbiss* im erweiterten Sinn die
  bukkale und *palatinale Non-Okklusion* sowie
  die *Laterognathie.* Letztere betrifft weniger
  die statische Okklusion als eine starke Seitabweichung während der Öffnungsbewegung, die auf Asymmetrien des Unterkiefer-,
  Gelenk- und Gesichtsschädelbaus zurückzuführen ist.

- *Begriffsdefinition:*
- *Kreuzbiss:* Die Unterkieferzahnreihe über-
  kreuzt im Seitenzahnbereich die des Oberkiefers nach außen, sodass die lingualen
  Höcker der Prämolaren und Molaren des
  Unterkiefers in die Längsfissuren der oberen
  beißen. Der Kreuzbiss kann ein- und beidseitig vorkommen und sowohl einzelne als
  auch alle Seitenzähne ab dem Eckzahn betreffen.
- *bukkale Non-Okklusion:* Prämolaren und
  Molaren des Unterkiefers berühren mit ihren
  Bukkalflächen die Palatinalflächen der oberen Seitenzähne oder beißen an diesen vorbei → Non-Okklusion.

Zahnstellungsanomalien

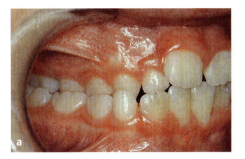

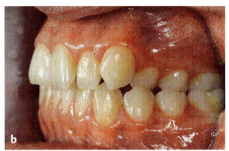

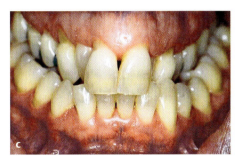

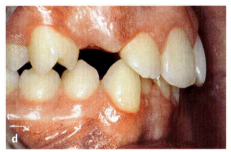

Abb. 9.**36** **Kreuzbiss und Non-Okklusion.**
a Einseitig(er) Kreuzbiss im Wechselgebiss.
b Einseitig(er) Kreuzbiss im bleibenden Gebiss.
c Beidseitiger Kreuzbiss.
d Bukkale Non-Okklusion.

– *palatinale Non-Okklusion:* Unterkieferseiten-
zähne berühren mit ihren Lingualflächen die
bukkalen Flächen der oberen Prämolaren
und Molaren oder beißen vorbei.
– Beide Formen der Non-Okklusion betreffen
häufiger einzelne Zahnpaare, wie die 1. Prämolaren und 2. Molaren, als den gesamten
Seitenzahnbereich. Ist Letzteres auf einer
Seite der Fall, kommt es zur seitlichen Neigung der Okklusionsebene und Tiefbiss mit
Traumatisierung der Gingiva wegen der fehlenden Abstützung.
– Zwischen Kreuzbiss und den Non-Okklu-
sionsformen gibt es fließende Übergänge,
wobei der Kopfbiss von einem oder beiden
Höckerpaaren in transversaler Richtung eine
der Übergangspositionen darstellt.
(Abb. 9.**36**).
– *Laterognathie:* Aus einem Kreuzbiss in Okklusion weicht der Unterkiefer während der
Öffnungsbewegung stark nach lateral ab, da
auf dieser Seite Hindernisse im Gelenk (An-

kylose), eine Verkürzung des Asts oder Traumafolgen im Weich- und Hartgewebe die
Bewegung einschränken.
● *morphologische Einzelsymptome* und *Klinik:*
– übermäßiges Wachstum einer Kieferseite
oder einer Gesichtshälfte (Hemiatrophia
faciei), Tumoren (Osteom und Hämangiom
– Entwicklungshemmung einer Seite, Osteo-
myelitisfolgen, Traumadefekte, Narbenkon-
strikturen, LKGS-Spalten, Fehladaptation
nach Kieferfraktur
– Ankylose des Kiefergelenks im Kindesalter
– Durchbruch von Prämolaren und Molaren
außerhalb der Zahnreihe wegen persistierender Milchzähne und Platzmangels
– Mittellinienabweichung zwischen Ober- und
Unterkiefer
– oberer Schmalkiefer ohne sagittale Schneidezahnstufe
– unregelmäßige Bewegung der Gelenkköpf-
chen und Geräusche bei Palpation und Aus-
kultation des Kiefergelenks. Bei jugendlichen
und erwachsenen Patienten sollte vor der
kieferorthopädischen Behandlung eine manuelle oder instrumentelle Funktionsdiagnostik erfolgen, um bereits bestehende Dysfunktionen aufzudecken und in das thera-

Zahnstellungsanomalien

peutische Konzept einbeziehen zu können (s. Funktionsanalyse, S. 98).

● *funktionelle Proben:* Für die Prognose und den Behandlungsweg bei den lateralen Okklusionsstörungen ist der Vergleich der Mittenübereinstimmung beider Kiefer in Okklusion und während der Öffnungsbewegung von besonderer Bedeutung, da die Lateralverschiebung einerseits *dental zwangsgeführt* oder *bereits im Gelenk und in der Muskulatur angepasst* sein kann. Bei dieser *klinischen Probe* ist wie folgt vorzugehen:

1. Mittenübereinstimmung von Zahnbogen und Einzelkiefer
   – am Patienten: im Oberkiefer Überprüfung der Kongruenz von Philtrum (Gesichtsmitte) und Zahnbogenmitte zwischen den zentralen Schneidezähnen, im Unterkiefer sollten Lippenbändchen, Zahnbogenmitte und Zungenbändchen auf einer Linie liegen.
   – am Modell: Raphe palatina media mit Symmetrograf am Oberkiefer einzeichnen und prüfen, ob diese zwischen den Schneidezähnen hindurch verläuft, auf Unterkiefer senkrecht übertragen.
   – an der Unterkieferaufbissaufnahme: exakte Bestimmung der Kiefermitte durch Darstellung der Spina mentalis → Vergleich mit Zahnbogenmitte
2. Messung der transversalen Differenz zwischen Unterkiefermitte und Oberkiefermitte in Okklusion (nach rechts oder links in Millimeter). Wenn kiefereigene Mitten nicht mit denen des Zahnbogens übereinstimmten, muss zur Differenzierung zwischen Zahnwanderung und Unterkieferschwenkung eine Rekonstruktion durchgeführt werden.
3. Beobachtung der Unterkiefermitte während der Öffnungsbewegung (Abb. 4.57):
   – Stellt sie sich zur Mitte des Oberkiefers ein, ist die Deviation in Okklusion auf eine *dentale Zwangsführung* zurückzuführen → Gelenk hat sich noch nicht an die Lateralabweichung angepasst. Dieses „Abrutschen" nach einer Seite, sobald die Zähne in Kontakt kommen, ist für den einseitigen Kreuzbiss typisch.
   – *Bleibt die Mittenabweichung* dagegen auch während der Öffnungsbewegung bestehen, liegt bereits eine *artikuläre Adaptation* vor.

● Der Kreuzbiss kann mit einer *Parallel- oder Diagonalverschiebung (Rotation)* des Unterkiefers verbunden sein. Die Trennung beider Formen ist durch die unterschiedliche Okklusion der 1. Molaren gegeben. Während bei einer Parallelverschiebung symmetrische Okklusionsverhältnisse bestehen, liegt bei einer Diagonalverschiebung auf der Kreuzbissseite eine stärkere Distalisierung vor. Auch in diesen Fällen sind differenzialdiagnostisch Zahnverschiebungen im Bogen von Bisslageveränderungen zu trennen.

● *Röntgen- und Fernröntgenbefund:*
– *OPG:* Hier ist auf die vollständige Zahnzahl, die Durchbruchsreihenfolge und die Keimlage zu achten. Dies betrifft besonders den Oberkiefer, da *Keimaplasie* und *Engstand ursächlich für den Kreuzbiss* in Betracht zu ziehen sind.
– Mit der am meisten gebräuchlichen *lateralen* Fernröntgenaufnahme sind die transversalen Abweichungen und Asymmetrien beim Kreuzbiss *nicht* zu erfassen.
– zusätzliche frontale Schädelaufnahme (a.–p.) bei *ausgeprägten Kiefer- und Gesichtsasymmetrien (Laterognathie)* mit spezieller Auswertemethode (Ricketts) (Abb. 9.37):
   – Diese ist aber auch nur dann sinnvoll, wenn in die therapeutischen Erwägungen eine Dysgnathieoperation einbezogen wird, da die konservativen kieferorthopädischen Möglichkeiten bei größeren Asymmetrien im Gesichtsschädelaufbau sehr begrenzt sind. In den meisten Fällen genügt hier die sorgfältige Auswertung der En-face-Fotostataufnahme.
   – Auf die laterale Schädelaufnahme sollte in keinem Fall verzichtet werden, da aus ihr Informationen für die vertikalen und sagittalen Kieferrelationen zu entnehmen sind, die den Therapieerfolg durch Seitenzahnokklusion und ausreichenden Überbiss sichern helfen.

Zahnstellungsanomalien

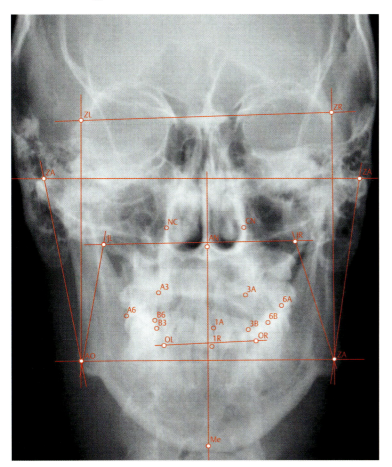

Abb. 9.37 Frontale Schädelaufnahme (a.-p.) nach Ricketts. Dient zur Analyse von Asymmetrien bei der Laterognathie und beim Kreuzbiss.

● *Profil und En-face-Bewertung:*

– Die Betrachtung und Vermessung der *En-face-Fotostataufnahme* ist für alle Lateralabweichungen im Gebiss und im Schädelaufbau ein essenzielles diagnostisches Kriterium. Mit der Einzeichnung der Messlinien (s. Fotostataufnahmen, S. 82) müssen Ungleichheiten in den folgenden Parametern überprüft werden:

 – Gesichtshälften
 – Nasenansatz und Augenabstand
 – horizontaler Verlauf und Breite des Mundspalts
 – Höhe der Lidspalten
 – Kollmann'sche Proportionen

– Beim *Profilverlauf* ist besonders auf eine mögliche progene Tendenz (schief nach vorn) zu achten.

● *Modellanalyse:*

– Kreuzbiss ein- oder beidseitig
– Anzahl der im Kreuzbiss oder Non-Okklusion stehenden Zahnpaare
– Okklusion nach Rekonstruktion
– Überbiss
– sagittale Schneidekantenstufe (Vorbiss)
– Größe der apikalen Basis (auch am Patienten)
– *Symmetrievergleich* der Breite und Länge von *Ober-* und *Unterkiefer:*

 – Dieser gibt vor allem bei einem zu schmalen Oberkiefer Hinweise auf die in der Therapie notwendige ein- oder beidseitige Expansion.

Zahnstellungsanomalien

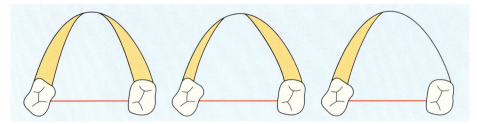

Abb. 9.38 Differenzialdiagnostik zur Schmalkiefrigkeit des Oberkiefers. Nach Einzeichnung der Raphe palatina media auf dem Modell kann mit dem Symmetrografen aus dem Seitenvergleich eine (von links nach rechts) bilateral symmetrische, eine bilateral asymmetrische und eine unilaterale Schmalheit (Kieferkompression) abgeleitet werden.

– Mit dem Symmetrografen können nach Einzeichnung der Raphe palatina media aus dem Seitenvergleich eine *bilateral symmetrische, eine bilateral asymmetrische und eine unilaterale Schmalheit* (Kieferkompression) abgeleitet werden.
– Bei letzterer Form handelt es sich um lokale Wachstumsstörungen im Oberkiefer, die Mittellinie stimmt in der Okklusion überein und es kommt in der Bewegung zumeist nicht zu einer Lateralverlagerung und Zwangsführung (Abb. 9.**38**).
– Bei Non-Okklusion sind Bisstiefe und Neigung der Okklusionsebene zu registrieren.
● *mundgesundheitliche Folgen:*
– unterschiedliche Belastungen für das Kausystem, funktionelle Dysharmonien
– okklusale Interferenzen, Vorkontakte, Hyperbalancen (Vorkontakte auf der Balanceseite) → *Dysfunktionssyndrom*
– Retraktion der Gingiva durch lokale Fehlbelastung (Plaque akkumuliert)
– ästhetische Beeinträchtigung durch Asymmetrie (funktionelle Folgen stehen gegenüber den ästhetisch-morphologischen im Vordergrund)
– Schwierigkeit bei der Versorgung mit Zahnersatz, da axiale Belastung über der Kieferkammmitte, besonders bei Non-Okklusion, nicht möglich ist.
● *Ätiologie:*
– *multifaktoriell-polygenetische Vererbung.* In der Familienanamnese gibt es Verbindungen

zur mandibulären Prognathie und maxillären Retrognathie.
– lokale Ursachen:
– Milchzahnpersistenz
– Zahnkeimaplasie
– fehlende Abrasion der Milcheckzähne bei Mundatmung
– Tumoren, die einzelne Zähne verdrängen
– LKGS-Spalten
– allgemeine Ursachen:
– Oberkieferhypoplasie
– Unterkieferhyperplasie (s. mandibuläre Prognathie, S. 263)
– Schmalkiefer
– Bukkale oder palatinale Non-Okklusion der 2. Molaren ist Ausdruck eines Missverhältnisses zwischen Zahn- und Kiefergröße: Da das sagittale Wachstum des Alveolarfortsatzes nicht ausreichend ist (→ Molarenfeld), bricht der Zahn mehr bukkal oder palatinal durch.
– Mundatmung
– einseitige Schlaflage
● *Prophylaxe:*
– Einschleifen der Milcheckzähne und -molaren
– Umstellung von Mund- auf Nasenatmung (Myotherapie)
– Abstellen des Lutschhabits, da dieses die Schmalkieferentstehung unterstützt (→ vergrößerte sagittale Schneidezahnstufe)
– Abstellen der einseitigen Schlaflage
● *Behandlung:*
– Der Kreuzbiss besteht häufig schon im *Milchgebiss.* Hier ist zunächst zu versuchen, durch Einschleifen der Milchzähne eine Überstellung mithilfe des Oberkieferwachstums zu ermöglichen. Ist dies wegen der Tiefe des falschen Überbisses nicht möglich, kann dies mit einer Transversalplatte korrigiert werden. In der Folge stellt sich häufig auch der 1. Molar im Kreuzbiss ein. Dieser

Zahnstellungsanomalien

kann isoliert oder – wenn erforderlich – mit den im Kreuzbiss stehenden Milchzähnen überstellt werden.

– *1. Molar* im Kreuzbiss (Überstellung von Einzelzähnen):
  – *Oberkieferplatte* mit Bukkalsegment
  – *Transpalatinalbogen* (TPA) mit kortikaler Verankerung, der an 2 Bändern fixiert ist. Bei einseitigem Kreuzbiss wird der TPA auf Expansion und zusätzlich auf der Kreuzbissseite auf Extrusion sowie auf der regelrechten Seite auf Intrusion aktiviert. Dadurch kommt es zu 2 Drehmomenten, die die Wurzel des Molaren auf der regelrechten Seite gegen die bukkale Innenkortikalis drückt (kortikale Verankerung), während auf der Kreuzbissseite nur die Krone nach bukkal gekippt wird (Abb. 9.**39**).
  – Die Quadhelix kann zur symmetrischen Überstellung *beider 1. Molaren* durch Expan-

Abb. 9.**39** **Einseitige Überstellung eines 1. Molaren (16) aus dem Kreuzbiss.** Behandlung mithilfe des Transpalatinalbogens und kortikaler Verankerung des Molaren auf der Gegenseite (s. Text).
a TPA in situ, Kreuzbiss 16.
b Passivzustand des Bogens. Beim Einschieben des TPA (Aktivierung) in das Schloss kommt es zur Expansion und zur Kippung der Wurzel des 26 in die bukkale Kortikalis (Verankerung).

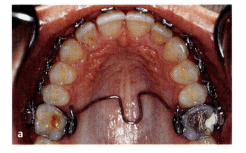

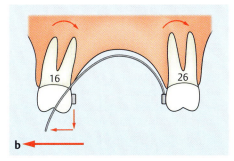

sion genutzt werden. Wenn einseitig die Überstellung des 1. Molaren erfolgen soll, wird der an den Milchzähnen an dieser Seite anliegende Innenarm gekürzt, während er auf der anderen Seite zur Verstärkung der Verankerung belassen wird.

– Einzelne *Prämolaren* und *2. Molaren*, die sich im Kreuzbiss oder Non-Okklusion befinden, sind mit *intermaxillären Criss-cross-Gummizügen* zu überstellen, die von palatinal oben nach bukkal unten kreuzen. Durch das Kreuzen der Okklusionsebene wird gleichzeitig der falsche Überbiss gesperrt.

– Bei einer bukkalen Non-Okklusion können die außen stehenden Zähne mit *Überwurfklammern* nach palatinal bewegt werden.

– Die *Quadhelix* kann durch Aktivierung zur Kieferkompression auch für die Behandlung einer bukkalen Non-Okklusion der 1. Molaren verwandt werden (Abb. 9.**40**).

– *Konservativ-kieferorthopädischen Maßnahmen* bei einer ausgeprägten Laterognathie sind enge Grenzen gesetzt. Mit einem Aktivator oder Funktionsregler kann in einer frühen Phase der Gebissentwicklung versucht werden. durch einseitige Bisshebung und überkompensierte Einstellung des Konstruktionsbisses nach der normal entwickelten Seite hin, das Wachstum in der defizitären Seite zu stimulieren. Die Neigung der Okklusionsebene kann auch zu einem späteren Zeitpunkt durch eine festsitzende Apparatur mit einem zusätzlichen Federrotationsbogen („base arch") korrigiert werden (Abb. 8.**81**). In schweren Fällen bleibt nur die kieferchirurgisch-kieferorthopädische Korrektur.

● *Prognose und Retention:*
– Bei frühzeitiger Überstellung und Ausschaltung aller wachstumshemmenden Faktoren ist durch eine gute Okklusion eine ausreichende Retention gegeben. Bei ausgeprägtem Schmalkiefer und hohem Grad der Umformung muss eine entsprechend lange Retentionszeit (1 – 2 Jahre) der apparativen Behandlung folgen.

– Die Prognose ist unsicher, wenn in der Familienanamnese neben dem Kreuzbiss auch eine Tendenz zur mandibulären Prognathie oder ein vertikales Wachstum nachweisbar ist.

Zahnstellungsanomalien

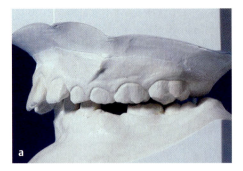

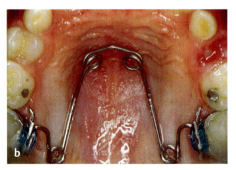

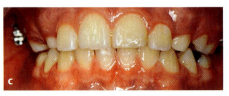

Abb. 9.40 Beidseitige bukkale Non-Okklusion.
Behandlung mithilfe einer auf Kompression
aktivierten Quadhelix.
a Bukkale Non-Okklusion.
b Auf Kompression aktivierte Quadhelix.
c Überstellung der Molaren auf beiden Seiten.

ABLAUF

Checkliste Behandlung des Kreuzbisses

Checkliste zur Behandlung des 1- und beid-
seitigen Kreuzbisses:

● *Einseitiger Kreuzbiss:*
– Differenzierung des Schmalkiefers → symmetrisch, asymmetrisch, einseitig
(s. Abb. 9.**38**)
– *symmetrischer Schmalkiefer:*
– *Transversalplatte* mit beidseitig glatten
Aufbissen zum Gegenkiefer
– *Quadhelix* und Aufbissschiene im Unterkiefer zur ungehinderten Überstellung
– *asymmetrischer Schmalkiefer:*
– *Transversalplatte* wie oben oder einseitige
Einbisse wie bei einseitiger Kompression (s.
u.)
– *Quadhelix* mit gekürztem Innenarm auf der
stärker komprimierten Seite, um dort eine
größere Bewegung des 1. Molaren zu erreichen
– *1-seitige Kompression:*
– *Transversalplatte* mit glatten Aufbissen auf
der Kreuzbissseite und Einbissen für den
Unterkiefer auf der regelrechten Seite. Durch
die Einbisse wird in Okklusion der Oberkiefer
auf der nicht komprimierten Seite durch den
Unterkiefer in seiner Lage gehalten und die
Expansionskraft der Transversalschraube
wird durch die glatten Aufbisse auf der
Kreuzbissseite in diese Richtung gelenkt.

– *Quadhelix* mit gekürztem Arm auf der
Kreuzbissseite und Unterkiefer-Acrylschiene
mit Einbissen für den Oberkiefer auf der regelrechten Seite und ausgeschliffenen Kontaktpunkten auf der Kreuzbissseite
– Ist das Defizit im anterioren Zahnbogenanteil
größer als im posterioren kann mit einer
Fächer-Dehn-Transversalplatte eine differenzierte Expansion erreicht werden. Diese Apparatur besteht aus einer gelenkigen Transversalschraube, die im Bereich der Eckzähne
eingelagert wird und einem Scharnier am
hinteren Plattenrand, der die Apparatur in
diesem Bereich „fesselt". Dadurch entsteht
beim Verstellen der Schraube ein v-förmiger
Spalt und eine nach anterior zunehmende
Erweiterung.

● *beidseitiger Kreuzbiss:*
– In diesen Fällen liegt zumeist ein extremer
Schmalkiefer mit spitzem hohem Gaumen
vor.
– Mit der *Quadhelix* kann bei mäßig entwickelter apikaler Basis in relativ kurzer Zeit
eine Überstellung erreicht werden. Eine Aufbissschiene im Unterkiefer dient der zeitweiligen Bisssperre.
– Bei extremem Schmalkiefer und kleiner apikaler Basis hat sich die *forcierte Erweiterung
der Sutura palatina media* (Gaumennaht-

sprengung nach Derichsweiler, GNE) bewährt. Bei dieser Sonderform der transversalen Nachentwicklung wird im Wechsel- und frühen bleibenden Gebiss
– eine Transversalplatte mit Aufbissen auf den Zähnen zementiert oder eine massive Transversalschraube mittels Bändern an den 1. Prämolaren und 1. Molaren fixiert und diese verblockt (s. Abb. 8.**94**, **a**, Abb. 8.**94**, **b**).
– Nun wird die Schraube, nicht wie üblich wöchentlich, sondern täglich 2- bis 4-mal gestellt, sodass innerhalb von 2 Wochen 6 – 10 mm Erweiterung erreicht werden. Diese kommt durch ein Zerreißen des Oberkiefers in der Sutura palatina media zustande.
– Durch diese extreme Verbreiterung wird nicht nur der Kreuzbiss überstellt, sondern es kommt außerdem zur Senkung des Gaumendachs und Nasenbodens. Dies wiederum soll zu einer besseren Nasenatmung beitragen.
– Die GNE ist sehr rezidivgefährdet und muss deshalb lange retiniert werden. Als Nebenwirkung tritt temporär ein Diastema mediale auf, das sich jedoch rasch schließen lässt.

– Bei fortgeschrittenem Wachstum und Mineralisation der Maxilla (16. Lj.) werden die Ankerzähne durch die GNE überlastet, sodass es zu Wurzelresorptionen und Fenestration der bukkalen Kortikalis kommen kann. In diesen Fällen und bei erwachsenen Patienten hat sich die *knochengetragene GNE* mit dem *Dresden-Distraktor* bewährt. Hier wird die Transversalschraube direkt im Knochen mit einem Implantat oder Osteosyntheseschrauben fixiert. In diesen Fällen ist eine zusätzliche bukkale Knochenschwächung im vorderen Anteil des Alveolarfortsatzes, jedoch ohne Spaltung des Processus pterygoideus, erforderlich (Glassmann, Abb. 9.**42**).

Zahnstellungsanomalien

Falldemonstration Kompression des Oberkiefers

(Abb. 9.**41**, Abb. 9.**42**, Abb. 9.**43** und Abb. 9.**44**)

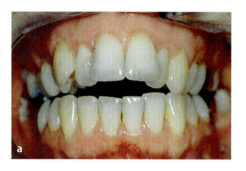

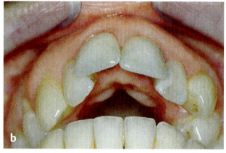

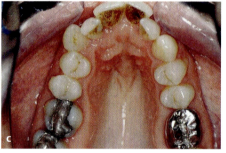

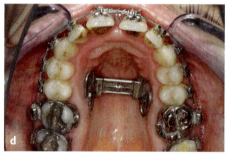

Abb. 9.41 Starke Kompression des Oberkiefers mit Zahnengstand, Kopfbiss, offenem Biss und Rücklage des Unterkiefers. Erwachsene Patientin (s. Abb. 9.**44**). Zunächst wurde mithilfe des knochengetragenen Distraktors (Modus Dresden) der Oberkiefer durch eine forcierte Gaumennahterweiterung (GNE) gedehnt **(d)**. Die Hyraxschraube ist auf beiden Seiten im Knochen fixiert und wird zweimal täglich um 90° aufgedreht.

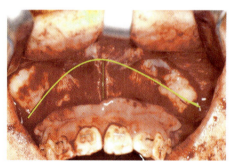

Abb. 9.42 Chirurgische Schwächung für die GNE. Bei erwachsenen Patienten muss für die GNE eine chirurgische Schwächung der bukkalen Wände und der Spina erfolgen (**gelbe** Linien); Methode nach Glassmann.

Zahnstellungsanomalien

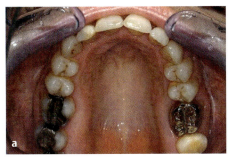

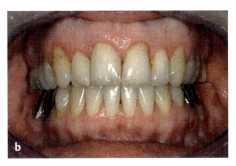

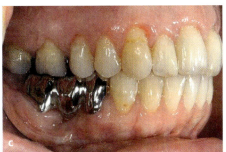

Abb. 9.**43** **Therapieergebnis.** (s. a. Abb. 9.**41**, **c**). Stand nach Dysgnathieoperation zur Bisslagekorrektur und orthodontischer Okklusionsverbesserung.

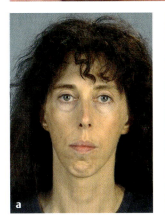

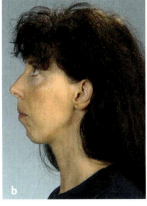

Abb. 9.**44** **Profil- und En-face-Fotos.** Erwachsene Patientin (aus Abb. 9.**41**, Abb. 9.**42**, Abb. 9.**43**) vor **(a, b)** und nach der Therapie **(c, d)**.

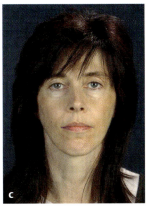

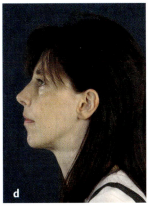

Zahnzahlanomalien und traumatischer Verlust

Zahnunterzahl

- *Synonyme:* Aplasie, Hypodontie
- *Terminologie:* Hinsichtlich ihrer Ätiologie gibt es 2 unterschiedliche Formen der Zahnunterzahl. Einerseits kann sie eine genetisch bedingte *Hemmung der Zahnleistenproliferation* sein und andererseits *Symptom eines übergeordneten Syndroms* (Symptomenkomplex). Dem Schweregrad folgend, werden 3 Begriffe verwandt:
- – *Hypodontie:* Diese betrifft das *Fehlen einzelner Zähne* einer bestimmten Zahngattung, so z. B. des 3. Molaren, des 2. Prämolaren und des seitlichen oberen Schneidezahns.
- – *Oligodontie:* Dabei sind *viele Zähne nicht angelegt* und es gibt keine Präferenz für bestimmte Zahngattungen. Die vorhandenen Zähne weisen Form- und Strukturanomalien auf. Die Oligodontie ist häufig mit Syndromen verbunden (ektodermale Dysplasie).
- – *Anodontie:* Es fehlen *alle* Zahnanlagen. Dies kommt außerordentlich selten vor und ist ebenfalls mit einer übergeordneten Störung im äußeren Keimblatt verbunden.
- *Epidemiologie:*
- – In ca. 30 % der Population ist mindestens ein 3. Molar nicht angelegt.
- – Die Hypodontie ohne den 3. Molaren betrifft 4 – 5 % der Bevölkerung. Im kieferorthopädischen Patientengut sind etwa 9 % der Patienten davon betroffen, was als Ausdruck einer generellen Labilität der Zahnleiste bei Zahnfehlstellungen gewertet wird. Es fehlen – mit abnehmender Häufigkeit – folgende Zähne:
  - – 2. Prämolar im Unterkiefer,
  - – seitlicher Schneidezahn im Oberkiefer
  - – 2. Prämolar im Oberkiefer
  - – mittlerer Schneidezahn im Unterkiefer
  - – 1. Prämolar
- *Morphologie und Klinik:*
- – Die Diagnostik des Symptoms „Aplasie eines bleibenden Zahnkeims oder Zahns" muss wegen der Entscheidung zwischen kieferorthopädischem und prothetischem Lückenschluss sehr früh erfolgen, um erste Schritte schon während der Dentition umzusetzen.
- – Besondere Aufmerksamkeit muss dem Fehlen des oberen seitlichen Schneidezahns – aber auch dem von Prämolaren – gelten, da

besonders im ersten Fall die Lückensituation im Frontzahngebiet mit besonderen ästhetischen Nachteilen verbunden ist. Sie lässt sich oft erst nach Überschreiten des obligaten Durchbruchstermins klinisch diagnostizieren. Da jedoch die Eruptionszeiten einen Variationsbereich von ± 15 Monaten aufweisen (Harzer u. Hetzer 1987) und der Mittelwert nur für 50 % der Probanden zutrifft, ist es ratsam, beim Einzelpatienten von der individuellen Dentitionsfolge auszugehen.

Wegen der ästhetisch und funktionell unterschiedlichen Wertigkeit der Nichtanlagen von seitlichem oberen Schneidezahn und 2. Prämolaren in Ober- und Unterkiefer sollen beide getrennt bewertet werden.

Nichtanlage des oberen seitlichen Schneidezahns

- Der *seitliche Schneidezahn des Oberkiefers* bricht in der Regel 12 Monate *nach* dem seitlichen Schneidezahn des Unterkiefers und 18 Monate *vor* dem Eckzahn des Unterkiefers bzw. 1. Prämolaren des Oberkiefers in die Mundhöhle durch. In diesem zeitlichen Intervall vom 9.– 11. Lebensjahr sollte in jedem Fall die klinische Diagnose und röntgenologische Absicherung erfolgen. Die folgenden klinischen Anzeichen sprechen für die *Verdachtsdiagnose „Aplasie"* des seitlichen oberen Schneidezahns:
- – zeitlich versetzter Ausfall der lateralen Milchschneidezähne beider Kieferhälften
- – Durchbruch des lateralen Schneidezahns auf der einen Kieferseite bei Persistenz des Milchzahns auf der anderen
- – Fehlen der bukkalen Vorwölbung des Zahnkeims im Alveolarfortsatz nach Milchzahnausfall. Bei ausgeprägtem Engstand kann die bukkale Vorwölbung des Zahnkeims trotz Anlage fehlen, da er aus seiner palatinalen Lage nicht zwischen mittlerem Schneidezahn und Milcheckzahn nach vestibulär hindurchtreten kann.
- – Diastema mediale mit und ohne Persistenz der seitlichen Milchschneidezähne (Abb. 9.**45**, **a**)
- – Zapfenform des seitlichen Schneidezahns auf der einen Seite bei Persistenz des Milchzahns oder Fehlen auf der anderen

Zahnzahlanomalien und traumatischer Verlust

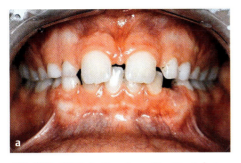

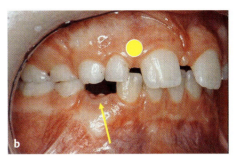

– Persistenz der seitlichen Milchschneidezähne auch nach Durchbruch der Eckzähne im Unterkiefer und 1. Prämolaren im Oberkiefer (Abb. 9.**45**, **b**).
– Progene Verzahnung der Schneidezähne kann Indiz für ein sagittales Oberkieferwachstumsdefizit sein, das auf das Fehlen der Zahnkeime zurückzuführen ist.
– familiär gehäuftes Vorkommen von Nichtanlagen bleibender Zähne

Fehlender symmetrischer Durchbruch der seitlichen oberen Schneidezähne, Dentition des unteren Eckzahns und des 1. Prämolaren ohne vorherigen Durchbruch des seitlichen Schneidezahns, fehlendes Jugum alveolare und ein Diastema mediale können klinische Symptome für eine Nichtanlage sein.

● Nach klinischer und röntgenologischer Absicherung der Diagnose „Nichtanlage eines seitlichen oberen Schneidezahns" ist eine Entscheidung hinsichtlich der alternativen Behandlungsmöglichkeiten kieferorthopädischer oder prothetischer Lückenschluss zu treffen (s. Tab. 9.**3**).
● Die in Tab. 9.**3** aufgeführten morphologischen Kriterien lassen sich relativ gut bestimmen und erlauben in den meisten Fällen eindeutige Aussagen. Wesentlich differenzierter wird dagegen der *Einfluss der veränderten Okklusion* auf die Funktion des *stomatognathen Systems* gewertet:
– Einige Autoren (Moser 1974, Droschl 1974, Krüger und Kubein 1979) lehnen den kiefer-

orthopädischen Lückenschluss wegen der fehlenden Eckzahn-Führung und möglicher Dysfunktionen im Kiefergelenk ab.
– Dagegen wies Reinhardt (1986) nach, dass zwar der Lückenschluss die Okklusionsverhältnisse hochgradig verändert, Folgen im Kiefergelenk und der Muskulatur jedoch nicht damit verbunden sein müssen. Maßgeblich für die funktionelle Anpassung sind der frühe Behandlungsbeginn und der korrekte Lückenschluss mit festsitzenden Apparaturen ohne okklusale Einzel- und Frühkontakte.
● In jedem Fall sollte vor Beginn und nach Therapieabschluss eine manuelle oder instrumentelle Funktionsanalyse durchgeführt werden.

Für einen kieferorthopädischen Lückenschluss bei Nichtanlage des seitlichen Schneidezahns sprechen
● Zahnengstand,
● ähnliche Zahnform und Zahnfarbe des Eckzahns im Verhältnis zum seitlichen Schneidezahn der Gegenseite und
● eine geringe Distallage des Unterkiefers. Besonders wichtig ist die Möglichkeit zum frühen Behandlungsbeginn, um eine optimale funktionelle Anpassung im orofazialen System zu erreichen.

Nichtanlage des 2. Prämolaren im Ober- und Unterkiefer

● Der 2. Prämolar bricht im Unterkiefer nach dem Eckzahn und 1. Prämolaren im Alter von 10 – 12 Jahren in die Mundhöhle durch. In 15 % der Fälle schaltet sich noch der 2. Molar dazwischen. Im Oberkiefer folgt er je nach Durchbruchsreihenfolge ebenfalls im Alter

Zahnzahlanomalien und traumatischer Verlust

Kriterium	kieferorthopädischer Lückenschluss	prothetischer Lückenschluss
Platz im Zahnbogen	Platzmangel	Platzüberschuss
Kronenform	ähnliche Breite und Form wie der zu ersetzende Zahn	geringe Breite, abweichende Form
Wachstumstyp	vertikal	horizontal
Beziehung zwischen OK und UK	sagittal ausgewogen geringe Distallage des UK	sagittal ungünstig (Überentwicklung des UK, Unterentwicklung des OK)
Position des OK	Anteposition	Retroposition
Okklusion	instabil	stabil
Höcker-Fissuren-Relief	flach	ausgeprägt
Achsneigung	Protrusion der Nachbarzähne; nach distal geneigte Kronen der Nachbarzähne	Retrusion der Nachbarzähne; nach mesial geneigte Kronen der Nachbarzähne
Mundprofil	konvex	konkav
Zahnzahl	Anlage der 3. Molaren	zusätzliche Nichtanlage oder Zahnverlust

Tab. 9.**3**   Kriterien für die alternativen Lückenschlussmethoden bei Aplasie des oberen lateralen Schneidezahns.

zwischen 10 und 12 Jahren dem 1. Prämolaren oder Eckzahn.

● Klinische Anzeichen für das Fehlen des 2. Prämolaren sind:
– zeitlich versetzter Ausfall der 2. Milchmolaren in beiden Kieferhälften
– Durchbruch des 2. Prämolaren auf der einen Kieferseite bei Persistenz des Milchzahns auf der anderen
– Infraposition und -okklusion des 2. Milchmolaren (s. Abb. 2.**16**)
– Durchbruch des 2. Molaren bei Persistenz des 2. Milchmolaren
– Nichtanlage des seitlichen Schneidezahns, da dies eine generelle Labilität der Zahnleiste signalisiert
– familiär gehäuftes Vorkommen von Nichtanlagen bleibender Zähne

MERKE

Zeitlich versetzter erhöhter Lockerungsgrad und Ausfall der 2. Milchmolaren und eine Infraposition dieser Zähne sind als Risikofaktoren für die Nichtanlage der 2. Prämolaren zu betrachten.

● Wenn eine Nichtanlage des 2. Prämolaren diagnostiziert worden ist, so kommen auch hier die Alternativen *Lückenschluss oder Zahnersatz* in Betracht, wobei die Lücke durch
– ein Implantat,
– eine Brücke oder
– mit einem Transplantat des 3. Molarenkeims geschlossen werden kann.
– Eine *sofortige Extraktion ist obsolet* und als ärztlicher Kunstfehler zu betrachten, da im Falle eines prothetischen Lückenschlusses der 2. Milchmolar bis zum Abschluss des Wachstums eine wertvolle Funktion zum Erhalt des Knochenlagers und des Platzes hat.
– Der prothetische Lückenschluss wurde bisher besonders im Unterkiefer bevorzugt, da ein kieferorthopädischer Lückenschluss mit reaktiver Lingualkippung der Schneidezähne verbunden war. Mit der Einführung skelettaler Verankerung durch Minischrauben kann dies vermieden werden, sodass auch diese Lückenschlussform als Behandlungsalternative sorgfältig zu prüfen ist.

Zahnzahlanomalien und traumatischer Verlust

- Indikation für einen kieferorthopädischen Lückenschluss:
- Frühe Diagnostik und Möglichkeit des Beginns vor oder während des Durchbruchs des 2. Molaren, da dieser ein zusätzliches Schubelement darstellt und sich selbst mehr körperlich nach anterior in die Okklusion einstellt.
- Labile Verzahnung der 1. Molaren, sodass eine isolierte Bewegung dieses Zahns in einem Kiefer nach anterior besser möglich wird (s. Abb. 2.**30**, mittlere Einstellungsvariante).
- Im Unterkiefer ist die skelettale Verankerung eine essenzielle Voraussetzung bei der Indikationsprüfung, da körperliche Molarenbewegungen nach anterior wegen der stärkeren Kompakta schwieriger als im Oberkiefer sind.
- flache Okklusionsebene (Spee-Kurve)
- Anlage des 3. Molaren im jeweiligen Kiefer mit Aplasie des 2. Prämolaren
- *Indikation* für den *prothetischen Lückenschluss* und die langfristige Erhaltung des persistierenden 2. Milchmolaren:
- abgeschlossene Dentition und optimale Okklusion und Artikulation der 1. und 2. Molaren
- Wachstumsdisharmonien zwischen Ober- und Unterkiefer, d. h. ausgeprägte skelettale Rücklage des Unterkiefers bei Nichtanlage des unteren oder Hypoplasie des Oberkiefers, bzw. Hyperplasie des Unterkiefers (Progenie) bei Fehlen des 2. Prämolaren
- Tiefbiss und ausgeprägte Krümmung der Okklusionsebene (Spee-Kurve)
- starke Retrusion der Schneidezähne im jeweils von Aplasie betroffenen Kiefer

Ein kieferorthopädischer Lückenschluss bei Nichtanlage des 2. Prämolaren ist nur bei frühem Behandlungsbeginn und unter Einsatz skelettaler Verankerung (Unterkiefer) als mögliche Therapievariante indiziert. In die therapeutischen Alternativen ist neben dem Implantat und der festsitzenden Brücke auch die Transplantation eines 3. Molaren einzubeziehen.

Nichtanlage mittlerer Schneidezähne im Unterkiefer

- Diese Form der fehlenden Keimanlage unterer Schneidezähne kommt gegenüber den anderen Aplasieformen sehr selten vor.
- Da die mittleren unteren Schneidezähne gemeinsam mit den 1. Molaren die ersten bleibenden Zähne sind, die in die Mundhöhle durchbrechen, wird deren Fehlen in den meisten Fällen aufgrund der Persistenz der Milchzahnvorgänger oder der Lückenbildung zwischen den nachfolgenden seitlichen Schneidezähnen auch früh diagnostiziert. Auch hier ist die Asymmetrie bei einseitigem Fehlen ein weiteres klinisches Symptom.
- Wie bei der Nichtanlage der seitlichen Schneidezähne sind die Behandlungsalternativen *kieferorthopädischer Lückenschluss* und *Zahnersatz* abzuwägen. Im Unterschied zum Oberkiefer sind wegen der Grazilität der unteren Schneidezähne sowohl der Implantatersatz als auch die brückenprothetische Versorgung hinsichtlich Statik und Belastungsfähigkeit kritisch zu sehen.
- Aus diesem Grund und wegen der relativ geringen Distanz der zu schließenden Lücke sollte schon vor dem Durchbruch des Eckzahns die Möglichkeit eines kieferorthopädischen Lückenschlusses ausgelotet werden. *Voraussetzungen* sind
- eine der Norm entsprechende Inklination der Schneidezähne von Ober- und Unterkiefer,
- ein regelrechter Überbiss und
- harmonische Kieferverhältnisse, wie sie bereits im diagnostischen Teil bei der Nichtanlage seitlicher oberer Schneidezähne beschrieben wurden.
- *Kontraindikation:* Prognathie oder ausgeprägte Retrognathie des Unterkiefers, Prognathie oder Hypoplasie des Oberkiefers.

Bei einer Nichtanlage des mittleren Schneidezahns im Unterkiefer ist schon im Alter von 8–9 Jahren die Möglichkeit eines Lückenschlusses zu prüfen. Ein Zahnersatz mittels Implantat oder Brückenprothese birgt wegen der erforderlichen Grazilität Risiken für Belastbarkeit und Haltbarkeit in sich.

MERKE

Zahnzahlanomalien und traumatischer Verlust

Allgemeine Röntgen- und Modelldiagnostik

● *Röntgenbefund:*

– *OPG:* Mit dieser Übersichtsaufnahme wird zunächst die klinische Verdachtsdiagnose einer Zahnkeimaplasie röntgenologisch erhärtet. Bei starkem Überlagerungseffekt des Frontzahngebietes durch die Wirbelsäule müssen zusätzliche Zahnfilmaufnahmen angefertigt werden.

– Zu prüfen sind *Anlage, Position* und *Durchbruchsreihenfolge* der permanenten Zähne. Bei der Anlage der am häufigsten von Aplasie betroffenen Zahnkeime ist von folgenden zeitlichen Obergrenzen der Mineralisation auszugehen:

– unterer mittlerer und oberer seitlicher Schneidezahn: 2. Lebensjahr

– 2. Prämolaren: 9. Lebensjahr (es sind Spätmineralisationen bis zum 11. Lebensjahr registriert worden)

– 2. Molar: 12. Lebensjahr

– Überzählige Zähne, z. B. ein Mesiodens im Oberkiefer, ist als Plusvariante neben der Minusvariante einer Nichtanlage möglich und charakterisiert die *Labilität der Zahnleiste.* Weitere Symptome dieser Labilität sind Größenreduktionen des homologen Zahnkeims der Gegenseite sowie Dystopie, Rotation und Kippung anderer Zahnkeime.

– *Fernröntgenseitenaufnahme (FRS):* Mit der lateralen Schädelaufnahme oder FRS wird die Lage der Kiefer zur Schädelbasis und zueinander metrisch bestimmt. Dies betrifft im Einzelnen:

– sagittale Kieferbasenrelation

– Neigung der Kieferbasen und vertikale Relation

– Schneidezahnachseninklination

– Wachstumsrichtung von Ober- und Unterkiefer (Wachstumstyp)

MERKE

Bei ausgeprägter sagittaler und vertikaler Disharmonie zwischen Ober- und Unterkiefer, einschließlich einer starken vertikalen oder horizontalen Wachstumstendenz, ist der kieferorthopädische Lückenschluss kontraindiziert. Dagegen sprechen eine gering ausgeprägte Retrognathie des Unterkiefers und geringe Tendenz zum vertikalen Wachstum für einen kieferorthopädischen Lückenschluss. Die Zahnachsen der Schneidezähne sollten immer in eine regelrechte Inklination zueinander und mit einem Überbiss und Vorbiss von 2 – 4 mm eingestellt werden, da nur so eine Behandlungsstabilität zu erreichen ist.

● Alle diagnostischen Erhebungen, wie sie speziell für die Aplasie des oberen seitlichen Schneidezahns angegeben wurden, sind sinngemäß auch bei Fehlen eines 2. Prämolaren oder mittleren unteren Schneidezahn zu erheben.

● Wie bei allen Zahnstellungsanomalien und Bisslageanomalien sind *weitere klinische Befunde* zu erheben:

– Gesichtsasymmetrien

– Mund- und Gesichtsprofil (konkav, konvex)

– Atmungsform (Mund- oder Nasenatmung)

– Lippenkonfiguration

– Zahnstruktur-, Zahnformanomalien, Kariesstatus, Mundschleimhaut, Parodont, und Mundhygiene.

– Ein konvexes Mundprofil spricht für einen kieferorthopädischen Lückenschluss, während eine mangelhafte Mundhygiene, eine hohe Kariesprävalenz und Gingivitis generell für eine längere kieferorthopädische Behandlung mit festsitzender Apparatur kontraindiziert ist.

– Auch ist eine permanente Mundatmung ein negativer Faktor für die Gebissentwicklung, da die resultierende Oberkieferkompression zu einer Vergrößerung der sagittalen Stufe, zu starker Auffächerung und Protrusion der oberen Schneidezähne führt und ein Rezidiv nach einer kieferorthopädischen Therapie fördert.

● *Modellanalyse:* Die Nichtanlage eines Zahns auf einer Kieferseite aber auch die Formanomalie des Homologen auf der Gegenseite führen zu unterschiedlicher Mesialmigration im Seitenzahngebiet, Verschiebung der Zahnbogenmitte und labilen Okklusionsverhältnissen. Auch die Nichtanlage von 2 Homologen in einem Kiefer führt wegen der Zahnzahldifferenz zwischen beiden Kiefern zu Asymmetrien und Bisslagedifferenzen. Eine sorgsame metrische Modellanalyse ist deshalb essenziell:

Zahnzahlanomalien und traumatischer Verlust

– *Platzanalyse:* Bei einseitiger Nichtanlage muss geprüft werden, ob auf der Gegenseite alle Zähne ohne Engstand im Zahnbogen Platz finden, ohne dass dabei die Mittellinie überschritten wird. Besonders im Oberkiefer kann eine Überwanderung der Kiefer- und Gesichtsmitte zu starker ästhetischer Beeinträchtigung führen. Aus diesem Grund kann die Ausgleichsextraktion eines 1. Prämolaren bei Fehlen des lateralen Schneidezahns im Oberkiefer indiziert sein.

– *Symmetrievergleich der Kieferhälften:* Der Symmetrievergleich bezieht sich sowohl auf die sagittale Position von Eckzähnen und Molaren als auch auf die transversale Distanz der 1. Molaren und 1. Prämolaren zur Raphe palatina media. Die ungleiche Zahnzahl bei einseitigem Fehlen kann nicht nur zur oben beschriebenen Überwanderung der Mittellinie, sondern auch zu einseitigem Schmalkiefer (Kompression) Anlass geben.

– *Symmetrie der Zahnbogenform:* Besonders der einseitige kieferorthopädische Lückenschluss kann wegen der Verschiebung der Eckzahnprominenz zur Abflachung und Asymmetrie des Zahnbogens führen. Hier ist die Ausnutzung aller Möglichkeiten der festsitzenden Apparatur einschließlich skelettaler Verankerungen eine Grundvoraussetzung für die Erhaltung der Symmetrie.

– *Tonn-Relation:* Die Breitensumme der 4 unteren Schneidezähne sollte 74% der Summe der oberen 4 Schneidezähne betragen. Wird diese Relation unterschritten (< 74%), verstärkt sich der Überbiss, ist sie größer (> 74%), verringert sich der Überbiss bzw. es treten Lücken zwischen den oberen Schneidezähnen auf. Letzteres ist bei der Reduktionsform des oberen seitlichen Schneidezahns (Zapfenzahn) der Fall und muss bei beiden Formen der Lückenversorgung im Falle einseitiger Nichtanlage beachtet werden.

– *sagittale Okklusionsverhältnisse:* Bei ein- oder doppelseitiger Nichtanlage der seitlichen Schneidezähne im Oberkiefer kommt es nach kieferorthopädischem Lückenschluss zur Distalokklusion der 1. Molaren auf der betroffenen Seite, wenn keine Ausgleichsextraktion im Unterkiefer erfolgt. *Auf Letztere sollte verzichtet werden, da die schon redu-*

zierte Zahnzahl nicht noch iatrogen weiter verringert werden sollte. Nichtanlagen im Unterkiefer führen dagegen zur Mesialokklusion. Da der Lückenschluss nicht zur vollen Kongruenz der Höcker-Fossa-Beziehungen führt, ist in der finalen Justierungsphase der kieferorthopädischen Behandlung mit festsitzenden Apparaturen auf eine Optimierung der Okklusionsverhältnisse besonderer Wert zu legen. Ein diagnostisches Setup im Rahmen der Modelldiagnostik ist dafür sehr hilfreich.

● *Ätiologie:*

– Das Fehlen der Anlage von Zähnen ist die häufigste Zahnanomalie. Während das
  – Fehlen der 3. Molaren der funktionellen Minderbeanspruchung des Gebisses und damit verbundenem sagittalem und vertikalem Wachstumsverlust des Alveolarfortsatzes zugeschrieben wird, sind
  – multiple Nichtanlagen (Oligodontie), die zumeist an Formanomalien gekoppelt sind, ektodermalen Störungen in der Ontogenese anzulasten.

– Beide Formen sind stark erbgebunden, wobei die Hypodontie zumeist polygenetisch bedingt ist und die Oligodontie in Verbindung mit der ektodermalen Dysplasie auf monogener Grundlage weitergegeben wird. Für die multifaktoriell-polygenetische Ätiologie bei der Hypodontie sprechen z. B. bei Aplasie des oberen seitlichen Schneidezahns die Zapfenform des Homologen auf der Gegenseite oder auch Zahngrößenreduktionen bei den Eltern und Geschwistern. Dies belegt den additiven Charakter der Polygenie, d. h. mehrere Genorte sind für die Proteinsynthese des Zahnkeims verantwortlich und der Defekt an einzelnen Genorten führt zur Größenreduktion bis hin zur Aplasie (Grünberg 1952, Harzer 1999).

– Mit der Aplasie von Zahnkeimen sind im Gebiss der Betroffenen und Verwandten weitere Mikrosymptome verbunden, die auf eine generelle Bildungsschwäche der Zahnleiste hindeuten. So treten zusätzlich Eckzahndystopien, Keimdrehungen, Strukturdefekte und Größenreduktion anderer Zähne auf (Hoffmeister 1985).

- Bei einer Lippen-Kiefer-Gaumen-Segel-Spalte kann der seitliche obere Schneidezahn fehlen oder aufgrund der Keimspaltung verdoppelt angelegt sein.
- *ästhetische und mundgesundheitliche Folgen* der Nichtanlage von Zähnen:
- Lückenbildungen können im oberen Frontzahngebiet als ästhetisch besonders störend empfunden werden.
- Intermaxilläre Unstimmigkeiten und Asymmetrien wirken sich in der Mittellinienverschiebung der oberen Zahnreihe ästhetisch nachteilig aus.
- Bei einer Aplasie im Oberkiefer kann es zum Kreuzbiss auf der betroffenen Seite aufgrund des Wachstumsdefizits kommen, da jeder Zahnkeim Wachstumspotenzial für den Alveolarfortsatz beinhaltet.
- Durch Kippung und Wanderung lückenbenachbarter Zähne kommt es zu Fehlbelastung und Hyperbalancekontakten → Störung der dynamischen Okklusion und Risiko für Kiefergelenkdysfunktion.
- Bisssenkung bei Aplasie im Unterkiefer mit Traumatisierung der Gingiva

Systematik des kieferorthopädischen Lückenschlusses

- *Prophylaxe:*
- Eine vorbeugende Behandlung gibt es – trotz vielversprechender Ansätze für die Klonierung von Zahnkeimen im Tierexperiment – bisher wegen der Erbbedingtheit nicht.
- Jedoch können die negativen Folgen bei Nichtanlagen im Milchgebiss durch Lückenhalter und die Asymmetrien im Zahnbogen und intermaxillären Unstimmigkeiten durch frühzeitigen Behandlungsbeginn reduziert werden.
- *Behandlung:*
- Für die Aufstellung des Behandlungsplans bedarf es im interdisziplinären Zusammenwirken von (Kinder-)Zahnarzt, Kieferorthopäden und Kieferchirurgen sowie Einbeziehung des Patienten und seiner Eltern der individuellen Differenzialdiagnose hinsichtlich kieferorthopädischem Lückenschluss oder -öffnung für einen Zahnersatz.
- Da das Patientenalter und der Stand der Gebissentwicklung eine entscheidende Rolle für

erstere Therapievariante hat, sollte die Diagnostik so früh als möglich erfolgen, um eine optimale Lösung zu finden.
- Wie bereits dargestellt, fließen sehr viele Faktoren in die Entscheidung ein, weshalb entlang einer Checkliste die Mehrheit für eine der Alternativen herausgefiltert werden sollte. Auch wenn die Entscheidung zugunsten des kieferorthopädischen Lückenschlusses fallen sollte, muss der Patient über alle möglichen Varianten sowie deren Vor- und Nachteile aufgeklärt werden.

Lückenschluss bei Nichtanlage seitlicher oberer Schneidezähne (s. Tab. 9.4):

Das frühzeitige Erkennen einer Aplasie des oberen seitlichen Schneidezahns zwischen dem 8. und 10. Lebensjahr ermöglicht bei gegebener Indikation ein rationelles Vorgehen unter Ausnutzung der Dentitionsvorgänge, speziell der Mesialdrift der Seitenzähne.

1. Mesiales und distales Beschleifen der Milchmolaren und des Milcheckzahns auf der betroffenen Seite. Dadurch kann der 1. Molar, welcher sich in sagittaler Richtung bei 50% der Patienten in einer labilen Höcker-zu-Höcker-Position befindet, nach anterior in eine stabile Distalokklusion gelangen. In diesem Fall würde auf eine Gegenextraktion verzichtet werden.
2. Extraktion des persistierenden Milchschneidezahns bei Belassen des Milcheckzahns
3. Dadurch wird ein „Vakuum" geschaffen, in das der Eckzahnkeim „eintauchen" kann. Nach mesial wird er dabei durch die noch vorhandene Milcheckzahnwurzel geleitet (Abb. 9.46).
4. Extraktion des Milcheckzahns erst nach Durchbruch des Eckzahns durch die Schleimhaut. Die Mesialisierung von 1. Molaren und Eckzahn führen auch zu einer Anteriorwanderung der Milchmolaren und der darunter befindlichen Prämolarenkeime.
5. Ausrichtung der Zahnachsen und Restlückenschluss
6. Trotz Ausnutzung der Dentitionsvorgänge zur Mesialisierung der Seitenzahnreihe stellen sich die Prämolaren lückig und gedreht in die Zahnreihe ein und die Eckzahnwurzel ist zu stark nach distal geneigt. Diese Ausfor-

Zahnzahlanomalien und traumatischer Verlust

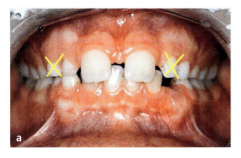

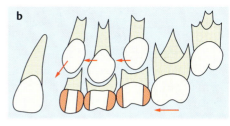

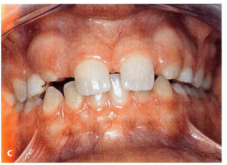

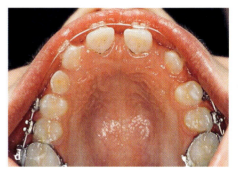

Abb. 9.46 Kieferorthopädischer Lückenschluss bei Aplasie der oberen lateralen Schneidezähne unter Ausnutzung der Dentition. Nach Diagnostik und Stellen der Indikation für einen Lückenschluss am Ende der 1. Phase des Wechselgebisses ist folgendes Vorgehen zu empfehlen: Extraktion der persistierenden lateralen Milchschneidezähne **(a)**, mesiales und distales Beschleifen des Milcheckzahns und der Milchmolaren **(b)**, nach Durchbruch des Eckzahns in die Lücke des lateralen Schneidezahns Extraktion des Milcheckzahns **(c, d)** und anschließend Einordnung der Zähne mittels festsitzender Apparatur (Begründung s. Text).

mung des Zahnbogens, welche Voraussetzung für eine stabile Verzahnung und Gruppenführung bei der Laterotrusion ist, sollte immer mit einer festsitzenden Apparatur vorgenommen werden. Zur Unterstützung der Wurzelaufrichtung des Eckzahns nach mesial ist es sinnvoll, die Brackets, welche in der Regel nach dem sogenannten Straightwire-System für eine Distalkippung der Eckzahnwurzel programmiert sind, seitenverkehrt zu verwenden, um die Kippung der Wurzel zu beschleunigen.

7. Umkonturierung des Eckzahns zum Angleichen der spitzen, konischen Form des Eckzahns an die des lateralen Schneidezahns der Gegenseite. Die Eckzahnspitze wird abgetragen und nach mesial erfolgt aus Kompositmaterial ein Eckenaufbau.

8. Obwohl als Ersatz für den Verlust der Eckzahnführung ein gleichmäßiger Gruppenkontakt an den Prämolaren und Molaren in der Laterotrusionsbewegung ausreichend ist, wird es als vorteilhaft angesehen, dem 1. Prämolaren eine Eckzahnkronenform zu geben. Dafür wird zunächst der 1. Prämolar *intrudiert* und unter das Okklusionsniveau gebracht. Danach wird der bukkale Höcker mittels Komposit als Cuspis aufgebaut, um so eine Eckzahnführung zu simulieren.

● Bei einem Beginn *nach* Durchbruch des Eckzahns können die Dentitionsvorgänge nicht mehr genutzt werden und die Umformung des Zahnbogens muss ausschließlich mit der festsitzenden Apparatur erfolgen.

Zahnzahlanomalien und traumatischer Verlust

Check	kieferorthopädischer Lückenschluss (KFO-L)	prothetischer Lückenschluss (Proth-L)	Bewertung
Alter/Dentition Wachstum/Zahnzahl	Kind, Wechselgebiss, Präpubertät, 3. Molaren angelegt	Jugendlicher, permanentes Gebiss, multiple Nichtanlagen	KFO-L nur bis zum späten Wechselgebiss und Hypodontie
Gebissgesundheit, Compliance, Dysfunktion	gute Mundhygiene, gesunde Zahnhartgewebe und Weichgewebe	Karies, Zahnverlust, Plaque, Gingivitis, Parodontitis, Habits	gute Compliance für Multi-Bracket-Lückenschluss
Mundprofil	konvexes Profil	konkaves Profil	Profilabflachung bei KFO-L
Dysgnathie/Eugnathie, Platzbilanz	Platzmangel, geringe Unterkiefer-Retrognathie	Platzüberschuss und Eugnathie oder starke Bisslageabweichungen	KFO-L ist der Therapie von Dysgnathien unterzuordnen
Wachstumstyp	neutral/gering vertikal	horizontal	neutral → KFO-L
Okklusion	labile Okklusion, Distalokklusion	stabile Okklusion, Neutralokklusion	stabile Neutralokklusion → Proth-L
Zahnform und Zahnfarbe	ähnliche Zahnbreite und Zahnfarbe von Schneidezahn und Eckzahn	stark abweichende spitze und breite Form, sowie gelbliche Farbe des Eckzahns	besonders bei einseitiger Aplasie und differierender Form und Farbe → Proth-L
Zahnachsen/Zahnbogenmitte	Protrusion und mesial geneigte Wurzeln der Nachbarzähne	Retrusion, distale Wurzelkippung, starke Mittellinienabweichung	ungünstige Zahnachsen erhöhen Risiko für Wurzelresorptionen

Tab. 9.**4** Checkliste für die Differenzialtherapie bei Nichtanlage eines seitlichen oberen Schneidezahns.

- Die auszuführenden Zahnbewegungen sind dann umfangreicher, die Verankerung muss erhöht werden und das Risiko für Wurzelresorptionen und okklusale Interferenzen ist größer.

- Aus diesem Grund ist der *frühe Beginn eine Hauptindikation,* wie dies mit der Fallpräsentation belegt werden soll

Zahnzahlanomalien und traumatischer Verlust

Falldemonstration Aplasie 12
(Abb. 9.**47**, Abb. 9.**48**, Abb. 9.**49**,
Abb. 9.**50**, Abb. 9.**51** und Abb. 9.**52**)

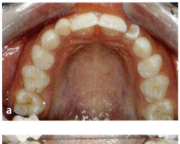
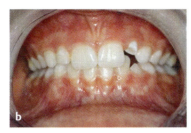
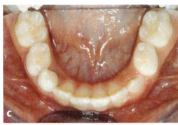
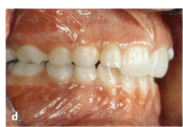

Abb. 9.**47 Fallbeispiel.** Aplasie 12 und Reduktionsform 22, Retrusion der mittleren Schneidezähne
(O1/NA 8°), Rücklage des Unterkiefers (ANB 5,9°).

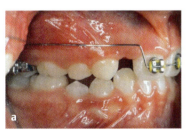
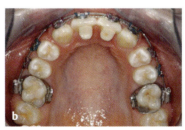
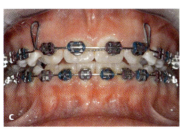
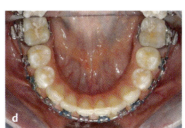

Abb. 9.**48 Therapieplan.** Extraktion 52 und 22, kieferorthopädischer Lückenschluss, Aufrichtung der
mittleren Schneidezähne mittels Utility-Bogen,
Einstellung des Unterkiefers in Neutralokklusion,
keine Gegenextraktion im UK.

a Utility-Bogen zur Protrusion 11 und 21.
b Aufbisse an 11 und 21 zur Entkoppelung der
Okklusion.
c Lückenschluss mit Kontraktionsbogen.
d Ausformung UK-Zahnbogen.

Zahnzahlanomalien und traumatischer Verlust

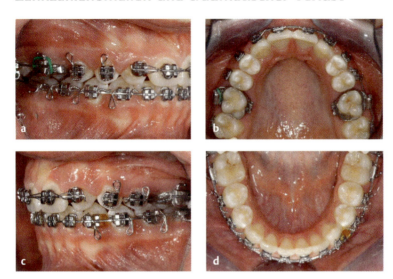

Abb. 9.**49** **Okklusionseinstellung.** Mittels inter-
maxillärer Gummizüge.

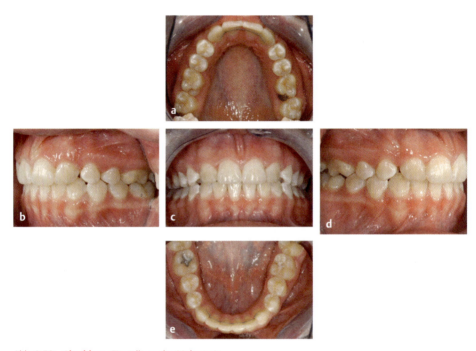

Abb. 9.**50** **Abschluss.** Einstellung der Molaren in
1 PB Distalokklusion und des Unterkiefers in
Neutralokklusion. Angleichung der Eckzähne an
Schneidezahnform durch Eckenaufbau, Retainer in
OK und UK.

Zahnzahlanomalien und traumatischer Verlust

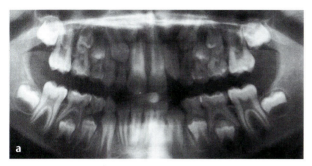

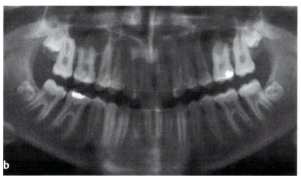

Abb. 9.**51** **OPG.**
a Zu Beginn der Behandlung.
b Am Behandlungsende.

Abb. 9.**52** **Fernröntgenprotokoll.** Schneidezahninklination und Kieferrelation wurden neutralisiert
(Abschlussaufnahme).

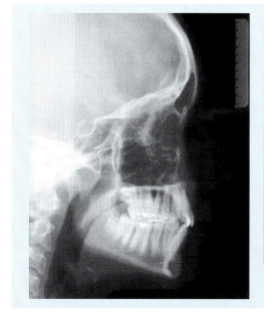

	Norm	Anfangs-befund	Abschluss-befund
SNA	76,2°	81,2°	76,2°
SNB	76,0°	75,3°	73,4°
ANB	0,2°	5,9°	2,7°
NL-NSL	9,3°	9,7°	8,7°
ML-NSL	32,5°	31,1°	31,6°
ML-NL	22,4°	21,3°	22,8°
ArTgoGn	124,3°	121,5°	116,3°
O1-NA	21,3°	8,8°	21,4°
U1-NB	22,4°	19,9°	22,6°
O1-U1	134,7°	145,3°	133,3°
SNPg	79,3°	74,8°	74,8°
N-Winkel	58,0°	77,8°	62,6°
Index	84,0 %	87,9 %	83,1 %

Zahnzahlanomalien und traumatischer Verlust

Check	kieferorthopädischer Lückenschluss (KFO-L)	prothetischer Lückenschluss (Proth-L)	Bewertung
Alter/Dentition, Okklusion, Zahnzahl	spätes Wechselgebiss, vor Durchbruch 2. Molar Anlage 3. Molar im UK, flache Spee-Kurve	Dentition abgeschlossen, stabile Neutralokklusion, Anlage 3. Molaren/nur OK, Tiefbisse und Spee-Kurve	KFO-L vor Ende der Dentition, Anlage 3. Molaren Unterkiefer
Gebiss, Habits Compliance	gute Mundhygiene, Möglichkeit skelettaler Verankerung (Minischraube)	Gingivitis, Parodontitis, Karies, Zahnverlust, Habits	KFO-L in der Regel im UK mit skelettaler Verankerung
Zahnachsen	Protrusion der Schneidezähne	Retrusion der Schneidezähne speziell UK	Retrusion der UK-Schneidezähne → Proth-L

Tab. 9.**5** Checkliste für die Differenzialtherapie bei Nichtanlage von 2. Prämolaren.

Lückenschluss bei Nichtanlage der 2. Prämolaren (s. Tab. 9.**5**):

● Für den Lückenschluss bei Aplasie des 2. Prämolaren gibt es Unterschiede für die Indikation und auch für den Schwierigkeitsgrad in Ober- und Unterkiefer. Hierbei sind nicht wie im Frontsegment Profil und Kieferrelation von Bedeutung, sondern die Möglichkeit der körperlichen Molarenmesialisierung ohne Verankerungsverlust und übermäßige Retrusion der Schneidezähne.

● Dies ist im *Oberkiefer* relativ gut möglich, da der Alveolarfortsatz spongiosareich ist und der Lückenschluss aufgrund der Spee-Kurve auch durch die Kippung der Molaren entlang der Kaukurve erfolgen kann. Allein ein zwischen die Wurzeln tretender Kieferhöhlenrezessus kann die Bewegung behindern. Wenn keine stabile Verzahnung und ein ausgeprägtes Höcker-Fissuren-Relief bestehen, stellt der Lückenschluss unter Einsatz der festsitzenden Apparatur und ausreichender Verankerung kein Problem dar. Hinsichtlich der Abstützung am Ende der Zahnreihen kann auch der 3. Molar im Unterkiefer bei Anlage im Oberkiefer noch eine Teilokklusion erhalten.

ABLAUF

● Im *Unterkiefer* müssen dagegen die Molaren bei Aplasie des 2. Prämolaren durch mehr kompakten Knochen mit dem Risiko der Kippung und Rotation bewegt werden, was ein systematisches Vorgehen erfordet:

– Der optimale Zeitpunkt für den Lückenschluss liegt zwischen dem 11. und 12. Lebensjahr vor dem Durchbruch des 2. Molaren. Eine Bewegung dieses Zahns ist dann aufgrund des unvollständigen Wachstums besser möglich.

– Das Mini-Implantat (TAD) wird zwischen die Wurzeln von Eckzahn und 1. Prämolaren in der befestigten Gingiva inseriert.

– Extraktion des 2. Milchmolaren und TAD erfolgen in 1 Sitzung, um die Lokalanästhesie für beide Eingriffe zu nutzen.

– Zunächst wird der 1. Molar am Bogen mit einer Zugfeder mesialisiert (2 N). Dafür wird die direkte oder indirekte skelettale Verankerung genutzt, d. h. es erfolgt ein direkter Zug vom Mini-Implantat, oder ein Teilbogen – ausgehend von der TAD – wird mithilfe eines Kreuzröhrchens fest mit dem Hauptbogen verbunden, um damit die Retrusion der Schneidezähne zu verhindern.

– Nach Aufschließen des 1. Molaren an den 1. Prämolaren und Nivellierung wird der 2. Molar nachgeführt. Abschließend ist noch einmal eine Abflachung der Spee-Kurve und gute Okklusion herzustellen.

● Eine vorhandene Protrusion der Schneidezähne stellt eine günstige Ausgangssituation dar, da mit der Retrusion die Lücke reziprok auch von anterior her geschlossen werden kann. Eine Verankerung, wie oben beschrieben, ist dann in diesen speziellen Fällen nicht erforderlich.

Zahnzahlanomalien und traumatischer Verlust

Falldemonstration Aplasie 35, 36, 45
(Abb. 9.**53**, Abb. 9.**54**, Abb. 9.**55** und Abb. 9.**56**)

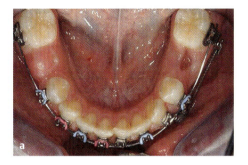
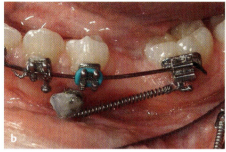
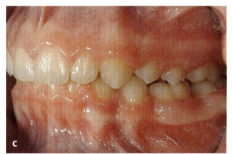
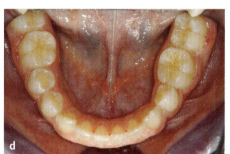

Abb. 9.**53** **Fallbeispiel (10-jähriges Mädchen).**
Aplasie 35 und enge Keimlage von 15 und 14:
Extraktion von 75 und Lückenschluss der Molaren
von distal mittels direkter skelettaler Verankerung
durch Minischraube **(b)**, Einordnung des 15
(Abb. 9.**54**).

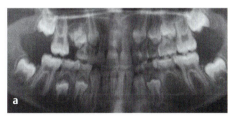
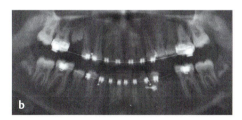
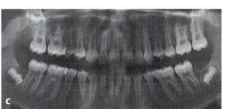

Abb. 9.**54** **OPG (zu** Abb. 9.**53).**
a Behandlungsbeginn: Aplasie 35 und Keimüber-
lagerung 14, 15.
b Zwischenbefund mit Minischraube und Lückenöffnung für 15.
c Abschlussbefund.

Zahnzahlanomalien und traumatischer Verlust

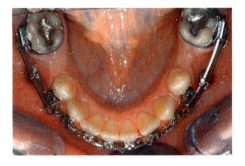
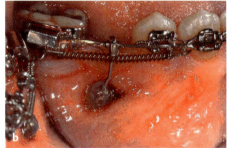
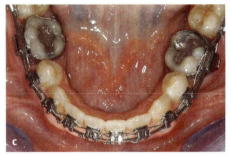
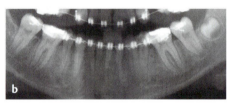

Abb. 9.**55** **Fallbeispiel II.** Aplasie von 35 und 45, Lückenschluss durch Mesialisierung der Molaren unter Ausnutzung der skelettalen Verankerung mit

Minischrauben **(b)**. Cave: Minischraube sitzt in beweglicher Gingiva.

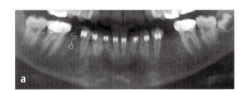
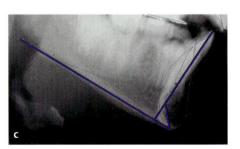
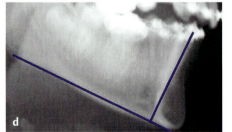

Abb. 9.**56** **OPG und Fernröntgenbild (zu**
Abb. 9.**55).** Anfangs- **(a, c)** und Schlussaufnahmen **(b, d)**. Diese zeigen eine parallele Mesialisierung der Molaren und lediglich eine reaktive Retrusion der unteren Schneidezähne von 1,7°.

a Vor Lückenschluss.
b Nach Lückenschluss.
c U1/ML = 85,4°.
d U1/ML = 87,1°.

Zahnzahlanomalien und traumatischer Verlust

Lückenschluss bei Nichtanlage mittlerer unterer Schneidezähne (s. Tab. 9.**6**):

- Bei gegebener Indikation (keine Retrognathie des Unterkiefers, kein Tiefbiss mit horizontalem Wachstum u. a.) kann der Lückenschluss schon im frühen Wechselgebiss mit der Extraktion des persistierenden Milchzahns eingeleitet werden, um den Mesialschub der seitlichen Schneidezähne und des Eckzahns zum Lückenschluss auszunutzen.
- Im weiteren Verlauf kann schon im späten Wechselgebiss mit einer festsitzenden Apparatur der vollständige Lückenschluss vollzogen werden und die durchbrechenden Prämolaren nach anterior bewegt werden.
- Wichtigste Behandlungsaufgabe ist die laufende vertikale Kontrolle des Überbisses und der regelrechten Schneidezahnabstützung.

Zahnersatz

Lückenschluss durch Zahnersatz (Transplantat, Brücke, Implantat):

- Ist die Indikation für einen prothetischen Lückenschluss gegeben, muss mit einer kieferorthopädischen *Vorbehandlung* eine Lückenöffnung und optimale Pfeilerverteilung erfolgen. Dabei ist besonders auf
- die Eckzahnposition,
- die Schneidezahninklination und
- die Bisshöhe zu achten.
- Besonders hohe Anforderungen an Wurzelparallelität der Nachbarzähne und optimale Lückendistanz ist bei geplanter *Implantatinsertion* gegeben. Dagegen können bei brü-

ckenprothetischer Versorgung durch die Präparation Größen- und Angulationsausgleiche geschaffen werden.

- Da der Lückenschluss mittels Implantat die substanzschonende, optimale Lückenschlussmethode mit Zahnersatz darstellt, muss in den meisten Fällen die kieferorthopädische Behandlung diesen höheren Ansprüchen gerecht werden.
- Für die Implantatinsertion, speziell bei Nichtanlage des oberen seitlichen Schneidezahns ergibt sich neben der Wurzelparallelität und Distanzgenauigkeit ein weiteres Problem:
- Dem Ausfall des persistierenden Milchzahns und der anschließenden Lückenöffnung im Alter von 10 – 13 Jahren schließt sich eine ca. 4-jährige Pause bis zur definitiven Versorgung mit einem Implantat an.
- In dieser Zeit kommt es zur massiven *Atrophie des Alveolarfortsatzes*, sodass in den meisten Fällen vor einer Implantation augmentiert werden muss.
- Auch ist das Offenhalten der Lücke mit abnehmbaren Lückenhaltern bis zur Implantatinsertion problematisch und es kommt nicht selten zum Rezidiv in Form der Lückenverkleinerung (Wurzelkippung).
- In einer eigenen Untersuchung wurde der Frage nach dem Zusammenhang zwischen dem Zeitpunkt der kieferorthopädischen Lückenöffnung und Ausmaß der alveolären Atrophie nachgegangen (Beyer et al. 2007).

Tab. 9.6 Checkliste für die Differenzialtherapie bei Nichtanlage von mittleren unteren Schneidezähnen.

Check	Kieferorthopädischer Lückenschluss (KFO-L)	Prothetischer Lückenschluss (Proth-L)	Bewertung
Alter, Dentition, Überbiss	frühes Wechselgebiss, labile Okklusion	permanentes Gebiss, stabile Okklusion, Tiefbiss	KFO-L vor Eckzahndurchbruch, kein Tiefbiss
Zahnform	schmale Nachbarzähne, einseitige Nichtanlage	breite Nachbarzähne, doppelte Nichtanlage	Zahnersatz ist bei grazilen Nachbarzähnen schwierig
Bisslage, Zahnachsen	Neutral- oder Mesialbisstendenz, Protrusion	Distalbiss, Retrognathie, Tiefbiss, Retrusion der SZ UK, Prognathie des OK	Retrognathie des UK, Prognathie des OK, Tiefbiss → Proth-L

Zahnzahlanomalien und traumatischer Verlust

Als Schlussfolgerung kann aus dieser Untersuchung abgeleitet werden, dass

– einerseits die Entscheidung über kieferorthopädischen Lückenschluss oder Öffnung sehr zeitig fallen muss,

– andererseits aber mit einer Lückenöffnung zum Erhalt des alveolären Knochenlagers spät begonnen werden sollte.

– Der Beginn sollte nicht vor Vollendung des 14. Lebensjahrs liegen und es sollte nach Möglichkeit das Intervall bis zur Implantatinsertion kurz gehalten werden.

● Der relativ lange Zeitraum, in welchem der Eckzahn lückig zwischen zentralem Schneidezahn und 1. Prämolaren steht, muss natürlich auch aus ästhetischer Sicht vom Patienten toleriert werden. Das zu erwartende bessere Knochenlager sollte die temporären Nachteile aufwiegen.

● Weiterhin muss aus kieferorthopädischer Sicht die stationäre Verankerung zur orthoaxialen Einstellung der Frontzähne verstärkt werden.

● Bei einer *Oligodontie* besteht die präprothetische Aufgabe – neben der Pfeilerverteilung – in einer Hebung des Tiefbisses, der durch die wenigen antagonistenlosen Zähne entsteht. Dazu eignet sich ein *Aktivator*, bei dem die Seitenzähne zur Verlängerung frei geschliffen werden. Auch die abnehmbaren Teilprothesen können durch Aufbissbänke an den Milchmolaren und Sperrung der Molaren zu deren Verlängerung und damit zur Bisshebung beitragen.

MERKE

Behandlungsbeginn zum kieferorthopädischen Lückenschluss bei Nichtanlage seitlicher Schneidezähne sollte zeitig im Alter zwischen 9 – 10 Jahren sein.
Dagegen sollte mit einer Lückenöffnung für einen prothetischen Lückenschluss spät im Alter zwischen 14 und 15 Jahren begonnen werden.

● *Retention* und *Prognose* nach kieferorthopädischer Behandlung:

– Die Retention dient beim kieferorthopädischen Lückenschluss der Stabilität von Okklusion und lückenloser Zahnreihe und sollte mindestens 1 Jahr betragen. Neben abnehmbaren Apparaturen und Plastschienen kön-

nen auch geklebte Lingualretainer die Stabilität wahren helfen.

– Beim prothetischen Lückenschluss muss besonders auf die Stabilität der Pfeiler vor einer Abformung für eine Adhäsiv- oder konventionelle Brücke geachtet werden. Schließt sich diese sofort an eine Zahnbewegung an, kann es nach Entfernung der Apparatur zu einem Rückstelleffekt und damit zu Passungenauigkeiten des Zahnersatzes kommen.

– Die Prognose für die Stabilität bei umfangreichen Zahnstellungsänderungen ist stark altersabhängig, ein Kriterium, das letztlich auch für die Entscheidung zwischen kieferorthopädischem und prothetischem Lückenschluss von Bedeutung ist.

Frontzahnverlust

Ein Frontzahntrauma mit dem Verlust eines Schneidezahns ist im Ergebnis mit der Nichtanlage von Zähnen gleichzusetzen und hat neben den Komplikationen auch Auswirkungen auf geplante kieferorthopädische Maßnahmen im Kindes- und Jugendalter.

● *Epidemiologie:*
– Häufigkeit: 3 – 4 %
– Altersgipfel: 8. bis 9. Lebensjahr/12. bis 14. Lebensjahr
– betroffene Zähne: mittlere und seitliche Schneidezähne im Oberkiefer
– Korrelation zu Bisslage- und Zahnstellungsanomalien:
  – Patienten mit vergrößerter sagittaler Stufe, Angle-Klasse II/1, Angle-Klasse II/2 und progener Einzelverzahnung sind überproportional betroffen.
  – Besonders Patienten mit starker Schneidezahnprotrusion im Oberkiefer ohne Lippenbedeckung erleiden Frontzahntraumen.
● *Morphologie und Diagnostik* → Traumata der Zahnhartsubstanz und des Parodonts:
– Schmelzfraktur
– Schmelz-Dentin-Fraktur ohne Pulpaeröffnung
– Schmelz-Dentin-Fraktur mit Pulpaeröffnung
– Wurzelfraktur im oberen, mittleren und unteren Drittel
– Subluxation
– Intrusion
– Totalluxation (Avulsion)

Zahnzahlanomalien und traumatischer Verlust

Ergeben sich aus Anamnese und Befunderhebung eine erlittene traumatische Frontzahnschädigung, sind mögliche Folgen unbedingt in den kieferorthopädischen Behandlungsplan einzubeziehen. Besonders folgenschwer sind Entscheidungen bei systematischer Extraktion.

- In eigenen Untersuchungen konnten für die *Erhaltungsfähigkeit* eines traumatisch geschädigten Zahns folgende prognostische Einschätzungen eruiert werden (Harzer et al. 2004):
- Schmelzfraktur, Schmelz-Dentin-Fraktur ohne Pulpaeröffnung → sehr gute Prognose
- Schmelz-Dentin-Fraktur mit Pulpaeröffnung, Wurzelfraktur im mittleren und unteren Drittel, Subluxation mit leicht erhöhtem Lockerungsgrad → gute bis fragliche Prognose (in Abhängigkeit von der Primärversorgung, die sich an der Fortsetzung des Wurzelwachstums und ausbleibenden Resorptionsanzeichen nachweisen lässt)
- Avulsion und Replantation → Prognose gut oder infaust (in Abhängigkeit weiterer Wurzelwachstums und Regeneration des Parodonts und Pulpa, wobei die Regeneration des Parodonts ausschlaggebend ist)
- Intrusion → obwohl der Zahn wieder durchbricht, ist die Prognose infaust
- Wurzelfraktur im oberen Wurzeldrittel nach Abschluss des Wachstums → gute Prognose für Erhalt der Restwurzel nach Extrusionsbehandlung (s. u.)
- Aufgrund des fehlenden Abschlusses des Wurzelwachstums ist eine *endodontische Behandlung* problematisch oder unmöglich, da der Kanal apikalwärts divergiert.
- In allen Fällen, bei denen es durch Subluxation, Avulsion und Intrusion zur partiellen Zerstörung des Parodonts kommt, besteht das Risiko der Ankylosierung und Resorption. Diese Zähne lassen sich je nach Ausmaß des Verschmelzens von Wurzelzement und Endost der Alveole eingeschränkt oder gar nicht mehr bewegen. Hier bringt diagnostisch die *Palpation* klinisch einen Hinweis:
- *hoher Klopfschall* im Vergleich zu den gesunden Nachbarzähnen → hohes Ausmaß der Ankylosierung, Zahnbewegung nicht möglich

- *dumpfer Klopfschall* entsprechend dem der Nachbarzähne → geringe oder keine Ankylosierung, Zahnbewegung möglich

Traumatisch geschädigte Frontzähne können aufgrund einer Ankylosierung, d. h. Verwachsung von Zahnzement und alveolärem Knochen, die orthodontische Zahnbewegung stark behindern.

- Folgende *zusätzliche diagnostische Maßnahmen* in der betroffenen Traumaregion sind erforderlich:
- Sensibilitätstest
- Verfärbung → Entscheidung über/ob endodontische Behandlung
- Klopfschalltest oder Periotestgerät zur Diagnostik von Ankylosen
- zusätzliche Zahnfilmaufnahme (eventuell mesial- und distalexzentrisch), um Knochenfrakturen, Wurzelfrakturen auszuschalten und um den Verlauf des Parodontalspalts zu verfolgen
- optional → DVT, um Parodontalspalt 3-dimensional darzustellen
- Verlauf der befestigten Gingiva und Ausschluss eventueller Narbenzüge, welche die rote Ästhetik beeinträchtigen
- Dislokationen im Vergleich zur ursprünglichen Zahnstellung
  Die Möglichkeiten zur permanenten Zahnerhaltung sind vielfältig, beeinflussen jedoch die Therapie weit weniger als der absehbare Zahnverlust. Sind bereits deutliche Anzeichen von Resorptionen im Kindes- und Jugendalter zu registrieren, sind folgende *Therapiealternativen* möglich:
- *kieferorthopädischer Lückenschluss:*
- Im Falle einer geplanten systematischen Extraktion von 4 Prämolaren bei schwerem Zahnengstand sind dann nur 3 Prämolaren und der traumatisierte Zahn zu entfernen.
- Tritt der Unfall erst nach Abschluss der Dentition auf und besteht eine gesicherte Okklusion, sollte ein kieferorthopädischer Lückenschluss Ausnahmen unter Einsatz der skelettalen Verankerung vorbehalten sein.
- *prothetischer Lückenschluss.* Hier ist abweichend vom Vorgehen bei Aplasie des seitlichen Schneidezahns differenzierter vorzugehen:

Zahnzahlanomalien und traumatischer Verlust

– *Implantatinsertion:*
  – Zunächst ist der Zahn mit Wurzelresorption nach Möglichkeit bis zum Insertionszeitpunkt zu erhalten. Dies erhält die Lückendistanz und den alveolären Knochen als Implantatlager. Diese Maßnahmen sind auch bei brückenprothetischer Versorgung sinnvoll.
  – Ist der Zahn nicht erhaltungsfähig, muss die Lückendistanz bis zur prothetischen Versorgung gehalten werden. Optimal kann dies nur mit einer Adhäsivbrücke geschehen. Bei abnehmbaren Lückenhaltern kommt es zu einer Einengung und die Lücke muss präprothetisch wieder geöffnet und im Fall der Implantatversorgung die Wurzeln der Nachbarzähne orthodontisch parallelisiert werden.

– *Autotransplantation eines Prämolaren:* Die Transplantation eines Prämolarenkeims in die Alveole des nicht erhaltungswürdigen Schneidezahns kann eine optimale Alternative zum Lückenschluss und Zahnersatz sein, ist jedoch an bestimmte Bedingungen geknüpft:

– Der zentrale obere Schneidezahn muss ersetzt werden.
– Das Wurzelwachstum des zu transplantierenden Keims sollte erst zu 2 Drittel abgeschlossen sein (vgl. Abb. 9.**57**).
– Die Alveole sollte mit einem Kunststoffzahn gleicher Größe wie der zu transplantierende Keim präpariert werden.
– Eine Kronenumformung mittels Veneer oder Krone muss ohne Pulpaalteration möglich sein.

● Bei Wurzelfrakturen im oberen Drittel ist durch eine *orthodontische Extrusionsbehandlung* die obere Wurzelkante auf die Höhe des Limbus alveolaris zu bringen, um einen optimalen Stift-, Stumpf- und Kronenaufbau zu generieren.

● *Prognose und Retention:* Die Prognose und Retentionsmaßnahmen bei kieferorthopädischem Lückenschluss oder -öffnung entspricht der im Kapitel zur Aplasie beschrieben (s. o.). Die Erfolgschancen für die autogene Transplantation liegen bei 90 %.

Zahnzahlanomalien und traumatischer Verlust

Falldemonstration Trauma

(Abb. 9.**57**, Abb. 9.**58**, Abb. 9.**59** und Abb. 9.**60**, Abb. 9.**61**)

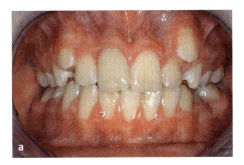

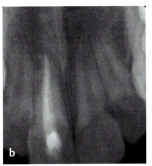 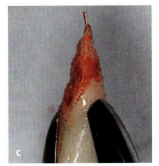 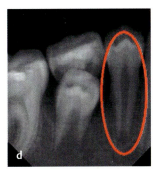

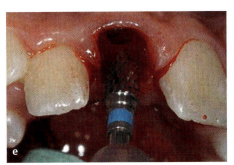 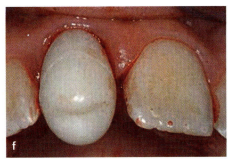

Abb. 9.**57** **Traumatische Totalluxation.** Die 9-jährige Patientin erlitt traumatische Totalluxation von 11, der endodontisch behandelt und reimplantiert wurde, der Gebissbefund zeigt hochgradigen Zahnengstand → Indikation einer Extraktionstherapie, Option der Transplantation eines zu extrahierenden unteren Prämolaren in die Lücke von 11.

a Gebissbefund mit ektopischen Eckzähnen und verfärbtem 11.

b Im Röntgenbild starke Resorptionszeichen an der Wurzel von 11.

c Extraktionsbefund an 11.

d Transplantationsobjekt 34 mit weitem Foramen apikale.

e Vorbereitung der Alveole 11.

f Vorbereitung mit Acrylzahn, der die gleiche Größe wie 34 hat.

Abb. 9.**57** Fortsetzung ▶

Zahnzahlanomalien und traumatischer Verlust

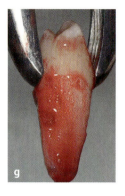

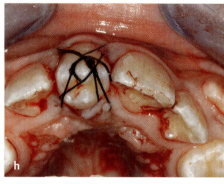

Abb. 9.**57** Fortsetzung
g Transplantat mit er-
haltenem Desmodont.
h 34 in situ, Fixierung
mit Kreuznaht.

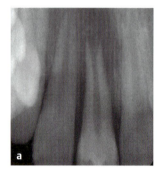

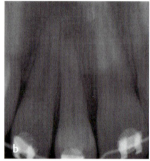

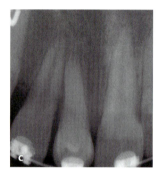

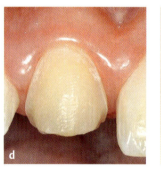

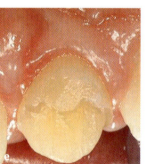

Abb. 9.**58** **(zu** Abb. 9.**57).** Rönt-
genbefunde **(a** Befund nach
3 Monaten, **b** Befund nach
8 Monaten, **c** Befund nach
18 Monaten) zeigen Obliterati-
on des Pulpenkavums und Ausbildung eines paradontalen
Spalts; Umkonturierung der
Krone und Versorgung mit
Veneer **(d, e, f)**.

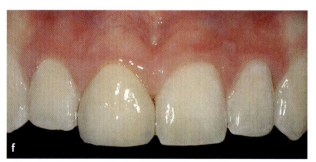

Zahnzahlanomalien und traumatischer Verlust

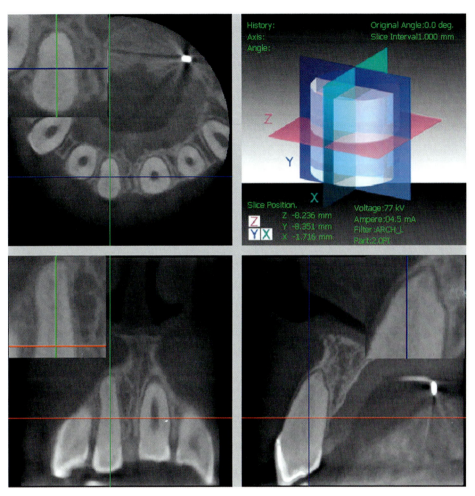

Abb. 9.**59** **3-D-Aufnahme mittels DVT.** Sie zeigt
eine allseitig gute Ausbildung des Parodontalspalts
und bestätigt die erfolgreiche Transplantation
(Abb. 9.**57** und Abb. 9.**58**).

Zahnzahlanomalien und traumatischer Verlust

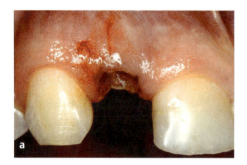
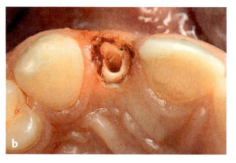
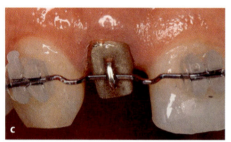
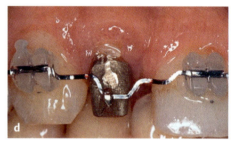

Abb. 9.**60**   **Traumatische Wurzelfraktur.** Wurzelfraktur unterhalb des Limbus alveolaris **(a, b)**, Präparation und Einbringen eines gegossenen Stumpfaufbaus mit Attachement zur Extrusion mittels festsitzender Apparatur **(c, d)**.

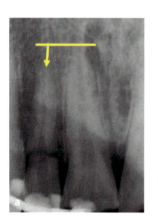
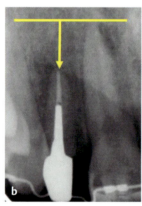

Abb. 9.**61**   (zu Abb. 9.**60**). Extrusion des Wurzelrands bis zum Limbus alveolaris und Versorgung mit Keramikkrone.
a Wurzelfraktur im oberen Drittel.
b Stumpfaufbau (Extrusion = Differenz der Länge der gelben Pfeile).
c Kronenversorgung 12.

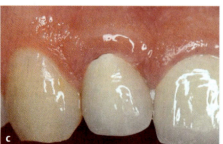

Zahnzahlanomalien und traumatischer Verlust

Zahnüberzahl

- *Terminologie:* Zahnüberzahl oder *Hyperodontie* bedeutet, dass in einem Kiefer oder einer Zahngruppe eine größere Zahl von Zähnen oder zahnähnlichen Gebilden zur Ausbildung gekommen ist, als dies der Norm entspricht. Eine Zahnüberzahl wird vorgetäuscht, wenn Milchzähne persistieren und die Nachfolger bereits dystop durchgebrochen sind. Die überzähligen Gebilde werden wie folgt klassifiziert:
- *Eutypie* oder *Eumorphie:* Dies sind überzählige normal ausgebildete Zähne, die einer Zahngattung in Form und Größe entsprechen, z. B. Schneidezähne und Prämolaren.
- *Dystypie* oder *Dysmorphie:* Dies sind atypische überzählige Gebilde, z. B. Mesiodentes und Zapfenzähne. Eine Sonderform stellt das *Odontom* dar, das aus vielen sehr kleinen dystypischen Gebilden besteht, die kugelförmig zusammenliegen.
- Zwillingsgebilde, Verschmelzungen (Schmelz-Dentin-Verbund) und Verwachsungen (nur Zementbrücke) sind unvollständig getrennte Doppelbildungen.
- *Epidemiologie:*
- Die Zahnüberzahl kommt weit seltener als die Zahnunterzahl vor:
  - ca. 0,4 % im Milchgebiss der Vorschulkinder → Betrifft nur die Schneidezähne und ist von den Dentes natales, die keine Wurzel besitzen und nur schuppenförmig der Schleimhaut aufsitzen, zu differenzieren.
  - ca. 1,0 % im bleibenden Gebiss → Betrifft alle bleibenden Zähne, jedoch vorrangig seitliche Schneidezähne, Prämolaren, 3. Molaren und die dystypischen Mesiodentes.
- Wie bei der Zahnunterzahl liegt das Vorkommen im kieferorthopädischen Patientengut höher, bei etwa 3 %.
- *Morphologie und Klinik:* „First count the teeth" ist für die Diagnostik dieser Zahlanomalie besonders wichtig, da z. B. ein überzähliger Unterkieferschneidezahn bei oberflächlicher Diagnostik leicht zu „übersehen" ist (Abb. 9.**62**). Symptome:

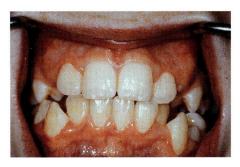

Abb. 9.**62   Zahnüberzahl.** Der 5. Schneidezahn im Unterkiefer führte zum Zahnengstand.

- atypische Vergrößerung eines Kiefersegments
- lokaler Zahnengstand, Schachtel-, Torsions- und Tripelstellung einzelner Zahngruppen
- Zahnretention, Durchbruchsbehinderung
- Disproportion zwischen Ober- und Unterkiefergröße
- Non-Okklusion und Tiefbiss
- Wurzelresorptionen an Nachbarzähnen
- follikuläre Zysten
- progene Zwangsführungen, okklusale Interferenzen
- Das Syndrom *Dysostosis cleideocranialis* geht mit Zahnüberzahl und Dentitio tarda einher.
- *Röntgen- und Fernröntgenbefund:*
- Wenn klinisch im Milch- oder bleibenden Gebiss eine Zahnüberzahl registriert wird, sollte immer eine Übersichtsaufnahme (OPG) angefertigt werden, da weitere über- oder unterzählige Zähne vorhanden sein können. Weiterhin sollte auf dieser Aufnahme nach Resorptionen und zystischen Aufhellungen gefahndet werden.
- Auch bei verzögertem Durchbruch der Zähne und Lückenbildung ist eine Zahnüberzahl diagnostisch abzuklären. Dies trifft besonders bei einer Dysostosis cleidocranialis zu.
- Da die Zahnüberzahl zu einer Verformung der Zahnbögen führt, kann im Fernröntgenbild ein vergrößerter SNA-Winkel daraus resultieren. Die Zahnüberzahl im Oberkiefer vertieft den Überbiss und kann zu einer Verkleinerung des Basiswinkels (ML-NL) führen. Bei Hyperodontie im Unterkiefer kann dies

Zahnzahlanomalien und traumatischer Verlust

umgekehrt mit einer Bisshebung einhergehen.

- *Modellanalyse:*
- – Platzanalyse
- – Symmetrievergleich der Kieferhälften
- – Symmetrie der Zahnbogenform
- – sagittale Verschiebung der Seitenzahnreihe bei einseitiger Überzahl
- – Tonn-Relation, da Überzahl zur Größenreduktion der Nachbarzähne führen kann
- – sagittale Okklusionsverhältnisse und Rekonstruktion → Bisslage
- – Mittellinienabweichung in Okklusion
- *gesundheitliche Folgen:*
- – intermaxilläre Dysharmonien, Tiefbiss, Non-Okklusion, Kopfbiss, Hyperbalance-Kontakte → Dysfunktionssyndrom
- – Asymmetrien, Kreuzbiss
- – Wurzelresorptionen, Zysten
- – parodontale Schäden
- – Schmutznischen für Plaqueakkumulation
- *Ätiologie:* Die Hyperodontie ist auf eine Überproduktion der Zahnleiste oder Keimverdopplung in einer frühen Entwicklungsphase zurückzuführen.
- – Sie wird einem Atavismus, dies ist eine stammesgeschichtliche Rückentwicklung, zugeschrieben (3 Schneidezähne, 1 Eckzahn, 4 Prämolaren, 3 Molaren pro Quadrant).
- – Andererseits werden die dysmorphen Gebilde wie der Mesiodens als phylogenetische Reduktionsform gewertet.
- – Das gleichzeitige Vorkommen von Zahnunterzahl und -überzahl bei einem Patienten widerspricht den phylogenetischen Erklärungen und signalisiert lediglich eine generelle Bildungslabilität der Zahnleiste. In jedem Fall besteht, bis auf die Dysostosis cleidocranialis (monogener Erbgang), eine multifaktoriell polygenetische Vererbung.
- – Bei LKGS-Spalten kann es zu einer Keimverdopplung des oberen seitlichen Schneidezahns kommen.
- *Prophylaxe* ist wegen der Erbbedingtheit nicht möglich. Die Frühbehandlung bedeutet jedoch auch hier eine Vorbeugung gegenüber den nachteiligen Folgen.
- *Behandlung:*
- – Im *Milchgebiss* sollte man sich *abwartend* verhalten, da der überzählige Zahn *Platzre-*

servoire für die breiteren bleibenden Zähne darstellt. Sie sollten deshalb in der Regel nicht extrahiert werden.

- – *Bleibende Zähne* und Zahnkeime sollten dagegen *frühzeitig entfernt* werden, um eine Deformierung des Zahnbogens, eine Durchbruchsbehinderung für die Nachbarzähne und Resorptionen sowie eine Zystenbildung zu vermeiden. Wird eine Keimüberzahl entdeckt, ist der ungünstiger positionierte und/oder dysmorphe Zahn noch vor dem Durchbruch zu entfernen. Ist die Zahnreihe wohlgeformt und ein 3. Prämolar steht in lingualer Tripelstellung, ist die Extraktion nicht unbedingt indiziert, da er bei späterem Zahnverlust anderer Zähne noch als Pfeiler für eine Versorgung mit Zahnersatz dienen kann.
- – *Mehrfachgebilde* sollten, wenn möglich *getrennt* und nur ein Teil entfernt werden, da sie die gleichen negativen Folgen für das Gebiss wie die Überzahl haben. In den meisten Fällen gestaltet sich die Separation sehr schwierig, da es fast immer zur Pulpaeröffnung kommt und die zu trennende Verbindung bis in die Wurzelregion reicht. Nach der Entfernung des überzähligen Zahns oder Trennung eines Doppelgebildes ist eine abschließende Ausformung der Zahnbögen mittels festsitzender Apparaturen erforderlich.
- *Retention und Prognose:*
- – Eine Retention ist wie beim Zahnengstand durchzuführen und sollte etwa die Hälfte der aktiven Behandlungszeit betragen.
- – Die Prognose ist in den meisten Fällen als gut einzuschätzen. Allein die Prognose für separierte Doppelgebilde ist unsicher, da in den meisten Fällen ein endodontisches Vital- oder Mortalverfahren durchgeführt werden muss.

Diastema mediale

- *Synonym:* Trema
- *Terminologie:* Mit den Begriffen Diastema mediale oder Trema wird eine isolierte Lücke zwischen den oberen (Diastema mediale superior) und selten auch unteren (Diastema mediale inferior) zentralen Schneidezähnen

Diastema

bezeichnet. Diese isolierte Spaltbildung zwischen den Inzisivi ist von einem generell lückigen Gebiss zu trennen.

● *Epidemiologie:*
– ca. 20 % im Milchgebiss, jedoch ohne klinische Bedeutung
– durchschnittlich 5 % im bleibenden Gebiss, wobei im frühen Wechselgebiss noch etwa 7 % Diastemen vorkommen, die sich während des weiteren Durchbruchs der Seitenzähne auf 3,6 % im späten Wechselgebiss verringern.
● *Morphologie und Klinik:*
– Die isolierte Lücke zwischen den beiden zentralen Schneidezähnen im Oberkiefer kann ein Ausmaß von 1 – 8 mm haben. Ästhetisch störend kann sich jedoch auch schon ein Diastema von 0,5 mm Breite auswirken.
– Durch Mesial- oder Distalkippung der begrenzenden Schneidezähne kann der Spalt nach inzisal oder gingival spitz zulaufen (Diastema convergens, Diastema divergens). Da sehr häufig das Lippenbändchen (Frenulum tectolabiale) zwischen den beiden Schneidezähne einstrahlt und ursächlich für die Lückenbildung verantwortlich gemacht wird, kann klinisch geprüft werden, ob der *bindegewebige Faseranteil bis in das Periost einstrahlt:*
– Mit Zeige- und Mittelfinger, die links und rechts vom Bändchen in das Vestibulum eingreifen, die Oberlippe nach kranial ziehen.
– Das Frenulum wird unter Zug am Ansatz ischiämisch → Zeichen, dass Gefäße durch den Zug komprimiert werden und die bindegewebigen Züge in das Periost einstrahlen → Frenektomie oder Frenulotomie ist indiziert (s. u.).
– Das Belassen dieses Bandapparats kann neben dem Diastema auch zu Gingivarezessionen führen.
– Ein Diastema mediale inferior ist sehr selten, kann aber ebenfalls mit einem hochansetzenden Frenulum verbunden sein.
● *Röntgen - und Fernröntgenbefund:*
– Ein OPG oder Zahnfilmaufnahme sollte in jedem Fall durchgeführt werden, da als Ursache neben dem Frenulum tectolabiale auch ein Mesiodens infrage kommen kann.
– Besteht keine Kieferlageabweichung und eine Neutralokklusion bei weitgehend normge-

rechter Schneidezahninklination, kann auf eine Fernröntgenaufnahme verzichtet werden.
● *Modellanalyse:*
– Messung der Mittellücke
– Platzbilanz
– Mittellinienabweichung in Okklusion
– Tonn-Relation
– Überbiss und sagittale Schneidezahnstufe
● *Folgen:*
– ästhetisch nachteilig
– Sigmatismus
– Tiefbiss mit Traumatisierung der Gingiva
– Schneidezahnprotrusion mit Zunahme der Bisstiefe
– Gingivarezessionen
● *Ätiologie:*
– Neben den genetischen Faktoren sind morphologisch 3 hauptsächliche Ursachen differenzialdiagnostisch abzuklären:
  - tief einstrahlendes Frenulum tectolabiale
  - Aplasie der seitlichen Schneidezähne
  - Mesiodens
– Während über die beiden zuletzt genannten Ursachen keine Zweifel bestehen, ist für das tief einstrahlende Lippenbändchen die Reihenfolge in der Kausalkette bis heute nicht geklärt. In der Regel wandert das Frenulum des Oberkiefers während des Vertikalwachstums des Alveolarfortsatzes nach kranial. Ein Beleg dafür ist auch die größere Häufigkeit des Diastemas im Milchgebiss. Unterbleibt nun diese Verschiebung, könnte daraus eine Behinderung für den Lückenschluss der durchbrechenden Schneidezähne resultieren. Andererseits wäre es auch denkbar, dass die lückige Einstellung der Schneidezähne dem Lippenbändchen das tiefe Einstrahlen ermöglicht, bzw. kein Anlass für dessen Verschiebung nach kranial besteht. Obwohl einige Indizien für das Primat des Frenulums sprechen, ist dies nicht sicher.
– In etwa der Hälfte aller Fälle liegt ein gehäuftes familiäres Vorkommen und damit erblicher Einfluss zugrunde. Der polygene Erbgang zeigt einen stark X-chromosomalen Einfluss, da Mädchen häufiger betroffen sind als Jungen.

Diastema

- *Prophylaxe:* Eine ursächliche Prophylaxe gibt es nicht. Die zeitgerechte Frenektomie kann jedoch ein apparatives Eingreifen verhindern.
- *Behandlung:* Entsprechend den Ursachen sind die folgenden Therapieschritte einzuleiten:
- *Frenektomie:* Mit diesem chirurgischen Eingriff wird der bindegewebige Ansatz des Frenulums vom interdentalen Periost gelöst und in toto entfernt (Abb. 9.**63**). Als optimaler Zeitpunkt ist der Durchbruch des seitlichen Schneidezahns anzusetzen, da er mit seinem Durchbruchsdruck zum Lückenschluss beiträgt.

ABLAUF

Frenektomie (Abb. 9.**63**):

- Lokalanästhesie rechts und links im Vestibulum und die Papilla inzisiva
- horizontale Durchtrennung des Frenulums ca. 1 cm breit und 1 cm über dem Ansatz
- von den Rändern des vestibulären Schnittes konvergierende Inzisionen zu den Mesialseiten der mittleren Inzisivi, ohne den Sulkus zu verletzen
- palatinal transversaler Schnitt (5 mm) anterior von Papilla incisiva (*Cave:* keine Durchtrennung)
- kurze konvergierende Schnitte zu den Zahnhälsen der Schneidezähne, um vestibuläre Schnitte zu treffen
- Heraustrennen des gesamten sanduhrförmig umschnittenen Gingivagewebes
- Einlegen eines blutstillenden Schwämmchens

MERKE

Die Frenektomie ist der für Erwachsene gebräuchlichen Frenulotomie vorzuziehen, da der Eingriff nur wenige Minuten dauert und die hohe Regenerationspotenz der Kinder zu einer sehr raschen sekundären Granulation und komplikationslosen Abheilung des Defekts führt.

- Erfolgt nach der Frenektomie *kein spontaner Lückenschluss*, sollte dieser apparativ erst nach der Okklusionseinstellung des Eckzahns erfolgen, da auch dieser bei seinem Durchbruch noch zum spontanen Lückenschluss beitragen kann.
- Bei einer *Aplasie* des seitlichen Schneidezahns sind zunächst die beiden Alternativen des kieferorthopädischen oder prothetischen Lückenschlusses zu prüfen. Im Rahmen der folgenden präprothetischen oder kieferor-

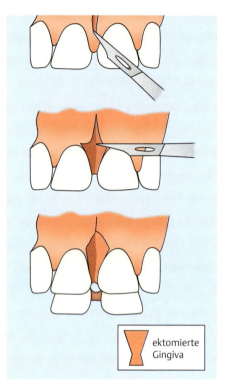

thopädischen Lückenschlusstherapie ist dann das Diastema mit zu schließen.

- Der *Mesiodens* sollte, sofern bereits entdeckt, schon während des Durchbruchs der mittleren Schneidezähne entfernt werden. Bei der Freilegung muss auf die sorgfältige Umschneidung und Schonung der Papilla incisiva geachtet werden.
- Der *apparative Lückenschluss* des isolierten Diastema mediale kann bei geringem Ausmaß mit einer *abnehmbaren Apparatur*, an der Mesialfedern angebracht sind, erfolgen.

CAVE

Zu *warnen* ist vor einem Lückenschluss mithilfe *ungesicherter Gummiringe,* die um die beiden Schneidezähne gelegt werden. Dabei kommt es wegen der konischen Wurzelform zu einer unmerklichen Wanderung der Ringe in apikaler Richtung und *Zerstörung des Zahnhalteapparats* bis hin zum Zahnverlust.

Abb. 9.**63 Frenektomie.** Entfernen des Bindegewebsansatzes am Periost (Ablauf s. Text).

Zahnretention

● *Retention und Prognose:*
– Besonders bei spätem Behandlungsbeginn im bleibenden Gebiss muss eine ausreichende Retentionszeit dem Lückenschluss folgen und auch alle Restlücken in der Zahnreihe müssen geschlossen sein.
– Dementsprechend ist auch die Prognose bei spätem Beginn unsicher. Für die Retention können geklebte Palatinalretainer (Gegenbiss beachten) und Retentionsschienen genutzt werden.

Zahnretention

● *Terminologie:* Von einer Zahnretention ist auszugehen, wenn die vertikale Durchbruchsbewegung gegenüber der morphologischen Entwicklung von Krone und Wurzel zurückbleibt. In der Regel sind zum Zeitpunkt des Zahndurchbruchs erst etwa 2 Drittel der Zahnwurzel ausgebildet.
– Beispiel: Der obere Eckzahn bricht mit 11,5 Jahren in die Mundhöhle durch und sein Wurzelwachstum ist mit 14,5 Jahren abgeschlossen → mit 15 Jahren würde bei fehlendem Durchbruch und abgeschlossenem Wurzelwachstum von Retention gesprochen.
– Diese Diagnose muss immer mit dem individuellen Dentitionsalter abgeglichen werden.
● *Epidemiologie:*
– Molaren (39%)
– Eckzahn im Oberkiefer (0,92 – 3%)
– mittlerer Schneidezahn im Oberkiefer
– 2. Prämolaren im Unterkiefer
– Eckzahn im Unterkiefer (0,32%)
– Bei Eckzahnretention sind Mädchen und die linke Oberkieferseite doppelt so häufig betroffen wie Jungen und die rechte Kieferseite. Das Verhältnis palatinale zu bukkaler Lage des Eckzahns beträgt 3 : 1. In eigenen Untersuchungen wiesen unter den Patienten mit Eckzahnretention etwa 50% zusätzlich einen schmalen oder breiten Deckbiss auf (Lüdicke et al. 2008).
● *Morphologie, Klinik und Diagnostik:*
– Für eine Retention sprechen ähnliche klinische Symptome wie bei der Aplasie, wobei die *betroffene Zahngattung, mittlere Schneidezähne und Eckzähne,* gegenüber der bei Aplasie eine andere ist und damit differenzi-

aldiagnostisch eine Abgrenzung zwischen Nichtanlage und Verharren des Zahnkeims im Kiefer in den meisten Fällen gut möglich ist.
– Für die *Retention* des *mittleren Schneidezahns* (Abb. 9.**64**) gibt es folgende klinische Anhaltspunkte:
  – *Seitenungleichheit* für Milchzahnausfall und Durchbruch der bleibenden Zähne
  – Durchbruch der *seitlichen vor den mittleren* Schneidezähnen.
  – *Trauma-Anamnese*
  – *Luxation* oder *Intrusion* des Milchschneidezahns. Der betroffene Zahn zeigt keine Pulpasensibilität und ist verfärbt. Die Intrusion führt vor dem 4.– 5. Lebensjahr oft zur Verlagerung des Zahnkeims mit anschließender *Dilazeration* und Retention.
  – *Atypische bukkale* oder *palatinale Vorwölbung* vor oder während der Durchbruchsphase deutet auf *Zahnüberzahl* hin. Überzählige Schneidezähne und Mesiodentes verhindern wegen des Platzmangels den Durchbruch des regelrechten Zahns. Die Palpation ist auch in diesen Fällen sehr nützlich.
  – Ein *tief einstrahlendes Frenulum tectolabiale* bei Diastema im Milchgebiss kann sich bei asymmetrischem und zeitverschobenem Durchbruch über einen Schneidezahnkeim spannen und dessen Durchbruch behindern. Das Abziehen der Oberlippe und die Ischämie über dem sich vorwölbenden Keim stellt die Indikation für die Frenektomie.
– Die *Eckzahnretention* ist weit häufiger als die des Schneidezahns. Die Resorptionsgefahr und die mit zunehmendem Alter schlechter werdende Prognose für eine Einstellung erfordern ebenfalls eine frühestmögliche Diagnostik. Von der Pathogenese her ist die regelrechte Einstellung des Keims zwischen seitlichem Schneidezahn und 1. Prämolaren klinisch aufmerksam zu verfolgen.
  – Ericson und Kurol (1987) versuchten, in einer Längsschnittstudie an 505 Schulkindern zunächst ohne Röntgenkontrolle *palpatorisch* die regelrechte Wanderung und Einordnung des Eckzahnkeims im Oberkiefer zu verfolgen. Während bei den 10-jährigen Kindern noch 29% der Probanden keine bukkale Vorwölbung zeigten, traf dies bei

Zahnretention

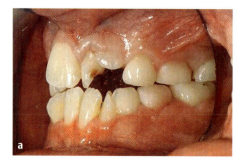
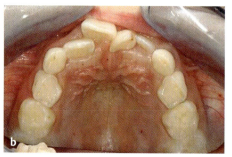

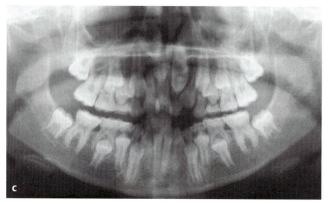
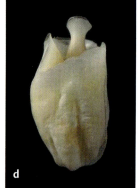

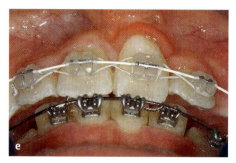
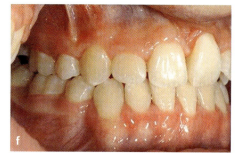

Abb. 9.**64** **Retention 21.** Anfangsbefunde, Röntgen- und Operationsbefund (zeigen überzähliges Zahngebilde), Anschlingung und Einordnung von 21 in die Zahnreihe, außerdem wurde Extraktion von 4 Prämolaren durchgeführt.

a Persistenz des linken oberen mittleren Milchschneidezahns.
b Dystoper Durchbruch von 22.
c Röntgenbefund.
d OP-Befund, überzähliges Zahngebilde.
e Einordnung von 21 nach Anschlingung.
f Behandlungsabschluss.

Zahnretention

den 11-jährigen nur noch für 5 % zu. Ericson und Kurol meinen, dass, ausgehend von einer fehlenden Palpation, bei 7 % aller Kinder, die älter als 10 Jahre sind, eine radiologische Kontrolle indiziert ist. Neben diesem sehr wichtigen Palpationsbefund können folgende *Symptome* einer frühen Diagnostik sehr dienlich sein:
- seitenungleicher Durchbruch
- einseitige Milchzahnpersistenz
- *fehlende palatinale Vorwölbung* (Palpation)
- Lückenbildung zwischen mittlerem und seitlichem Schneidezahn durch Druck des Eckzahnkeims gegen die Wurzelspitze des zuletzt genannten
- früherer Durchbruch der 2. Molaren
- fehlende Lockerung des Milcheckzahns bei bereits erfolgtem Ausfall oder Durchbruch auf der Gegenseite.
- Für die Retention des *2. Prämolaren* gibt es folgende klinische Anzeichen:
  - starke Lückeneinengung nach vorzeitigem Milchzahnverlust und Anteriorkippung der Molaren (hauptsächlich im Unterkiefer)
  - Infraposition und Ankylosierung des 2. Milchmolaren (→ DD Aplasie)
  - Dystopie des Zahnkeims, die von Retention gefolgt ist
- Eine *multiple Zahnretention* ist bei der *Dysostosis cleidocranialis* zu beobachten, bei der zusätzlich noch eine Dentitio tarda vorliegt.

Fehlende Symmetrie in der Dentition, fehlende Palpationsmöglichkeit des Keims oder Vorwölbung an falscher Position sowie Milchzahnpersistenz und Lückeneinengung sind die wichtigsten klinischen Befunde für eine Zahnretention.

- *Röntgenbefund, digitale Volumentomografie und Fernröntgenseitenbild:*
- Die Persistenz des mittleren Milchschneidezahns oder -eckzahns über den physiologischen Ausfallstermin hinaus ist Hinweis für die Retention und/oder Dystopie des Nachfolgers. Unabhängig von den sich anschließenden Maßnahmen ist dann eine röntgenologische Ortung des noch nicht durchgebrochenen Zahns notwendig.

- Selbst bei geplantem Belassen oder abwartendem Verhalten sind Zystenbildung oder Wurzelresorptionen an benachbarten Zähnen röntgenologisch abzuklären.
- Die Topografie des verlagerten Zahns hat sowohl für das rasche Auffinden nach chirurgischer Freilegung als auch für die prognostische Einschätzung des Behandlungsverlaufs Bedeutung (Bishara 1992). Dabei sind Fragen nach der palatinalen oder bukkalen Lage und der Beziehung zu den Nachbarzahnwurzeln vordergründig zu beantworten.
- Aus der Röntgenaufnahme können auch Informationen über Durchbruchshindernisse, wie überzählige Zähne, Odontome und Zysten gewonnen werden.
- Als Aufnahmeverfahren kommen in Betracht:
  - *Orthopantomogramm* (OPG) *und laterale Schädelaufnahme* (Fernröntgen): Beide Aufnahmetechniken dienen als Übersichtsbilder einer ersten Orientierung und bedürfen sehr häufig der Ergänzung durch lokale Zahnfilm- und Aufbissaufnahmen (Lindauer et al. 1992). Beim OPG kann es durch asymmetrische Kopflagerung zu Verzeichnungen kommen. Bei der Fernröntgenaufnahme erschweren Überlagerungen beider Schädelhälften die Auswertung.
  - *periapikale Zahnfilmaufnahme:* Für die Festlegung, ob der Zahn bukkal oder palatinal liegt, werden 2 Aufnahmen mit verschiedenem horizontalem Auftreffen des Zentralstrahls benötigt (Clark-Regel, Abb. 4.**50**). Wandert der retinierte Zahn im Vergleich zur ersten Aufnahme in Bewegungsrichtung der Röntgenröhre mit, so liegt er palatinal, ist die Bewegung gegenläufig, liegt der Zahn bukkal. Eine weitere Lagepräzisierung ist durch den vertikalen Schwenk der Röntgenröhre möglich.
  - *Aufbissaufnahme:* Zur Lagebestimmung in einer 2. Ebene, gegenüber der periapikalen Aufnahme mit palatinaler Lage des Röntgenfilms, eignet sich die Aufbissaufnahme. Hier liegt der Röntgenfilm zwischen den Zahnreihen und der Röntgenstrahl kommt von kranial (Oberkiefer) oder von kaudal (Unterkiefer).

Zahnretention

– *digitale Volumentomografie* (DVT): Trotz der mehrdimensionalen Darstellung des retinierten Zahns kommt es fast immer zu einer Überlagerung der Schneidezahnwurzel mit der Krone des retinierten Zahns. Dies erschwert die Aussage über mögliche Wurzelresorptionen. Als ideales Verfahren für die 3-dimensionale Darstellung der Retention ist in den letzten Jahren das DVT-Verfahren in die Kieferorthopädie eingeführt worden (s. bildgebende Verfahren, S. 105). Die Strahlenexposition ist gegenüber der Mehrfachdarstellung mit Zahnfilm- und Aufbissaufnahmen nicht höher (Abb. 4.**52**, Abb. 9.**65**).

– Besteht keine Möglichkeit zur DVT-Diagnostik, so gilt die grobe Regel, dass bei einer Lage der Eckzahnspitze mesial der Wurzel des seitlichen Schneidezahns von einer Resorption an dieser ausgegangen werden muss (Ericson und Kurol 1987, 1988a). Hierüber sollte der Patient aufgeklärt werden.

– Die Kephalometrie an der Fernröntgenaufnahme dient neben der Bestimmung allgemeiner sagittaler und vertikaler Bisslageparameter (SNA, SNB, ANB, ML-NL, NSL-NL, NSL-ML) der Bestimmung der Schneidezahnachsen (+1/NA, – 1/NB), da in den meisten Fällen bei Eckzahnretention ein Platzmangel besteht, der in einigen Fällen durch eine Protrusion der retrudiert stehenden Schneidezähne ausgeglichen werden kann.

● *Modellanalyse:*

– *Platzanalyse:* Da der Milcheckzahn etwa 2 mm schmaler als sein Nachfolger ist, kommt es bei Persistenz durch die Mesialdrift von Prämolaren und Molaren zur Einengung der Lücke für den einzuordnenden bleibenden Eckzahn. Bei der Platzanalyse ist davon auszugehen, dass für die regelrechte Einstellung durch die kieferorthopädische Elongationsbehandlung (s. u.) zunächst mehr Platz als die mesiodistale Breite benötigt wird, da der Zahn zumeist schräg liegt und eine diagonale Verklemmung vermieden werden muss.

– *Symmetrievergleich* der Kieferhälften: Bei einseitiger Retention kommt es wegen der geringeren Breite des Milcheckzahns zu einer Überwanderung der Zahnbogenmitte durch den mittleren Schneidezahn der Gegenseite

und/oder Mesialverschiebung der Seitenzähne auf der Seite der Retention.

– sagittale *Okklusionsverhältnisse* und *Rekonstruktion*

● *Folgen:*

– Wurzelresorptionen an den Nachbarzähnen

– follikuläre Zysten mit Verdrängung der Zähne und Zahnkeime

– intermaxilläre Unstimmigkeiten und Asymmetrien der Kieferhälften

– Okklusionsstörung

– fehlende Eckzahnführung bei Laterotrusion → Dysfunktionssyndrom

– ästhetische Beeinträchtigung

– Schwierigkeiten bei der tangentialen Abstützung für Zahnersatz nach Zahnverlust

==Zur Vermeidung von Resorptionen, Verdrängung und anderer pathologischer Prozesse im Falle des Belassens des retinierten Zahns sollte eine 1- bis 2-jährige Röntgenkontrolle empfohlen werden.==

● *Ätiologie:*

– Hinsichtlich der ursächlichen Faktoren muss einerseits – wie bei den Zahnzahlanomalien – von einer *Schwäche der Zahnleiste* ausgegangen werden.

– Andererseits wird die Zahnretention durch *Hindernisse beim Durchbruch* und *fehlende Keimaufrichtung*, speziell beim Eckzahn (s. Abb. 9.**66**), verursacht. Überzählige Zahnkeime, Odontome, Zysten, Spaltbildungen, Zahnengstand, traumatische Verlagerungen und Dystopien anderer Genese sind die Hauptursachen, die vor allem bei Zähnen, die einen *weiten Durchbruchsweg* haben, zur Retention führen.

– Für den *Eckzahn* (Abb. 9.**66**) ist aus pathogenetischer Sicht hervorzuheben, dass abweichend vom Normalfall – in dem der Eckzahnkeim in der Regio infraorbitalis liegend, zunächst nach distal geneigt ist und erst nach anteriorer Aufrichtung in die Mundhöhle durchbrechen kann – bei den betroffenen Patienten diese Kippung nach mesial unterbleibt.

– Verglichen mit den Untersuchungen zum Duchbruchsverlauf nach Dausch-Neuman (1970) entspricht der Winkel zwischen Zahnachse und Okklusionsebene für die retinierten Zähne der Situation bei 9- bis

Zahnretention

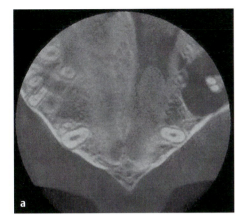

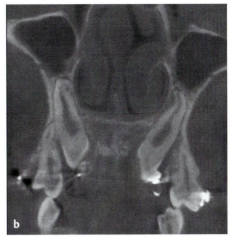

Abb. 9.**65** **Digitale Volumentomografie.** DVT bei 15-jähriger Patientin – mit 2 Jahre dauerndem vergeblichem Versuch der Einordnung der retinierten 13 und 23 – zeigt bei beiden Zähnen eine Wurzeldilazeration nach anterior und zur Mitte.
a Okklusal.
b Transversal.
c Sagittal 13.

10-jährigen Kindern. Eine spätere Aufrichtung wird durch das fortschreitende Wurzelwachstum in distaler Richtung und die Anteriorwanderung des 1. Molaren unmöglich gemacht.

– Bishara (1992) und Harzer et al. (1993) meinen, dass die zeitgleiche Formation der Wurzel des seitlichen Schneidezahns eine wichtige Funktion als „Leitplanke" für die Aufrichtung und den Durchbruch des Eckzahns in distokaudaler Richtung darstellt. Bei Aplasie und beim Deckbiss – hier ist die Wurzel des seitlichen Schneidezahns durch die Protrusion (schmaler Deckbiss) oder Retrusion (breiter Deckbiss) stark nach palati-

nal bzw. bukkal gekippt – fehlt die Barrierewirkung der Wurzel für den Eckzahnkeim und er nutzt das vorhandene Vakuum für eine mehr horizontale Bewegung in Richtung der Wurzel des mittleren Schneidezahns (Abb. 9.**67**). Die Minimierung der Zeitspanne zwischen Sistieren der Aufrichtung und Einleitung einer Therapie ist deshalb eine sehr wichtige Prämisse für den Zeitpunkt der Diagnose und das Herausfiltern der Risikopatienten. Dazu gehört auch die frühzeitige Behandlung des Deckbisses.

– Als ein weiterer Aspekt für den erschwerten Durchbruch des Eckzahns ist eine schmale Apertura piriformis zu werten (Van

Zahnretention

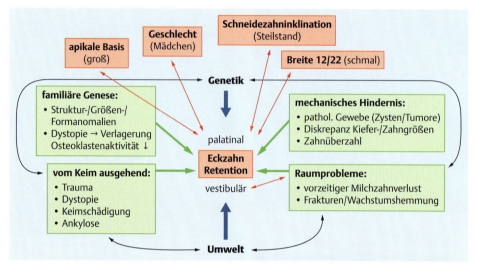

ABL

Abb. 9.**66** Ursachen für Eckzahn-Retention und Durchbruchsbehinderung.

der Linden und Duterloo 1980). Dabei kommt es zu einem Wurzelengstand der Schneidezähne und die Eckzahnspitze stößt auf die nach mesial gekippte Wurzel des seitlichen Schneidezahns. Damit verliert die Wurzel ihre Wirkung als „Leitplanke" und verzögert bzw. stoppt stattdessen den Durchbruch des Eckzahns.

– Als hereditäre Ursache ist die allgemeine Zahnretention und die Zahnüberzahl bei einer Dysostosis cleidocranialis differenzialdiagnostisch von den lokalen Ursachen abzutrennen.

● *Prophylaxe:*

– Ist im Alter zwischen 9 und 10 Jahren im Oberkiefervestibulum keine Vorwölbung des Eckzahnkeims zu palpieren, ist davon auszugehen, dass Aufrichtung und Bukkalbewegung des Keims ausgeblieben sind. In diesen Fällen ist die vorzeitige Extraktion des Milcheckzahns indiziert, um durch das Schaffen eines „Vakuums" den Durchbruch zu erleichtern. Kurol et al. (2000) beschreiben eine Erfolgsrate von 65 %.

– Eine allgemeine Prophylaxe gibt es nur im Sinne der Verhütung des sekundären Zahnengstandes und frühzeitiger Diagnostik.

● *Behandlung:* Die Therapie bei retinierten Schneide-, Eck- und Seitenzähnen besteht aus einer *chirurgischen Freilegung* mit anschließender *orthodontischer Elongationsbehandlung.* Sie soll am Beispiel der Eckzahnretention im Oberkiefer dargestellt werden.

● *Eckzahnretention* im Oberkiefer:

– Abformung des Kiefers mit Alginatmasse und Anfertigung einer *Wundschutzplatte im Falle der palatinalen Retention.*

– Diese abnehmbare Platte sollte wenige Halteelemente haben und im Bereich der palatinalen Eröffnung hohlgelegt sein. Sie dient der Bedeckung und der Adaptation des palatinalen Lappens, da ein Nähen in der Rundung des Gaumengewölbes zeitaufwendig und problematisch sein kann.

– Zur optimalen Adaptation wird sie vor dem Einsetzen mit einer antiphlogistischen, elastisch aushärtenden Masse beschichtet.

– **operative Freilegung:**

– Bei oberflächlicher Lage des retinierten Zahns ist nur die Eröffnung und das Offenhalten der Verbindung zur Mundhöhle durch eine Tamponade oder das Einschlagen des Lappens erforderlich.

Zahnretention

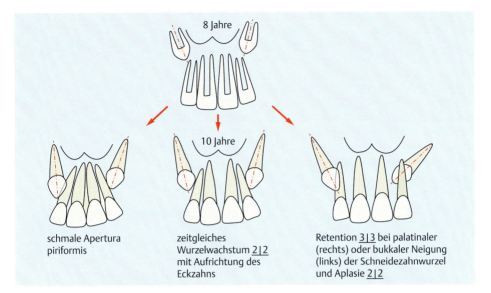

8 Jahre

10 Jahre

schmale Apertura piriformis

zeitgleiches Wurzelwachstum 2|2 mit Aufrichtung des Eckzahns

Retention 3|3 bei palatinaler (rechts) oder bukkaler Neigung (links) der Schneidezahnwurzel und Aplasie 2|2

Abb. 9.67 Leitplanken-Funktion der Wurzel des seitlichen Schneidezahns. Für die Aufrichtung des Eckzahnkeims während des Durchbruchs dient die Wurzel des seitlichen Schneidezahns als Leitplanke. Bei Aplasie dieses Zahns oder stark invertiert stehenden Schneidezähnen fehlt diese und es kommt vermehrt zur Retention des Eckzahns.

– Das Einrollen des Muko-Periost-Lappens und Nahtfixierung verhindert einen Verschluss der Operationshöhle. Die Zähne verlängern sich dann ohne Zugelement innerhalb von 6 Monaten. Dieses Rolllappenverfahren ist sowohl bei bukkaler als auch bei palatinaler Position möglich (Tränkmann 1985).

– Bei tieferer Lage ist das Anbringen eines Klebebrackets mit Drahthaken als Zugelement und primärer Verschluss der Wundhöhle vorteilhafter.

– Als Operationsschnitt bei *palatinaler* Eröffnung eignet sich ein Zahnfleischrandschnitt unter Schonung der Papilla incisiva. Ein Schnitt entlang der Raphe-Median-Linie in Kombination mit einem marginalen Schnitt sollte nur dann gewählt werden, wenn der verlagerte Zahn paramedian liegt und die Operationshöhle nicht bis zur Kiefermitte reicht.

– Vor allem bei jugendlichen Patienten unter 18 Jahren sollte nur so viel Knochen abgetragen werden, wie für das Anbringen des Brackets erforderlich ist.

– Die **aktive Elongation** im Anschluss an die Freilegung hat den Vorteil der zeitsparenden zielgerichteten Bewegung. Vor der Einordnung in die Zahnreihe sollte die Lücke mit Druckfedern oder Öffnungsloops überextendiert werden, um auch bei Schräglage des Zahns eine „reibungslose" Bewegung zu ermöglichen. Als sichere Verankerungen und Zugelemente sind heranzuziehen:

– abnehmbare Platten mit Haken und Gummizug zum retinierten Zahn am Beginn der Elongation

– bei *palatinaler Lage:* Transpalatinalbogen mit einer Titan-Molybdän-Feder (TMA 0.017 × 0.025 inch), die in ein Vierkantschloss am Bogen geschoben wird. Der Zahn wird zunächst mit diesem Zug zum Durchbruch gebracht (Abb. 9.**68**), bevor er in die festsitzende Band-Bogen-Apparatur integriert wird.

– Gaumenimplantat mit angeschweißtem Vierkantröhrchen und TMA-Feder wie oben (Abb. 9.**69**)

Zahnretention

– bei *bukkaler Lage:* Teilbogen, der im Hilfsröhrchen des 1. Molaren verankert ist, und mit dem die vertikale Einstellung vollzogen wird (Abb. 9.**70**), da bei direkter Einbindung in den Außenbogen die benachbarten Zähne zu stark belastet werden und es zur Intrusion dieser Zähne, begleitet von Wurzelresorptionen, kommen kann.

– Der Zahn muss immer zunächst zum Durchbruch gebracht werden (Abb. 9.**71**), bevor er in die festsitzende Band-Bogen-Apparatur integriert wird.

– Ein spezielles Vorgehen ist bei einer *Wurzelabknickung* (Dilazeration) der retinierten Zähne angezeigt:

– Hier müssen die Zähne zunächst in entgegengesetzter Richtung der Abknickung auf einer Kreisbahn elongiert und zum Durchbruch gebracht werden, bevor sie in Richtung Zahnbogen bewegt werden.

– Eine DVT-Aufnahme ist hierzu eine unbedingte diagnostische Voraussetzung.

– Wegen der hohen Belastung bei der Elongation ist hierfür ein Gaumenimplantat besser als ein TPA zur Verankerung geeignet (Abb. 9.**69**).

– Für die Bewegung des palatinal durchgebrochenen Zahns in Richtung Zahnbogen hat sich eine kombinierte Zug-Bogen-Technik bewährt, bei der ein sehr dünner NiTi-Bogen (0.012 inch) in den Zahn ligiert wird und an den Enden mit einer Zugfeder, zum Molaren hin, zusätzlich aktiviert wird (Abb. 9.**71**).

– Zur **Feineinstellung** gehören
– die regelrechte bukkolinguale Position im Sinne der Eckzahnprominenz,
– die leichte Wurzelneigung nach distal (Angulation, mesiodistaler Tip),
– die labiolinguale Kronenneigung (Wurzeltorque nach bukkal) und
– die überkompensierte Extrusion (s. u.).

– Um eine ausreichend gute Eckzahnführung bei Laterotrusion zu ermöglichen, ist die überkompensierte Extrusion zur Prävention gegen das leichte Rezidiv bei der vertikalen Eckzahneinstellung besonders wichtig. In Fällen von Ankylosierung der Eckzahnwurzel ist als Ultima Ratio eine Distraktionsosteogenese des Zahns im Alveolarblock möglich.

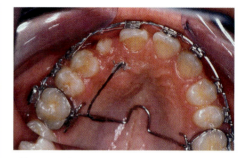

Abb. 9.68 Elongation des retinierten Eckzahns mit einem TMA-Teilbogen, ausgehend vom TPA.

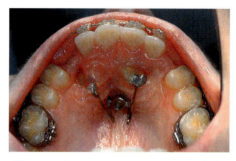

Abb. 9.69 Elongation von zwei retinierten Eckzähnen mit zwei TMA-Teilbögen, ausgehend von einem Gaumenimplantat.

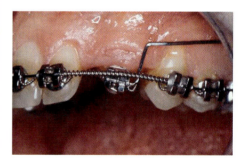

Abb. 9.70 Elongation des retinierten Eckzahns mit einem Teilbogen, ausgehend vom 1. Molaren.

Eine Feineinstellung nach Elongation ist jedoch ausgeschlossen (Harzer 2002).

– Bei Retention von 2. und 3. Molaren ist es sinnvoll, den 3. Molaren zu entfernen und den 2. Molaren, der besonders im Unterkiefer horizontal liegt, mit einer Zugmechanik nach posterior aufzurichten. Dazu wird an einem

Zahnretention

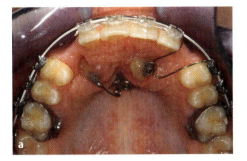

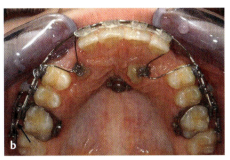

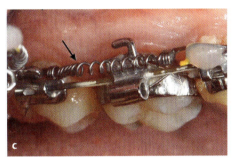

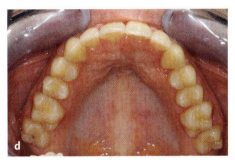

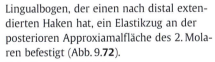

Abb. 9.**71** Patientin mit Dilazeration der Wurzeln 13, 23 (Abb. 9.**65**). Elongation der retinierten Eckzähne mittels TMA-Feder 13 und anschließend horizontaler Zug in die Eckzahnposition 23.

a Gaumenimplantat mit TMA-Feder zur Elongation 13, 23; Zug mit NiTi-Bogen.
b S. a.
c Zugfeder am NiTi-Bogen (Pfeil).
d Abschluss.

Lingualbogen, der einen nach distal extendierten Haken hat, ein Elastikzug an der posterioren Approxiamalfläche des 2. Molaren befestigt (Abb. 9.**72**).

- *Retention und Prognose:*
- Die Retention kann wahlweise mit einer abnehmbaren Apparatur, mit einer Schiene oder geklebtem Retainer erfolgen.
- Die Prognose für die chirurgisch-orthodontische Einordnung retinierter Zähne ist stark lage- und altersabhängig.
  - Die Altersabhängigkeit steht dabei im Vordergrund, da der Abschluss der Wurzelbildung am retinierten Zahn und die zunehmende Knochenmineralisierung, verbunden mit Abnahme der Spongiosa zugunsten der Kompakta, die Zahnbewegungsmöglichkeit stark einschränken. Oberhalb des 3. Dezeniums sollte deshalb die Eckzahneinordnung sehr kritisch bewertet werden.

- Eine Schräglage unter 45°, gemessen zur Kauebene, kann ebenfalls eine Kontraindikation darstellen.

Zahnretention

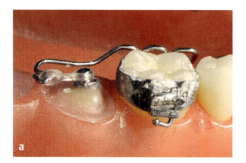

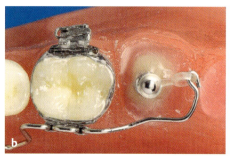

Abb. 9.**72**   Aufrichtung eines horizontal liegenden 2. Molaren mittels Lingualbogen und nach distal gerichtetem Elastic-Zug.
a Lingualbogen mit vertikalen Einschüben (Wilson) und Haken.
b Elastik zur Applikation eines Distalzugs.
c Gesamtansicht.

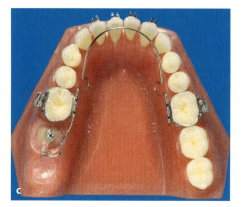

Zahnretention

(Abb. 9.**73**, Abb. 9.**74**, Abb. 9.**75** und Abb. 9.**76**)

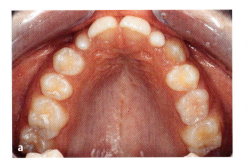
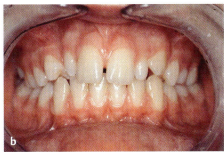
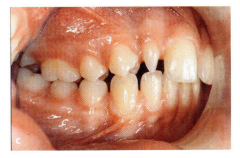
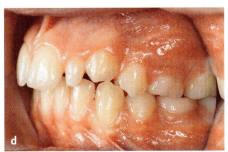

Abb. 9.**73**   **Reduktionsformen der seitlichen Schneidezähne und Eckzahnretention rechts.** 11-jährige Patientin.

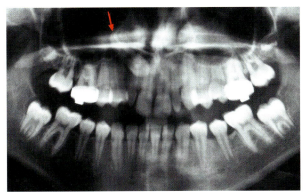

Abb. 9.**74**   **Retention von 13** (zu Abb. 9.**73**). Mit Dilazeration der Wurzel.

Zahnretention

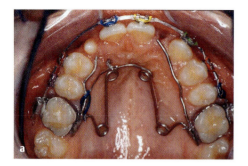

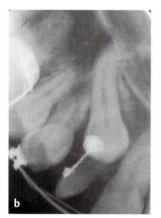

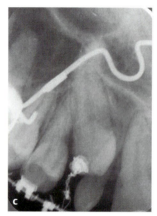

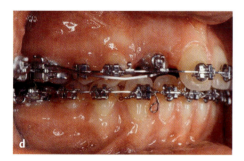

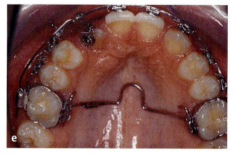

Abb. 9.75 Therapie (zu Abb. 9.73). Extraktion der seitlichen Schneidezähne und Elongation von 13, kieferorthopädischer Lückenschluss ohne Ausgleichsextraktion, Elongation des 13 mit Zug vom Quadhelix.

a Extraktion 22, Quadhelix zur Expansion. Elongation von 13 mit TMA-Feder.
b Röntgenbild mit Hakenzug.
c Fortschritt der Elongation.
d Einordnung 13 von bukkal.
e Ansicht **(d)** von palatinal.

Zahnretention

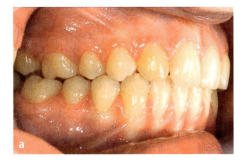
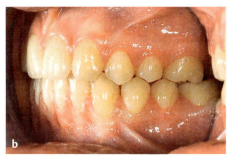
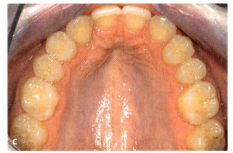
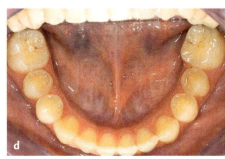
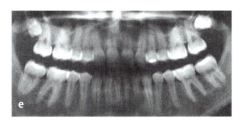

Abb. 9.**76** **Behandlungsabschluss.** Behandlungsabschluss, Einstellung der 1. Molaren in Distalokklusion.

Lippen-Kiefer-Gaumen-Segel-Spalten

Wie im Kapitel zur Ätiologie der Dysgnathien dargestellt, können Spaltbildungen und Syndrome im Kiefer-Gesichtsbereich auf chromosomale, monogene und polygenetisch-multifaktorielle Ursachen zurückgeführt werden.

Während bei den chromosomalen und monogenen Störungen die phänotypischen Veränderungen weitestgehend uniform auftreten, werden die Fehlbildungen auf *multifaktorieller Basis,* zu denen auch die *Lippen-Kiefer-Gaumen-Segel-Spalten (LKGS-Spalten)* zu zählen sind, durch epigenetische und Umwelteinflüsse in ihrem Ausprägungsgrad modifiziert. Dementsprechend sind auch die kieferorthopädischen Möglichkeiten der Steuerung von Wachstum und Gebissentwicklung bei den LKGS-Spalten höher einzuschätzen als bei Syndromen.

Dabei ist zu berücksichtigen, dass zum frühesten Zeitpunkt des Eingreifens nach der Geburt bereits ca. 50 % des Wachstums abgelaufen ist und dass damit die Fehlbildung bereits ein beträchtliches irreversibles Ausmaß erreicht hat.

Dieses wird hauptsächlich durch das starke Kaudal-Ventral-Wachstum der Maxilla, speziell des Nasenknorpels, in der 6.–11. Embryonalwoche, dem der „abgetrennte" Gaumen nicht folgen kann, verursacht.

Bei doppelseitigen Spalten bleiben demzufolge beide Gaumenhälften, die auch als laterale Segmente bezeichnet werden, in einer mehr posterior-kranial-medialen Stellung zurück.

Bei einseitigen Spalten kommt es durch das starke Vertikalwachstum zum Seitwärtszug des mit dem Nasenseptum und der Prämaxilla verbundenen gesunden Teils und zum Verharren des abgetrennten lateralen Segments, wie bei der doppelseitigen Spalte. Die größte Breite des Spalts ist jedoch bei Doppelseitigkeit zu verzeichnen, da in diesem Fall das Nasenseptum mit dem Zwischenkiefer völlig ungezügelt nach kaudal und ventral wachsen kann und die seitlichen Alveolarfortsätze stark zurückbleiben.

● *Morphologie und Klinik:*
- ästhetische und psychische Beeinträchtigung durch Verbindung zwischen Mund und Nasenraum ohne funktionelle Verschlussmöglichkeit
- Lateralverlagerung der Oberkieferseitenzahnsegmente
- Anteriorlage der Prämaxilla
- Deformation der äußeren und inneren Nase mit Asymmetrien
- fehlender und/oder dystoper Ansatz der Lippen- und Segelmuskulatur
- Zahnzahl- und Zahnformanomalien:
  – im Milchgebiss mehr Doppelanlagen durch Faltung der Zahnleiste oder Keimtrennung im Spaltbereich
  – im bleibenden Gebiss mehr Aplasien, speziell des seitlichen Schneidezahns oder des 2. Prämolaren
  – Zahnunterzahl oder Überzahl → in Abhängigkeit zum Spaltausmaß. Isolierte Lippenspalten gehen häufiger mit Doppelanlagen im Spaltbereich einher, während bei totalen Spalten oft Aplasien der seitlichen Schneidezähne zu registrieren sind.
- zumeist Verzögerung der Dentition auf der Spaltseite. Dies kann durch Platzmangel oder auch postoperative Narbenzüge verursacht werden.
- nasale Sprachlautbildung und Sigmatismus
- Hörstörungen aufgrund der ungenügenden Tubenbelüftung durch Muskelinsuffizienz
● *Ätiologie und Prophylaxe:* Da die Ätiologie *polygenetisch-multifaktoriell* bedingt ist, wird versucht,
- *äußere Faktoren* – wie *Sauerstoffmangel, Vitamindefizite, Genussgifte und Infektionskrankheiten* – in der kritischen Phase der Gaumenverschmelzung zwischen 7. und 11. Embryonalwoche zu vermeiden bzw.
- diesen vorzubeugen, da sie die Funktion von „Schwellenwertrealisatoren" haben können (vgl. Kap. Genetik, S. 50).
- Besondere Sensibilität für diese Einflüsse besteht bei einer hohen erblichen Belastung, wenn bereits Elternteile und Geschwister eine Spaltbildung aufweisen (Tab. 3.**1**).
- Neben der gesunden Lebensweise werden Vitamin-B-Komplex-Gaben (500 mg/d) und Folsäure bis zum 3. Schwangerschaftsmonat empfohlen. Rauchen und Alkohol sind schon präkonzeptionell besonders bei erblich belasteten Müttern zu meiden.

- Die *Ziele* kieferorthopädischer Therapie sind
- Nachentwicklung des Oberkiefers,
- Harmonisierung der Ober- und Unterkieferlage,
- Ausformung der Zahnbögen sowie
- ästhetische Korrektur und Funktionskorrektur.
- Zur komplexen *Spaltträger-Rehabilitation* müssen diese Aufgaben interdisziplinär im *Teamwork* (vgl. Tab. 10.**1**) erfüllt werden. Dies beinhaltet die
- *mehrfache kieferchirurgische Intervention* zum Lippen-, Kiefer-, Gaumen- und Segelverschluss,
- *HNO-ärztliche Betreuung,*
- *logopädische Übungstherapie,*
- *pädiatrische Betreuung* und
- *genetische Beratung der Eltern.*
- Für die **kieferorthopädische Behandlung** wird folgende zeitliche und inhaltliche Sequenz vorgeschlagen:
- *prächirurgische Primärbehandlung* (direkt nach der Geburt). Die einzusetzende *Oberkieferplatte* dient folgenden Zielen:
  - Trinkhilfe (Abb. 10.**1**)
  - kaudale Zungenlage, aus dem Spaltbereich heraus
  - Steuerung des Kieferwachstums durch Hohllegung und/oder gezieltes Ausschleifen

CAVE

Das Halten der Prämaxilla in vertikaler Richtung, die aktive Retrusion des protrudierten Zwischenkiefers mit einem extraoralen gespannten Gummizug oder mit der Latham-Apparatur ist aus heutiger Sicht nicht zu vertreten, da das sagittale Wachstum dadurch zu stark gehemmt wird.

- *Behandlung im Milchgebiss:*
  - Beseitigung des Kreuzbisses und damit Aufhebung von Wachstumshemmungen für den Oberkiefer
  - Befreiung des Unterkiefers aus mesialer, lateraler oder retraler Zwangslage
  - Kontrolle und gegebenenfalls Umstellung der Atmungsform
  - myotherapeutische Übungen zur Verbesserung des Mundschlusses und der Zungenlage
  - apikale Nachentwicklung des Oberkiefers durch Gaumennahterweiterung und Delaire-Maske

MERKE

Die Therapie mit abnehmbaren Apparaturen ist zeitlich zu konzentrieren, da die Mitarbeitsbereitschaft zum regelmäßigen Tragen nach 2 Jahren in der Regel stark nachlässt und deshalb nicht zu früh begonnen werden sollte.

- *Behandlung im frühen Wechselgebiss* (7.– 9. Lebensjahr):
  - Korrektur der Frontzahnstellung
  - transversale Nachentwicklung des Oberkiefers durch abnehmbare Plattenapparaturen und/oder festsitzende Teilapparaturen
  - Steuerung der Dentition mittels Milchzahnextraktion im Unterkiefer zum Erhalt des vertikalen Überbisses
- *Behandlung im späten Wechselgebiss und bleibenden Gebiss:*
  - Ober- und Unterkieferausformung mittels festsitzender Apparaturen (Mundhygiene!)
  - Eckzahneinordnung nach Osteoplastik
  - orthodontischer Lückenschluss bei Aplasie des seitlichen Schneidezahns, auch hier ist häufig Osteoplastik notwendig
  - Erreichen einer gesicherten Okklusion durch Nachentwicklung des Oberkiefers
  - Ausgleichsextraktion zur Harmonisierung der Kiefer und Seitengleichheit
  - präprothetische Retentionsmaßnahmen
  - temporärer Zahnersatz (abnehmbare Teilprothesen, Adhäsivbrücke)
- *Behandlung im Erwachsenenalter:*
  - Vor- und Nachbehandlung bei Dysgnathieoperation
  - Implantatversorgung der Schneidezahnlücke nach Osteoplastik
  - festsitzender Zahnersatz
- *Behandlungsgeräte:*
- abnehmbare Plattenapparaturen:
  - primäre Abdeckplatte
  - Transversal- und Y-Platte zur Oberkiefernachentwicklung
  - Funktionsregler Typ III zur komplexen Oberkiefernachentwicklung
  - Aktivator (EOA, Twinbloc) zur Bisslagekorrektur
- *Festsitzende Apparaturen* werden im bleibenden Gebiss zur Ausformung der Kiefer und Einstellung der Okklusion eingesetzt.
- Der *Transpalatinalbogen* und die *Quadhelix* dienen der Verankerung und können auch

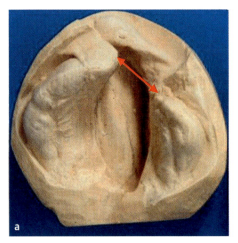

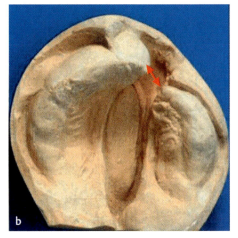

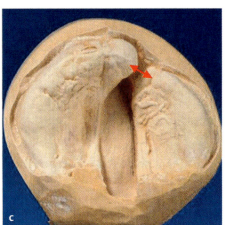

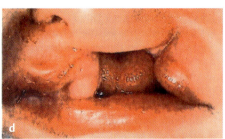

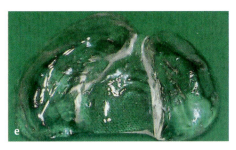

Abb. 10.1 Trinkplatte zum Verschluss des Gaumens. Zur wachstumsbedingten Annäherung der Gaumenfortsätze freigeschliffen.

a – c Annäherung der Gaumenfortsätze durch selektives Ausschleifen der Gaumenplatte.
d Doppelte LKGS.
e Trinkplatte.

für eine transversale Oberkiefererweiterung genutzt werden.
– Die *Delaire-Maske* kann in Kombination mit einer zementierten *Gaumennahterweiterungsapparatur* zur transversalen und sagittalen Nachentwicklung des Oberkiefers effektiv eingesetzt werden (siehe Abb. 10.**2**, Abb. 8.**12**, **l**, Abb. 10.**3**, Abb. 10.**4**).

Eine optimale Spaltträgerrehabilitation kann nur bei einer exakten zeitlichen und inhaltlichen Koordination der beteiligten Fachdisziplinen erreicht werden.

MER

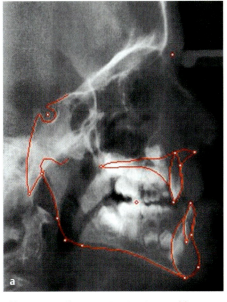

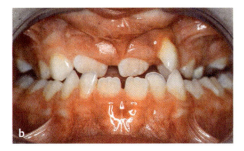

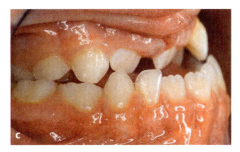

Abb. 10.**2   6-jährige Patientin mit verschlossener LKGS-Spalte.** Progene Frontzahnbeziehung, atypischer Durchbruch der Schneidezähne.

a Fernröntgenbefund, SNA 69,6°; ANB – 2°.
b, **c** Kreuzbiss, OK-Hypoplasie.

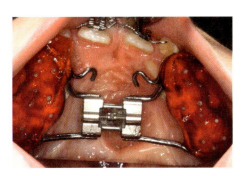

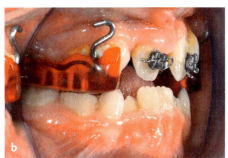

Abb. 10.**3   Frühbehandlung** (zu Abb. 10.**2**). Behandlung mittels forcierter Gaumennahterweiterung und Delaire-Maske (Patientin mit Maske s. Abb. 8.**12**, l) zur Stimulation des Oberkieferwachstums.

a, **b** Einzementierte Gaumennahterweiterungsplatte mit Hakenzug zur sagittalen Nachentwicklung des OK.

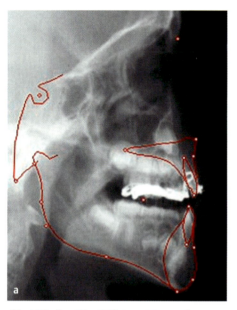

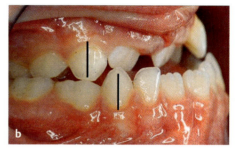

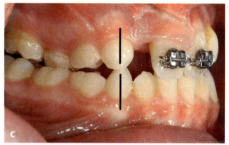

Abb. 10.**4** (**zu** Abb. 10.**2**). Vergrößerung des SNA-Winkels um 5,8° und Vorverlagerung des Oberkiefers um 4,5 mm.

a SNA 75,4° (vgl. Abb. 10.**2**, **a**).
b Ausgangsbefund.
c Vorverlagerung des OK (Betrag s. vertikale Markierungen).

Tab. 10.**1** Interdisziplinärer Behandlungsplan für LKGS-Spalten.

Zeit	Mund-, Kiefer- und Gesichtschirurgie	Kieferorthopädie	Hals-, Nasen- und Ohrenheilkunde
1.– 2. Lebenswoche	Gaumenplatte (Erneuerung alle 4 – 6 Wochen); Vorstellung in Spezialsprechstunde		
3.– 6. Lebensmonat	Lippenplastik	prä- und postchirurgische Primärbehandlung	Ohrmikroskopie, Pädaudiogramm
9.– 12. Lebensmonat	Gaumenplastik		
3.– 6. Lj.	jährliche Untersuchung; Gaumen-(Segel)-Operation	jährliche Untersuchung; Behandlung im Milchgebiss (in Ausnahmen)	
	Lippenkorrektur-Operation; sprechverbessernde Operation		logopädische Betreuung

Fortsetzung ▸

Tab. 10.**1** *Fortsetzung*

Zeit	Mund-, Kiefer- und Gesichtschirurgie	Kieferorthopädie	Hals-, Nasen- und Ohrenheilkunde
7.– 12. Lj.	jährliche Untersuchung; Kieferosteoplastik (ggf. Vestibulum-Korrektur-Operation)	Behandlung im Wechselgebiss (Kontrollen alle 3 – 4 Wochen)	logopädische Betreuung
12.– 20. Lj.	jährliche Untersuchung; weitere Korrekturoperationen (Lippen, Nase, Septum)	weitere Behandlung	Implantate
ab 18. Lj.	Dysgnathieoperation	Retention bis zur prothetischen Versorgung	

Falldemonstration LKGS
(Abb. 10.**5**, Abb. 10.**6**)

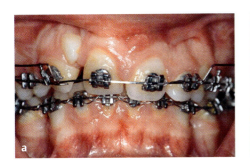
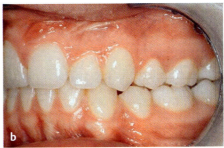
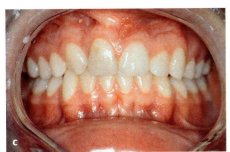

Abb. 10.**5**   **LKGS-Spalte rechts.** Kieferorthopädischer Lückenschluss bei Aplasie von 12 und Bewegung von 13 in augmentierten Knochen, Ausgleichsextraktion im Unterkiefer.
a Protrusions- und Lückenschluss-Apparatur.
b, **c** Abschluss.

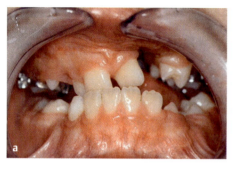
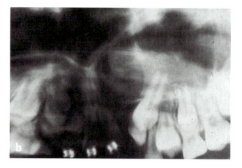
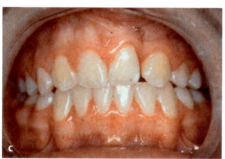

Abb. 10.6 **LKGS-Spalte links und rechts.** Oberkiefernachentwicklung mit Überstellung von 11 und 21, laterale Schneidezähne nicht erhaltungswürdig, kieferorthopädischer Lückenschluss beidseits nach Augmentation.

a Kreuzbiss, progene Verzahnung 11 und 21.
b Ausgangsröntgenbild.
c Kieferorthopädischer Lückenschluss, Aplasie 12 und 22.
d Abschlussröntgen. 23 ist in augmentierten Knochen durchgebrochen.

Behandlungsaufgaben bei Syndrompatienten und geistig behinderten Patienten

Die Möglichkeiten kieferorthopädischer Therapie bei Syndrompatienten sind sehr begrenzt. Der hohe Grad ästhetischer Entstellung bei diesen Dysmorphien lässt die geringe Verbesserung der Zahnstellung durch eine kieferorthopädische Therapie häufig nicht sinnvoll erscheinen.

Demgegenüber sind die Eltern der Betroffenen an jeder auch noch so kleinen positiven Veränderung interessiert und dafür dankbar, da sie hierin eine generelle Entwicklungspotenz sehen, die auch anderweitige Fortschritte ermöglichen könnte.

- Zahnstellungs - und Bisslagekorrekturen dienen bei diesem Patientenkreis folgenden Zielen:
– Verbesserung der *Ästhetik*
– *Karies*- und *Gingivitisprophylaxe* durch Beseitigung der Plaqueretentionsnischen und Verbesserung der Mundhygienemöglichkeiten
– *Bisshebung* mit funktionskieferorthopädischen Geräten bei fehlender Abstützung (Oligodontie, sagittale Schneidekantenstufe, Non-Okklusion)
– *präprothetische Verteilung* der *Pfeilerzähne* bei Oligodontie
– Vor- und Nachbehandlung bei Dysgnathieoperationen

– Bei assoziierten LKGS-Spalten ist die gleiche interdisziplinäre Begleitbehandlung erforderlich wie bei isolierten.
- Neben den apparativen tragen *myofunktionelle Übungen* zum verbesserten Mundschluss, zur permanenten Nasenatmung und Lagekorrektur der Zunge bei.
- Bei *Morbus-Down-Patienten* wird die *mundmotorische Stimulationstherapie nach Castillo-Morales* empfohlen. Das Therapiekonzept besteht aus
– physiotherapeutischen Übungen und Massagen (Physiotherapeut) sowie
– Anwendung *kieferorthopädischer Reizplatten*.
  – Diese grazilen Apparaturen sind mit verschiedenen Reizkörpern (Knöpfe, Mulden, Perlen) besetzt, welche die Zunge aufsuchen soll und damit in den Mundinnenraum orientiert wird.
  – Ziel der Behandlung ist die Aktivierung der hypotonen Gesichts-, Mund- und Zungenmuskulatur, um einen Lippenschluss sowie eine korrekte Lage und Verbesserung der Feinmotorik der Zunge zu erreichen (s. Abb. 3.2 und Abb. 5.3). Gleichzeitig können damit die Ess- und Sprechfunktion gefördert werden.

Behandlungsaufgaben bei Syndrompatienten und geistig behinderten
Patienten

Falldemonstration
(Abb. 10.**7**, Abb. 10.**8** und Abb. 10.**9**)

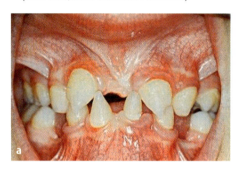

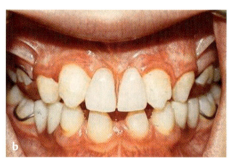

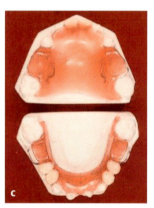

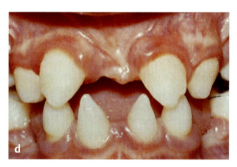

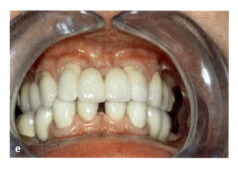

Abb. 10.**7** **Oligodontie.** 9-jähriger Patient mit ekto-
dermaler Dysplasie. Bisshebung mittels Lückenhal-
terprothesen und präprothetische Pfeilerverteilung
für festsitzenden Brückenersatz.

a Tiefbiss aufgrund fehlender Abstützung durch
Oligodontie.
b Kinderprothesen mit Aufbiss an Milchmolaren.
c Aufsicht **(b)**.
d Bisshebung durch Verlängerung der 1. Molaren.
e Definitive Brückenversorgung.

Behandlungsaufgaben bei Syndrompatienten und geistig behinderten Patienten

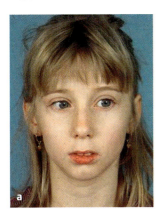

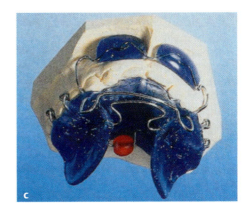

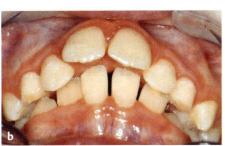

Abb. 10.**8** **Schmalkiefer und UK-Rücklage.** 13-jährige Patientin mit geistiger Behinderung und Schmalkiefer mit Rücklage des Unterkiefers. Behandlung mittels EOA.
a 13-jährige Patientin.
b Schmalkiefer und Tiefbiss.
c EOA mit Reizkügelchen zur Zungenstimulation.

Abb. 10.**9** (zu Abb. 10.**8**). Zufriedenstellendes funktionelles und ästhetisches Ergebnis nach 2 Jahren Behandlung.

a Ausgangszustand Abb. 10.**8**.
b Sagittale Stufe.
c Abschluss.
d Gute Abstützung der Schneidezähne.

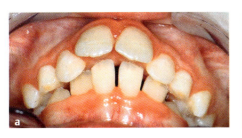

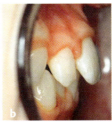

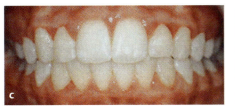

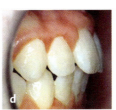

Kieferorthopädisch-chirurgische Therapie bei ausgeprägten Dysgnathien

Schwere Bisslageanomalien, die mit konservativen kieferorthopädischen Mitteln nicht behoben werden können, bedürfen der zusätzlichen chirurgischen Korrektur.

Diese geschieht durch Kontinuitätstrennung im Ober- oder/und Unterkiefer zur Erzielung einer harmonischen Bisslage. Da diese neutrale Kieferlagebeziehung nicht gleichbedeutend mit einer korrekten und stabilen Okklusion ist, muss die chirurgische Korrektur prä- oder postoperativ mit einer orthodontischen Behandlung, die in den meisten Fällen mit festsitzenden Apparaturen erfolgt, kombiniert werden.

Indikationsstellung, Diagnostik, Therapieplanung und Retention müssen in interdisziplinärer Abstimmung erfolgen.

- *Indikation:* Die kombinierte kieferorthopädisch-chirurgische Bisslagekorrektur ist dann angezeigt, wenn die Dysgnathie nicht mehr mit kieferorthopädischen Behandlungsmitteln allein zu korrigieren ist.
- Folgende Kriterien erfordern ein chirurgisches Vorgehen:
  - die Schwere der Anomalie
  - zu später Behandlungsbeginn nach Wachstumsabschluss
  - Grad der ästhetischen Störung
  - psychosoziale Beeinträchtigung
  - Dysfunktionen des Kiefergelenks
- Bei folgenden Dysgnathien kann das kombinierte Verfahren indiziert sein (alle Dysgnathien können auch kombiniert vorkommen):
  - mandibuläre Prognathie
  - maxilläre Prognathie
  - mandibuläre Retro- oder Mikrognathie
  - maxilläre Retro - oder Mikrognathie
  - skelettal offener Biss
  - Laterognathie
  - extremer Schmal- oder Breitkiefer
  - extremer Tiefbiss
  - Dysmorphiesyndrome (z. B. Dysostosis craniofacialis, Dysostosis mandibulofacialis, Dysostosis cleidocranialis)
- Vor der definitiven Entscheidung zur chirurgischen Intervention müssen alle Möglichkeiten für ein konservatives Vorgehen differenzialdiagnostisch abgeklärt werden, da der operative Eingriff und die Allgemeinanäs-

thesie Gesundheitsrisiken darstellen, welche nicht zu unterschätzen sind.
- Im Einzelfall kann vor allem bei jüngeren Patienten versucht werden, durch intensive Wachstumsstimulation und dentoalveoläre Kompensation die chirurgische Alternative zu umgehen. Der Abschluss der Dentition mit 12 – 14 Jahren und der des Wachstums mit 14 – 17 Jahren engt diese Möglichkeit stark ein.
- In diesem Zusammenhang darf der *progressive Charakter* und die *unsichere Prognose* der Dysgnathien nicht übersehen werden. Wird z. B. bei einer mandibulären Prognathie zunächst versucht, mit dem Funktionsregler und weiteren kieferorthopädischen Apparaturen das Oberkieferwachstum zu stimulieren, um einen regelrechten vertikalen Überbiss zu erreichen, können diese Bemühungen trotz guter Mitarbeit durch die Wachstumsschübe des Unterkiefers zunichte gemacht werden.

Der Abschluss der Dentition ist bei fehlendem Vorbiss und Überbiss ein wichtiger Zeitpunkt für die Entscheidung zum chirurgischen Vorgehen bei mandibulärer Prognathie und offenem Biss, da eine wachstumsmäßige Kompensation nicht mehr möglich ist und der dentoalveoläre Ausgleich zu ungünstigen Zahnachsenstellungen der Schneidezähne führt (s. S. 263, Prognathie).

- Die *Diagnostik* entspricht im Wesentlichen der bei allen Zahnstellungs- und Bisslageanomalien, ist jedoch weniger auf die Wachstumsprognose als auf das morphofunktionelle Ergebnis nach der chirurgischen Umstellung ausgerichtet. Man hat einerseits bei der Dysgnathieoperation den Vorteil, sehr exakt Ausmaß und Umfang der Veränderungen festzulegen und damit das Therapieziel willkürlich variieren zu können, andererseits wird in ein adaptiertes System von Gelenkbahn-, muskulärer- und okklusaler Führung eingegriffen, das in seinem Gleichgewicht wieder hergestellt werden muss (s. Abb. 4.31). Diese Prämissen sind für die *diagnostischen Aufgaben* wesentlich:
- *Parodontal-* und *Kariesstatus* zur Ermittlung der Erhaltungswürdigkeit und -fähigkeit aller

Kieferorthopädisch-chirurgische Therapie bei ausgeprägten Dysgnathien

Zähne. Bei fortgeschrittenem parodontalem Abbau sollte
– die Wurzel mindestens noch bis zur Hälfte vom Alveolarfortsatz umfasst sein,
– keine Lockerung > Grad II vorliegen und
– keine akute Gingivitis oder Parodontitis bestehen.
– Analyse der *prä- und postoperativen orthodontischen Umformungen* zur Erzielung wohlgeformter, engstandsfreier und auf die Belastungsrichtung eingestellter Zahnbögen. Dazu wird in der Regel ein **diagnostisches Setup** hergestellt, mit dem das Therapieziel simuliert wird und mit dem auch das Ausmaß notwendiger Umformungen messbar gemacht wird.

Diagnostisches Setup:
- Zähne auf dem Modell mit der Gipssäge approximal separieren
- durch horizontale Schnitte, parallel zur Kauebene, isolierte verschiebbare Blöcke bilden
- Zwischenräume mit Wachs ausfüllen
- auf dem Modell, nach den Normen des Fernröntgenseitenbilds, die Unter- und Oberkieferschneidezähne ausrichten (– 1/NB, + 1/NA) und
- bei Engstand durch Simulation einer Extraktion oder Zahnbogenerweiterung einen wohlgeformter Zahnbogen herstellen. Ein Platzgewinn kann auch durch eine Molarendistalisation und Verankerung mittels Gaumenimplantat erfolgen.
- im Seitenzahngebiet auf eine gute axiale Abstützung der Prämolaren und Molaren in Okklusion achten. Dies gibt den Ausschlag, ob z. B. eine transversale Erweiterung mit einer Quadhelix oder einer forcierten Gaumennahterweiterung oder einer Osteotomie durchgeführt werden muss.
- bei schweren Lateralabweichungen der Kiefer (Laterognathie) für die Setup-Simulation zusätzlich ein Fernröntgenbild in der Norma frontalis anfertigen
– Analyse der *operativen Umformungen* und ihrer Auswirkungen auf die Ästhetik, speziell auf das Profil.
– Dafür kann mit dem *Videoimaging-* oder *Gesichtsscanverfahren* gearbeitet werden, bei dem die Fernröntgendurchzeichnung mit der

Videoprofilaufnahme oder 2 Gesichtsscanaufnahmen überdeckt werden.
– Das Therapieziel kann damit sichtbar gemacht und mit dem Patienten diskutiert werden bzw. dieser kann damit über die zu erwartenden Veränderungen aufgeklärt werden.
– Die Veränderungsdarstellungen können computergestützt in vertikaler und sagittaler Richtung stufenweise (Grad und Millimeter) variiert werden und geben Auskunft über die Summe der notwendigen Verlagerung des Kiefers bei monomaxillärer und bei bimaxillärer Operation. Diese metrischen Beträge und Angulationswerte dienen als Richtwerte für die Herstellung des oder der Operationssplinte(s) im Artikulator (Abb. 10.**10**). Für die Simulation gibt es eine Reihe computergestützter Verfahren.
– Die *Entscheidung* zwischen *mono-* oder *bimaxillärer Osteotomie* ist maßgeblich vom Ausmaß notwendiger Verlagerungen abhängig.
– Übersteigt nämlich das Maß der Verlagerung eines Kiefers in sagittaler oder vertikaler Richtung 7 – 10 mm, kann es postoperativ wegen der ausbleibenden funktionellen Adaptation zum Rezidiv kommen.
– Die Aufteilung der Verlagerungswerte auf beide Kiefer beugt dem Rezidiv vor und bringt in den meisten Fällen auch ästhetisch bessere Ergebnisse.
– Die *manuelle* und *instrumentelle Kiefergelenksdiagnostik* und *-registrierung* gehört ebenfalls zur vorbereitenden Analyse. Einerseits kann sich nur das gesunde Kiefergelenk an die veränderte Morphologie durch die Operation anpassen und andererseits müssen die gegenwärtigen Bewegungsbahnen der Kondylen in den Artikulator, der zur Herstellung der Operationssplinte dient, übertragen werden, um letztlich so die Übereinstimmung von Gelenkbahnneigung, der muskulären und der Frontzahnführung weitestgehend zu wahren.
– Zusätzlich zu allen speziellen Analyseverfahren sind routinemäßig die
– Fernröntgenkephalometrie,
– Modelldiagnostik und
– die Funktionsanalyse durchzuführen.

Kieferorthopädisch-chirurgische
Therapie bei ausgeprägten Dysgnathien

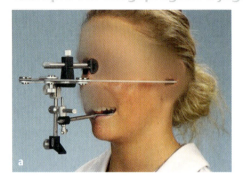

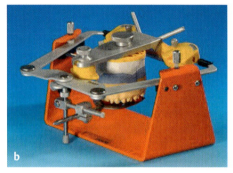

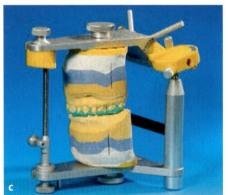

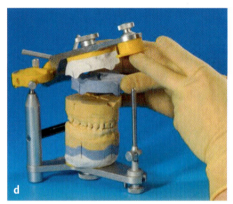

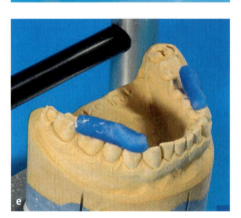

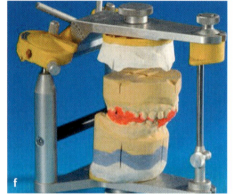

**Abb. 10.10   Herstellung von OP-Splinten für bi-
maxilläre Dysgnathieoperation.**
a Gesichtsbogenregistrierung.
b Einartikulation.
c Modell im Artikulator.

d Modell im Artikulator.
e Zwischenbiss.
f Verschiebesockel mobilisierter OK.

Abb. 10.10   Fortsetzung ▶

Kieferorthopädisch-chirurgische
Therapie bei ausgeprägten Dysgnathien

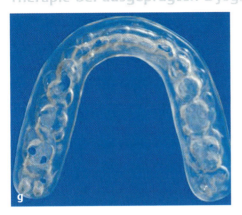

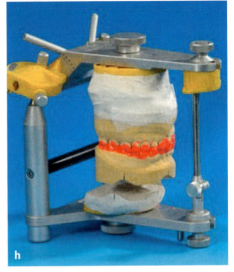

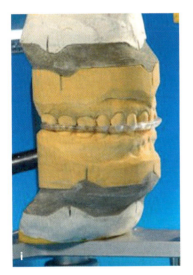

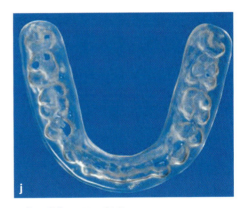

Abb. 10.**10** Fortsetzung
  g Oberkiefersplint.
  h Verschiebung des UK nach Orientierung am OK.

i Modell mit Verschiebung.
j Unterkiefersplint mit Verschiebung.

Kieferorthopädisch-chirurgische Therapie bei ausgeprägten Dysgnathien

- *Therapieplanung und -ablauf:* Inhalt und zeitliche Koordination der einzelnen Therapieschritte müssen immer in *interdisziplinärer Abstimmung* zwischen Kieferchirurgen, Kieferorthopäden und behandelndem Zahnarzt erfolgen. Es sind die folgenden *Planungs- und Therapieschritte* abzustimmen und durchzuführen:
– *Beratung* des Patienten über
  – Therapievarianten,
  – Therapieziele und
  – zu erreichende morphologische, funktionelle und ästhetische Verbesserungen durch Kieferchirurgen und Kieferorthopäden.
– umfassende *Aufklärung* über
  – Risiken, die mit der Allgemeinnarkose und dem operativen Eingriff verbunden sind,
  – mögliche Nervschädigungen, die mit Parästhesien und Anästhesien verbunden sind,
  – die Dauer der Arbeitsunfähigkeit,
  – Dauer der prä- und postchirurgischen kieferorthopädischen Behandlung.
– *Diagnostik* und *Therapieplanung* durch Kieferorthopäden und Kieferchirurgen (s. o.):
  – Röntgen- und Fernröntgenanalyse
  – Fotostataufnahmen
  – eventuell Videoimaging
  – diagnostisches Setup
  – instrumentelle Funktionsdiagnostik
  – Entscheidung über mono- oder bimaxilläre Osteotomie → Herstellung der Operationssplinte
– *Gebisssanierung* und *Parodontaltherapie* beim behandelnden Zahnarzt, da
  – dies nach dem Beginn für 1 – 2 Jahre erschwert ist und
  – die festsitzende Apparatur mit zeitweiliger Kieferimmobilisation die Plaquebelastung maßgeblich erhöht.
  – In diesem Zusammenhang ist der Patient in der speziellen Mundhygiene für die schwer zugänglichen Plaqueretentionsnischen zu unterweisen und gleichzeitig über die Gefahren – bei Unterlassung der Mundhygiene – für Zahnschmelz und Gingiva aufzuklären.
– *präoperative orthodontische Therapie:*
  – dentoalveoläre Dekompensation → Protrusion der unteren und Retrusion der oberen

Schneidezähne bei mandibulärer Prognathie (→ führt temporär zu einer Profilverschlechterung, ist jedoch Voraussetzung einer optimalen postoperativen Okklusion)
– Harmonisierung der Zahnbögen
– gesicherte Okklusion, soweit präoperativ möglich und erforderlich
– sagittale und transversale Anpassung der Kieferformen, speziell Erweiterung des Oberkiefers
– separate chirurgisch unterstützte Gaumennahterweiterung → der eigentlichen Dysgnathieoperation vorschalten
– Aufbisse → die Okklusionshindernisse ausschalten
– einzelne orthodontische Behandlungsaufgaben besser erst postoperativ durchführen
– in jedem Fall vor Abschluss der prächirurgischen Therapie am Modell die „Passfähigkeit" der postoperativen Okklusion und Kieferform überprüfen und weitestgehend erreichen
– Die *Festlegung des Operationszeitpunkts* und des *Operationsverfahrens* kann erst nach gemeinsamer Überprüfung der orthodontischen Vorbehandlung erfolgen.
  – Dies geschieht mithilfe des erneuten Fernröntgenseitenbilds und des Situationsmodells. Mit diesen Modellen müssen auch der/die *Splint(e)* hergestellt werden, mit deren Hilfe der mobilisierte Kiefer am immobilen Kiefer fixiert wird (Abb. 10.**10**).
  – Bei komplizierten bimaxillären Operationen kann eine Simulation am *Stereolithografiemodell* durchgeführt werden.
  – Auch das erwähnte Videoimaging kann für die Planung der metrischen Verschiebung von Ober- und Unterkiefer genutzt werden.
– *Operation und Nachsorge*:
  – Für den operativen Eingriff ist zur Fixierung des mobilisierten Kiefers am nicht mobilisierten Kiefer ein sogenannter Operationssplint herzustellen. Dieser besteht aus einer Acrylschiene mit Einbissen beider Zahnreihen. Die intermaxilläre Relation entspricht bei monomaxillärer Operation dem Therapieziel.
  – Bei bimaxillärer Operation müssen 2 Splinte hergestellt werden. Mit dem einen

Kieferorthopädisch-chirurgische
Therapie bei ausgeprägten Dysgnathien

10 KIEFERORTHOPÄDISCHE
BEHANDLUNGSAUFGABEN BEI DER
INTERDISZIPLINÄREN BETREUUNG
VON PATIENTEN

wird der mobile Oberkiefer am stabilen Unterkiefer fixiert (und die Okklusion entspricht dem Therapieziel durch die Le-Fort-I-Osteotomie), während mit einem weiteren die durch die sagittale Spaltung des Unterkieferasts mobilisierte Mandibula an dem nun stabilen Oberkiefer fixiert wird. Dieser 2. Splint verschlüsselt die Zähne entsprechend der Zielbisslage.

– In Abhängigkeit zur Osteosynthesemethode (s. u.) muss eine *intermaxilläre Fixation (OK – Splint – UK)* mittels Drahtligaturen durchgeführt werden. Bei orthodontischer Vorbehandlung mit festsitzenden Apparaturen werden Spezialhäkchen („surgical hooks") auf den Bogen geklemmt. Zwischen diesen spannen sich dann die intermaxillären Drahtligaturen aus.

– Primär erfolgt die Fixierung im Osteotomiebereich heute über die sogenannte *funktionsstabile Osteosynthese* mittels Schrauben und Osteosyntheseplatten. Durch deren hohe Festigkeit kann die intermaxilläre Fixation schon nach wenigen Tagen gelöst werden.

– Während der Immobilisationszeit ist auf eine gute Mundhygiene zu achten. Sie muss durch wiederholtes Aussprayen unterstützt werden. Der Patient muss außerdem in der Lage sein, durch rasches Zerschneiden der intermaxillären Ligaturen der Aspiration von Nahrung oder Speichel, beim Erbrechen oder Verschlucken, entgegenzuwirken.

– *orthodontische Nachbehandlung und Retention:*

– Mit dieser wird zunächst die *weitere Stabilisierung* der osteotomierten Knochenanteile übernommen, da vor allem der veränderte Muskelzug rezidivfördernd wirkt. Die belassene festsitzende Apparatur wird für das Einhängen von Klasse-II- und Klasse-III-Gummizügen genutzt, um diesen Kräften entgegenzuwirken und eine funktionelle Adaptation zu fördern.

– Wie bei jeder Frakturheilung ist die Belastungsstabilität nach etwa 6 Monaten erreicht. Jetzt können noch orthodontische Maßnahmen zur *Feineinstellung der Okklusion,* die präoperativ nicht möglich oder nicht planbar waren, durchgeführt werden. In dieser Behandlungsphase können auch noch *dentale Kompensationen* geringen Ausmaßes durchgeführt werden.

– Die Retention nach Abnahme der festsitzenden Apparatur, die insgesamt nicht länger als 2 Jahre im Munde sein sollte, wird mit Aktivatoren, Plattenapparaturen, Positioner und geklebten Lingualretainern durchgeführt.

– Die postoperative Überwachung der Stabilität des Behandlungsergebnisses sollte mindestens 2 Jahre betragen.

Kieferorthopädisch-chirurgische
Therapie bei ausgeprägten Dysgnathien

**Falldemonstration
ausgeprägte Dysgnathie**

(Abb. 10.**11**, Abb. 10.**12**, Abb. 10.**13**,
Abb. 10.**14**, Abb. 10.**15**)

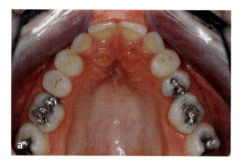
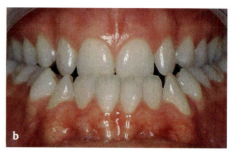
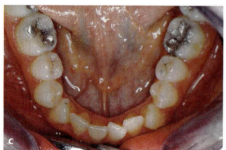
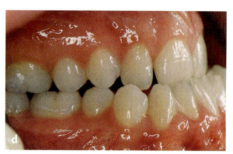

Abb. 10.**11**   **Patientin mit ausgeprägter mandibulärer Prognathie.** Negative sagittale Schneidekantenstufe **(b)**, natürliche Kompensation der Schneidezähne in Form der retrudierten unteren und
protrudierten oberen Schneidezähne **(a, c, d)**.
13 und 23 fehlen.

Kieferorthopädisch-chirurgische
Therapie bei ausgeprägten Dysgnathien

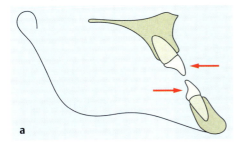

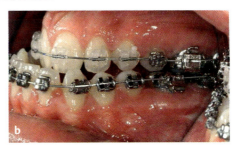

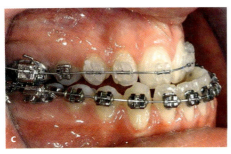

Abb. 10.**12** (zu Abb. 10.**11**). (vgl. Abb. 10.**11**, **d**)
Prächirurgische Dekompensation der Schneidezahnachsen zur Erzielung einer guten Okklusion
und Ausformung der Zahnreihen.
a Natürliche Schneidezahnstellung bei mandibulärer Prognathie.
b, **c** Dekompensation, Protrusion der unteren und
Retrusion der oberen Schneidezähne.

Kieferorthopädisch-chirurgische
Therapie bei ausgeprägten Dysgnathien

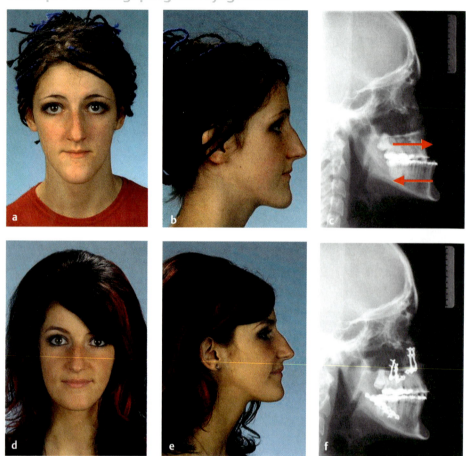

Abb. 10.**13** **Patientin aus** Abb. 10.**11.** Prächirurgische **(a, b, c)** und postchirurgische **(d, e, f)** Profil- und En-face-Aufnahmen sowie Fernröntgenaufnahmen. Bimaxilläre Operation, mit der auch eine wesentliche Verbesserung des Mundprofils erreicht wurde.

Kieferorthopädisch-chirurgische
Therapie bei ausgeprägten Dysgnathien

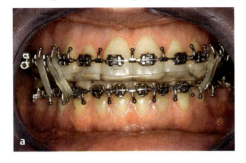

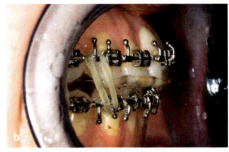

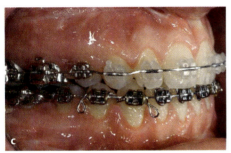

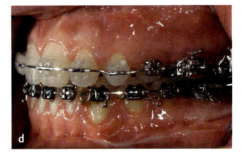

Abb. 10.**14** **Postchirurgische Behandlung.** Kieferorthopädische Behandlung mit intermaxillären Gummizügen zur Erzielung einer optimalen Okklusion.

a „Surgical hooks" werden prächirurgisch auf den Bogen gekrampt.
b Eingehängte Gummiringe.
c, **d** Intermaxilläre Ligaturenhäkchen (Kobayiaschi) für up and down Gummizüge **(a, b)**.

363

Kieferorthopädisch-chirurgische
Therapie bei ausgeprägten Dysgnathien

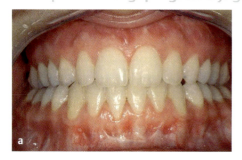

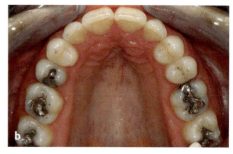

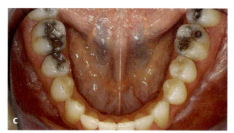

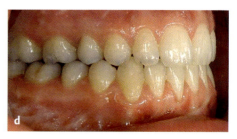

Abb. 10.**15   Abschlussbefund (von Abb. 10.11 –
Abb. 10.14).** Mesialokklusion, da 13 und 23 fehlen.

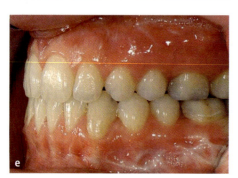

Besonderheiten der orthodontischen Behandlung Erwachsener gegenüber der kieferorthopädischen Therapie während des Wachstums

Die Behandlung erwachsener Patienten hat in den vergangenen Jahrzehnten aufgrund erweiterter therapeutischer Möglichkeiten deutlich zugenommen. Ihr sind jedoch gegenüber der Therapie beim Kind und Jugendlichen wegen des fehlenden Wachstums Grenzen gesetzt. Prinzipiell ist keine kieferorthopädische Therapie im Sinne der funktionskieferorthopädischen Bisslageveränderung mehr möglich, weshalb häufig der Weg der chirurgischen Korrektur eingeschlagen wird.

Orthodontische Zahnbewegungen sind dagegen bis ins fortgeschrittene Alter noch möglich, wobei der induzierte Gewebeumbau zunehmend verlangsamt abläuft. Zusätzlich erschwerend wirken sich Parodontopathien und akute Entzündungszustände aus, weshalb eine Parodontalbehandlung vorgeschaltet wird und sehr schonend, d. h. langsam und mit geringen Kräften, die Zahnbewegung vorangetrieben wird.

● Den Besonderheiten des Gewebeumbaus im Alveolarfortsatz des Erwachsenen sollen die topografischen und gewebespezifischen Belastungsfaktoren beim Kind und Jugendlichen vorangestellt werden:

– Gewebenekrosen sind beim orthodontisch induzierten Gewebeumbau am Ort der größten Druckzone am stärksten.

– Gewebeschädigungen in den Druckzonen regenerieren apikal langsamer als koronal. In den Zugzonen ist es umgekehrt.

– Der marginale Epithelansatz zeigt keine Tendenz zur Tiefenwucherung, die dentoalveolären Bindegewebszüge sind meist unverändert und haben eine Schutzfunktion gegenüber Entzündungsmediatoren aus der Plaque im Sulkusbereich.

– Volumendichte und Länge der kollagenen Fasern nehmen nach der Krafteinwirkung zu.

– Eine Restitutio ad integrum wird nicht erreicht. Der Restschaden ist abhängig vom Ausmaß der Bewegung und primären Gewebeschädigung (z. B. Parodontitis marginalis).

– Körperliche Bewegungen sind wegen der gleichmäßigeren Verteilung der Druckkräfte besser als kippende.

● Folgende *grundsätzliche Unterschiede* bestehen dazu beim *Erwachsenen* und sind in der Behandlungsführung zu berücksichtigen:

– Schutzfunktion durch die gingivodentale Verbindung besteht bei parodontaler Läsion nicht mehr.

– Ein Risiko verstärkter Zahnlockerung besteht, da bei Parodontitis der Gewebeabbau auf der Druckseite beschleunigt wird, jedoch kein adäquater Knochenanbau erfolgt

– Desmodontale Nekrosen in Zonen hohen Drucks können im parodontal geschädigten Gebiss zu unterminierenden Resorptionen „ausufern".

– Kippende orthodontische Bewegungen bringen supragingivale harte und weiche Beläge nach subgingival.

– Durch festsitzende Apparaturen werden neue gingivale Irritationen gesetzt und gleichzeitig die Mundhygiene erschwert.

MERKE

3 *Grundforderungen* können daraus abgeleitet werden:

● *weitestgehende Entzündungsfreiheit* der Parodontien, Sondierungstiefe des Sulkus < 3 mm

● *Reduktion der orthodontisch wirksamen Kraft auf etwa 1 Drittel* gegenüber der im Wachstumsalter

● *lange Retentionszeiten,* um optimale Gewebe- und funktionelle *Adaptation* zu gewährleisten

● *zeitliche Koordination* zwischen *parodontaler* und *allgemeinzahnärztlicher Vorbehandlung* und *orthodontischer Therapie:*

1. Reduktion der marginal-parodontalen Entzündung
   – Hygienisierung und Plaquekontrolle
   – Scaling und Kürettage

2. Herstellung parodontalhygienischer Verhältnisse
   – Kariesentfernung und Füllungstherapie
   – mukogingivale Eingriffe (Abb. 11.1)

Besonderheiten der orthodontischen Behandlung Erwachsener gegenüber der kieferorthopädischen Therapie während des Wachstums

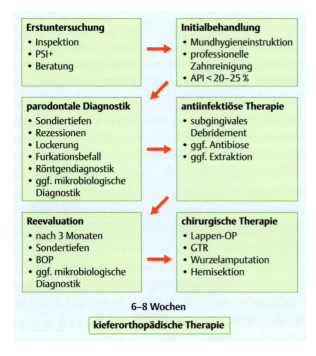

Erstuntersuchung
• Inspektion
• PSI+
• Beratung

Initialbehandlung
• Mundhygieneinstruktion
• professionelle Zahnreinigung
• API < 20–25 %

parodontale Diagnostik
• Sondiertiefen
• Rezessionen
• Lockerung
• Furkationsbefall
• Röntgendiagnostik
• ggf. mikrobiologische Diagnostik

antiinfektiöse Therapie
• subgingivales Debridement
• ggf. Antibiose
• ggf. Extraktion

Reevaluation
• nach 3 Monaten
• Sondertiefen
• BOP
• ggf. mikrobiologische Diagnostik

chirurgische Therapie
• Lappen-OP
• GTR
• Wurzelamputation
• Hemisektion

6–8 Wochen

kieferorthopädische Therapie

Abb. 11.**1 Präorthodontischer Therapiefahrplan.** Parodontale Behandlungsplanung vor Aufnahme einer kieferorthopädischen Therapie. BOP: Bleeding on Probing; GTR: Guided Tissue Regeneration; PSI: parodontaler Screeningindex (Diedrich 2010).

3. orthodontische Diagnose und Therapie unter Einschluss einer manuellen oder instrumentellen Funktionsdiagnostik
4. Retention, Funktionsdiagnostik → Einschleifen, Aufbauen
5. Recall
   Da das *Kiefergelenk* des erwachsenen Patienten gegenüber dem des Wachsenden nur noch eine geringe Anpassungsfähigkeit an veränderte Okklusions- und muskuläre Kraftrichtungsmuster aufweist, sollte vor

und nach jeder Behandlung eine *manuelle oder instrumentelle Registrierung der Unterkieferbewegungen* erfolgen, um einerseits *Vorschädigungen* aufzudecken, die später der orthodontischen Therapie angelastet werden könnten und andererseits posttherapeutisch Zwangsführungen und *okklusale Interferenzen* zu erkennen, die potenzielle Faktoren für die Genese einer Kiefergelenksdysfunktion darstellen.

Indikation und Grenzen der Behandlung im Erwachsenenalter

Zunächst muss noch einmal hervorgehoben werden, dass eine optimale kieferorthopädische Therapie nur während des Wachstums erfolgen kann und die Behandlung Erwachsener einen Kompromiss darstellt. Dennoch kann durch die volle Ausschöpfung orthodontischer Therapiemaßnahmen zur Zahngesundheit und zum psychosozialen Wohlbefinden Erwachsener sehr wesentlich beigetragen werden.

● Folgende *Indikationsgruppen*, die auch maßgeblich vom Wunsch der Patienten nach Verbesserung der Zahnstellung geprägt werden, sind im Erwachsenenalter typisch:

– *Zahnstellungsanomalien,* die im Kindesalter nicht oder nur *unvollständig behandelt* wurden sowie *Rezidive*, die aufgrund ungenügender Retention oder ungünstigen Wachstumsverlaufs entstanden sind. Häufig sind dies:
  – Zahnengstand, speziell im Ober- und Unterkieferfrontzahngebiet (→ tertiärer Engstand)
  – Zahnretention (Eckzahn und Molaren)
  – Zahnkippungen und Rotationen
  – Kreuzbiss und Non-Okklusionen
  – progene Verzahnung im Frontzahngebiet
  – tiefer Überbiss
  – vergrößerte sagittale Schneidezahnstufe

– *sekundär durch parodontalen Abbau* oder Zahnverlust entstandene Zahnstellungsanomalien. Ursachen sind
  – Kippungen und Verlängerungen in die entstandenen Lücken und
  – Fehl- bzw. Überbelastung.
  – Diese können durch Bruxismus und parafunktionelle Abrasionen (Schlüssel - Schloss) verstärkt werden.

● typische Lokalisationen und Anomalien:

– Protrusion und Auffächerung der oberen Schneidezähne bei gleichzeitiger Bissenkung nach Verlust mehrerer Seitenzähne. Hierbei muss unbedingt beachtet werden, dass eine Retrusion und Lückenschluss der Frontzähne nur bei gleichzeitiger Abstützung im Seitenzahngebiet durch Zahnersatz sinnvoll ist.

– generelle oder isolierte Frontzahnlücken (Diastema mediale), die ästhetisch stark beeinträchtigen

– starke Kippung der Molaren und Prämolaren im Unterkiefer nach Extraktion des 1. und/oder 2. Molaren

– Verlängerung einzelner Zähne in Lücken der Gegenzahnreihe → okklusale Interferenzen → Kiefergelenksdysfunktion

– Non-Okklusion im Seitenzahngebiet und Tiefbiss mit Verstärkung der Spee-Kurve

– *präprothetische Verteilung der Pfeilerzähne* zur axialen und gleichmäßigen Krafteinleitung der Belastung durch abnehmbaren oder festsitzenden Zahnersatz. Gleichzeitig können lokale Stellungsunregelmäßigkeiten korrigiert werden.

● Häufig durchzuführende Zahnbewegungen sind

– Einstellung des Eckzahns in seine regelrechte Position,

– Aufrichtung gekippter Molaren,

– Lückenschluss im Frontzahngebiet,

– Bisshebung durch Schneidezahnintrusion und

– Beseitigung von Non-Okklusionen

MERKE

Die *Grenze der Behandlungsmöglichkeit* wird maßgeblich von 3 Faktoren bestimmt:

● *Schwere der Anomalie* und *Umfang* der durchzuführenden Zahnbewegungen.

– So sind alle Bisslageabweichungen der chirurgischen Korrektur vorbehalten.

– Intrusionen und Extrusionen müssen mit größter Vorsicht durchgeführt werden, da die Gefahr für Wurzelresorptionen besonders hoch ist.

– Zahnbewegungen über 1 PB hinaus bergen ebenfalls Gefahren für irreversible Schäden in sich.

● *Zustand des Parodonts* (Knochenabbau entzündlich oder atrophisch), es sollte

– mindestens die Hälfte der anatomischen Wurzellänge noch von Knochen bedeckt sein und

– keine Entzündungszustände bestehen (s. o.).

● *Anzahl vorhandener Zähne,* die für die *Verankerung* der Apparatur zur Verfügung stehen.

– Für die Retrusion und/oder Intrusion der Schneidezähne muss ein ausreichender Molarenblock zur Verankerung zur Verfügung stehen.

– Als *Alternative zur dentalen Verankerung,* die durch vertikalen und horizontalen Knochenabbau nicht mehr genügenden Halt vermittelt, bietet sich die *skelettale Verankerung* durch *Minischrauben* und *Gaumenimplantate* an.

Diagnostik

- Die Diagnostik erfolgt in gleicher Weise wie bei kindlichen Patienten. Vor der Erhebung von Anamnese, klinischem Befund, Röntgen- und Modellbefund sollte
- ein ausführliches *Beratungsgespräch* geführt werden, das der Aufklärung über
  - den Umfang der Anomalie,
  - die Länge der Behandlung,
  - auftretende Sensibilität und Schmerzen sowie
  - eingehenden Erklärung von Therapiealternativen dient.
- In diesem Gespräch sollte auch die Erwartung des Patienten erfragt werden, um unrealistischen Vorstellungen über das Behandlungsergebnis vorbeugen zu können.
- Psychosomatische Bezüge sollten im Beratungsgespräch erkannt werden. So ist bei sehr gering ausgeprägten Zahnstellungsanomalien und einer Überbewertung durch den Patienten besondere Sorgfalt bei der Anamnese und dem Erfassen der Persönlichkeitsstruktur geboten.

- Eine gute *Motivation* zum Tragen abnehmbarer Apparaturen oder zur sorgfältigen Mundhygiene bei festsitzenden Geräten ist bei den meisten Patienten vorhanden.
- Der Behandlungsfortschritt sollte von Zeit zu Zeit demonstriert werden, um auch dadurch eine gute Mitarbeit zu stimulieren.
- Häufig möchten erwachsene Patienten die Behandlung beschleunigen, da nach anfänglich rascher Veränderung in der Nivellierungsphase (Straight-wire-Technik) die Zahnbewegung scheinbar sistiert. Hier sollte der Behandler auf die Notwendigkeit der ausreichenden Umbauzeit hinweisen und keinesfalls dem Wunsch nach Verkürzung der aktiven Therapie durch erhöhte Kraftapplikation und kürzere Aktivierungsintervalle entsprechen.
- Bei notwendiger Zahnstellungsveränderung im gesamten Kiefer ist, je nach Bewegungsumfang, immer von einer apparativen Behandlungszeit zwischen 12 und 24 Monaten auszugehen.

Behandlungsplanung und -ausführung

Nach der Diagnostik und der umfassenden Aufklärung des Patienten über das Ziel der Behandlung, des zeitlichen Ablaufs und der Geräteart ist die Durchführung gut zu dokumentieren.

Bei der *Auswahl der Geräte* ist besonders darauf zu achten, dass

- mit diesen geringe und gerichtete Kräfte appliziert werden können und
- solche Zähne, die bereits in der richtigen Position stehen, nicht mitbewegt werden.

Aus diesem Grund eignen sich für die Behandlung Erwachsener fast ausschließlich festsitzende Apparaturen. Zum Ausschluss der Mitbewegung regelrecht stehender Zähne und besserer Überschaubarkeit der wirksamen Kräftesysteme und Drehmomente eignet sich besonders die Segmentbogentechnik (Burstone):

- Bei ihr geht man immer von einer 2-Zahn-Beziehung aus, wobei diese auch in Blöcken wie z. B. in einer Molaren- zu Schneidezahn und Molaren zu Eckzahn-Beziehung zusammengefasst sein können.
- Dadurch sind auch die Reaktionen am Verankerungsblock abschätzbar und er kann ausreichend bemessen werden.
- Dabei ist auf die Verschiebung des Widerstandszentrums durch parodontalen Abbau zu achten.

Für die genannten Indikationen haben sich folgende *Behandlungsarten und -geräte* bewährt:

- *Zahnengstand:*
- Für den *Platzgewinn* kommen infrage:
  - *Protrusion* retrudierter Schneidezähne (→ Fernröntgenanalyse)
  - symmetrische Extraktion, in einem Kiefer oder auf einer Seite (OK und UK)
  - Extraktion einzelner Zähne unter Einsatz skelettaler Verankerung, um Asymmetrien zu vermeiden
  - Extraktion eines Unterkieferschneidezahns bei isoliertem tertiärem Engstand → bis zu 3 mm Platz kann durch die approximale Schmelzreduktion gewonnen werden.
  - Molarendistalisation unter Einsatz skelettaler Verankerung
  - forcierte Gaumennahterweiterung bei extremem transversalem Defizit → knochen-

verankerte Hyraxschraube mit chirurgischer Präformierung
  - Bei geringer transversaler Enge ist eine Quadhelix ausreichend.

CAVE

Eine transversale oder sagittale Erweiterung durch Plattenapparaturen, wie sie beim Kind angewandt werden, ist abzulehnen, da keine ausreichende Stabilität zu erreichen ist und die eingeschränkte Tragezeit zu Jigglingeffekten führt.

- Als Kraftquelle für die Schneide- und Eckzahnbewegung sind in der Regel die Molaren heranzuziehen, um eine direkte Abstützung an regelrecht stehenden Nachbarzähnen (seitliche Schneidezähne/Prämolaren) zu vermeiden. Dies macht die Sektionierung und/oder die Kombination von Ganz- und Teilbögen erforderlich.
- *Zahnretention:* Dies betrifft die Einordnung *retinierter Eckzähne* und *2. oder 3. Molaren.*
- Da im Erwachsenenalter die Knochenmineralisation zu- und die Umbaugeschwindigkeit abnimmt, ist die Einordnung retinierter Zähne nur etwa bis zum 30. Lebensjahr angezeigt.
- Der operativen Freilegung sollte kein erneuter *Schleimhautverschluss* folgen und um die Krone sollte in Durchbruchsrichtung störender Knochen abgetragen werden.
- Die Zugrichtung sollte so ausgerichtet sein, dass der Zahn zunächst auf kürzestem Weg in die Mundhöhle durchbricht, um ihn erst dann in die regelrechte Position in den Zahnbogen einzuordnen (s. Kap. Retention, S. 331).
- *Bisshebung und Bisssenkung* kann nur durch Intrusion oder Extrusion der Schneidezähne erfolgen.
- Auch dies ist nur mit einer festsitzenden Apparatur möglich.
- Die Intrusion von Schneidezähnen birgt ein starkes Risiko für Wurzelresorptionen in sich und muss deshalb mit sehr leichten Kräften, am besten mit einem Base Arch oder Utility-Bogen durchgeführt werden (s. Abb. 9.**8**).
- Außerdem sollten die oberen Schneidezähne nicht zu stark intrudiert werden, da es aufgrund der Altersinvolution es zu einer Verlängerung der Oberlippe und unvorteilhaf-

tem Überdecken der Kronen kommt (Zachrisson 2008).

● *Einzelzahnbewegungen* (präprothetisch oder zur Verbesserung der Okklusion):

– Gekippte Molaren werden häufig mit Teilbögen aufgerichtet. Zur Einstellung eines 2. Molaren, der in die Extraktionslücke des 1. Molaren gekippt ist, muss besonders auf die vertikale Abstützung der Prämolaren geachtet werden. Die Teilapparatur vom Eckzahn zum 2. Molaren muss nicht erweitert werden, wenn lingual vom Eckzahn bis zu dem der Gegenseite eine Netzbasis oder ein Retainer geklebt und damit der Verankerungsblock vergrößert wird.

– Non-Okklusionen können, wie bei Kindern, mithilfe von Criss-cross-Gummizügen behoben werden.

– Bei falscher Verzahnung im Schneidezahngebiet sollte mit sektionierten Bögen gearbeitet werden, für die als Kraftquelle der 1. Molar dient. Zur Überstellung wird der obere Schneidezahn zunächst intrudiert und dann protrudiert. Eine lokal ausgeschliffene Acrylschiene im Unterkiefer kann die Überstellung erleichtern helfen.

– Präprothetische Verteilung von Pfeilerzähnen erfolgt am besten entlang eines relativ starren geraden Bogens. Dieser kann auch für die Aufnahme von Lückenersatzzähnen, die man mithilfe von aufgeklebten Brackets an diesem fixiert, genutzt werden.

– Auch bei der isolierten orthodontischen Behandlung erwachsener Patienten ist immer „interdisziplinär" zu denken. Dies betrifft die Rücksprache mit dem behandelnden Zahnarzt als auch die Konsultation des Kieferchirurgen, wenn die Grenzen des konservativen Vorgehens überschritten werden.
Die *Retention* des Behandlungsergebnisses bedarf bei erwachsenen Patienten der besonderen Sorgfalt, da die morphologische und funktionelle Anpassung gegenüber der bei kindlichen Patienten sehr verzögert abläuft.

● Nach Entfernung der festsitzenden Apparatur sind die Retentionsgeräte (Plattenapparaturen, Acrylschienen) sehr intensiv ganztägig zu tragen und nur schrittweise, entsprechend der Passfähigkeit, abzusetzen. So wäre folgender Retentionsplan nach Abschluss einer Engstandsbehandlung vorzuschlagen:

– 6 Wochen *ständiges Tragen* der Geräte, außer zu den Mahlzeiten

– nach 6 Wochen *Eingliederung eines Lingualretainers* und *Ausschleifen der Schiene*

– 8 Wochen Herauslassen der Geräte für 3 – 4 h am Tag

– 16 Wochen nur noch nächtliches Tragen der Geräte

– 16 Wochen nur noch jede 2. Nacht Tragen der Geräte

– 16 Wochen nur noch jede 3. Nacht Tragen der Geräte

– 16 Wochen Tragen der Geräte 1-mal pro Woche

– Absetzen der Retentionsgeräte, wenn 1 Woche nach Herauslassen noch eine gute Passfähigkeit der Geräte gegeben ist.

● Sollte sich während des intervallmäßigen Tragens der Retentionsapparaturen die Passfähigkeit verschlechtern, muss wieder auf häufigeres Tragen umgestellt werden.

Behandlungsplanung und -ausführung

Falldemonstration

(Abb. 11.**2**, Abb. 11.**3**, Abb. 11.**4**, Abb. 11.**5** und Abb. 11.**6**)

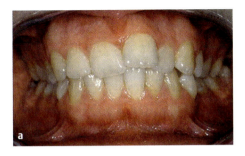
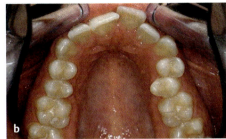
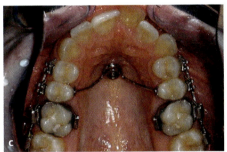
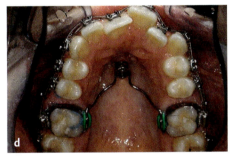
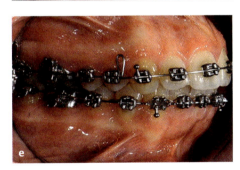
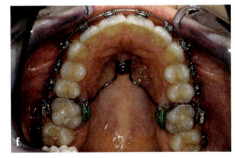

Abb. 11.2   Schmalkiefer und hochgradiger Platz-mangel bei 26-jähriger erwachsener Patientin. Platzgewinn durch Molarendistalisation unter Nutzung der skelettalen Verankerung mittels Implantat.

a, **b** Starker Engstand.
c Molarendistalisation mittels Druckfeder zwischen 2. PM und 1. Molaren, skelettale Verankerung des 2. PM mit Gaumenimplantat (Teilbogen).
d Nach Platzgewinn Umsetzen des TPA vom Implantat zum 1. Molaren.
e Kontraktionsbogen zum Lückenschluss.
f Nivellierung.

Behandlungsplanung und -ausführung

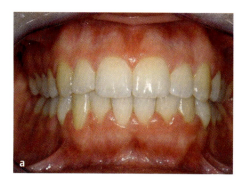

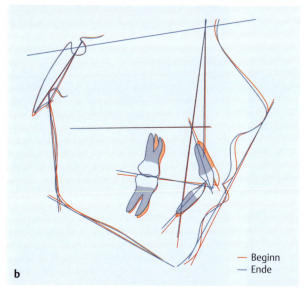

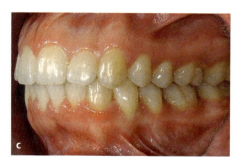

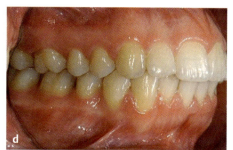

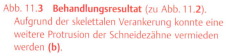

Abb. 11.**3** **Behandlungsresultat** (zu Abb. 11.**2**).
Aufgrund der skelettalen Verankerung konnte eine
weitere Protrusion der Schneidezähne vermieden
werden **(b)**.

Behandlungsplanung und -ausführung

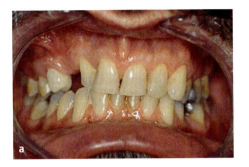

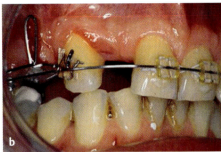

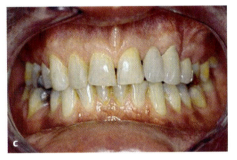

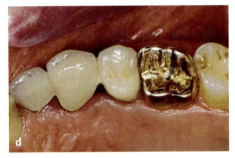

Abb. 11.4 Präprothetische Überstellung eines progenen 13 und Distalisierung mit Lückenöffnung für brückenprothetische Versorgung.

a Progene Verankerung 13.
b Bukkalbewegung 13 und Lückenöffnung.
c, d Brückenprothetische Versorgung.

Behandlungsplanung und -ausführung

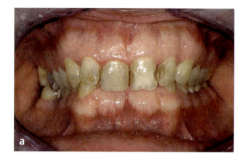

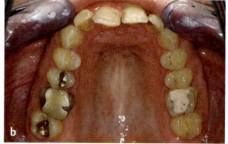

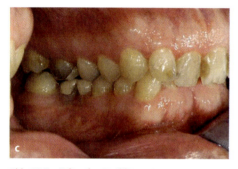

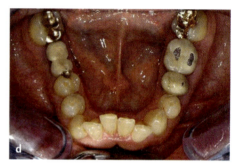

Abb. 11.**5** **Schmaler Deckbiss mit Traumatisierung der palatinalen Gingiva und Engstand.**
50-jähriger Patient.

Behandlungsplanung und -ausführung

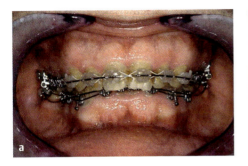

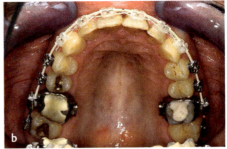

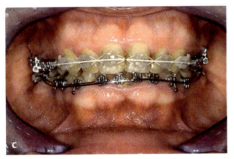

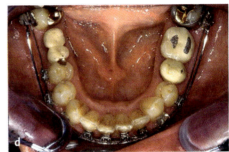

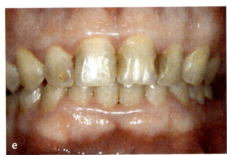

Abb. 11.**6**   **Zwischenbefund** (zu Abb. 11.**5**). Nach
Nivellierung und Bisshebung mittels Overlay-Intru-
sionsbogen konnte eine gute Achsenkorrektur und
Abstützung erreicht werden. Vergleiche Sichtbarkeit der unteren Schneidezähne **(a)** und **(c)**. Abschluss vor Parodontaltherapie **(e)**.

- **Definition:**
- kurzzeitige Atemstillstände im Schlaf, die der Patient nicht merkt
- potenziell lebensbedrohliche Erkrankung → erhöhte Mortalität bei unbehandeltem OSAS (da erhöhte Inzidenz von Herzrhythmusstörungen, arterieller Hypertonie, koronarer Herzkrankheit, Kardiomyopathie)
- *Schlafapnoe:* mehr als 10 Atempausen pro Stunde von > 10 s Dauer
- *Apnoe:* Sistieren des Luftstroms an Nase und Mund von mindestens 10 s Dauer
- *Hypopnoe:* Reduktion des Luftstroms um mindestens 50 % gegenüber der Normalatmung
- **Epidemiologie:**
- Prävalenz: 1 – 3 % der Bevölkerung
- 1 – 3 Millionen Betroffene in Deutschland
- Männer überwiegen deutlich (15 – 25 : 1)
- Altersgipfel:
  - Männer: 40.– 49. Lj.
  - Frauen: 50.– 60. Lj.
- **Symptomatik und Klinik:**
- Tagessymptomatik:
  - ausgeprägte Tagesmüdigkeit
  - Abgeschlagenheit
  - erhöhte Einschlafneigung (hohes Unfallrisiko bei Kraftfahrern)
  - verminderte psychische und physische Leistungsfähigkeit
  - morgendliche Kopfschmerzen
  - Persönlichkeitsstörungen, depressive Verstimmung
- Nachtsymptomatik:
  - lautes und unregelmäßiges Schnarchen
  - abnorme nächtliche motorische Aktivität
  - Schlafunterbrechung
  - Nykturie
  - vermehrtes nächtliches Schwitzen
- Begleit- und Folgeerkrankungen:
  - Adipositas
  - arterielle Hypertonie
  - pulmonale Hypertonie
  - Herzrhythmusstörungen
  - Kardiomyopathie
- **Ätiologie und Pathophysiologie:**
- Kollaps und Verlegung der oberen Atemwege → erhöhter Atemwiderstand → Schwingen von Gaumensegel und Pharynxwänden (Schnarchen)

- Circulus vitiosus: frustrane Atembewegungen → O_2-Sättigung und pCO_2 → Aktivierung des ZNS → Weckreaktion (Arousal) → Tiefschlaf wird zum Leichtschlaf → Obstruktion aufgehoben → kompensatorische Hyperventilation
- **Diagnostik:**
- Viele Fachbereiche sind berührt: Allgemeinmedizin, Innere Medizin, Kinderheilkunde, Mund-, Kiefer- und Gesichtschirurgie, Kieferorthopädie, Prothetik, HNO, Neurologie/Psychiatrie
- Schlaflabor → kardiorespiratorische Polysomnografie:
  - EEG
  - Elektrookulogramm
  - EMG an Kinn und Bein
  - EKG,
  - Pulsoxymetrie
  - thorakale und abdominale Atembewegungen und Luftfluss in der Nase (simultan aufgezeichnet)
- Schweregrad → Respiratory Disturbance Index (RDI), Anzahl der Apnoen und atemphysiologisch wirksamen Hypopnoen mit einer Dauer von > 10 s:
  - RDI < 5/h → Normbereich
  - RDI > 10/h → pathologisch
  - RDI 10 – 19/h → leichte Schlafapnoe
  - RDI 20 – 34/h → mittelgradige Schlafapnoe
  - RDI > 34/h → schwere Schlafapnoe
- zahnärztliche Befunderhebung:
  - Zahnstatus und Zahnbefund
  - Parodontalbefund
  - Kiefergelenkbefund
  - Muskulatur
  - Bisslageabweichungen
  - Ausprägung des weichen Gaumens
  - Zungengröße und -lage
  - Tonsillengröße
- Für den Halt und sicheren Sitz der Protrusionsschienen sind folgende Voraussetzungen vonseiten des Patienten erforderlich:
  - ausreichende Retention
  - mindestens 3 Seiten- und 6 Frontzähne
  - kein Dysfunktionssyndrom
  - keine Retrognathie des Oberkiefers oder Prognathie des Unterkiefers

Behandlungsplanung und -ausführung

- *Therapie:*
- Allgemeintherapie:
  - Übergewicht reduzieren
  - Alkohol vor dem Schlafengehen meiden
  - keine Benzodiazepine oder zentral sedierende Arzneimittel verwenden
  - Schlafen mit erhöhtem Oberkörper
  - Theophyllin
- spezifische Therapie:
  - Überdruckbeatmung mit Maske (nCPAP, Nasal continuous positive Airway Pressure) (Abb. 12.**1**)
  - intraorale Geräte zur Erweiterung des „posterior airway space" (PAS)
  - Protraktionsgeräte und -schienen (Abb. 12.**2**)
  - Zungenretainer
  - Weitere Möglichkeiten bestehen in der chirurgischen Bisslageverschiebung und der Gaumensegelverkürzung bzw. Nasenkorrektur.
- *Nebenwirkungen:*
- Mundtrockenheit
- temporäre Okklusionsstörungen

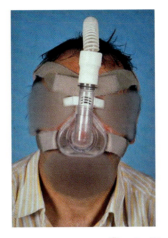

Abb. 12.**1**   Maske zur Überdruckbeatmung bei Patienten mit obstruktiver Schlafapnoe (OSAS).

- Muskelschmerzen und -verspannungen
- Speichelfluss

MERKE

Bei Unverträglichkeitsreaktionen bei Einsatz der nCPAP-Maske sind die Protrusionsschienen eine sehr gute Alternative.

Behandlungsplanung und -ausführung

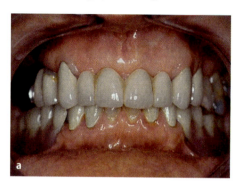
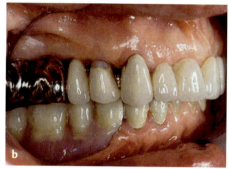
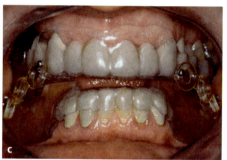
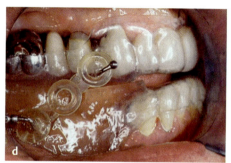

Abb. 12.2   Ober- und Unterkieferschienen bei einem OSAS-Patienten. Die Schienen sind durch Elastics verbunden und ziehen den Unterkiefer mit dem Mundboden während des Schlafs nach anterior. Der Apnoe-Index (AHI: Apnoe-Hypopnoe-Index = RDI) konnte damit – gegenüber dem Index ohne Schienen (**a, b**: AHI = 38/h) – auf null korrigiert werden (**c, d**: AHI = 0/h).

Behandlungsplanung und -ausführung

Fortschritte beim Erlernen und die Ausdauer beim Spielen von Holz- und Blechblasinstrumenten werden maßgeblich von der Lippenkraft und der Zahnstellung beeinflusst. Musikschullehrer und Eltern stellen sehr häufig Kinder zur Behandlung einer Zahnstellungsanomalie vor, um nicht nur eine ästhetisch-funktionelle, sondern auch blastechnische Verbesserung des „Ansatzes" zu erreichen. Mit dem Begriff des Ansatzes wird nicht nur die Anlage des Instruments an den Lippen umschrieben, sondern auch die Fähigkeit der gezielten Lippenspannung über einen längeren Zeitraum, um den Luftstrom, der durch das Mundstück in das Instrument geleitet wird, zu formen und ihm den erforderlichen Druck zu verleihen.

Der Ansatz muss trainiert werden, ähnlich der myotherapeutischen Übungen bei der Umstellung von der Mund- zur Nasenatmung und kann durch unregelmäßige Zahnstellungen und Bisslageabweichungen gestört sein. Da die Instrumente mit einem hohen Druck gegen die Lippen gepresst werden, können rotierte und engstehende Schneidezähne zu Druckstellen und Ulzera an den Lippen führen.

Generell müssen auch, bevor ein Blasinstrument erlernt werden kann, alle Schneidezähne durchgebrochen und die Wurzel zu 2 Drittel ausgebildet sein, um den hohen Anlagedruck abzufangen.

Eine Rücklage des Unterkiefers (Klasse-II-Anomalie) führt zur schnelleren Ermüdung und nachlassendem Ansatz, da der Unterkiefer ständig in eine Vorhalteposition gebracht werden muss, um Ober- und Unterlippe auf gleiche Höhe zu bringen. An diesem letzten Beispiel wird auch deutlich, dass Ansatzübungen zur Behebung der Bisslageanomalie, d. h. dem Erreichen einer Neutralbisslage, beitragen. Da die Anlage der einzelnen Mundstück- und Instrumentenarten sehr unterschiedlich ist, kann der Anpressdruck aber auch der Therapie entgegenwirken. Hinsichtlich der Instrumente werden 4 Klassen unterschieden (Strayer):

● Klasse A: Blechblasinstrumente wie Trompete, Posaune und Horn
● Klasse B: Einzelblattinstrumente wie Klarinette und Saxophon
● Klasse C: Doppelblattinstrumente wie Oboe und Englisch-Horn
● Klasse D: Instrumente mit offenem Mundstück wie bei der Querflöte (Konzertflöte)

In Abb. 13.1 ist in Anlehnung an Strayer dargestellt, bei welchen Anomalien und Klassen das Instrumentenspielen

● die *kieferorthopädische Therapie unterstützt* und demzufolge parallel erfolgen kann und
● für welche Anomalien eine *Kontraindikation* besteht, da der Mundstückansatz der Therapierichtung entgegenwirkt.

– In diesen Fällen sollte die kieferorthopädische Behandlung vorgeschaltet und erst nach ausreichender Retention mit dem Lernen des Instruments begonnen werden.
– Da dies jedoch rezidivfördernd bzw. anomalieverstärkend wirkt, sollte auch der Wechsel des Musikinstruments in Erwägung gezogen werden.

Behandlungsplanung und -ausführung

Klasse - A - Instrumente (z.B. Trompete)

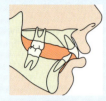 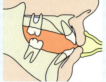

Behandlung während der Ausbildung

Indikation	Kontraindikation
1. Protrusion der Schneidezähne	1. schwerer Schneide- und Eckzahnengstand
2. Rücklage des Unterkiefers	2. Retrusion der Schneidezähne
	3. Vorlage des Unterkiefers

Klasse - B - Instrumente (z.B. Klarinette)

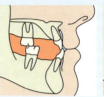 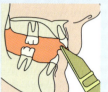

Behandlung während der Ausbildung

Indikation	Kontraindikation
1. Vorlage des Unterkiefers	1. Protrusion der Schneidezähne
	2. Rücklage des Unterkiefers

Klasse - C - Instrumente (z.B. Oboe)

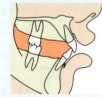 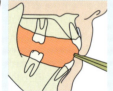

Behandlung während der Ausbildung

Indikation	Kontraindikation
1. kurze hypotone Lippenmuskulatur	1. schwerer Schneide- zahnengstände oder Lücken
2. Mundatmer	
3. Protrusion der Schneidezähne	

Klasse - D - Instrumente (z.B. Flöte)

 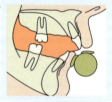

Behandlung während der Ausbildung

Indikation	Kontraindikation
1. kurze Oberlippe	1. Protrusion der Schneidezähne
2. Vorlage des Unterkiefers (s. Klasse-B)	2. Rücklage des Unterkiefers
	3. Retrusion der Schneidezähne
	4. schwere Schneide- zahnengstände und Lücken

Abb. 13.1   Der Ansatz von Holz- und Blechblas- instrumenten und ihre mechanische Wirkung auf die Zahnstellung. (s. Text).

Ahlers MO, Freesmeyer WB, Göz G, Jakstat HA, Koeck B, Meyer G, Ottl P, Reiber Th, Seeher WH. Klinische Funktionsanalyse. Gemeinsame Stellungnahme der Arbeitsgemeinschaft für Funktionsdiagnostik und Therapie (AFDT) in der DGZMK zur Diagnostik funktioneller Störungen des kraniomandibulären Systems. Dtsch Zahnärztl Z 58; 2003: 383

Al-Qawasmi RA, Hartsfield JK, Everett ET et al. Genetic predisposition to external apical root resorption. Amer J Orthod Dentofac Orthop 123; 2003: 242-253

Andresen V, Häupl K. Funktions-Kieferorthopädie: die Grundlagen des „norwegischen Systems". 2. Aufl. Leipzig: Barth; 1939

Andrews LF. Straight Wire, the concept and appliance. San Diego: Wells; 1989

Andrews LF. The six keys to normal occlusion. Am J Orthod 62; 1972: 296-309

Angle EH. Treatment of malocclusion of the teeth. Philadelphia: White dental Manufact. Co.; 1907

Awn M, Goret-Nicaise M, Dhem A. Unilateral section of the lateral pterygoid muscle in the growing rat does not alter condylar growth. Eur J Orthod 9; 1987: 122-128

Beyer A, Tausche E, Boening K, Harzer W. Orthodontic space opening in patients with congenitally missing lateral incisors. Angle Orthod 77; 2007: 404-409

Balters W. Die Zahnheilkunde vor einer neuen Epoche. Zahnärztl Mitt 41; 1953: 184-188

Bimler HP. Hinweise zur Handhabung der Gebissformer; Wiesbaden: Bimler; 1967.

Bishara SE. Impacted maxillary canines: a review. Am J Orthod Dentofacial Orthop 101; 1992: 159-171

Björk A. Variations in the growth pattern of the human mandible: longitudinal radiographic studies by the implant method. J Dent Res 42; 1963: 400

Bock NC, von Bremen J, Ruf S. Occlusal stability of adult Class II Division 1 treatment with the Herbst appliance. Amer J Orthod Dentofac Orthop 138; 2010: 146-151

Booy C, Entwicklung und Tendenzen in der Begg-Technik. Informationen aus Orthodontie und Kieferorthopädie. 18;1986: 315-330

Bolton WA. Disharmony in tooth size and its relation to the analysis and treatment of malocclusion. Angle Orthod 28; 1958: 113-130

Bumann A, Lotzmann U. Funktionsdiagnostik und Therapieprinzipien. Stuttgart: Thieme; 2000

Burstone CJ, Goldberg A J. Beta titanium: a new orthodontic alloy. Am j Orthod 77; 1980: 121-132

Burstone CJ, Pryputniewicz R J. Holographic determination of centers of rotation produced by orthodontic forces. Am J Orthod 77; 1980: 396-409

Carter CO. The inheritances of common congenital malformations. Progr Med Gent 4; 1965: 59-84

Dausch-Neumann D. Der Durchbruchsweg bleibender Eckzähne. Fortschr Kieferorthop 31; 1970: 9-16

Deutsche Gesellschaft für Kieferorthopädie. Stellungnahme der DGKFO zur Entfernung der Weisheitszahnkeime aus kieferorthopädischer Sicht unter besonderer Berücksichtigung der Prophylaxe eines tertiären Engstandes. Mitteilungen; 2002

Diedrich P. In: Harzer W (Hrsg). Kieferorthopädischer Gewebeumbau – mit einem Nachweismethodenkatalog für die wissenschaftliche und praktische Arbeit. Der Einsatz der polychromen Sequenzmarkierung zur Darstellung des orthodontisch induzierten Gewebeumbaus. Berlin: Quintessenz; 1991: 89-98

Droschl H. Über die Ursache des dentalen Engstandes. Padiatr Padol 9; 1974: 31-33

Eckert-Möbius A. Grenzprobleme der Zahn-, Mund- und Kieferheilkunde und der HNO aus rhinologischer Sicht. Dtsch Zahn Mund Kieferheilkd Zentralabl Gesamte 37; 1962: 216-224

Enlow DH. Handbuch des Gesichtswachstums. Berlin: Quintessenz; 1989: 75 ff

Ericson S, Kurol J. Radiographic examination of ectopically erupting maxillary canines. Am J Orthod Dentofacial Orthop 91; 1987: 332-246

Eschler J. Die funktionelle Orthopädie des Kausystems. München: Hanser; 1952

Falck F. Zur Bedeutung der Funktion in der Kieferorthopädie. Stomatol DDR 35; 1985: 554-559

Behandlungsplanung und -ausführung

Fränkel R. Technik und Handhabung der Funktionsregler. 3. Aufl. Berlin: Verl. Volk und Gesundheit; 1984

Fränkel R, Fränkel C. Der Funktionsregler in der orofazialen Orthopädie. Heidelberg: Hüthig; 1992

Garlinger D. Myofunktionelle Therapie in der Praxis. Aufl. Dinauer: Germing; 1989

Gedrange T, Harzer W. Muscle influence on postnatal craniofacial development and diagnostics. J Orofac Orthop 65; 2004: 451-466

Gerlach HG. Beziehungen innerhalb der Gebisssegmente. Fortschr Kieferorthop 27; 1966: 348-446

Greulich WW, Pyle SI. Radiographic atlas of skeletal development of the hand and wrist. 2.ed. Stanford: Univ. Press; 1959

Grünberg J. Die Okklusionsanomalien der Zähne. Berlin: Meusser; 1913

Gülzow H-J. Präventive Zahnheilkunde. Grundlagen und Möglichkeiten der Karies- und Gingivitsprophylaxe. München: Hanser; 1995

Harzer W, Landmesser H, Wenzel J. Kieferorthopädische Untersuchung von 500 18-jährigen männlichen Jugendlichen. Stomatol DDR 31; 1981: 491-494

Harzer W (Hrsg). Kieferorthopädischer Gewebeumbau – mit einem Nachweismethodenkatalog für die wissenschaftliche und praktische Arbeit. Berlin: Quintessenz; 1991

Harzer W. Die Frontzahnlücke im Kindes- und Jugendalter. München: Hanser; 1993

Harzer W, Hetzer G. Zur Dentition permanenter Zähne: Längsschnittuntersuchungen an 250 Schulkindern zwischen dem 7. und 15. Lebensjahr. Zahn Mund Kieferheild Zentralbl 75; 1987: 779-785

Harzer W, Wiesner R, Schubert J. Normale und gestörte Gebissentwicklung bei 8768 Dresdner Schulkindern zwischen 6 und 16 Jahren - Schlussfolgerungen für den optimalen Zeitpunkt kieferorthopädischer Prävention und Therapie in: Kieferorthopädische Behandlungsnotwendigkeit - II. Expertensymposium Dresden, Forschungsverbund Public Health Sachsen, Hrsg. W. Harzer, S. Roderer Regensburg; 1998: 1-18

Harzer W, Lehrbuch der Kieferorthopädie. München: Hanser; 1999

Harzer W. in; Diedrich P. (Hrsgb.) Kieferorthopädie III, Praxis der Zahnheilkunde. Einordnung retinierter Zähne. München, Jena: Urban & Vogel; 2002: 75-98

Harzer W, Hetzer G, Huth K. Indikation und Gestaltung von Lückenhaltern nach vorzeitigem Milchzahnverlust. Stellungnahme der DGZMK. DZZ 59; 2004

Harzer W, Viergutz G, Hetzer G. Zur Prognose traumatisierter Schneidezähne mit unvollständigem Wurzelwachstum unterbesonderer Berücksichtigung kieferorthopädischer Therapieplanung. Stomatologie 95; 1998: 335-339

Harzer W, Worm M, Gedrange T et al. Myosin heavy chain mRNA isoforms in masseter muscle before and after orthognathic surgery. Oral Surg Oral Med Oral Path Oral Radiol Endod 104; 2007; 486-490

Hasund A. Klinische Kephalometrie für die Bergen-Technik. Bergen: Univ; 1972

Hauptmeyer F. Die chirurgischen Erkrankungen der Mundhöhle, der Zähne und Kiefer. Wiesbaden: Bergmann; 1917

Herren P. Das Wirkungsprinzip des Distalbiss-Aktivators. Fortschr Kieferorthop 41; 1980: 308-329

Hoffmeister H. die unterminierende Resorption der zweiten Milchmolaren durch die 6-Jahr-Molaren als Mikrosymptom der vererbten Störanfälligkeit der Gebissbildung. Schweiz Monatsschr Zahmed 95; 1984: 151-154

Hotz R. Orthodontie in der täglichen Praxis. 5. Aufl. Bern: Huber; 1980

Ingervall B, Bisanis E. Function of masticatory muscles during the intial phase of activator treatment. Eur J Orthod 8; 1986: 172-184

Jarabak J R. Treatment of Class 3 malocclusions with light-wire appliance. Rep Congr Eur Orthod Soc; 1970: 261-177

Johnson JE. A new orthodontic mechanism: the twin wire automatic appliance. J Am Dent Assoc 19; 1992: 997

Kahl-Nieke B. Einführung in die Kieferorthopädie. München, Jena: Urban & Fischer; 2001

Kantomaa T. The role of the mandibular condyle in the facial growth. Proc Finn Dent Soc 80; 1984: 1-57

Kantorowicz A, Korkhaus G: Moderne orthodontische Therapie. Berlin: Meuser; 1928

Katsaros Ch, Zissis A, Bresin A et al. Functional influence on sutural bone apposition in the growing rat. Amer J Orthod Dentofac Orthop 129; 2006: 352-357

Kinzinger GS, Gülden N, Yildizhan F et al. Efficiency of a skeletonized distal jet appliance supported by miniscrew anchorage for non-compliance maxillary molar distalization. Am J Orthod Dentofacial Orthop 2009; 136: 578-86

Klammt G. Der Elastisch-Offene Aktivator. Leipzig: Barth; 1984

Klink-Heckmann U; Bredy E. Kieferorthopädie. 3. Auf. Leipzig: Barth; 1991

Krüger W, Kubein D. Funktionelle Aspekte der Frontzahntraumatisierung. Dtsch Zahnärztl Z 34; 1979: 371-373

Leighton B C. Variationen der normalen Gebissentwicklung von der Geburt bis zum Erwachsenenalter. Fortschr Kieferorthop 39; 1978: 181-195

van der Linden F P G M, Duterloo H S. Die Entwicklung des menschlichen Gebisses. Berlin: Quintessenz; 1980

van der Linden FPGM, Three years Programme in Orthodontics: the Final report oft he Erasmus Project. Eur J Orthodontics 14; 1992. 85-94

van Limborgh J, The role of genetic and environmental factors in the control of postnatal craniofacial morphogenesis. Acta Morphol Neerl Scand 10; 1972. 37

Lüdicke G, Harzer W, Tausche E, Incisor Inclination – risk factor for palatally impacted canines. J Orofac Orthop 69; 2008: 357- 364

Lundström A F. Variation of tooth size in the etiology of malocclusion. Am J Orthod 41; 1955. 872-876

Meier B, Luck O, Harzer W. Interocclusal clearance during speech and in mandibular rest position. A comparison between different measuring methods. J Orofac Orthop 64; 2003: 121-134

Moser F, Droschl H. Allgemeine Überlegungen zur Therapie der Frontzahnlücken bei Jugendlichen aus der Sicht des Prothetikers und Kieferorthopäden. ZWR 83; 1974: 1142-1149

Moss M L, Salentijn L. The primary role of functional matrices in facial growth. Am J Orthod 44; 1969: 566-577

Moyers R. Handbook of Orthodontics. 4 ed Chicago: Year Book Med Publ; 1988

Nanda R Biomechanics and Esthetic Strategies in Clinical Orthodontics. St. Louis: Elsevier Saunders; 2005: 17 ff

Naoumova J, Kurol J, Kjellberg H. A systematic review of the interceptive treatment of palatally displaced maxillary canines. Eur J Orthod. 32; 2010 [Epub ahead of print]

Nord C F L. Die Vorhofplatte. Fortschr Kieferorthop 18; 1957: 122-128

Oudet C, Petrovic A, Garcia P. Kieferorthopädische Behandlung und Muskeleigentümlichkeiten. Fortschr Kieferorthop 48; 1987: 276-297

Pancherz H. The mechanism of Class II correction in Herbst appliance treatment. A cephalometric investigation. Amer J Orthod 82; 1982: 266-278

Petrovic A, Oudet C, Gasson N. Unterkieferpropulsion durch eine im Oberkiefer fixierte Vorbissführung mit seitlicher Bisssperre von unterschiedlicher Höhe: Auswirkungen bei Ratten während der Wachstumsperiode und bei erwachsenen Tieren. Fortschr Kieferorthop 43; 1982: 329-344

Petrovic A, Stutzmann J. Control of postnatal growth of the facial skeleton, experimental data and a cybernetic model. Paris: Actual Odontostomatol 128; 1979: 811-841

Petrovic A, Stutzmann J. Reaktionsfähigkeit des tierischen und menschlichen Kondylenknorpels auf Zell- und Molekularebene im Lichte einer kybernetischen Auffassung des fazialen Wachstums. Fortschr Kieferorthop 49; 1988: 405-425

Proffit W R, Fields H W, Sarver M D. Contemporary Orthodontics. St. Louis: Mosby Elsevier; 2007: 331 ff

Rahn B. In: Harzer W (Hrsg). Kieferorthopädischer Gewebeumbau – mit einem Nachweismethodenkatalog für die wissenschaftliche und praktische Arbeit. Knochenzirkulation und Knochenumbau. Berlin: Quintessenz; 1991: 21-26

Behandlungsplanung und -ausführung

Rakosi T. Atlas und Anleitung zur praktischen Röntgenalayse. 2. Aufl. München: Hanser; 1988

Rakosi T, Jonas I. Kieferorthopädie: Diagnostik. Stuttgart, Thieme 1989

Reinhardt A. Nachuntersuchungen zum kieferorthopädischen Lückenschluss im Frontzahngebiet der OK unter besonderer Berücksichtigung der Gebissphysiologie. Dresden: Med Akad, Diss; 1986

Richmond S, Shaw WC, Stephens CD et al. Orthodontics in the General Dental Services of England and Wales: A critical assessment of standards. Brit Dent J; 1993: 315-329

Ricketts RM. Bioprogressive Therapie. 2. Aufl. Heidelberg: Hüthig; 1988

Roth RH. Comment to Roth Appliance. Am J Orthod Dentofacial Orthop. 104; 1993; 24A-25A

Schmuth G (Hrsg). Kieferorthopädie. 3. Aufl. Stuttgart: Thieme; 1994

Schneevoigt R, Haase A, Eckardt VL et al. Laboratory analysis of superelastic NiTi compression springs. Med Eng Phys 21; 1999: 119-125

Schwarz AM. Lehrgang der Gebissregelung. Bd 2. Wien: Urban & Schwarzenberg; 1956

Schwarz AM. Lehrgang der Gebissregelung Bd 1. Wien: Urban & Schwarzenberg; 1961

Schwarz AM. Röntgendiagnostik. München: Urban & Schwarzenberg; 1958

Segner D, Hasund A. Individualisierte Kephalometrie; Hansa Dont; 1991

Shaw MJ, Shaw L, Foster TD. The oral health in different groups of adults with mental handicaps attending Birmingham (UK) adult training centres. Community Dent health 7; 1990: 135-141

Steiner CC. Cephalometrics for you and me. Am J Oethod 39; 1953: 729-755

Stöckli P W, Ben-Zur E, Hotz P. Zahnmedizin bei Kindern und Jugendlichen. Stuttgart: Thieme; 1994

Tonn P. Über die mesio-distalen Zahnbreiten-Relationen der Zähne des Oberkiefers zu den entsprechenden des Unterkiefers bei normaler und anormaler Okklusion. Berlin: Diss; 1937

Tränkmann J. Die Plattenapparatur in der Kieferorthopädie. Berlin: Quintessenz; 1985

Tweed C. Clinical Orthodontics. St. Louis: Mosby; 1966

Ullmann J, Scherf, M. Kieferorthopädische Längsschnittuntersuchungen an 103 Dresdner Schulkindern zwischen dem 7. und 17. Lebensjahr. Dresden: med. Akad; Diss; 1991

Vogel F, Motulsky AG. Human Genetics: problems and approaches. Berlin: Springer; 1979

Whetten LL, Johnston LE Jr. The control of condylar growth: an experimental evaluation of the role of the lateral pterygoid muscle. Am j Orthod 88; 1985: 181-190

Woodside DG. Some effects of activator treatment on the mandible and the midface. Trans Europ Orthod Soc; 1973: 443-447

Yan Chen, Hee Moon Kyung, Wen Ting Zhao et al. Critical factors for the success of orthodontic mini-implants: A systematic review. Am J Orthod Dentofac Orthop 135; 2009: 284-291

Zachrisson BU. Planning esthetic treatment after avulsion of maxillary incisors. J Am Dent Assoc 139; 2008: 1484-1489

H

Habits 143 ff
habituelle Mundatmung 62
Häufigkeit von Dysgnathien 156
Hand-Mund-Koordination 70
Hand-Röntgenaufnahme 106 ff
Handwurzelknochen 109
Harmoniebox 122
Hauszahnarzt 65, 149
Hautporion (p) 83
Headgear 170, 243 ff
– asymmetrischer 246 f
– fraktionierter Einsatz 245
– Hochzugheadgear 246
– Kontraindikation 245
– kurze, mittlere und lange
  Arme 244
– okzipitaler H. 244
– parietaler H. 244
– Rollen 244
– Tragezeit 245
– Zervikaler 244
Hemihypertrophia faciei 82
Herbst-Scharnier 208, 201, 242 f
Höcker-zu-Höcker-Kontakt 44
Holzspatelübung 146
Hyalinisierung 165
Hyperodontie 304 ff, 54, 327 ff
Hypodontie 53, 304 ff

I

Idealbogenkonzept 223
– Biegungen 1., 2. und 3. Ord-
  nung 223
Imaging 125
Implantat, Ortho 237 f
– Anwendungsbreite 239
– Indikation 238
– Insertion 238
Index of Orthodontic Treatment
  Need (IOTN) 66, 157
Infektionskrankheiten 73
In-out-Biegung 171
Instrumentarium, Modellver-
  messung 128
intercanine Distanz 32, 33, 134
Interdentalfeder 201
Interinzisalwinkel 117
Intermaxilläre Gummizüge 171
intermaxilläre Verankerung 168
Intermolarenabstand 31, 34
interokklusaler Abstand, Aktiva-
  tor 182

interokklusale Ruhelage 93 f
– und Interinzisalwinkel 93
intraoraler Befund 88 ff
Intrusions-Base-Arch 227
Invisalign 203
– abutments
– Clin Check
Izard-Index 80

J

Jasper-Jumper 208, 210, 243 f
Jiggling-Effekt 179
Justierungsphase 233

K

kapillärer Blutdruck 177
kapsuläre Matrix 38
Kariesprophylaxe 48, 148, 149 ff
Kauebene 128
– vertikale Abweichungen 128
Kauen 62
– hackend 63
– mahlend 63
Kaugummi 180
Kaukrafteinwirkung 160
Kaukurve 133
Kephalometrie 114
Kernspintomogramm 106
→ MRT
KFO-Richtlinien 67
Kieferbasiswinkel 118
Kiefergelenk 99 f
– Bänder 99
– Kapsel 99
– Translation 99
Kiefermittenbestimmung 94 f
– Oberkiefer 94
– Unterkiefer 95
Kieferkompression 61, 99 f
– dorsal 100
– dorsokranial 100
– kranial 100
Kieferorthopädie 1
– geschichtliche Entwicklung 1
– Nomenklatur 2
– und Mundgesundheit 3
– und Studium 4
kieferorthopädische Indika-
  tionsgruppen (KIG) 66 f
kieferorthopädisches Befund-
  blatt 139 ff

Kieferorthopädische Therapie 3
– Ziel 3, 157 f
– Grenzen 157
kieferorthopädisch-kieferchirur-
  gische Therapie 354 ff
Kieferprofilfeld (KPF) 83 f
– Gerade 83
– schief nach hinten (fliehend)
  83
– schief nach vorn (progen) 83
KIG (kieferorthpädische Indika-
  tionsgruppen) 67, 158
Kippung 174
– kontrolliert 174
– unkontrolliert 175
Klappertest 93
Klasse-II-Gummizüge 208
Klasse-III-Gummizüge 208
Klassifikation 1, 154 ff
– Angle 1, 154
– biogenetische, entwicklungs-
  bezügliche 154
– Leitsymptome
Klemmpinzette 216
klinischer Befund 77 ff
Knackgeräusche 100, 101
Knochenanker (Bollard) 170
Knochenbildungsarten 25 ff
Knochenresorption 165
– primäre, direkte 165 f
– sekundäre, indirekte 165 f
Körperbewusstsein 71
Kollmannsche Proportionen 80 f
Kompakta, Unterkiefer 33
Kompetenzen 4
– affektiv 4
– feinmotorisch 4
– kognitiv 4
Kompression, dynamische 100,
  102
kondylärer Umbau 185
Kondylushypermobilität 100
Kondylus, Unterkiefer 37
Kongenitale Mikroretrogenie
  (Pierre Robin) 55
Konstruktionsbissnahme 207
Kontraktionsbogen 231 f
Konversionsmechanismus 69
Konzepte, Funktionskieferortho-
  pädie 182 f
– Balancen antagonistischer
  Muskelgruppen (s. Funktions-
  regler) 184
– kontinuierlich wirkende
  Tonuskräfte 183